2ND EDITION 신장학

NEPHROLOGY

2ND EDITION

신장학

NEPHROLOGY

강성귀 · 김 원 · 이 식 공저

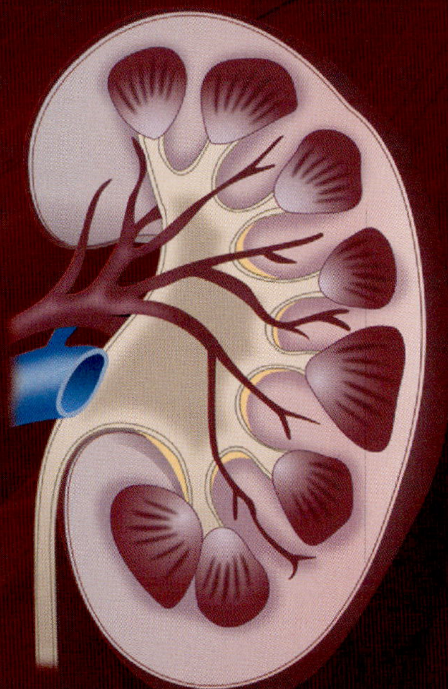

KOREA 고려의학

2판 개정판을 펴내며

지구상의 모든 생물들이 태고 때부터 오늘에 이르기 까지 생존할 수 있었던 이유 중의 하나는 지상의 환경변화에 따라 잘 적응하였기 때문이라고 생각한다. 또한 그렇게 적응할 수 있었던 가장 큰 이유가 생물의 내적 환경의 항상성(milieu interieur)을 잘 보전하게 하는 콩팥의 탁월한 기능이 있었기 때문이라면 지나친 비약일까?

일찍이 1953년 미국 뉴욕대학의 Homer.W.Smith 교수는 "콩팥은 단순히 소변을 만드는 장기라고 말할 수 있지만 심사숙고하면 할수록 콩팥은 철학 그 자체의 소재를 만든다."고 서술하였다. 이 말은 콩팥의 기능이 과학적으로 쉽게 분석할 수 없는 오묘한 기능을 가지고 있기 때문이라고 생각한다.

의과대학 학생은 해야 할 공부의 종류가 많다. 게다가 강의내용의 대부분을 영어 원서로 하고 있다. 따라서 현실적으로 의학을 전공하는 대학생으로서 학습해야 할 과목이 많고 힘들다보면 소홀하게 되는 과목이 있을 수 있다. 그러나 인간의 생명을 다루는 의사로서 어느 한 부분이라도 소홀히 하거나 시대에 따라 발전되는 학문과 기술에 뒤떨어져서는 안 된다.

이 책의 초판은 1993년에 발행하였다. 그 후 15년이 지난 작년 나날이 발전되어가는 임상신장학의 새로운 정보를 알려야 하겠다는 사명감에 개정판의 집필을 시작하였다. 개정판에서는 신장학에 접근하기 쉽도록 기초에 입각하여 쓰려고 노력하였다.

저자는 2007년 정년을 하였다. 32년 동안 대학 강단에서 학생 및 전공의들에게 강의한 바 있는 경험을 살리고, 우리나라 실정에 알맞다고 생각되는 부분과 대한신장학회에서 발표된 내용들을 이 책에 반영하였고 또한 스스로 자기평가를 위해 각장마다 연습문제를 다루었다.

저자 중 김원 교수가 투석(혈액, 복막) 분야를, 그리고 금년 초여름 미국 예일대학에 유학하고 돌아온 이식 교수가 콩팥 이식분야의 내용을 새로 보충하였다.

이 책이 출판되어 나오기까지 적극적으로 수고하여주신 고려의학 여러분께 고마움을 드린다.

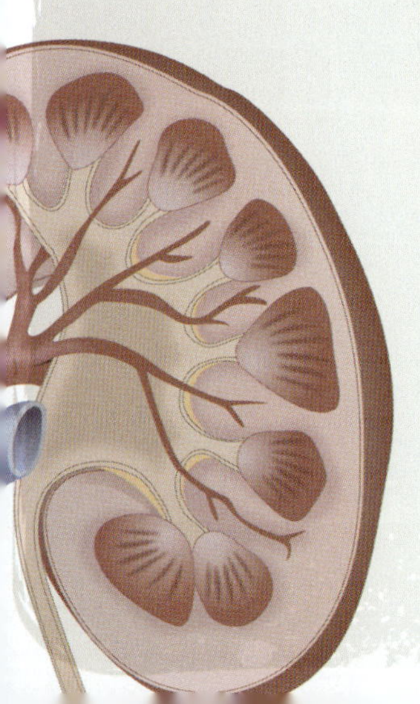

2009년 12월

저자 씀

초판 머리말

태고에서 부터 지구상의 모든 생물들이 지상의 환경변화에 따라 잘 적응하였기 때문에 오늘날 까지 생존 할수 있었던 것은 생물의 내적환경의 항상성(milieu intérieur)을 보장하는 신장이 있었기 때문이다. 1953년 뉴욕대학 Homer W.Smith는 '신장기능은 얼른 보아서는 소변을 만드는 장기라고 말할수 있지만 심사숙고를 할수록 신장기능은 철학 자체의 소재를 만든다.' 라고 기술하였다.

의과대학의 교육은 1차 의료기관을 담당하는 의료인을 양성하는 교과과정으로 해야 한다. 의과대학의 강의내용의 대부분이 영어 원서를 내용으로 하고 있는 실정으로 우리말로 된 내용들이 적은편이다. 학생들 스스로가 공부 수 있도록 이들을 도와 줄 필요가 있었다. 공부해야 할 과목이 많다보면 소홀히 공부하는 과목이 있을 수도 있기 때문이다. 이런저런 생각으로 나날이 달라져가는 신장학의 정보를 알려야 하겠기에 비교적 수월하게 스스로 공부할 수 있도록 우리말로 내용도 쉽게 이해할 수 있도록 이 책을 만들어 보았다.

저자는 그간 약 20년 동안에 학생 및 전공의들의 강의와 교육을 통하여 쉽게 이해할 수 있고 우리나라 실정에 부합되는 내용과 대한신장학회에서 발표되는 내용들을 이 책에 반영하였다.

여러 면에서 부족함을 느끼고 있다. 같은 길의 동료 및 선배 선생님들께서 책의 내용에 시정해야 할 곳이 있으면 기탄없이 지적하여 주셨으면 한다. 이 책자가 나오기까지 원고정리에 힘써준 내과 전공의인 제자 김원 군과 출판을 망설이고 있을 때 저에게 적극적으로 용기를 주시고 출판에 수고하여주신 고려의학 최병진 사장님께 감사를 드린다.

1993.3

큰아들 대학졸업을 축하하며, 저자 씀

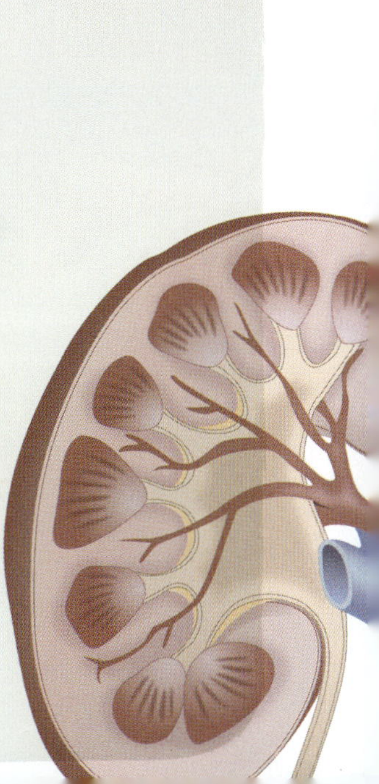

목 차

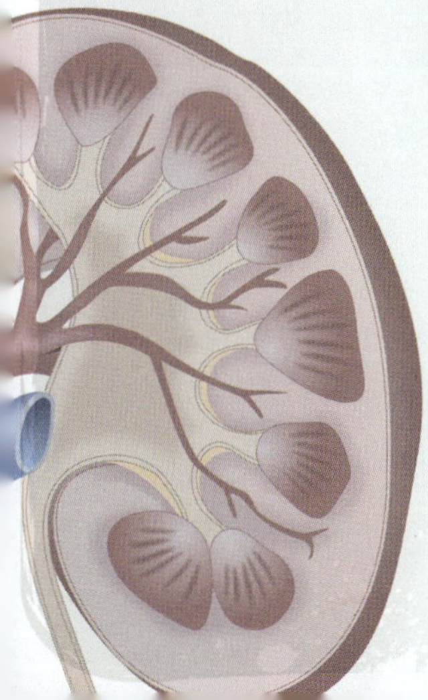

5장 급성 콩팥 손상

6장 만성 콩팥부전(chronic renal failure)

7장 사구체 신염

8장 신 증후군

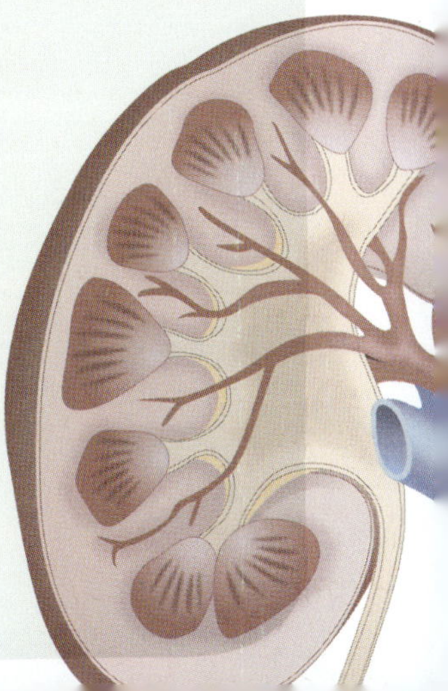

9장 간질성 콩팥염

10장 요로감염증, 신우신염

11장 폐쇄성 신증

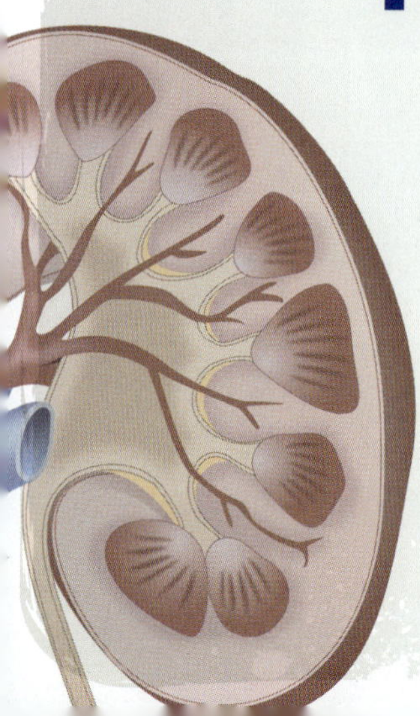

12장 혈관성 질환

13장 전신성 질환에 따른 콩팥장애

14장 콩팥 세뇨관 이상

15장 콩팥의 기형과 유전성 질환

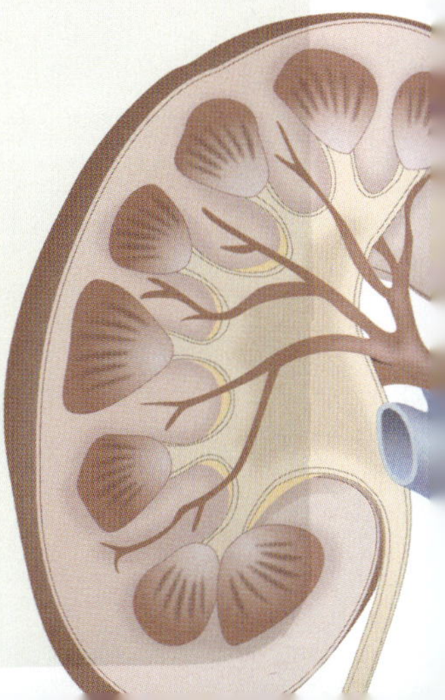

16장 임신과 콩팥

17장 콩팥 결석

17장 콩팥 종양

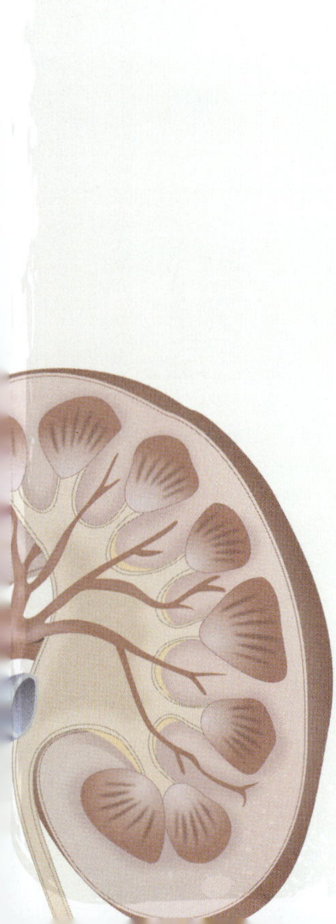

Chapter

1 콩팥(신장)의 기능

인간의 역사는 물에서 시작했다고 할 수 있다. 물은 역사를 통틀어 인간에게 가장 중요한 경제자원 중 하나이다. 처음 인류의 태동이 물에서 시작되었고 문명이라 칭할 수 있는 것도 물과 밀접하게 연관된다. 아무것도 먹지 않아도 물을 마신다면 사람은 3주를 견딜 수 있다. 그러나 물을 마실 수 없다면 3일 밖에 살지 못한다. 이런 조절은 콩팥이 하고 있기 때문이다. 인간의 삶은 인체를 구성하고 있는 세포 및 기관들이 균형 있는 조화를 유지하면서 생명 보존이라는 커다란 공동 과업을 충실하게 진행시키고 있기 때문에 유지되고 있는 것이다. 즉 생명체가 살아남기 위해서는 생명체 안과 밖을 경계 짓는 것이 필수적이며, 비록 체외 환경이 변할지라도 체내의 모든 기능을 항상 일정하게 유지 시킨다. 이것을 항상성이라고 하며 콩팥의 가장 중요한 역할이 체내 항상성 유지에 있다.

신장은 자기체중의 0.5%밖에 안 되는 작은 무게이지만 신체 각 조직의 평균혈류량에 30~40배의 혈류를 감당하면서도 산소 소비량은 전신 평균인 18 ml/min 보다도 적은 14 ml/min 밖에는 쓰지 않는다. 이는 최소의 에너지를 사용하여 24시간 신체의 항상성 유지를 위한 작업을 하고 있다는 것을 시사하고 있다. 신장으로 유입된 많은 양의 혈류는 사구체를 통하여 분자가 큰 고형물질이나 혈구 등을 제외한 거의 모든 혈액 내 물질을 수분과 함께 일단 여과한다. 다음으로 전장 80 km에 달하는 기나긴 네프론을 통과하면서 불필요한 것을 재분배시켜 내보내고 필요한 것은 재흡수하여 혈액 안으로 돌려보내면서 전신의 수분과 전해질의 항상성을 유지시키고 있는 것이다. 이렇게 효율성이 높은 신장의 주요한 역할은 체내 항상성을 위해 생체작용의 결과로 생긴 대사산물과 식이를 통해 섭취한 수분 및 전해질을 배설하기 때문에 체내에는 항상 일정한 농도를 유지하고 있다. 그 밖에 신장은 중요한 내분비 기관으로서 여러 가지 호르몬을 분비한다. 이중에 레닌, 안지오텐신과 같이 전신적 또는 신장 내 혈역학을 조절하는 호르몬, 에리트로포에틴의 조혈 호르몬, 1.25(OH)$_2$D$_3$의 칼슘대사에 관여하는 호르몬을 생산해 낸다. 그 밖에 부갑상선 호르몬, 인슐린과 같은 펩타이드 호르몬 들이 신장에서 대사되기도 한다. 그러므로 보통 신장기능 검사라 불리는 것은 배설기능에 관한 것이다. 내분비기능은 고혈압, 빈혈 이외에 때로는 적혈구 증가증, 골이영양증 등과 관계가 있다.

1. 배설 기능

1) 신장혈행 동태

양측의 신장은 T_{12}–L_3 척추골사이의 후복막강에 있다. 콩팥은 심박출량의 약 20%의 혈류를 받아 그 대부분(90%)은 사구체가 있는 신피질을 통과하고 나머지는 신수질을 통과한다. 따라서 콩팥피질 쪽이 콩팥수질보다도 신허혈의 영향을 크게 받는다. 또, 울혈성 심부전, 간경변증, 급성신부전 등일 때는 그 혈류분포가 변하여 신피질 혈류량이 감소하고 수질의 혈류량이 비교적 증가한다.

신동맥압이 80~180 mmHg의 범위에서는 혈압이 변해도 신장혈류량은 일정하게 유입된다. 이것을 신장순환의 자동조절이라 부른다.

신장의 혈류과정은 신장동맥 → 엽간동맥(interlobar artery) → 궁상동맥(arcuate artery) → 소엽간동맥(interlobular artery) → 수입세동맥(afferent arteriole) → 사구체의 모세혈관망 → 수출세동맥(afferent arteriole)이 된다(그림 1–1, 2).

신피질 외측(outer cortex)의 사구체로부터 나온 수출세동맥은 세뇨관주위 정맥모세관망에 들어가 근위 세뇨관, Henle 루우프, 원위세뇨관, 집합관에 영양을 공급한다. 이것은 소엽간 정맥 → 궁상정맥 → 엽간정맥 → 신정맥을 통과한다. 콩팥수질에 근접하는 부위의 사구체(juxtamedullary glomerulus)로부터 나온 수출세동맥 중 일부는 앞에서 기술한 것과 마찬가지로 세뇨관 주위를 통과하는데 일부는 모세혈관 덩어리를 만들어 수질심부까지 곧바로 하행하는 후궁상 정맥에 주입된다. 이를 직혈관(vasa recta)이라 부른다. 콩팥수질에 가까운 부분에서 분기하는 소엽간동맥의 일부는 직접 직혈관으로 주입하는 것도 있다(그림 1–2). 직혈관은 상행, 하행기 사이에는 일치하는 것이 엿보인다. 전체적으로는 머리핀 상태의 주행을 나타내 대향류교환계(countercurrent exchanger system)를 형성하여 소변의 농축 및 희석에 중요한 역할을 하고 있다.

콩팥혈관계의 특징으로써 첫째, 장기의 중량에 비해 대량의 혈액이 공급된다. 둘째, 복부 대동맥으로부터 분기한 콩팥동맥이 적은 분기로 짧은 거리를 주행하자마자 사구체 도달하므로 사구체에 도달하기까지의 혈압하강이 적다. 셋째, 동정맥계가 사구체 루우프와 세뇨관 주위에서 2회 걸쳐 모세혈관망을 형성하고 있다. 이런 혈관구조는 신장의 생리와 불가분의 관계에 있음과 동시에 전신의 혈액순환과 신장과의 깊은 관계를 나타낸다.

건강한 성인의 신혈류량(renal blood flow : RBF)은 1분에 1000~1200 ml이며, 신혈장유량(renal plasma flow : RPF)은 1분에 500~600 ml, 그리고 사구체 여과율(glomerular filtration rate : GFR)은 1분에 100~120 ml이다.

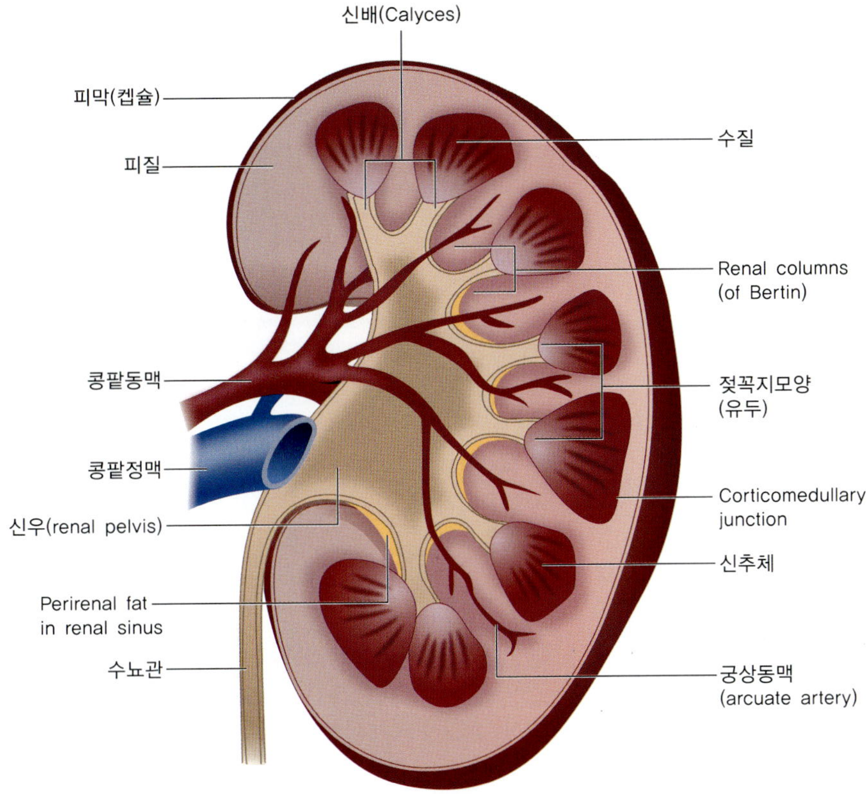

그림 1-1. 콩팥의 단면 모형

2) 사구체 여과

한 개의 콩팥은 약 120만개의 사구체를 갖는다. 1개의 사구체는 지름이 약 0.2 mm로 Bowman 낭속에 위치한다. Bowman낭과 사구체 사이의 공간을 Bowman강(Bowman's space)이라고 하며 Bowman강은 urinary space라고도 한다. 수입세동맥은 4~6개의 모세혈관으로 분기되며 각각의 분기에서 다시 분기되어 소엽(lobule)을 형성한다(**그림 1–3**). 각각의 소엽에서 모세혈관 루우프는 공통의 지지조직을 갖고 있으며 이 지지조직을 사구체간질(mesangium) 또는 glomerular stalk이라고 한다. 사구체간질은 사구체간질세포와 사구체간질기질로 이루어진다(**그림 1–4**).

모세혈관벽은 여과면을 구성하지만 내피세포층과 기저막 그리고 상피세포층의 3요소로 이루어진다. 내피세포층은 세포질은 얇고 400~1500 A°의 작은 구멍을 다수 가지고 있다. 내피세포층은 lamina fenestra라고도 불린다. 기저막은 중앙의 치밀판(lamina densa)과 그 양측의 내 · 외 투명층(lamina lara interna · externa)으로 나누어져 있는데, 이들은 단백투과를 제한하여 한외여과(ultrafiltration)를 하는 부분이다. 상피세포는 내피세포보다도 풍부한 세포질과 다수의 족돌기(foot process)를 가지며 세포혈관벽을 둘러싸고 있다. 일명 족돌기(podocyte)라고도 한다. 족돌

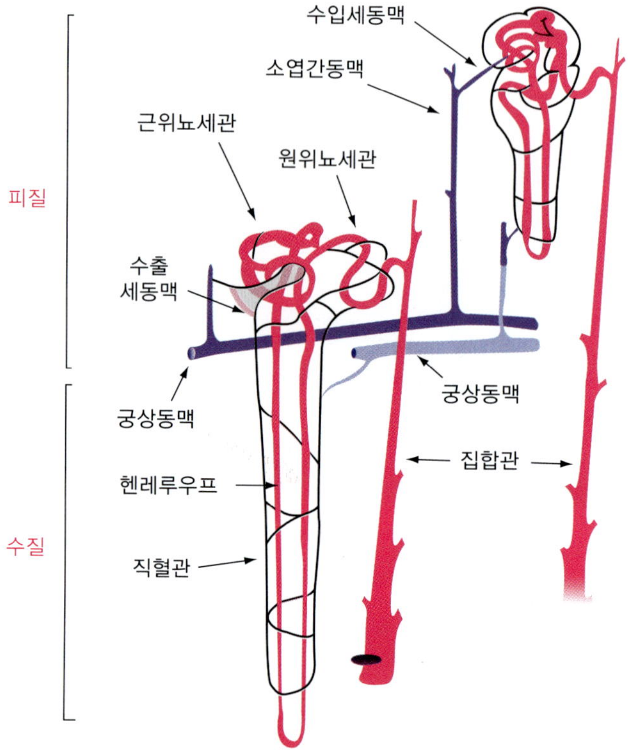

그림 1-2. 신장의 순환계와 네프론의 관계. 피질표층의 네프론(cortical nephron)의 루우프는 짧고 수실에 가까운 부의 네프론의 루우프는 길다.

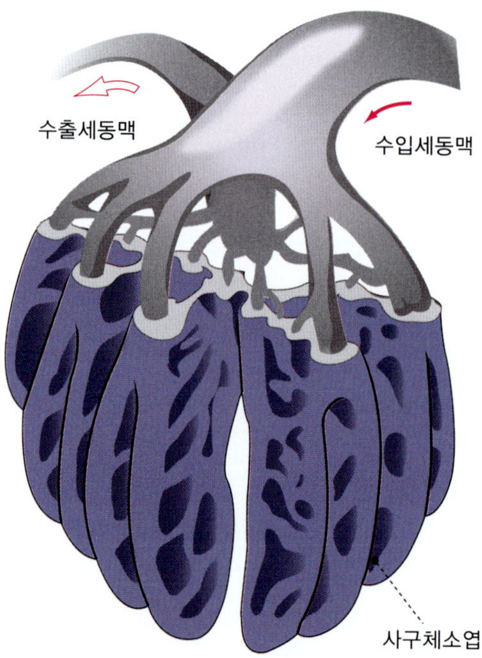

그림 1-3. 수입동맥, 사구체소엽, 수출동맥의 관계

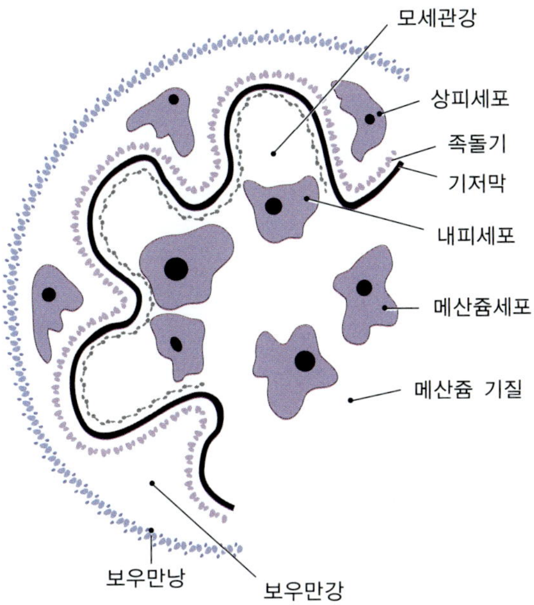

그림 1-4. 사구체소엽에서 모세혈관과 mesangium의 구조

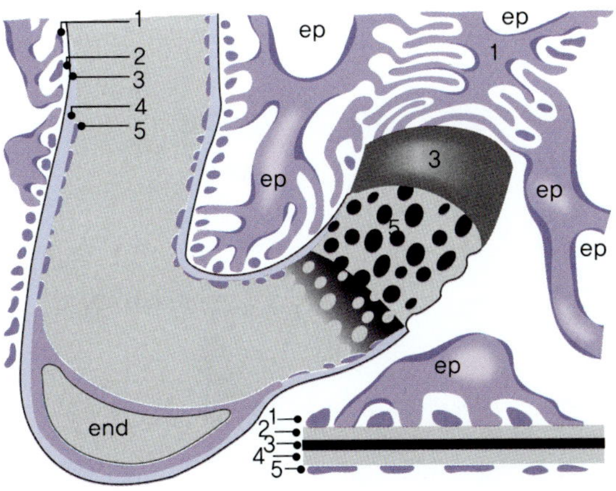

1. 상피세포층-족돌기
2. 외투명층 lamina lar externa
3. 치밀층 lamina densa
4. 내투명층 lamina lara interna
5. 내피세포층 lamina fenestra

(1~3: 기저막)

ep : 상피세포 end : 내피세포

그림 1-5. 사구체의 초미세 구조

기는 서로 교합하며 동시에 다른 세포의 족돌기와도 교합해서 상피세포층을 구성하는데 약 250 A° 의 교합간격이 있어 한외여과의 통로를 이루고 있다(그림 1–5, 6, 7).

사구체로부터 한외여과 되는 물질은 단백농도를 제외하고는 혈장의 여과물질과 거의 동일한 농도를 나타낸다. 사구체 여과량은 신혈류량, 수입 및 수출 세동맥의 긴장과 이완, 사구체 모세혈관의 상태 등에 의해서 영향을 받는다.

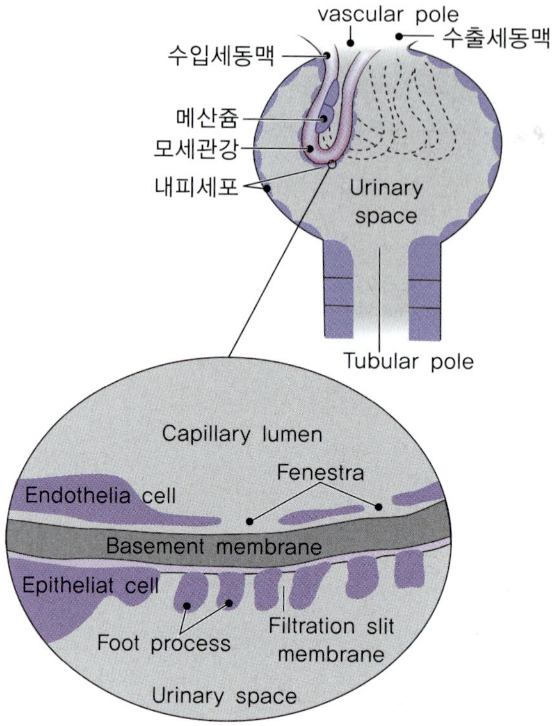

그림 1-6. 사구체 여과막의 구조

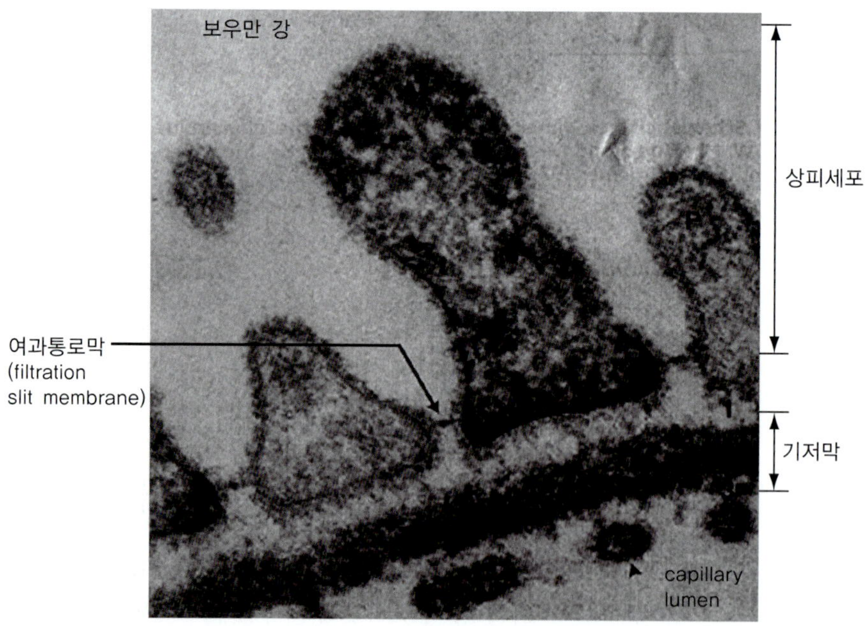

그림 1-7. 사수체 모세혈관벽을 전자현미경적으로본 단면도. 1. lamina rara externa, 2. lamina densa, 3. lamina rara interna, p : 족돌기(족세포)

3) 네프론의 기능

네프론은 신장의 최소기능단위로 사구체, 근위뇨세관, 헨레루우프, 원위뇨세관으로 이루어져있으며 집합관에 연결된다. 사구체는 콩팥 피질의 얕은 부위에 있는 피질 네프론과 심부에 있는 방수질 네프론으로 크게 구분되며 후자가 보다 긴 헨레 루우프를 갖는다(그림 1-2).

소변 생성은 사구체여과를 비롯해 신세뇨관에서 물과 용질의 재흡수, 신세뇨관으로부터의 분비로 이루어진다. 물은 집합관으로부터 재흡수 된다. 이들 과정은 호르몬, 물질의 전기화학적 기울기(electrochemical gradient), 가스분압, 세뇨관 주위 세포혈관의 Starling forces의 영향을 받는다. 세뇨관에서의 재흡수는 전기화학적 기울기에 대항해 능동적으로 이루어 진 것을 능동적 운반(active transport)이라고 하며, 능동적 운반에는 에너지가 소모된다. 반면에 수동적 운반(passive transport)에는 에너지 소비가 없다. 세뇨관으로부터의 분비에는 양쪽의 기전이 있다.

근위세뇨관은 단층의 입방상피세포로 이루어져 관강면(luminal surface)에 잘 발달한 솔변연(brush border)이 있다. 솔변연은 관강과의 접촉면적을 매우 크게 가지며 또한 모세혈관 측에서는 기저막이 세포질 내에 복잡하게 삽입하고 있다. 이것은 재흡수와 분비를 활발히 하기에 적절한 구조이다. 헨레루우프 하행각(얇은 각)의 세포는 편평하고 솔변연이 부족하며, 상행각(두꺼운 각)세포는 솔변연이 없는 것을 제외하면 근위세뇨관의 것과 유사하다. 원위세뇨관에서는 세포의 높이가 낮아져 솔변연이 부족한데 모세혈관 측 삽입은 잘 발달되어 있다(그림 1-8).

사구체여과액은 근위세뇨관에서 약 80%의 물과 Na^+이 재흡수되며, 포도당, K^+, 요산, 아미노산, 구연산, 젖산염, 인산염 등의 재흡수는 Na-coupled의 능동적 운반과정으로 이루어지고, 물은 이에 따라 수동적으로 재흡수되므로 항이뇨호르몬(ADH)의 작용을 필요로 하지 않는다. 기타 운반되는 이온들은 표 1-1에서와 같다.

표 1-1. 근위 세뇨관에서 분비되는 약물

양이온	음이온
Cimetidine, Quinine Paraquat, Morphine Trimethoprim, Atropine Epinephrine	Penicillin, Probenecide Furosemide, Salicylate Acetazolamide, Chlorothiazides Cephalothin, Ethacrynic acid

산-염기의 평형조절은 근위세뇨관에서 시작되어 HCO_3의 재흡수와 H^+의 분비가 이루어진다. 포도당 재흡수기능에는 한계가 있어 고혈당일 때는 사구체로부터 여과된 포도당(혈장 포도당 농도/사구체여과율)의 일부는 소변에 당으로 배설된다. 근위세뇨관에서 감량된 등장액의 소변은 헨레루우프 상행각에서 Na^+만이 능동적으로 운반되므로 원위세뇨관에 도달할 때는 저장성액이 된다. 헨레루우프 상행각에서 재흡수되는 Na^+은 수질부위에 고삼투압을 초래하는데 이것이 소변 농축기

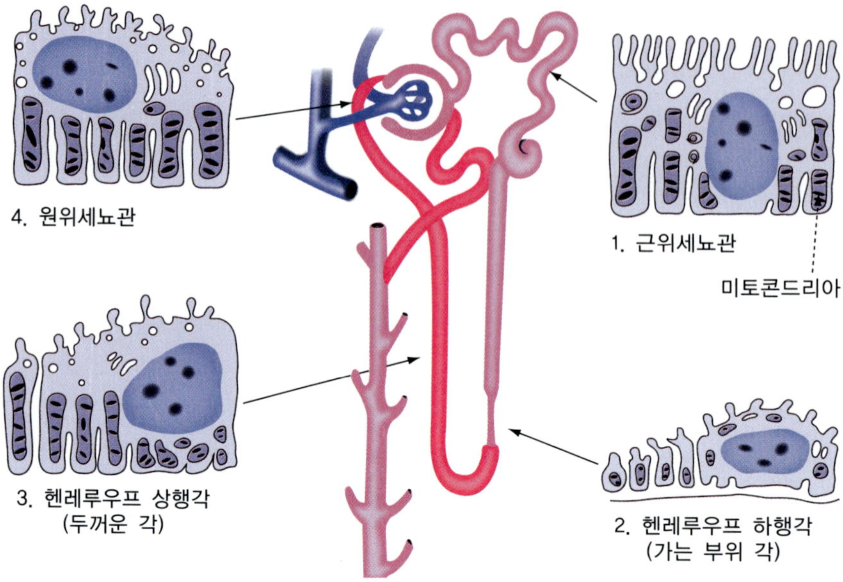

그림 1-8. 세뇨관의 미세구조

전에 중요한 역할을 담당한다. 원위세뇨관에서는 Na^+ 재흡수, K^+, H^+, NH_3의 분비가 이루어진다.

ADH는 원위세뇨관과 집합관에서 물의 막투과성에 관여한다. 즉 ADH 존재 하에서는 물은 수질의 고삼투압에 이끌리어 재흡수되고 소변에 농축된다. ADH 결핍상태에서는 이 물의 재흡수가 이루어지지 않기 때문에 소변이 희석되어 배설된다(그림 1-9). 이처럼 원위네프론에서 소변의 양, 성분, pH가 최종적으로 조정된다. 근위세뇨관의 재흡수는 생리적 조건하에서는 생체 측의 영향을 그다지 받지 않으므로 의무적 재흡수(obligatory reabsorption)가 이루어지지만 원위세뇨관에서는 조건에 따라 좌우되는 일이 많으므로 조건부재흡수(facultative reabsorption)라고 한다.

(1) 요 소

요소(Urea)는 소변 속에 배설되는 단백질대사의 최종산물이다. 사구체에서 여과된 요소는 네프론의 모든 부위에서 수동적으로 재흡수 된다. 재흡수량은 소변량의 영향을 받으므로 소변량이 적을 때는 80~90%,많을 때는 30~40%가 재흡수 된다. 요소의 배설은 소변 농축과도 관련이 있다.

(2) 나트륨

소변 속에 배설되는 나트륨 (Na^+)량은 사구체에서 여과된 Na량의 1%이하이다. 즉 80%는 근위세뇨관, 20%는 헨레루우프 상행각, 원위세뇨관 그리고 소량이 집합관에서 재흡수된다.

Na^+ 배설량을 조절하는 인자는 사구체 여과량과 세뇨관에서의 Na^+ 재흡수이다. 세뇨관에서 Na^+ 재흡수는 알도스테론, 이뇨호르몬, 세뇨관 주위 모세혈관의 교질삼투압과 정수압, 레닌-안지오텐

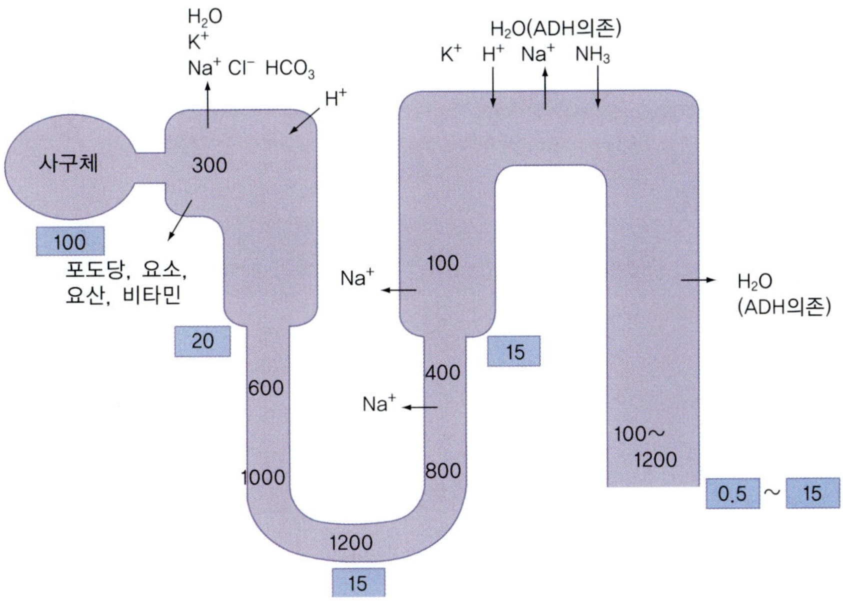

그림 1-9. 네프론 각부의 수송. □는 사구체 여과량을 100으로 한 경우의 세뇨관 소변량이고, 세뇨관내의 숫자는 그 부위의 삼투압(mOsm/kg. H_2O)

신계, 세뇨관에서 H^+ 분비, 신장내부 혈류분포의 변화, 그리고 교감신경기능에 영향을 받는다.

알도스테론은 주로 원위세뇨관과 집합관에서 Na^+ 재흡수를 촉진한다. 이뇨호르몬은 세포외액량의 증가로 분비가 자극받아 Na^+ 재흡수를 억제한다고 알려져 있다. Na^+ 배설량을 조절하는 인자 중에서 사구체여과율을 제1인자, 알도스테론을 제2인자 그리고 세포외액량 증가에 따라 자극되는 인자(이뇨호르몬)을 제3인자라 부른다. 세뇨관 주위 모세혈관의 교질삼투압의 하강 또는 정수압의 상승은 Na^+재흡수를 억제한다. 레닌-안지오텐신계는 세뇨관 주위 모세혈관의 저항과 알도스테론 분비에 관여한다. 또 직접적인 세뇨관 작용도 고려되고 있다. 세뇨관에서 나온 H^+의 분비는 Na^+ 재흡수와 교환해서 이루어지므로 산-염기의 평형도 Na^+ 재흡수에 영향을 준다.

신장 내 혈류분포의 변화로서 방수질부의 혈류가 비교적 증가하면 Na^+ 재흡수가 증가하고, 감소하면 Na^+ 재흡수도 감소한다. 전자는 식염결핍 시에 나타나고 후자는 식염부하 시에 볼 수 있다. 사구체여과율이 증가하면 사구체로부터 여과되는 Na^+양이 증가하는데 이에 비교해서 세뇨관으로부터의 Na^+ 재흡수도 증가한다. 즉 생리적 조건하에서 Na^+ 재흡수율은 사구체여과율의 여하에 상관없이 거의 일정하게 유지되고 있으며 이것을 사구체-세뇨관 평형(glomeruar-tubular balance)이라고 한다. 교감신경 자극의 감소는 Na^+ 재흡수를 감소시킨다.

Na^+ 배설은 세포외액량의 변화에 따라 영향을 받는 일이 많다. 세포외액량의 증가는 Na^+ 재흡수를 줄여 소변량과 소변 내의 Na^+ 배설량을 증가시키며, 감소는 그 반대의 효과를 초래하는데(그림 1-10), 이는 임상적으로 매우 중요한 기능이다.

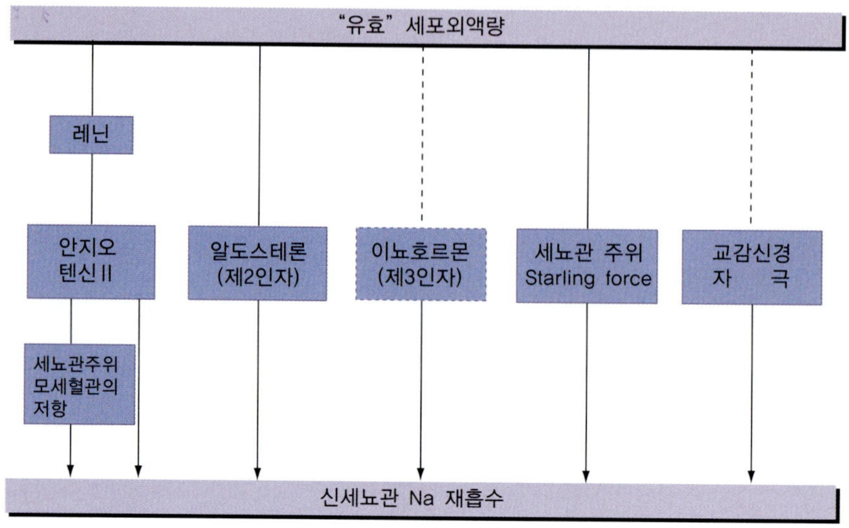

그림 1-10. 세포외액량과 세뇨관에서의 Na 재흡수

(3) 수분

수분의 배설은 체액환경 항상성 유지에 매우 중요하며, 체액의 내용에 따라 소변은 농축 내지 희석 된다. 농축 소변은 혈장삼투압 약 300 m0sm/kgH_2O을 초과하는 삼투압을 갖는 소변을 의미하며 필요에 따라서 혈장삼투압의 약 4배(1200 m0sm/kgH_2O)까지 농축된다.

① 소변의 농축

사구체로 여과된 물의 약 80%는 근위 세뇨관에서 Na^+ 재흡수와 함께 수동적으로 재흡수 된다. 근위세뇨관은 자유롭게 물을 투과하므로 ADH를 필요로 하지 않아 이 부분의 삼투압은 혈장의 그것과 동일하다.

소변농축은 신수질에서의 삼투압 기울기와 ADH의 작용에 따른다. 신수질의 삼투압 기울기를 만드는 원동력은 헨레루우프에 있다. 헨레루우프 상행각은 물과 함께하지 않고 Na^+을 재흡수하며 이것이 반대방향으로 흐르는 하행각으로 확산해서 들어가 상행각에서 재차 순환하므로 상행각의 소변은 원위세뇨관에 가까이 감에 따라 저장액이 되고 수질은 유두에 가까워질수록 고장액이 된다. 이처럼 하행각과 상행각이 대향류계를 형성하고 있으므로 약간의 농도 기울기를 거슬러 올라간 Na^+의 능동수송이 증폭되어 유두부근의 삼투압은 혈장삼투압의 약 4배에나 달한다. 이것을 대향류증폭계(countercurrent multiplier system)라 한다(그림 1-11 A).

직혈관계도 머리핀상태의 대향류계를 형성하여 모세혈관벽을 매개로 하는 물의 수동적 확산에 의해서 여분의 물을 제거하도록 작동하여 용질의 유출을 방지하고 있다. 이것을 대향류교환계(countercurrent exchanger system)라고 한다(그림 1-11 B).

수질의 고삼투압에는 요소도 관계한다. 요소는 집합관으로부터 거의 수동적 확산에 의해서 간질

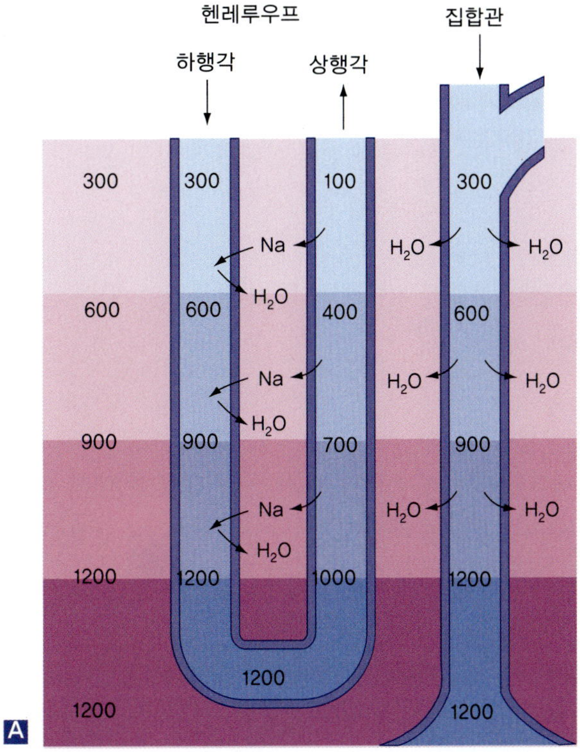

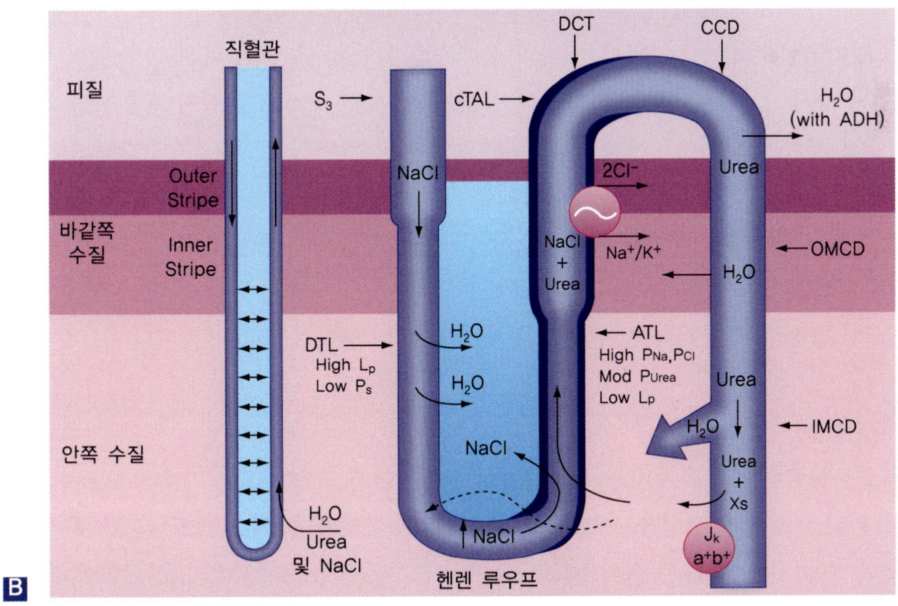

그림 1-11. A. 소변 농축의 대향류 증폭계, B. 대향류 교환계. 두꺼운 부분 : 수분이 통과하지 못하는 세뇨관, 색갈부분 : 수질에 tonicity가 점차 증가하고 있음을 나타낸다. S_3 : 근위세뇨관 3rd Segment, DTL : descending thin limb, LP : osmotic water permeability, Ps : solute permeability, cTAL : cortical thick ascending limb, DCT : distal convoluted tubule, CCD : cortical collecting duct, 0MCD : outer medullary collecting duct, 1MCD : inner medullary collecting duct, PNa + Pcl + Purea : permeahility to Na, cl, urea, Xs : nonreabsorbable solute, Jka^+b^+ : Kidd antigen 및 urea transporter

로 이동하여 수질의 용질농도 상승에 관여한다.

말초네프론에서는 용질보다도 물이 많이 재흡수 되어 소변이 농축된다. 그것은 수질과 세뇨관뇨 사이의 삼투압 기울기와 ADH가 말초네프론의 수분투과성을 증가시키기 때문이다. 소변농축력의 검사는 수분섭취를 제한하여 ADH분비를 촉진한 상태에서 이루진다.

② 소변의 희석

소변의 희석은 ADH가 없는 상태에서 일어난다. ADH가 없으면 수질이 고삼투압이라도 말초네프론은 물을 투과하지 않기 때문이다.

(4) 칼 륨

칼륨이온(K^+)은 근위세뇨관에서 대부분이 재흡수되므로 소변 내의 K^+ 배설은 원위네프론으로부터의 분비에 의해 좌우된다. K의 분비를 조절하는 인자들은 K 섭취량, 산-염기 평형, 원위세뇨관속의 Na량, 그리고 알도스테론이다.

K^+과 H^+ 분비는 대부분의 경우 역방향으로 변화하는데 산성증(acidosis)에서는 H^+ 분비의 증가와 K^+ 분비의 감소가, 알칼로시스(alkalosis)에서는 H^+분비의 감소와 K^+분비의 증가가 발생한다. K 결핍상태에서는 알칼로시스라도 K^+분비가 감소하고 H^+분비가 발생하기 때문에 소변이 산성임을 알 수 있다. 이것을 모순성 산성뇨(paradoxical aciduria)라고 한다. K^+분비는 세뇨관속의 Na 량의 영향을 받아 Na^+ 재흡수와 "교환"해서 이루어지고 있는데, 그 이외의 기전도 있다. 알도스테론은 K^+ 배설을 증가시킨다. K^+는 소변흐름에 따라(flow-dependent) 완전히 재흡수도 되고 또 배설도 된다. 즉 K 배설은 원위네프론에 Na가 도달함에 따라 일어나고 K재흡수는 세뇨관 K배설을 위한 전기화학적 차이로 발생된다. K^+ 배설장애는 채액량 감소 시 볼 수 있는데 K의 1일 15 mmol 이하의 배설은 고K^+혈증을 초래한다. TTKG(transtubular K^+gradient)는 K^+의 기울기로서 TTKG=(소변K/혈장K)/(소변Osm/혈장 Osm)이다. TTKG가 고K^+혈증 시에는 4이하 이면은 불충분한 원위네프론에 Na^+가 운반된 것이거나, 원위네프론에 K^+ 배설이 불충분하다는 것이다.

(5) 산-염기평형

생체에서는 생명현상을 유지하기 위한 것으로 정상 대사 과정에서는 계속적으로 산(acid)이 생성된다. 그러나 인체의 항상성을 유지하기 위해서는 체내의 수소 이온 농도(pH로 표시됨)가 일정하여야 하며, 이는 비교적 좁은 범위(pH 7.35~745: H^+ 45~35 nmol/L)로 조절되어야 한다. 체내에서 H^+의 조절은 다음과 같은 조절기구를 통하여 일어난다. ①세포내외의 화학적 완충계 ②호흡계의 조절 ③신장의 조절이다. 이와 같은 조절기구를 통해서 체내의 대사 과정 중 생성된 H^+을 효과적으로 배설할 수 있다.

Bronsted의 정의에 의하면 산(acid)이란 H^+(수소이온)을 유리할 수 있는(donation)물질이며, 염기란 H^+와 결합할 수 있는 물질이라고 할 수 있다.

$$HB \leftrightarrow H^+ + B^-$$

체내에서 생리적으로 중요한 탄산(carbonic acid)과 비탄산(noncarbonic acid)이 있다. 탄산은 정상적으로 체내에서 당질과 지방의 대사과정에서 최종적으로 CO_2가 매일 약 15000~20000 mmol이 생성되며, 이것이 물에 녹으면 탄산을 형성한다.

$$H_2O+CO_2 \leftrightarrow H_3CO_3 \leftrightarrow H^+ + HCO^-_3$$

대사과정 중 생산된 탄산은 체내에 축적되지 않고 폐포에서의 호흡에 의해 제거 될 수 있으므로 이를 휘발성산(volatile acid)이라고 하며 어떤 원인에 의해 호흡의 저하나 증가 등이 유발되어 체내에 CO_2가 축적되거나 결핍되는 경우 탄산계에 변화를 초래할 수 있다.

한편 비탄산은 단백질의 대사과정에서 H_2PO_4, H_2SO_4 등의 산이 매일 약 50~100 mEq이 생산된다. 이들은 호흡기에 의해서 제거되지 않으며 대부분 신장을 통해서 배설되므로 이를 비휘발성산(nonvolatile acid) 또는 고정산(fixed acid)이라고 한다. 특히 음식중의 산(dietary acid)으로 정상성인의 음식 중에는 약 20~30 mEq/24h의 산을 포함하고 있으며, 대사 과정에서 생산되는 산(metabolic acid)으로 단백질 중 메티오닌(methionine) 및 시스테인(cystein)의 대사과정에서 황산(sulfuric acid)가 형성된다. 이는 고정산의 75%을 차지하고 나머지는 인산염(phosphate)이 가수분해 되어 인산(phosphoric acid)를 형성하고 그 외의 여러 경로에서 산이 형성될 수 있으므로 하루 약 20~30 mEq이 생산된다.

비정상적 대사과정에서는 케토산이나 젖산이 다량 생산되는 경우가 있는데, 그러한 경우 체내에는 산의 농도가 급격하게 증가될 수 있다. 정상적으로는 하루에 약 750~1500 mEq의 젖산이 간에서 포도당으로 전환되며 (Cori cycle) 이와 같은 젖산이 체내 축적되는 것을 젖산산증(lactic acidosis)이라 한다.

신장은 산-염기 평형의 조절에 중요한 역할을 한다. 즉 ① 단백대사의 마지막 산물로서 매일 생산되는 50~100 mEq의 H^+를 배설하는 역할을 한다. ② 산-염기 평형 장애 시에 체액 pH의 변화를 방어하는 역할은 두 가지로 나눌 수 있다. 그것은 H^+의 배설과 HCO^-_3의 재생에 의해서 이루어지는데 양자는 밀접하게 관련되어 있다(그림 1-12. (A)).

콩팥의 소변 산성화기전은 산-염기 균형에 신장의 첫역활은 여과된 HCO_3^-를 모두 재흡수하는 것이다. 즉 정상 사구체 여과율(성인 하루 180 L)과 혈장 HCO_3 농도(25 mEq/l)이므로 하루 HCO_3^-를 4500 mEq을 여과한다.

그래서 만일 HCO_3^-가 적은량이라도 상실하면 대사성산증을 초래하게 되기 때문에 재흡수는 반듯이 필요한 것이다(그림 1-12. B).

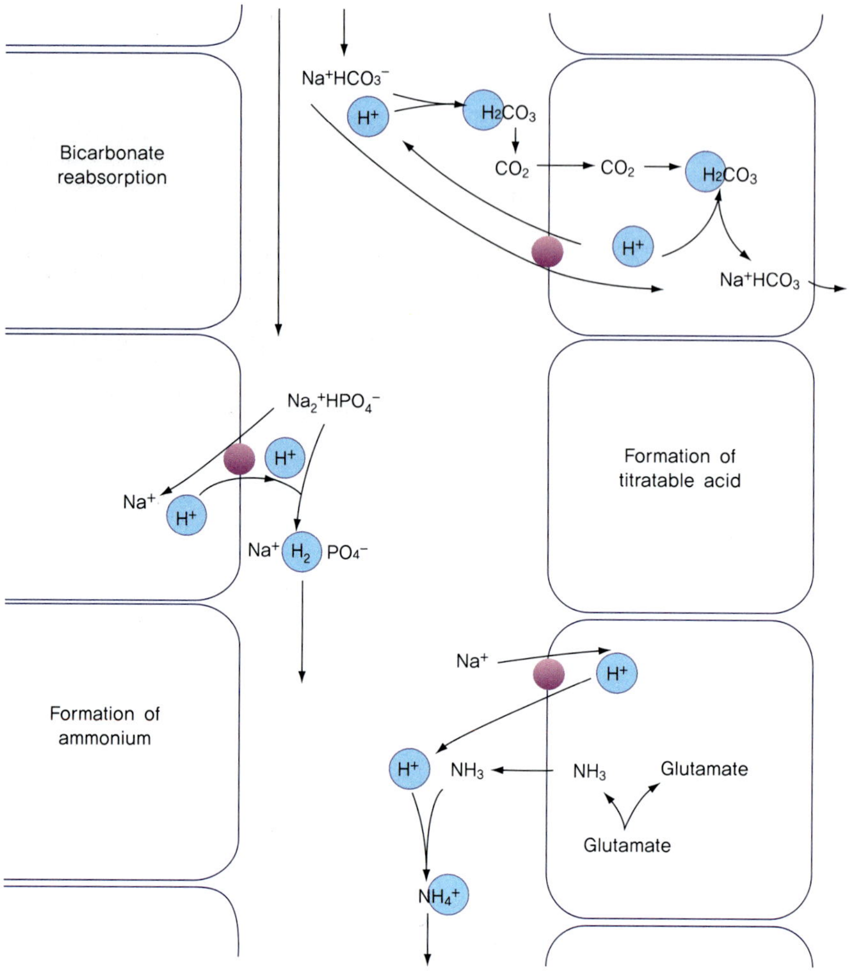

그림 1-12. A. 콩팥에 의한 산-염기 조절

① 산(H^+)의 배설

생체에서 생성되는 비휘발성의 H_2SO_4, H_3PO_4는 용액으로서 신장에서 배설된다.

$$H^+ + HPO_4 \rightarrow H_2PO^-_4$$

$$H^+ + NH_3 \rightarrow NH^+_4$$

$H_2PO_4^-$는 소변에 NaOH를 추가하면 반응이 왼쪽으로 이동하므로 그 H^+이 NaOH에 의해서 적정이 된다. 이것을 적정산(titrable acid; TA)이라고 부르며 H_2PO_4의 형성으로 배설되는 H^+의 양을 나타낸다.

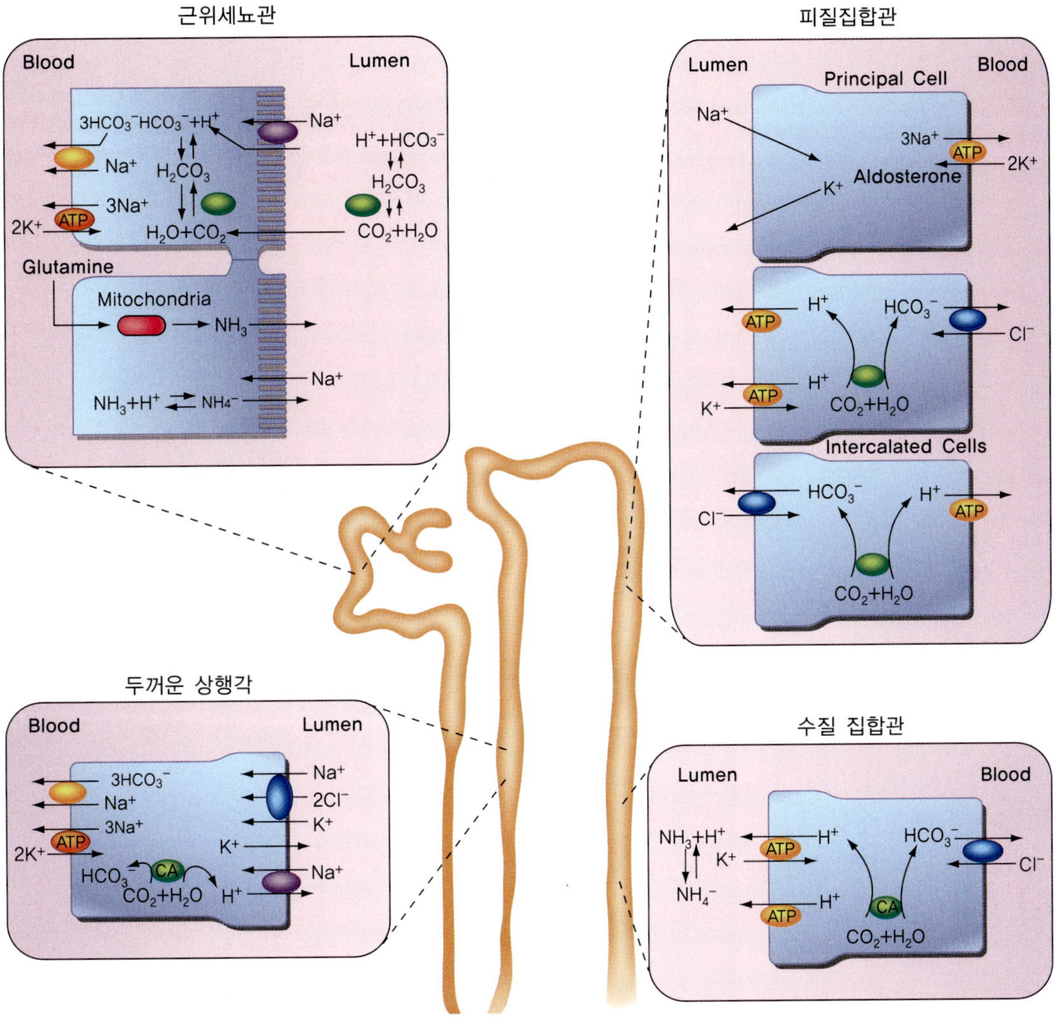

그림 1-12. B. 콩팥의 소변 산성화 기전

② HCO_3^-의 재흡수

HCO_3^-가 과잉이 아닌 한 사구체에서 여과된 HCO_3은 거의 완전하게 근위세뇨관에서 혈액으로 재순환한다. 재흡수는 직접 이루어지지 않으므로 관강에 분비된 H^+와 반응해서 물과 이산화탄소가 된다. 이산화탄소가 확산되어서 세포내에 들어가면 탄산탈수효소(carbonic anhydrase; CA)의 작용에 의해 H_2CO_3가 된다. 그리고 $H_2CO_3 \leftrightarrow HCO_3^- + H^+$의 HCO_3^-는 H^+분비와 교환으로 재흡수된 Na^+와 함께 세포외액에 들어가므로 실질적으로는 HCO_3^-가 재흡수(재생)된 것이다. H^+는 세뇨관강에 분비된다(그림 1-13).

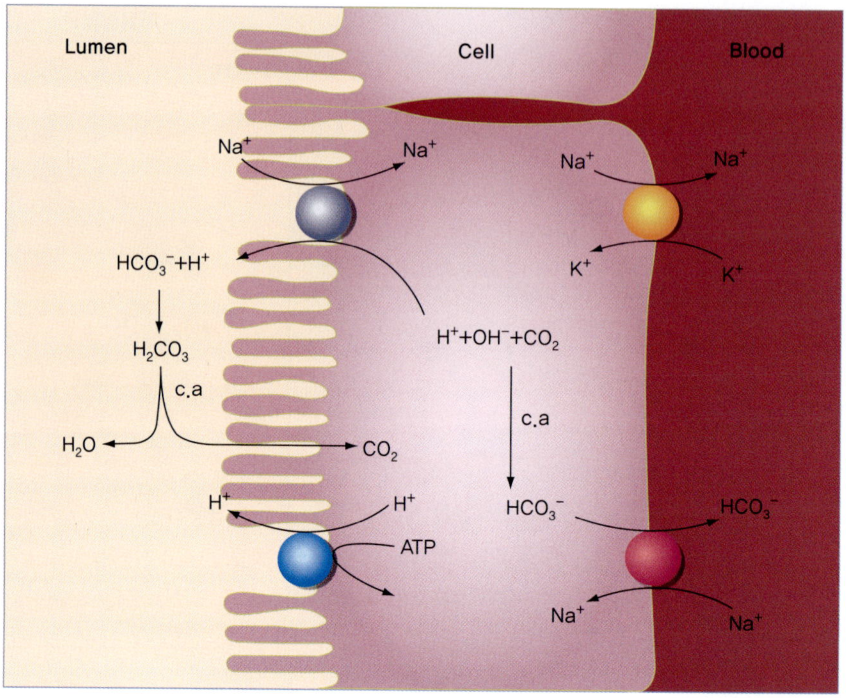

그림 1-13. 근위 만곡뇨세관(proximal convoluted tubule)에서 HCO_3 reclamation 기전

③ 암모니아의 배설

암모니아는 주로 원위세뇨관의 세포내에서 글루타민으로부터 생성된다. 이것이 세뇨관강에 유출되면 H^+와 결합 NH_4^+로서 배설된다(그림 1-12. A,B).

④ 체액의 pH의 조절

체액 pH는 다음 식에 의해서 조절된다. 즉 $pH=pK+log[HCO_3^-]/PCO_2$에서 HCO_3^-의 대부분은 PCO_2에 의해서 결정되기 때문에 pH는 HCO_3^-로 좌우된다고 생각해도 좋다. H^+의 배설과 HCO_3^-는 주로 신장에 의해, PCO_2는 폐에 의해서 조절된다.

⑤ 대사성산증

H^+이 너무 많기 때문에 혈장 속 HCO_3^-의 소모로 HCO_3^-가 감소한다. 그 보상기전으로서 신속하게 PCO_2저하(호흡촉진)가 발생하여 pH를 가능한 한 일정하게 유지하려고 한다. 신장에 의한 보상에는 시간이 걸리는데 이는 H^+분비가 증가하여 HCO_3^-재흡수와 재생의 증가를 초래해야 하기 때문이다.

⑥ 호흡성산증

PCO_2가 증가한 경우다. 신장에 의한 보상은 H^+ 분비증가를 통한 HCO_3 증가에 의해서 pH의 변화를 줄인다.

⑦ 대사성 알칼로시스

HCO_3^-가 증가하므로 PCO_2증가(호흡억제)에 의해서 보상된다. PCO_2가 지나치게 증가하면 신장으로부터의 H^+ 분비증가로 HCO_3^- 재흡수와 재생의 증가를 가져온다. HCO_3^-의 증가가 일정한 한도(25mEq/L 또는 그 이상)를 초과하면 HCO_3^- 재흡수는 발생하지 않고 소변으로 배설된다.

⑧ 호흡성 알칼로시스

PCO_2 감소를 초래하며 pH는 HCO_3^- 재흡수와 재생을 감소시킴으로써 보상된다.

(6) 칼 슘

혈청칼슘(Ca^{++})의 40%는 단백과 결합하는데 60%는 사구체로부터 여과된다. 여과된 Ca^{++}의 98%는 세뇨관에서 재흡수 된다. 그 기전은 Na^+재흡수와 유사하며 대부분은 근위세뇨관으로부터 또 일부는 헨레루우프 상행각으로부터도 재흡수 되어 간질의 Ca^{++} 농도는 유두부에 가까울수록 높아진다. 세포외액량이 증가하면 Ca^{++} 재흡수 감소, 세포외액량이 감소하면 Ca^{++} 재흡수 증가를 초래하는 점도 Na^+와 유사하다. 부갑상선 호르몬은 Ca^{++}재흡수를 촉진한다.

(7) 인

인산도 사구체의 여과와 세뇨관의 재흡수를 받으며 그 배설량은 세뇨관 재흡수의 영향을 강하게 받는다. 재흡수는 부갑상선 호르몬에 의해 조절된다. 즉 부갑상선 호르몬이 증가하면 인산 재흡수는 감소한다. 사구체여과율이 감소하면 재흡수도 감소하여 사구체여과율이 25 ml/분, 이하가 되기까지는 혈장인(P)의 농도는 증가하지 않는다.

2. 배설 이외의 기능(신장의 내분비 기능)

1) 레닌-안지오텐신계

수입세동맥(afferent arteriole)의 평활근 세포는 사구체 혈관극의 부위에서 분비과립을 포함하는 방사구체 세포로 분화되고 있다. 이 부분은 원위세뇨관 세포의 밀집반(macula densa)과 접촉하여 방사구체 장치(juxtaglomerular apparatus)를 구성한다(그림 1-14).

레닌(renin)은 방사구체 세포로부터 분비되는 단백 분해효소로 분자량이 4만 달톤이며 혈액속의 레닌기질(renin substrate)에 작용해서 안지오텐신 I(decapeptide)을 생성한다. 이것이 폐순환을 통과하는 과정에서 전환효소(converting enzyme)에 의해 2개의 아미노산이 떨어져 나감으로써 안지오텐신 II(octapeptide)가 되어서 생물학적 활성을 발휘한다. 이 물질은 강력한 혈관수축작용을 갖고 있고 알도스테론 분비를 증가시키고 중추 교감신경 자극작용을 증가시켜 아드레날린성 신경

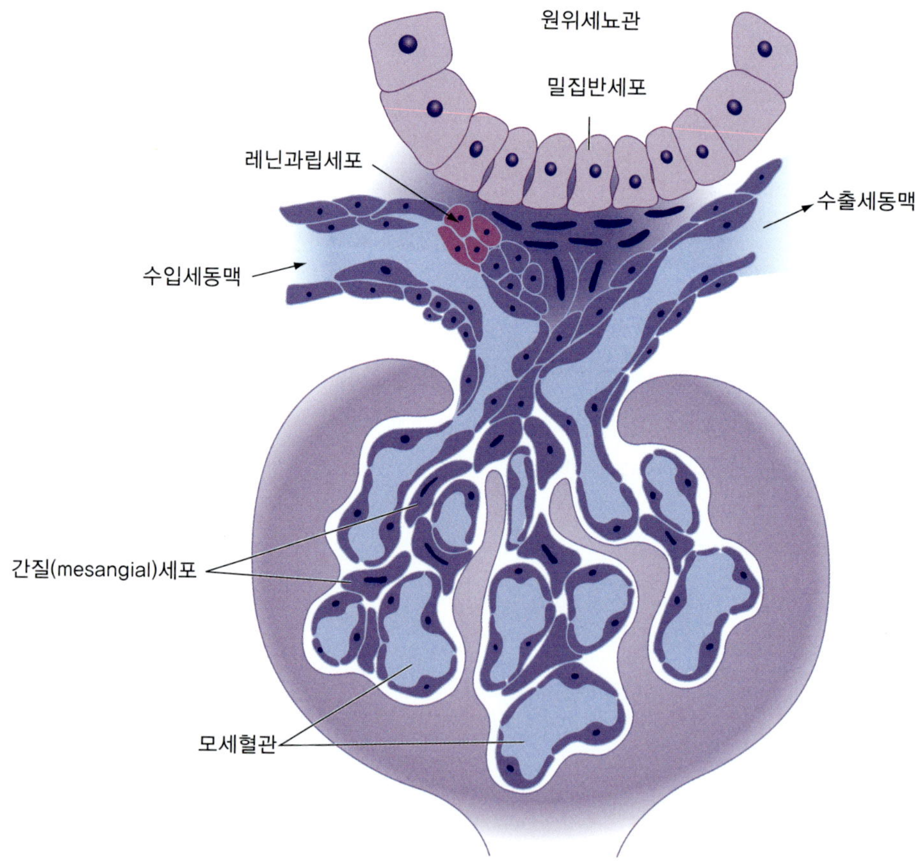

그림 1-14. 사구체 방사구체 장치

말단과 부신수질에서의 카테콜아민의 유리를 용이하게 하여 혈압의 조절과 Na^+ 대사에 관여한다.

레닌분비의 조절인자로서는 다음과 같다.

(1) 신장 압수용체를 매개로 하는 기전(baroreceptor 설)

방사구체 세포가 수입세동맥의 신장 전도를 감수해서 신장관류압이 저하하면 신장 전도가 저하됨으로써 레닌 분비를 촉진하고 그 반대는 레닌분비를 억제한다. 즉 콩팥의 관류압에 따라 레닌분비가 조절되는데 이는 수입세동맥의 벽을 통과하는 압력 기울기로 결정된다. 이 압력의 기울기가 감소하면 레닌분비는 자극되고, 압력기울기가 증가하면 감소한다. 수입세동맥벽을 통과하는 압력의 기울기는 ① 관류압이 감소하거나 ② 콩팥간질 내 압력이 증가(요로 폐쇄)하면 감소한다. 자동조절(autoregulation)범위 내에서 압력수용체 기전으로 레닌 유리의 영향은 PGI_2(prostacycline)과 E_2에 의해서 조정된다.

(2) 밀집반(Macula densa)설

밀집반를 구성하는 원위세뇨관 세포가 그 부분의 Na^+농도(또는 삼투압)의 변화를 감수하고 그것을 근접하는 방사구체 세포에 전달해 레닌분비를 조절한다. 체액감소로 밀집반에 관류하는 염분의 양이 감소함에 따라 밀집반 세포에 염분이 적게 유입이 되면 레닌 분비는 자극이 된다. 루우프 이뇨제 투여 시 밀집반에 염분의 통과는 많지만 세포에 섭취되는 것이 방해되면 레닌 유리는 증가한다.

(3) 신경성 조절

교감신경 자극은 레닌분비를 촉진한다. 방사구체 세포에는 교감신경의 말단이 풍부하게 분포하고 있다. β-아드레날린성 수용체와 결합하여 약리작용을 개시시키는 약물은 레닌 유리를 자극시키고, α-아드레난린성 수용체와 결합하여 약리작용을 개시시키는 약물은 억제시킨다.

(4) 기 타

세포수준에서 레닌유리는 다음 2가지 기전에 의해서 좌우된다. 즉 cyclic AMP는 자극시키고, calcium-calmodulin complex가 높으면 레닌유리가 억제된다. β-adrenergic agonists, 히스타민, 프로스타글란딘, 글루카곤, PTH등은 cyclic AMP 증가를 시켜 레닌의 유리가 자극된다. 그러나 엔지오텐신 II, vasopressin 그리고 고칼슘혈증 시는 세포내 칼슘증가로 레닌분비가 억제된다(그림 1-15).

레닌-안지오텐신계는 알도스테론을 매개로 체액량의 조절에 중요한 역할을 당담 함으로 이 조절계를 레닌-안지오텐신-알도스테론계라고도 한다. 즉. 레닌분비의 증가 → 안지오텐신 생성의 증가 → 알도스테론 분비의 증가 → 순환 혈액량의 증가 → 레닌분비의 억제라는 negative feedback 기전이 존재한다. 순환혈액량의 증가는 레닌분비를 억제하고 그 반대의 경우는(탈수. 체액의 손실, 쇼크 등) 레닌분비를 자극한다. 고식염식 섭취는 레닌분비를 억제하고, 저식염식은 레닌

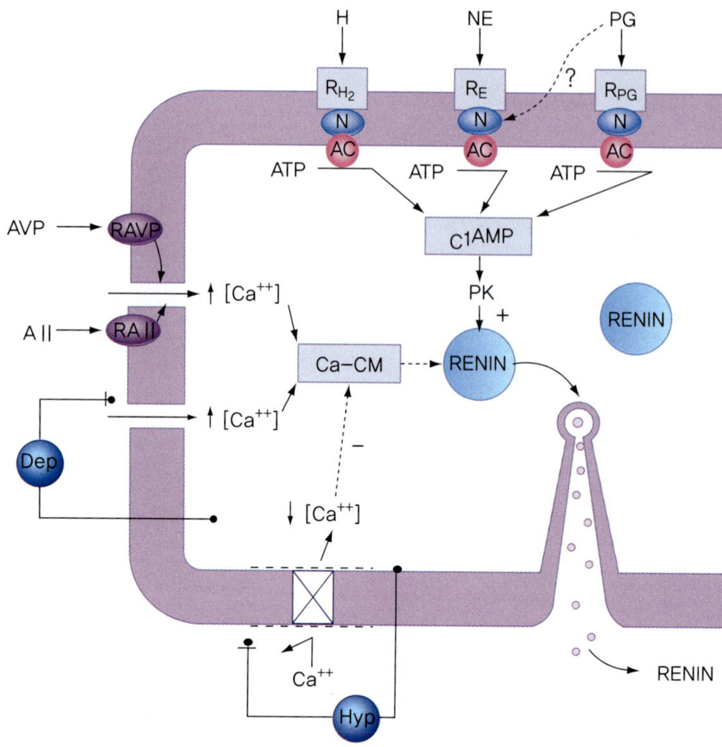

그림 1-15. 레닌유리의 세포내에서 조절. Norepinephrine(NE), histamin(H), Prostaglandine(PG) 등이 adenylate cyclase(AC)-linked 수용체 점유하여 cAMP 생성을 자극하고 protein kinase(PK)의 phospholrylation으로 레닌유리를 자극시킨다. 엔지오텐신 II 및 Vasopressin(AVP) 수용체를 점유하거나 세포막의 탈분극(DeP)으로 칼슘이 세포내로 유입되면 Calcium-Calmodulin(Ca-CM) 복합체를 형성하면 레닌유리가 억제된다. 세포내 칼슘농도가 낮으면 Ca-CM 복합체가 되지 못하므로 레닌 유리가 억제된다.

분비를 증가시킨다(그림 1-16).

2) 프로스타글란딘

건강한 신장에는 고혈압의 발생을 방지하는 기능이 있음이 알려졌다. 그 기능의 본태는 오늘날 충분히 알려져 있지는 않지만, 동물의 콩팥수질로부터 추출할 수 있는 물질로서 프로스타글란딘(prostaglandin : PG)이 있으며, PGA_2, E_2, $F_2\alpha$ 의 존재가 알려지고 있다. 이중에 강압효과를 갖는 것은 E_2, A_2로 콩팥수질의 PG의 대부분은 PGE_2이다. PGA_2, E_2에는 콩팥혈류의 분포를 바꾸어 피질혈류량을 증가시켜 Na^+ 이뇨를 일으키는 작용이 있다. 프로스타글란딘과 안지오텐신과의 관계는 그림 1-17 에서와 같다.

이들 물질의 혈압조절작용과 Na^+ 이뇨 호르몬으로서의 의의에 대해서는 앞으로의 연구가 필요하다.

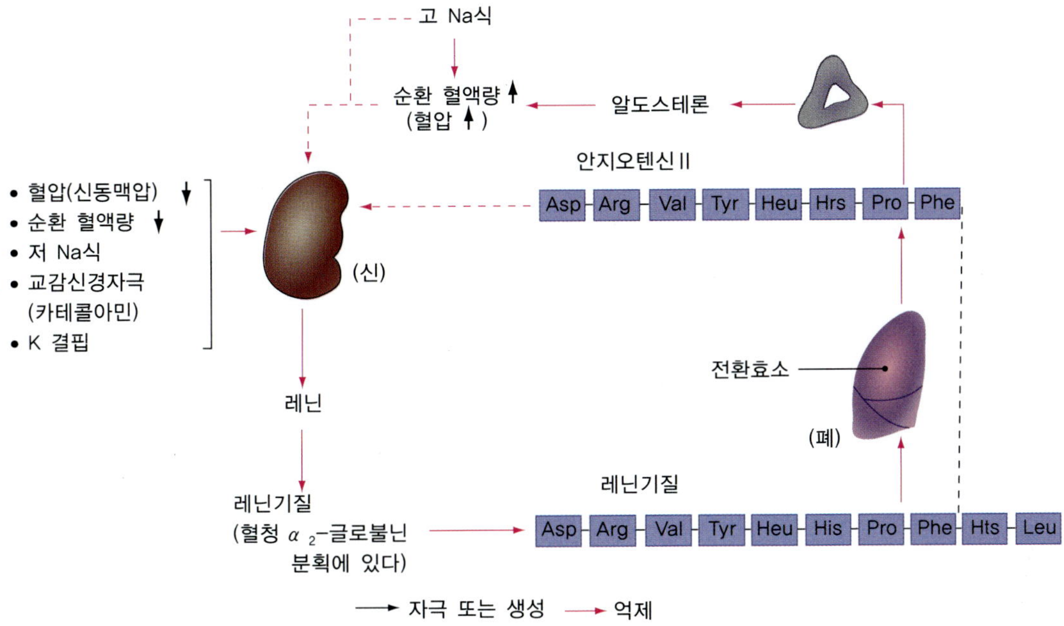

그림 1-16. 레닌-안지오텐신-알도스테론계의 조절

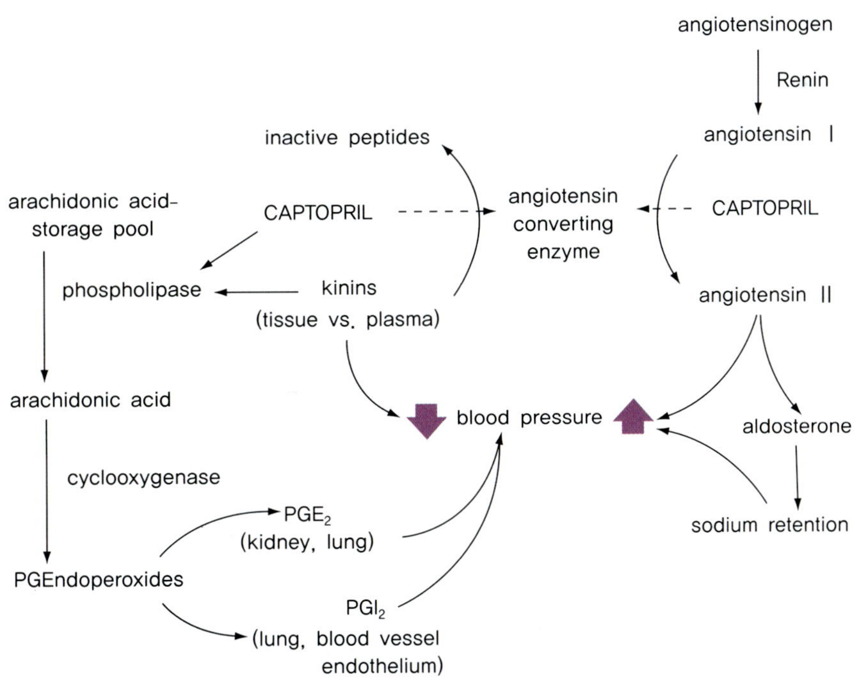

그림 1-17. Prostaglandin 과 angiotensin과의 관계

3) 조혈인자

콩팥은 에리트로포에틴(erythropoietin : EPO)의 생성에 관여한다. 적혈구수는 신장 내 산소감지(O_2 sensor)로부터 골수에 전달되어지는 메시지에 의한 산소 운반 물질로서 그의 기능을 유지하기 위해서 적혈구수가 계속 조절된다. 골수에 전달되는 메시지는 호르몬인 EPO에 의해서 중개되며. 이는 심장 및 신장의 여러 요인에 따라 조정된다.

EPO는 신장에서 분비되는 당단백호르몬으로서 조직에 저산소증이 발생하면 화학적 전령이 유리되어 신장에 존재하는 특수한 수용체를 활성화시키면서 EPO 생산의 방아쇠(trigger)가 된다.

EPO가 생성되는 장소는 콩팥피질 및 수질 내에 세뇨관주위 간질세포나 모세혈관 내피세포에 EPO의 messenger RNA가 있다는 것이 증명되었다. 한편 간에서 EPO(전체의 10%미만)가 합성된다고 하나 이 양으로는 조혈작용을 하는 데는 불충분하다. 그림 1-18에서 보는 바와 같이 EPO 유리의 근본적인 자극은 신장의 저산소증(renal hypoxia)인데 그 원인이 산소분압이 낮은 경우로 고산지대나 저기압상태에서, 폐에서 가스교환이 장애가 되는 폐쇄성 폐질환, 적혈구 분자 내에서 산소를 탈취하는 코발트부족, 콩팥 혈류를 감소시키는 콩팥동맥의 경화이다. 혈전증 그리고 콩팥동맥 협착 등으로 인한 허혈성신장이나, 혈색소 내 산소운반 능력이 감소하는 빈혈 등이다. 즉 신세포에 저산소증을 초래하면 세포내 Ca^{++}이 유입되어 phospholipase가 활성화되어 prostaglandin(PG)이 만들어지는데, 특히 6-keto-PGE_2에 의해 adenylate cyclase가 활성화됨으로써 cyclic AMP가 만

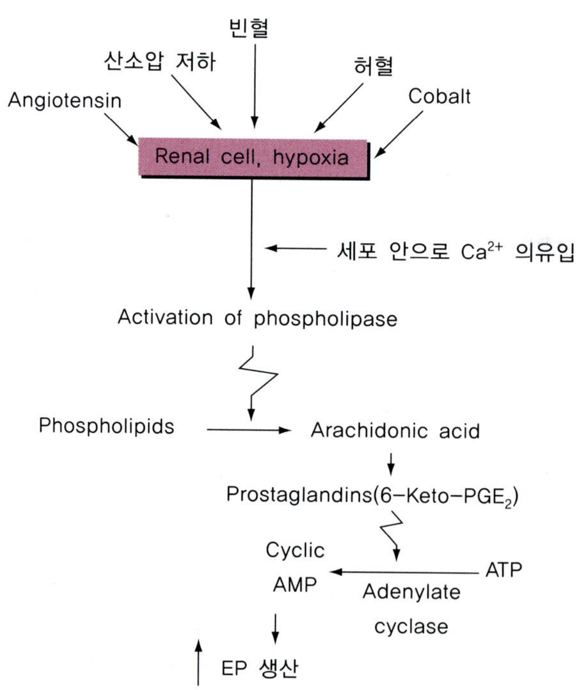

그림 1-18. Erythropoietim 생성조절

들어지는데 이로 인하여 EPO 생성이 증가된다.

부신종, 수신종, 콩팥낭포 등에서 보이는 적혈구증가증에는 에리트로포에틴의 증가를 생각할 수 있으며, 콩팥부전일 때의 빈혈에는 에리트로포에틴 감소가 원인이 된다.

4) 활성형 비타민 D 대사

비타민 D_3(cholecalciferol)은 음식물로부터 장관을 거처 흡수하거나 피부에서 자외선의 조사를 받아 7-dehydrocholesterol로부터 생성되며 혈류를 통해서 간으로 운반되어 25-OH-D_3(calcifediol)가 된 후 다시 신장에서 1,25$(OH)_2D_3$(calcitriol)로 대사된다(그림 1-19).

소장 또는 뼈에 분포된 1,25$(OH)_2D_3$는 수용체에 결합한 후 작용을 하므로 활성형 또는 호르몬형 비타민 D_3라 한다. 즉 섭취된 비타민D_3는 간장에서 25번 위치가 수산화 되고 잇따라 신장에 운반되어 1번 위치가 근위세뇨관의 미토콘드리아에 존재하는 1-수산화효소에 의해서 수산화 되어 비로소 활성형이 되는 것이다.

비타민 D자체는 생물학적인 작용은 없으나 25-hydroxylation을 간의 마이크로솜 효소에 의해서 25-hydroxycholecalciferol, 25$(OH)D_3$이 된다. 25-$(OH)D_3$의 혈중농도가 다른 비타민 D 대사물질 중에서 가장 높으며, Vit-D결합 글로부린에 결합되어 운반된다. 한편 1-알파 수산화과정은 콩팥세뇨관 세포의 사립체에서 일어나는데 25$(OH)D_3$를 1,25-dihydroxycholecalciferol, 1.25$(OH)_2D_3$로 바꾼다(그림1-20). 만일 저인산염혈증, 저칼슘혈증 등 일 때는 이 과정이 촉진된다. 저칼슘혈증은 부갑상선 호르몬 분비를 촉진함으로써 이 과정이 촉진되리라 생각되는데, 부갑상선 호르몬은 직접 또는 저인산염혈증의 유발을 통해 이 과정을 촉진시킨다. 저칼슘혈증 때는 부갑상선 호르몬의 분비가 촉진되고 또 저인산염혈증 시는 직접 1α-수산화효소를 활성화 시킨다. 칼시토닌이 이 과정을 직접 억제한다는 증거는 아직 확실치는 않으며, 부갑상선에 25$(OH)D_3$의 수용체가 있는 것으로 미루어 1.25$(OH)_2D_3$는 부갑상선의 활성을 억제함으로써 스스로의 혈중농도를 조절한다고 한다. 1-α 수산화과정을 억제하는 인자는 그림 1-20에 나타내었다. 정상인에서의 1.25$(OH)_2D_3$의 혈중농도는 약 30 pg/ml 이며 25$(OH)D_3$보다 더 빨리 체내에서 소실되고 장관에서 칼슘섭취를 증가시키는 활성이 100배 정도 강하다. 1.25$(OH)_2D_3$는 장관 세포의 세포질 내 수용체와 결합하여 세포의 핵 내로 이동하여 유전자의 전사를 촉진함으로써 칼슘결합 단백질의 합성을 증가시켜 결국 칼슘의 흡수를 촉진한다. 이때 혈중25$(OH)D_3$의 농도가 1.25$(OH)_2D_3$의 약 1000배에 달하고 신장에서 1.25$(OH)_2D_3$ 이외에도 24.25$(OH)_2D_3$가 생성되는데 24.25$(OH)_2D_3$의 생체 내 역할은 불확실하나 정상 골 형성에 관여할 가능성도 있다. 기타 25$(OH)D_3$의 대사산물로서는 25.26$(OH)_2D_3$, 1.25.26$(OH)_3D_3$, 1.25.26$(OH)_3D_3$ 등이 있다. 이들 Vit-D는 주로 담즙을 통해서 배설되며, 25$(OH)D_3$ 및 1.25$(OH)_2D_3$은 장과 간장순환(entero-hepatic circulation)의 과정을 밟는다.

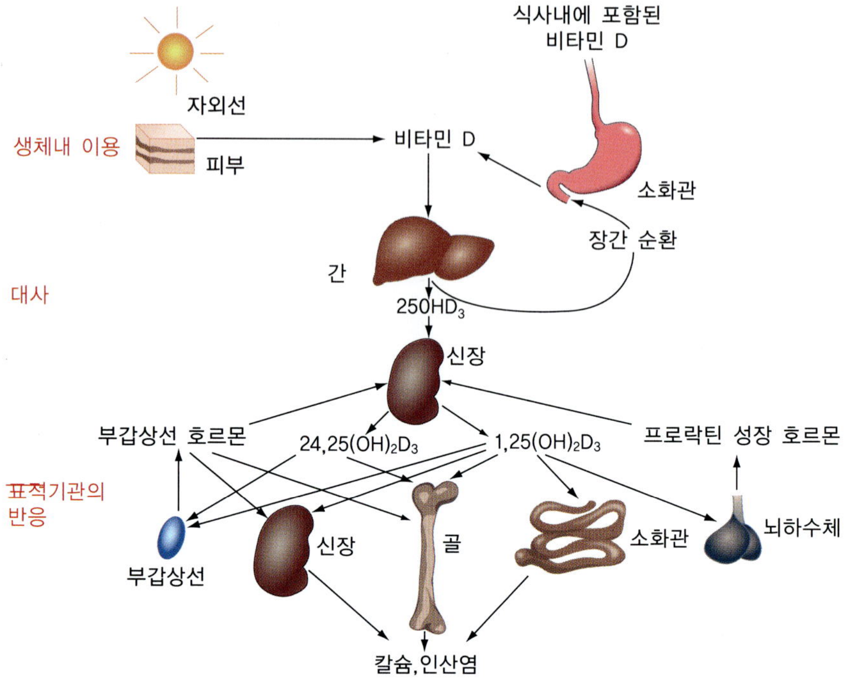

그림1-19. 비타민 D의 생체 내 합성과정과 작용 부위

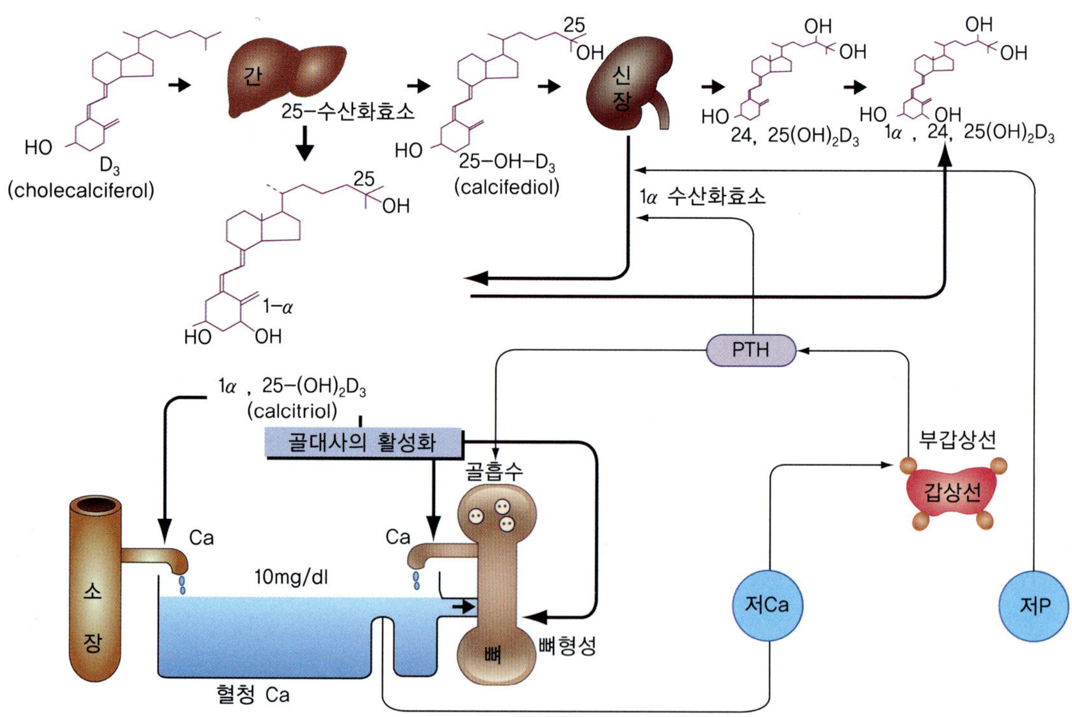

그림 1-20. 비타민 D의 생체 내 대사 및 작용

연습문제

1. 체내 Na^+(sodium)의 대부분은 어디에 있는가?

1) 혈장액 2) 간질액 3) 세포내액 4) 뼈 5) 근육세포

해설 Na^+는 혈장 내에 있는 것처럼 간질액내에 똑 같은 농도로 존재한다. 체내 간질액은 혈장액보다 많다. 따라서 간질액내 총 Na는 많다.

2. 체내 세포외액 Na^+은 총체 내 Na^+의 몇% 나 될까?

1) 95% 2) 66% 3) 50% 4) 33% 5) 25%

해설 총 체내 Na^+의 1/2이 세포외액내에 있다. 나머지 1/2은 뼈내 세포에 대부분 있다.

3. 혈장 Na^+농도를 25%까지 증가시키면 어떻게 될까?

1) 총 체내 수분이 25%까지 감소한다. 2) 총 체내 수분이 50%까지 감소한다.

3) 세포외액수분이 25%까지 감소한다. 4) 세포외액수분이 50%까지 감소한다.

해설 체내 수분은 총체액량과 비례하여 상실한다.

4. 헨레 루프의 하행하부에 투과력이 가장 좋은 것은 무엇인가?

1) Na^+ 2) Cl^- 3) urea 4) 수분 5) HCO_3^-

해설 하행각은 수분 그리고 상행각은 solute 투과력이 특이함.

5. 헨레 루프의 상행각 세뇨관강의 특징은?

1) 전기적으로 음(−) 2) oubain에 양으로 됨

3) sulfate로 양으로 됨 4) urea로 양으로 됨

5) 전기적으로 양(+)

해설 상행각의 세뇨관강은 세뇨관주위액에 비해 전기적으로 양성을 띈다. 그리고 관류액내에 Cl^-을 위해 sulfate을, 또는 oubain을 첨가하여 그 potential 을 측정함.

6. Nephron의 각 부위에 tonicity ?

1) Bowman강(isotonic : 혈장 초여과액)

2) 근위 만곡세뇨관(isotonic : 근위세뇨관에서 재흡수)

3) 헨레스 하행각(hypertonic : Na는 hypertonic의 간질에서 세뇨관내로 들어감)

4) 헨레스 얇은 부(hypotonic : Na는 능동적으로 재흡수, 막은 수분을 투과시키지 못함)

해설 헨레루프의 tip의 세뇨관액은 간질액과 동일하다.

7. 체중에 비해서 체액이 가장 낮은 사람은 ?

1) 비만한 사람 2) 마른 사람 3) 키 큰 사람 4) 어린애 5) 근육이 많은 사람

해설 비만한 사람은 지방 조직이 마른사람 보다 수분을 적게 포함하고 있다. 따라서 체내수분의 %는 비만한 사람이 가장 적다.

8. 장기간 thiazide 투여로 고요산혈증을 초래하는 원인은 ?

1) GFR 감소 2) ECF vol.감소 3) 요산 생산증가 4) 젖산염 증가

해설 ECF vol.감소는 근위세뇨관에서 요산 재흡수증가

Chapter

2 소변의 이상과 주요 증상

콩팥질환은 콩팥에서 발생하는 것과 다른 질환에 의해서 생기는 것이 있으며, 임상증상은 여러 갈래에 걸쳐 있다. 콩팥질환의 가장 대표적인 증상은 부종, 고혈압, 빈혈, 요독 증상이다. 그러나 만성 콩팥질환은 특별한 증상이 없어서 소변검사나 콩팥검사에 의해 비로소 알게 되는 경우가 많다. 소변의 이상은 콩팥질환의 가장 주요한 증상이다.

1. 소변의 이상

(1) 자연배뇨 채취

① 임의 배설

일반적으로 새벽 기상시의 소변은 농축되어 있으므로 검사에 가장 적당하다. 희석된 소변에서는 약간의 단백뇨를 알아차리지 못할 가능성이 있으며, 혈구나 세포성분이 파괴되어 원주도 소실되므로 소변침사의 현미경 검사에 적합하지 않다.

소변의 채취방법은 배뇨 최초의 부분은 버리고 중간 부분을 취하는 것이 좋다. 이것을 중간뇨 채뇨법(mid-stream voiding)이라 한다. 이에 따라 요도, 외음부의 상피, 분비물, 세균의 혼입을 방지할 수 있다. 소변의 세균배양을 실시할 때는 미리 외음부를 충분히 씻은 후 이 방법으로 멸균한 용기에 채뇨한다.

② 몸을 선 자세 또는 움직인 후의 채뇨

기립성 단백뇨의 진단, 콩팥질환의 활동화를 확인 할 목적으로 실시한다.

③ 식후의 채뇨

당뇨병의 스크리닝 검사, 당뇨병 치료의 가부를 확인할 목적으로 실시한다. 식후 1.5~2시간 후의 소변이 좋다. 경증의 당뇨병은 식전 소변에서 당이 음성인 경우가 적지 않다.

④ 소변 모으기

1일 소변량의 측정, 소변 각 성분의 배설량 측정을 위해 실시한다. 입원 시는 콩팥질환에 한정하지 않고 체액의 균형 상태를 알기 위해 적어도 며칠간 환자의 소변을 모아 소변량과 비중(삼투압)을 측정하는 것이 바람직하다. 건강한 성인의 1일 소변량은 보통 1000~1500 ml, 비중은 1.015~1.024(삼투압 500~800 mOsm/kg H_2O)이다.

⑤ 기타

요도 카테터에 의한 채뇨와 방광천자에 의한 채뇨가 있다. 모두 감염 등의 위험이 있으므로 부득이한 경우 외에는 실시하지 않는다. 전자는 유아, 자연배뇨가 곤란한 경우, 월경 중에 소변검사를 실시할 때 하고, 후자는 갓난아이, 요로폐쇄 시에 실시한다.

1) 소변의 성상

색조, 혼탁의 유무, pH, 비중(삼투압), 단백과 포도당의 유무, 필요에 따라 침사, 세균의 도말 및 배양을 실시한다.

(1) 색조

정상인의 소변은 그 속에 포함되어 있는 유로크롬 때문에 보리짚의 색을 나타내며 혼탁하지 않다. 소변 색깔의 이상과 원인은 표 2-1 과 같다.

(2) 혼탁

무기성분에 의한 경우와 유기성분에 의한 경우가 있다. 그 감별은 표 2-2와 같다.

(3) 소변 pH

정상적인 소변은 보통 pH 5.0~8.0 이다. 매일 순수한 H^+ 배설로 pH가 5.0인 때가 있고, 알카리 pH는 가끔 식후에 온다. 이는 위산분비가 동반될 때 alkalin tide일 때로 소변 pH가 높다. 소변 pH가 높은 경우는 대부분이 채식주이자이다. 콩팥부전에서는 중성근처에 고정된다. 또 요로감염이 있어서 고도의 알카리pH일 때는 요소를 분해하는 균, 즉 pseudomonas, proteus 또는 다른 종의 대장균 감염이 의심된다. 고혈압환자의 알카리성 소변은 원발성 알도스테론증 일 가능성이 있으며 근위세뇨관 산혈증시 세뇨관 문턱(theshold)에 도달할 때까지는 pH는 높고, 원위세뇨관산혈증은 항상 5.5 이상이다. 제4형 세뇨관산혈증시는 가끔 5.0 일 때도 있다.

표 2-1. 소변색깔의 이상

색 깔	원 인
밀크색	산성뇨(요산결석)
	알카리뇨(녹지 않는 인산)
	감염(농)
	정액, 유즙(chyluria)
분홍색	혈뇨
거품	단백뇨
푸른색	슈도모나스(pseudomonas)요로감염, 빌리루빈, 메틸렌부루
분홍 또는 붉은색	아니린 색소, 폴피린, 혈액(적혈구), 헤모글로빈
	마이오글로빈, 약물(페노프타렌)
오렌지색	약물(설사제. 리팜신), 유로비리노겐
황색	mepacrine, conjugated 비리루빈, 펜아세틴, 리보프라빈
갈색 또는 검정	멜라닌, 마이오글로빈, alkaptonuria(호모겐티딘산)
초록 또는 검정	페놀, lysol
감색	약물(L-dopa, phenazopydine), 혈색소, 빌리루빈
무색	다량의 수분섭취, 요붕증

표 2-2. 혼탁한 소변의 감별

	원 인	감 별 법
무기성분	요산, 요산염	가온(60℃)에 의해 용해
	탄산염	초산첨가로 용해(가스발생)
	인산염	초산첨가로 용해
	수산염	초산으로 용해되지 않음. 10%HCl로 용해
유기성분	혈뇨(적혈구)	O-Tolidine 양성, 또는 현미경 검색
	농뇨(백혈구)	10% KOH 첨가 후 진탕하면 기포를 생성해 교질상이 된다(Donne 반응). 또는 현미경검사
	정자	현미경검사.
	우유색 소변	알콜 1/5용첨가후 에테르를 가해서 진탕하면 투명해진다.
	세균소변	세균학적검사

(4) 비중(삼투압)

소변농축의 정도를 알기 위해서 측정한다. 비중계를 사용하는 것이 가장 편리하지만 온도보정을 필요로 한다. 포도당이나 단백, 조영제가 배설되고 있을 때는 실제 농축도 이상의 수치를 나타낸다.

삼투압은 Osmometer를 이용해서 측정하는데 소변농축의 정도를 가장 정확하게 반영한다. 삼투압은 용질의 분자 수에 의해서 결정되고 비중은 분자 수와 그 성질에 의해서 결정되므로 양자는 반드시 정확하게 비례하지 않으며 희석 소변에서는 크게 차이가 난다.

건강한 성인에서는 비중(삼투압)이 수분섭취량에 따라 변동이 크며, 1.001~1.026(삼투압, 39~1300 mOsm/kg H_2O)의 사이이다. 콩팥장애가 진행될수록 이 변동 폭은 좁아진다.

2) 소변량의 이상

24시간 소변량은 물이나 식물의 섭취량, 발한, 소화관으로부터의 수분소실(구토, 설사) 등에 의해서 좌우된다. 건강한 성인의 1일 소변량은 보통 1000~1500 ml이다. 2500 ml이상을 다뇨(polyuria), 400 ml 이하를 핍뇨, 100 ml 이하를 무뇨(anuria)라고 한다. 다뇨는 야간에 자주 입이 마르고 배뇨 횟수가 빈번함에 의해서 알게 되며 핍뇨는 배뇨 횟수의 적음으로 알게 된다.

(1) 다뇨

다뇨(polyuria)는 수분섭취의 증가, 항이뇨 호르몬(ADH)분비의 감소, 세뇨관 장애 등에 의하여 소변농축의 저하, 세뇨관의 삼투압증가에 따른 삼투압 이뇨 등의 기전에 의해서 일어난다(표 2-3).

표 2-3 다뇨의 원인과 기전

원 인		주요 기전
다량의 음료섭취		다음→ADH↓→세뇨관 재흡수↓
심인성 다음증		
요붕증	간뇌. 뇌하수체성	ADH↓→세뇨관 재흡수↓
	신장성	말초네프론이 ADH에 반응하지 않을 때
당뇨병		삼투압성 이뇨
만성신부전		소변 농축력 저하 (ADH불응성)와 삼투압 이뇨
급성신부전의 회복기		콩팥순환 (GFR)의 개선과 세뇨관 재흡수 감소
부종의 회복기		
저 K혈증(지속성)		소변 농축력 저하(ADH불응성)
고 Ca혈증		

(2) 핍뇨 또는 무뇨

핍뇨(oliguria) 또는 무뇨(anuria)는 사구체 여과량의 감소, 세뇨관재흡수의 증가, 요로의 통과 장애 등에 의해서 발생한다. 원인은 신장 요로계 이외에 있는 경우(신전성, prerenal), 신장에 있는 경우(신성, intrarenal), 요로계에 있는 경우(신후성,postrenal)가 있다(표 2-4)

무뇨는 소변저류(urinary retention)와 구별해야만 한다. 소변저류는 방광에 소변이 고여 있는데, 방광 및 요로의 질환, 신경장애 때문에 배설되지 않는 경우를 말한다.

표 2-4 핍뇨 또는 무뇨의 원인

원 인		소변량 감소
신전성	탈수, 쇼크	++~+++
	심부전, 간경변증 등	+~++
신성	급성사구체 신염 급성세뇨관 괴사 신증후군	++~+++ +++ +~+++
신후성	상부요로의 폐쇄(종양, 결석 등)	+~+++

(3) 빈뇨

건강한 성인의 배뇨 횟수는 보통 1일 4~8 회이다. 배뇨 횟수가 많은 경우를 빈뇨(pollakisuria, frequent urination)라 하며, 다뇨에 의해서 발생하는 경우와 이상하게 자극 받아서 요의가 발생하는 경우가 있다. 후자는 요로의 염증, 종양, 결석, 신경증이나 신경질환에 의한 것이 많다.

(4) 배뇨의 장애

방광, 요도의 염증, 종양, 이물, 뇌 및 척수 질환, 자율신경 장애 등일 때 발생한다. 배뇨곤란은 요의가 있어 배뇨가 시작되기까지의 시간 연장, 배뇨시간의 연장, 방광 및 요도의 질환, 전립선 질환, 신경질환일 때에 발견된다. 소변이 방광에 고인 상태에서 배설되지 않을 경우를 요저류라고 한다.

배뇨행위가 자신도 모르게 일어나는 것을 요실금(urinary incontinence)이라고 한다. 요실금에는 방광이 소변으로 가득차지 않고도 발생하는 경우(진짜 요실금)와 방광에 소변이 충만해서 내압에 견디지 못해 생기는 경우(모순성 요실금, paradoxical incontinence)가 있다. 신경질환, 방광괄약근의 장애, 요도의 통과 장애가 있는 경우에 발생한다.

3) 소변 단백

단백뇨는 콩팥질환의 가장 중요한 소변소견이다. 이에 따라 자주 잠재성 콩팥질환이 드러난다.

콩팥질환 시 단백뇨의 대부분은 사구체 장애에 따른 단백투과성의 항진에서 유래한다. 세뇨관 장애 시에는 단백 재흡수의 저하 내지 세뇨관으로부터의 단백 배설이 추가되어 저분자의 단백이 배설된다. 이것을 세뇨관성 단백뇨라 부른다. 소변단백의 유래는 **표 2-5**에서와 같고, 단백뇨 발생 기전은 **그림 2-1**에서와 같다.

건강한 사람도 보통의 단백 검출법으로는 검출되지 않을 정도의 소량의 단백(10 mg/dL이하)이

소변에 배설된다. 그 분획으로는 알부민에 비해 글로블린이 많다. 요로에 염증 또는 출혈성 병변이 있으면 농 또는 혈액이 소변에 섞여서 단백뇨 양성이 되는 것이다. 이것을 요로성 또는 우발성 단백뇨라고 한다. 24시간 내 3.5 g이상의 단백뇨(알부민뇨)는 사구체질환을 의미한다. 때로 신증후군 증상 없이 하루 3.5 g이상이 나올 수 있는 경우는 Bence-Jones 단백뇨로서 소분자량 단백질이 넘쳐 흘러나온 단백뇨의 경우이다. 따라서 소변단백 전기영동 검사가 중요하다.

표 2-5. 소변단백뇨의 유래

소변단백의 출처

기원	혈장단백	혈장단백	혈장단백	조직단백	조직단백
분류	알부민 글로부린	호르몬 효소 면역-단백 페타이드	불완전한 비정상 단백 FAB, Fc	신장 glycoprotein	기타장기 효소 장기특이항원
분자량	5~6만	1,500~40,000 저분자단백	45,000이하	10만이하	9만이하
형태	사구체	세뇨관	overflow	분비성	Histuria
원인	여과막장애 음이온상실	정상적으로 여과된것이 재흡수 안될때	재흡수능이 증가시	정상분비 또는 면역반응	조직괴사 종양, virus감염 세뇨관괴사

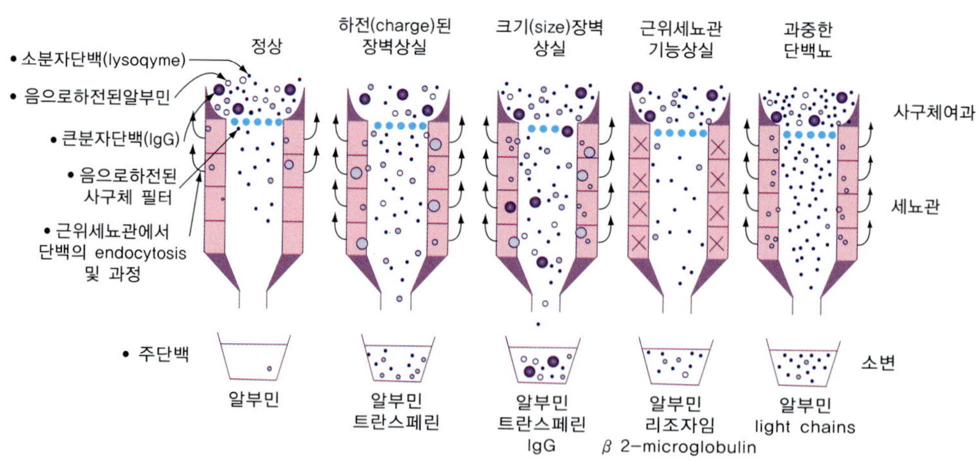

그림 2-1. 병적인 단백뇨의 발생기전

(1) 소변 단백의 검출

시험지법, 설포살리실산법, 자비법이 있다(표 2-6).

표 2-6. 소변단백 검출법

	단백오차법(albustix)	설포살리실산법	자비법
원리	지시약(BPB)의 단백오차를 응용하여, 색조의 변화를 살펴본다.	설포살리실산에 의한 변성혼탁	열변성에 의한 혼탁
시약	tetrabromphenol blue(BPB), 구연산 완충액을 적신 여과지	20 g/dl 이 설포살리실 산용액	5% 초산
방법	여과지를 소변에 적셔 비색표에서 읽는다.	소변 약 3 ml에 시약을 몇 방울 가한다.	소변 약 5 ml을 가열해 서 혼탁이 생기면 5%의 초산을 가함. 초산첨가에 의해 혼탁은 증강 한다.
감도	0.01%	0.0015%	0.005%

(2) 소변 단백 정성 및 반정량법

① Dipstick법

대표적인 정성검사로 tetrabromphenol blue가 착색된 스틱으로 알 수 있다. 주로 알부민의 농도에 따라서 발색 변화가 나타나며, 간단하여 임상검사실에서 초기 검사법으로 사용한다. 단백농도 10 mg/dL까지 검출이 가능하다(trace : 10 mg/dL, (+) : 30 mg/dL, (++) : 100 mg/dL, (+++) : 300 mg/dL, (IV) : 1000 mg/dL). 그러나 이 방법은 주로 알부민에 민감하지만 상대적으로 글로블린이나 Bence-Jones 단백에는 민감하지 못하여 하루 중 소변의 농축 정도에 따라 시간대 별로 결과가 다르게 나타날 수도 있다.

② Sulfosalicylic acid 법

이 검사법은 약산성에서(+)로 하전하는 소변 단백이 sulfosalicylic acid 의 음이온과 결합해서 침전한다 것을 이용한다. 이 반응은 매우 예민하기 때문에 흔적 양성 이라고 하는데 이를 병적인 것으로 단정할 수는 없다. 크기가 같은 시험관 2개에 산성의 투명한 소변을 각각 3 ml씩 넣고 한쪽 시험관에 sulfosalicylic acid 한 방울씩 떨어뜨리면서 다른 한쪽 시험관과 대조하면서 흑색 배경에서 백탁이 생기는가를 관찰한다. 만일 1~2 방울 떨어뜨려도 백탁이 생기지 않으면 백색침전이 나올 때까지 시약을 추가한다. 백탁의 정도에 따라 양성도를 판정하는데, 즉(−)는 7~8방울 떨어뜨려도 혼탁이 없을 때이며, (±)는 흑색 배경에서 혼탁이 약간 인정되는 것(단백량, 20 mg/dL이하)이며, (+)는 흑색 배경이 없이도 약간의 혼탁이 인정되는 것(단백량, 20~50 mg/dL)이며, (++)는 혼탁이 분명하지만 침사침전이 없는 것(단백량, 100 mg/dL)이고, (+++)는 침사침전이 인정되는 것(200~500

mg/dL)이며, (++++)는 덩어리로 침전이 인정되는 것(500 mg/dL이상)이다.

(3) 소변 단백 정량법

과거에는 소변에 단백 시약을 가하고 방치했을 때 생기는 침전 층의 높이에서 단백 농도를 측정하는 Esbach법(피크린산 사용)이나 Sueyoshi법(염화 제2수은 사용)등이 사용 되었으나 정밀도나 특이성에 문제가 있다. 지금은 한층 더 정밀한 정량법인 sulfosalicylic acid나 삼염화초산(trichloroacetic acid, TCA)에 의한 혼탁을 비교하는 방법 또는 단백과 결합한 Ponceau S등의 색소를 비교하는 비색법이 이용된다.

① 비색법에 의한 소변 단백 정량법

Trichloroacetic acid(TCA)법 : 24시간 소변을 이용한 방법으로 소변에 TCA를 첨가하면 단백의 입자가 작은 부유액으로 침전한다. 이렇게 하여 생긴 혼탁도를 비색법으로 측정한다. 시약으로 TCA 12.5%(증류수 100 ml에 TCA 12.5 g), NaCl 0.85%(증류수 100 ml에 NaCl 0.85 g), 표준 단백은 단백 농도를 아는 표준 혈청을 0.85% NaCl 용액으로 25 mg/dL가 되게 희석하여 사용하는데, 사용 할 때마다 새로 만들어야 한다. 만들 때 3개의 시험관을 standard, sample, blank 로 표시하고 다음과 같이 진행한다. 즉시 잘 혼합하고 5~10분간 방치한다. 420 nm에서 흡광도(A)를 측정한다.

$$\frac{\text{sample의 O.D-blank의 OD}}{\text{standard OD}} \times 25 = \text{mg/dL (OD : optical density)}$$

따라서 24시간 총 소변 내 단백량은 mg/dL× 24시간 소변량(ml)/100 이다.

단백뇨량의 확진은 정량검사인 24시간 소변 단백에 의한다. 소변을 정확히 모으는 것이 중요하며 크레아티닌의 배설은 근육량에 비례하여 비교적 일정량이 배출되므로 단백과 크레아티인 총량을 함께 측정하여 제대로 소변을 모았는지 판단한다. 24시간 크레아티닌의 배설은 성인 남자가 25 mg/dL,여자는 20 mg/dL이며, 다음과 같은 공식에 의해 산출하기도 한다. 즉 남자는 [28-(0.2×나이)]이고, 여자는 [24-(0.2×나이)] 또는 남자 값의 85%이다.

② Spot 소변단백/크레아티닌 농도비

일회성 소변의 단백과 크레아티닌 농도를 각각 측정하여 계산한 그 농도비는 체표면적당 24시간 소변단백 배설량(g/1.73 m^2)과 상관관계가 좋아 소변을 모으기 힘들 때 이용할 수 있다. 즉 일회성 소변 중 단백농도(P, mg/dL) : 크레아틴 농도(C, mg/dL)로서 P/C=3.5 이면 총 단백량은 약 3.5 g이 된다.

4) 소변 단백의 병적 의의

정상인의 소변이라면 보통 검사법으로는 단백이 검출되지 않는다. 그러나 소위 생리적 또는 기립성 단백뇨(20mg/dL 이하)라는 것은 나타날 수 있다. 농, 혈액, 질 분비물 등이 혼입되어서 나타나는 반응은 거짓양성 이다. 진짜 단백뇨란 사구체에서 여과될 때 혈청 단백이 새어나오는 경우를 말하며, 혈청단백 중에서는 분자량이 적은 혈색소, 알부민에서부터 글로블린의 순서로 여과되어 나온다. 소변 중에 알부민이 많이 빠지면 혈청단백의 알부민은 저하된다. 한편 기능적 단백뇨(functional albuminuria)는 심한 운동 후, 임신부에서 일시적으로 나오는 단백을 말하며, 이는 혈청단백이 여과되어 나오는 것은 틀림없으나 콩팥에 이상이 있어서 나온다고는 볼 수 없다. 일시적으로 오는 콩팥병으로 오는 단백뇨는 고열질환, 외상, 심한 빈혈, 임신 중독증 및 중독성 물질을 과량 섭취한 후 등에서 볼 수 있다. 분명한 콩팥병 때문에 오는 단백뇨는 급성 및 만성 신염, 콩팥결핵, 신중금속류 중독증 및 다낭신 같은 때이다.

(1) Bence-Jones 단백

40%의 다발성 골수종 환자의 소변에서 발견되는 단백을 Bence-Jones 단백이라고 하며 1847년 Bence-Jones이 보고하였다. 다발성골수종의 진단에 이용한다.

Bence-Jones 단백은 대체로 알부민과 함께 나오므로 먼저 알부민검사를 하여보고 끓인 후 여과함으로써 알부민을 제거한 액으로 검사한다. 25% acetic acid를 검사하고자 하는 소변에 넣어 소변의 pH를 5.0정도가 되게 한다. 그리고 서서히 가온하면서 시험관속의 가검뇨를 관찰한다. 만일 Bence-Jonces 단백이 있다면 40~50℃에서 혼탁이 생기고, 60~70℃에서 침전물이 생기다가 90~100℃가 되면 다시 침전물이 용해되고 냉각하면 다시 85℃이하에서 혼탁이 오고 50℃이하에서 소실되는 특징이 있다.

Bence-Jones 단백은 전기영동 검사에 α-globulin이나 혹은 β-globulin과 함께 나타나거나 그 중간에 나타난다. 즉 조성이 일정치 않음을 알 수 있다. 이 단백은 전이성 종양, 만성 임파성 백혈병, 아밀로이드증 등에서도 나타나는 수가 있다.

(2) 헤모글로빈 소변

원인으로 부적합한 수혈, 용혈성 빈혈, 어떤 종류의 약물과민증, 발작성 야간 혈색소뇨증, 발작성 한냉혈색소뇨증, 행군성(과로성) 혈색소뇨증 등이 있다.

(3) 마이오글로빈 소변

원인으로 가족성 마이오글로빈뇨증, 근육의 좌상(crushing injury), 근육의 과로, 약물중독, 알코올 중독, 심한 저K혈증 등이 있다.

(4) 소변내 FDP(fibrinogen degradation product)

콩팥염의 활동기와 진행기에 증가한다. 혈중 FDP의 증가는 신장에서의 섬유소 용해정도를 반영한다.

(5) 양성 소변단백

콩팥에 기질적 장애가 없는 상태에서 발생하는 단백뇨를 말한다.

① 기립성(체위성) 단백뇨

누워서 안정 시는 단백뇨가 없는데 기립 시에 발생하는 단백뇨를 말한다. 앞으로 기운 자세로 인하여 증가하기 쉬우므로 신울혈의 관여가 고려되고 있다. 30세 미만으로 야윈형의 사람에게 많이 엿보인다.

② 기능성 단백뇨

심한 운동 후(운동성 단백뇨) 발열(열성 단백뇨) 한냉, 고도의 스트레스를 받을 때 나타나며 일시적이다.

(6) 소변 단백의 선택지수(Selective Protein Index, SPI)

알부민(분자량, 68000)이 주로 배출되면 선택적이라고 하고 알부민 뿐 만 아니라 큰 분자량을 가진 단백도 배설되면 비선택적이라고 하며, 사구체 신염과 사구체 여과막의 심한 손상을 의미한다. 단백뇨 선택지수는 면역 글로부린G(IgG 분자량 50,000)와 transferrin(분자량 90,000)의 청소율(Ctr)을 측정하여 분류한다. 즉 SPI=Clearance of IgG/clearance of transferrin(Ctr) 이다.

SPI가 0.1이하인 경우는 사구체성 단백뇨의 고도의 선택성 단백뇨라고 하고, SPI가 0.3 이상인 경우는 비선택성 단백뇨라고 한다.

(7) 소변 단백의 전기 영동법

소변 단백 배설이 하루에 3 g 미만이고 Dipstick법에 의한 단백뇨 정도가 정량검사 결과에 비하여 정도가 약할 때는 monoclonal light chain 배설유무와 세뇨관성 단백뇨의 가능성을 조사해야 한다. 이러한 감별 진단을 할 때 소변 단백 배설의 원인인 신전성, 세뇨관성 또는 사구체성인지를 구분하기 어려운 경우에는 소변 단백전기영동 검사를 시행하면 감별할 수 있다. 만일 알부민이 70% 이상이면 사구체성을 의심할 수 있고, 세뇨관성인 경우는 주로 글로블린 분획이 증가되며, 전기영동검사상에서 다발성으로 peak pattern을 보인다. 또한 신전성인 경우는 글로불린 분획 중 단일 부위에 peak를 보이는 특징으로 구별 될 수 있는데, 이러한 경우는 더 정확한 진단을 위해 혈청 단백의 전기영동 검사와 혈청 및 소변의 면역 전기영동 검사(immunoelectrophoresis)를 실시하고, 필요하면 골수 검사를 실시한다.

5) 소변 침사(urinary sediment)

소변단백 양성자 및 하부 요로질환이 의심되는 경우에는 소변침사의 현미경적 검사를 반드시 시행 한다.

(1) 검사법

농축된 신선한 소변(이른 아침 소변이 가장 좋다)을 원침시험관에 넣어 분당 2000 회전으로 5분간 돌린 후 위쪽의 소변은 버리고 밑에 남은 침사(침전물)를 현미경의 대물경에 올려 커버글라스에 덮고 검사한다. 소변이 혼탁한 경우는 그것을 제거한 후 원침하면 좋다. 우선 확대로 원주의 유무를 조사하고 이어서 크게 확대하여 상세하게 관찰한다.

소변 침사 성분을 정량하는 데는 일정 시간 내에 배설된 소변량을 측정하여 그 일부를 눈금이 있는 원침시험관으로 원침한다. 위쪽의 맑은 물을 버린 후 잔량을 측정해 침사를 충분히 혼합한 뒤 이것을 계산판에 놓고 적혈구, 백혈구, 상피세포, 원주의 수를 산정한다(Addis법).

(2) 현미경적 소견

① 원주(cast)

알부민의 존재 하에서 세뇨관 유래의 Tamm-Horsfall의 점액단백(mucoprotein)이 침전해서 세뇨관 내지 집합관속에서 주형된 것이 배설된 것이다. 초자원주(hyaline cast), 과립원주(granular cast), 적혈구원주(red blood cell cast), 백혈구원주(white blood cell cast), 납양원주(waxy cast), 지방원주(fatty cast)등이 있다. 또 그들의 중간형, 즉 초자원주에 적혈구, 백혈구, 콩팥상피세포 등이 부착 또는 매몰된 것도 자주 발견된다. 폭이 좁은 초자원주는 건강인에서도 소수(전 시야에 1-2개)나타나는데 이것이 다수 나타날 때나 다른 원주의 출현은 병적이다(그림 2-2).

② 적혈구

신장에서 유래하는 적혈구는 혈액속의 적혈구에 비해서 변형 되거나 갈색을 나타내는 경우가 많으며 도우넛 형 또는 2중 윤곽으로 보이는 일도 있다. 또한 현저하게 팽배화 된 것도 있다. 일반적으로 신염에서는 이들의 혼재가 엿보인다. 요로의 출혈에 의한 경우는 혈액속의 적혈구에 비교적 가까운 상태라 할 수 있다. 건강인의 소변에는 적혈구를 발견하기 어려운데 크게 확대(400배)해서 매 시야에 1개 정도 까지는 정상범위라 생각해도 좋다.

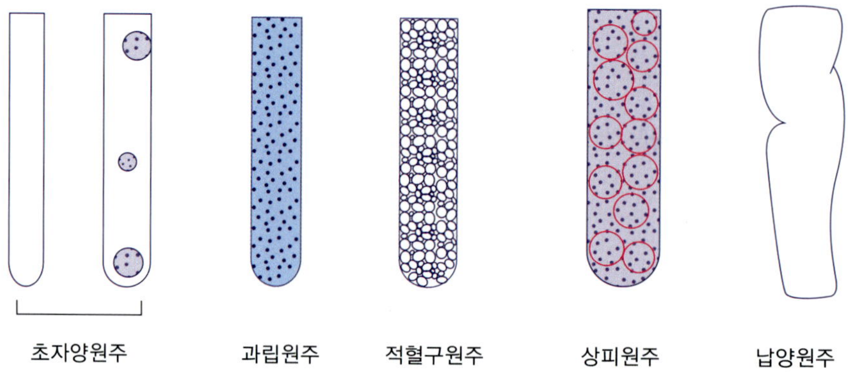

그림 2-2. 소변내 원주

③ 백혈구

적혈구의 2배 내지 그 이상의 크기가 많으며 그중에는 과립을 가져 불투명하게 보이는 것도 많다. 크게 확대해서 매시야마다 1개까지는 정상범위라고 생각해도 좋다.

④ 상피세포

콩팥상피세포와 편평상피세포가 있는데, 후자는 병적의의가 없다. 편평상치세포는 여성에게 많이 나타나며, 외음부 상피의 혼입이 고려되고 있다. 콩팥상세포는 일반적으로 적혈구보다 크지만 구별하기가 곤란하다. 보통은 원형으로 세포내의 변화가 두드러져 신증후군일 때는 지방변성에 빠져 팽배화 한다. 이것을 지방과립세포라 부른다.

⑤ 결정

요산, 요산염, 인산염, 탄산염, 수산염, 시스틴 등이 나타난다. 약제의 결정이 나타나는 일도 있다.

(3) 임상적 의의

콩팥병변의 성질을 직접 반영하는 소견으로서 매우 중요하다. 다수의 적혈구는 출혈성 병변, 다수의 백혈구는 화농성 내지 활동성의 염증을 의미한다. 각종 원주의 출현은 콩팥질환의 확실한 증거이다. 심한 콩팥장애가 되면 일반적으로 원주의 폭도 넓어진다.

적혈구 형태가 일정치 않은 경우 dysmorphism이라고 하고, 동일한 형태 일때를 isomorphism이라고 하는데, 전자는 사구체 질환을 후자는 요로계 질환을 암시한다.

6) 세균뇨(bacteriuria)

콩팥 및 요로의 감염을 나타내는 소변 소견은 소변의 혼탁과 소변 내 백혈구수의 증가를 나타낸다(농뇨). 농뇨의 경우는 현미경 검사를 하면 거의 모든 소변에서 무수한 백혈구를 발견할 수 있다. 빈뇨, 배뇨장애, 배뇨 시 동통이 따를 경우는 방광 및 요도의 염증을 의미 한다. 급성신우신염에서는 발열, 농뇨를 드러내는 일이 많은데 만성신우신염에서는 증상이 없는 경우가 적지 않다. 감염이 의심될 경우에는 세균학적 검사를 받는다.

(1) 세균뇨 검사법

소변 침사의 도말 염색표본을 현미경으로 검사, 소변배양에 의한 세균동정, 소변의 정량 배양, 항생제에 대한 감수성 시험을 해야 한다.

세균학적 검사는 멸균시험관에 중간소변을 채취하여 실시한다. 요로감염증의 약 90%는 그람음성간균에 의한다. 그중 가장 많은 것이 대장균이고 이어 클렙시엘라(klebsiella), 녹농균, 변형균 등이 있다.

① 정량배양의 의의

바깥 요도구 가까이에는 항상 균이 존재하는데 10^3/ml 이하인 경우는 항상 있는 균이라 생각할 수 있다. 10^3~10^5/ml의 경우는 임상증상을 고려해서 판단하고 10^5/ml 이상인 경우를 원인균으로 간주한다.

2. 혈뇨

소변에 적혈구가 혼합된 것을 혈뇨(hematuria)라고 한다. 그 정도에 따라 육안적 혈뇨와 현미경적 혈뇨로 나눈다. 소변 1000ml에 1~2 ml의 혈액이 혼합되면 육안적 혈뇨가 된다. 혈뇨의 스크리닝 검사에는 시험지에 의한 잠혈반응이 간편하지만 확인하는 데는 소변침사의 현미경 검사로 한다.

혈뇨를 일으키는 콩팥 및 요로계의 질환은 매우 많은데 사구체신염, 신우신염, 방광염, 요도염, 교원병, 결석증, 종양, 전립선비대, 수신증, 낭포신, 결핵, 외상, 혈액질환, 출혈성 소인, 약물 중독, 유주신장 등이다. 콩팥 및 요로계 그리고 전신에 이상이 없고 혈뇨만이 확인된 경우를 특발성 콩팥 출혈이라고 한다.

3. 부종

부종(edema)이란 조직 간질(interstitial)에 다량의 Na^+과 수분이 저장되는 것을 의미하며, 이것이 일정량을 초과하면 임상적으로도 확인된다. 부종은 자주 나타나는 중요한 증상으로, 부종에 의해서 콩팥염이나 신증후군의 발병을 알게 되는 경우가 많다. 외견상으로는 알 수 없는 정도의 부종을 잠재성 부종이라 하고, 외견 또는 피부의 압흔으로 확인되는 부종을 현성 부종이라 한다. 전자는 체중증가에 따라서만 알 수 있다. 부종은 전신에 고루 발생하지는 않은데 사지의 부종이 그다지 명확하지 않아도 흉수나 복수 현상이 생기기도 하고 사지의 부종이 매우 명확해도 흉수나 복수가 발생하지 않는 것도 있다. 따라서 부종 환자의 진료에는 체중, 소변량, 복위의 변화를 살피는 것이 중요하다.

부종의 성인은 단순하지 않다. Na^+이 체내에 저장되는 것이 가장 중요한데 콩팥질환의 성질에 따라 또는 동일한 질환이라도 병에 따라서 반드시 동일하지는 않다. 예를 들면 말기신부전에는 심부전에 의한 부종이 자주 나타난다.

급성사구체신염에 의한 부종과 울혈성 심부전의 병태를 비교하면 혈압, 순환혈액량, 심박출량, 순환시간, 레닌-알도스테론과 ADH분비, 동정맥혈 산소교차, 동정맥혈 pH의 차 등에 차이가 엿보인다. 전자의 부종은 디기탈리스에 의해서 개선되지 않은데 후자의 부종은 개선된다(표 2-7).

콩팥염성 부종은 사구체 장애에 의한 사구체여과율의 저하로 Na^+ 및 수분이 고여서 자주 고혈압을 동반한다. 경과 중에 심부전이 더해지는 일도 있다(그림 2-3).

표 2-7. 급성사구체신염과 울혈성 심부전에 의한 부종의 병태생리

	급성사구체신염	울혈성 심부전
부종	+	+
폐수종	+	+
우심실 확장 말기압	+	+
소변 내 Na^+ 배설량	감소	감소
혈압	상승	불변 또는 감소
심박출량	증가	감소
순환시간	감소	증가
디기탈리스의 효과	없다	있다
혈장 레닌 활성(PRA)	감소	증가
알도스테론	감소	증가
ADH	감소	증가
동정맥 혈 산소교차	불변 또는 감소	증가
동정맥 혈 pH의 차	불변 또는 감소	증가

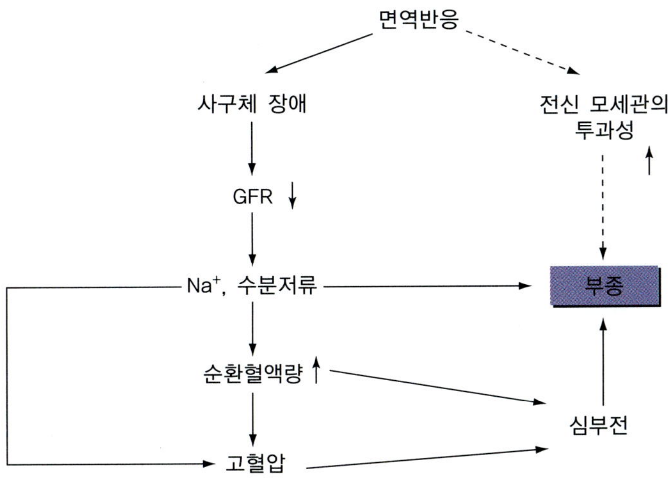

그림 2-3. 신장염시 부종의 성인

신증후군의 부종은 소변에 단백배설 증가로 저단백혈증을 초래하여 혈장교질 삼투압의 저하로 발생한다. 혈장교질 삼투압의 저하는 수분을 혈관 외로 배설시킴과 동시에 순환혈액량을 저하시켜 이것이 세뇨관 Na^+ 재흡수와 수분의 저장을 촉진해 부종을 조장한다(그림 2–4).

세포외액은 혈장액과 간질액으로 분포되어 있어서 이 양자사이에는 끊임없이 수액의 교환이 이루어 지고 있다. 즉 혈장액은 모세혈관에서 간질액으로 지나가고 있으며 동량의 간질액이 혈장액으로 되돌아오고 있다. 이런 현상을 Starling forces 조절에 의한 것이라고 하였다. 즉 Starling forces는 정수압(hydrostatic pressure : 모세관에서 수액을 밖으로 나가게 하는 힘)과 교질 삼투압(oncotic pressure : 순환혈액내로 수액을 되돌아오게 하는 힘)이다. 모세혈관의 세동맥측 말단 혈압은 혈장단백의 교질 삼투압을 극복하는데 아주 높다. 그 결과 혈장액과 혈장 내 미량의 용질(단백을 제외하고)은 간질내로 확산해 나가는 힘이 있다. 한편 모세혈관의 정맥 측 말단에서는 혈압이 아주 낮은 치로 하강한다. 이는 효과가 큰 쪽으로 혈장단백의 삼투작용(osmotic effect)을 허용하게 되기 때문이다. 따라서 간질액은 모세혈관으로 들어가는(inflow)결과를 초래한다. 소량의 단백은 정상적으로 간질액내에 존재하나 이의 삼투작용은 간질액내에 존재하는 정수압에 대항하여 균형을 취하고 있다. 이런 관계를 그림 2–5에 나타내었다.

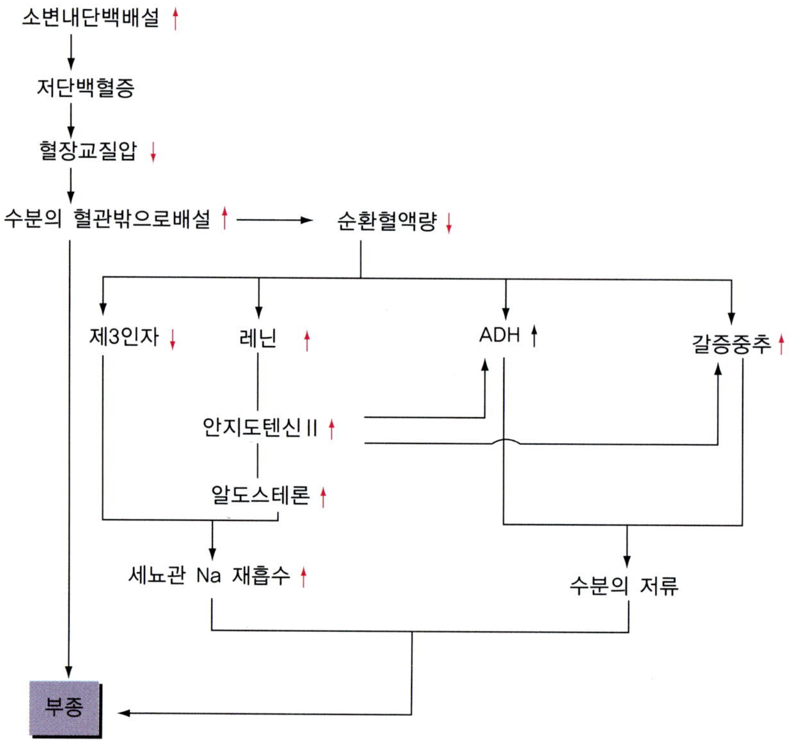

그림 2-4. 신증후군의 부종형성

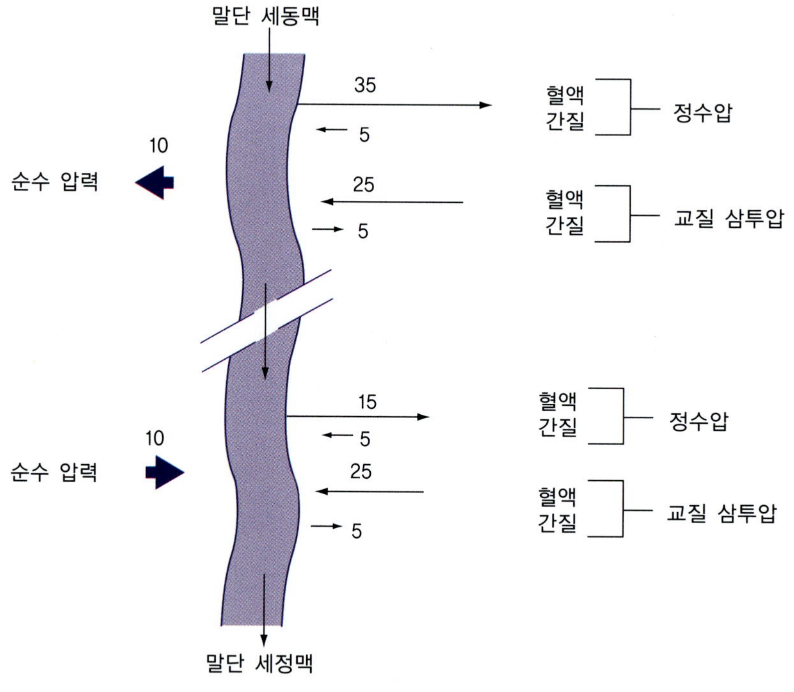

그림 2-5. 근육 모세혈관에서 Starling forces 현상. 숫자는 mmHg를 나타낸다.

4. 고혈압

급성사구체염의 고혈압은 자주 핍뇨(무뇨)의 시기와 일치해서 나타나며 이뇨와 함께 부종이 소실될 즈음에는 정상으로 되는 일이 많다. 만성 사구체신염이나 만성신우신염에서는 고혈압이 없는 일도 있지만, 자주 지속성의 고혈압을 동반한다. 급성신부전에서는 혈압이 그다지 상승하지 않고 만성신부전에서는 자주 고혈압을 동반한다. 확장기 혈압, 수축기 혈압 모두 상승하는 일이 많다.

콩팥질환에 따른 고혈압을 신성고혈압(renal hypertension)이라 하는데 그 발생 기전은 단순하지 않다. 신성고혈압의 기전에는 크게 나누어서 다음 세 가지를 생각할 수 있다. ①배설장애에 의한 Na 및 수분의 저류 ②레닌-안지오텐신계의 활성화 ③프로스타글란딘 및 브래디키닌의 감소 등이 있다.

Na 및 수분의 저류는 혈압을 상승시킨다. 급성사구체신염과 만성신부전시 고혈압의 대부분은 이 기전에 의한다. 레닌-안지오텐신계의 증가가 중요한 역할을 담당한 것이 신혈관성 고혈압, 악성 고혈압, 일부의 만성신부전 고혈압이다. 레닌 분비성 콩팥종양의 고혈압에는 이것이 일차적으로 관여한다. 신부전을 동반하지 않은 콩팥실질성 고혈압의 발생기전에 대해서는 명확하지 않다. 이 경우 혈장 레닌활성이 높은 경우가 있으나 정상 범위내의 것이 많고 때로는 낮은 수치를 나타내는 것도 있다. 신장성 강압인자는 동물 실험적 고혈압에서는 감소가 나타난다는 보고가 있으며, 사람의 고혈압에서는 감소 또는 증가가 나타난다.

5. 빈혈

콩팥질환에서는 콩팥기능의 감소에 따라 빈혈이 발생하는데 이것을 신성 빈혈이라고 한다. BUN 50 mg/dL이상, 혈청 크레아티닌치가 3 mg/dL이상이 되면 대부분의 예에서 빈혈이 나타나고 콩팥 기능 장애가 심할수록 빈혈이 현저하다(그림 2–6).

① 신장성 빈혈의 기전

빈혈의 발생에는 조혈장애, 출혈, 용혈이 관여한다(그림 2–7). 조혈장애는 콩팥으로부터의 에리트로포에틴(erythropoietin)생성 저하와 골수기능의 저하(에리트로포에틴 반응성의 저하, 철 이용의 저하)에 의해서 발생한다.

용혈은 적혈구 수명의 단축으로 발생하는데 여기에는 신부전에 의한 적혈구의 대사이상과 혈관 내막의 이상에 기인한 적혈구의 기계적 장애가 관여한다. 후자의 전형적인 경우가 미세혈관 장애

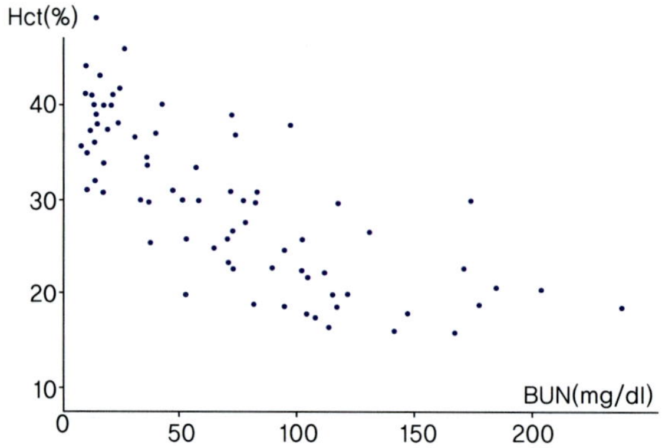

A. BUN와 헤마토크리트치(Hct)

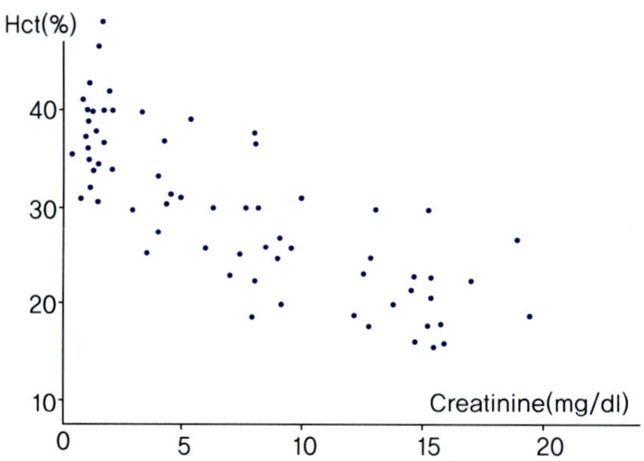

B. 혈청크레아티닌과 헤마토크리트치(Hct)

그림 2-6. 콩팥기능과 빈혈관계

성 용혈성빈혈(microangiopathic hemolytic anemia)이다. 이 경우는 helmet cell의 출현이나 적혈구의 fragmentation 등 적혈구에 현저한 형태변화가 발생한다. 악성고혈압, 혈전성혈소판 감소성 자반병, 용혈성 요독증성 증후군 등 일 때 발생하며, 미세소혈관에 내막괴사와 피브린 침착이 나타난다. 출혈은 혈소판 기능이상에 의해서 요독증 일 때에 자주 나타난다.

② 말초 혈액상

적혈구는 정색소성 정구성(normochrome-normocytic)이 많다. 출혈이나 용혈이 추가되면 저색소성–소구성(hypochrome-microcytic) 또는 고색소성–대구성(hyperchrome-macrocytic)인 것도 있다. 빈혈이 현저해지면 적혈구에는 여러 가지 변형(poikilocytosis)이 나타나고 적혈구 수명은 단축된다. 망상적혈구는 거의 정상 범위에 그친다.

백혈구는 중성과립백혈구의 과잉분엽이 나타난다. 혈소판 수는 거의 정상범위에 머무르는데 혈

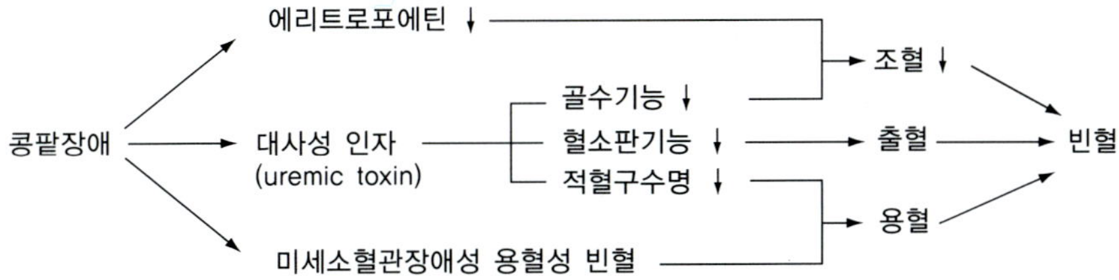

그림 2-7. 신성빈혈이 발생하는 기전

소판 기능은 저하된다. 혈소판 응집능, 혈소판 점착성, 혈소판 제3인자 활성능에 장애가 생기는 것이 신부전시의 출혈성소인의 원인이 된다.

③ 골수상

일반적으로 세포 수는 정상, 과립구와 적아구 세포의 비율도 거의 정상이다. 콩팥기능 장애가 커지면 저형성이 되어 적아구 세포의 성숙억제를 일으킨다.

④ 혈청 철(Fe)

정상치 이거나 약간 저하를 나타내며 출혈경향이 있으면 더 저하된다.

6. 적혈구 증가증

신종양, 신낭종, 신수종, 이식신, 신장혈관성 고혈압일 때 적혈구증가증(polycythemia)이 나타난다. 이는 에리트로포에틴 생성 과잉에 의한 것이다.

7. 뼈이영양증과 전이성 석회침착

만성신부전, 특히 장기간 투석요법중인 증례에서 많이 나타난다. 뼈 흡수(섬유성골염, osteitis fibrosa), 뼈 석회화 장애(뼈연화증, osteomalacia), 뼈경화증(osteosclerosis)이 대표적인 소견으로 이들을 총칭해서 신장성 뼈이영양증(renal osteodystrophy)이라 한다. 이들은 자주 병행해서 나타난다. 그 때문에 골통, 골절, 혈청 알칼리성 포스파타제(alkaline phosphatase)의 상승이 나타나기도 한다.

콩팥실질의 감소에 의한 1,25$(OH)_2D_3$ 생성장애, 이와 관련되는 장관의 칼슘 흡수장애, 콩팥의 배설장애에 의한 요독증독물(uremic toxins), 산성증, 부갑상선기능 항진증이 그 원인에 관여한다(그림 2-8).

전이성 석회침착(연부조직에 석회침착)은 혈관계, 안구, 관절주위, 피부 ,내장(심장, 폐포벽, 콩팥, 간장, 위 등)에서 발생한다. 대동맥과 그 사지, 손가락 등등 소동맥의 석회화는 X-선 사진으로 나타난다. 근육의 소혈관에 발생하는 것도 있다. 안구에서는 각막, 결막에 침착하여 각각 대상각막병증(band keratopathy), red eye syndrome을 일으킨다. 관절주위의 석회화는 관절통과 관절의 운동장애, 그리고 피부의 석회화는 소양감의 원인이 된다. 심장의 석회침착은 부정맥, 심부전의 원인이 되는 것이 있고, 폐의 석회화는 호흡불안정이나 호흡기 감염증의 원인이 된다. 이들 원

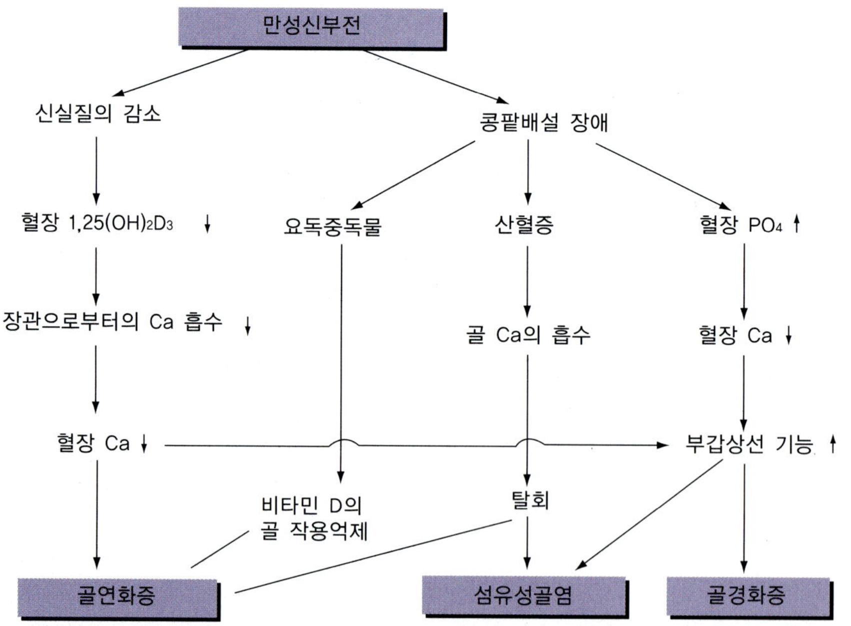

그림 2-8. 만성신부전에 의한 골이영향증

인으로서는 혈장 Ca X P의 상승, Ca^{+} 침착이 발생하기 쉬운 조직의 인자, 부갑상선기능항진증 등의 관여가 고려되고 있다.

8. 요독증 증상

요독증(uremia)이란 심한 콩팥기능 장애에 의해서 전신 장기에 발생하는 여러 가지 증상을 의미하며, 다음의 병태가 공존한다.

급성신부전증에 의한 요독증에는 ① 수분 및 전해질 (특히 Na^{+}, K^{+}) 대사이상 ② 산혈증 ③질소대사 산물의 축적(고질소혈증, azotemia), 요독증 독물(uremic toxins)이 크게 관여하고, 만성신부전증은 ① 수분 및 전해질 대사이상 ② 산혈증 ③ 질소대사 산물의 축적 ④ 신장의 내분비 또는 대사기능 장애(고혈압, 빈혈, 뼈이영양증)등이 있다. 장기별 주요 증상은 **표 2-8**과 같다.

이들 증상의 발현과 그 정도는 증상 예에 따라서 일률적이지 않고 신부전 진행의 속도, 고혈압의 유무나 그 정도에 의해서 영향을 받는다. 급성신부전과 만성신부전에 의한 대표적인 증상은 **그림 2-9** 및 **그림 2-10**과 같다.

이들 요독증 증상 중에는 투석요법(복막 및 혈액투석)에 의해 개선되는 것과, 개선되지 않는 것이 있다. 투석요법은 수분 및 전해질 균형을 조절해 투석 가능한 유해물질인 요독증 독물을 제거한다. 투석요법에 의해 확실하게 개선되는 증상은 소화기증상, 순환기 및 호흡기 증상 등 이다.

요독증 독물은 단백대사 산물(질소노폐물)이다. 요소, 크레아티닌, 구아니딘, 메틸구아니딘, 구아니딘 호박산, 페놀 등이 고려되고 있다. 이들보다 분자량이 큰 중간 분자량물질(분자량, 500~5000)이 요독증 증상의 발현에 관여하는데 이를 중간분자량물질(middle molecule hypothesis)이라 한다. 이 중간분자량물질은 요독증성 신경장애에 관여하므로 장기간 또는 빈번한 투석을 실시함으로써 보다 잘 개선되는데, 혈액투석보다도 분자량이 큰 물질이 잘 제거되는 복막관류를 실시한 경우 뼈이영양증이나 신경장애의 발증이 적다고 보고되어 있다

Trade off 가설은 1972년 Bricker에 의해 제시되었다. 콩팥기능 장애가 있는 경우 그것에 적응하기위해서 증가시킨 물질이 한편으로는 바람직하지 않은 영향을 생체에 미친다는 생각이다. 부갑상선기능 항진증은 신장에서 P 배설장애를 극복하기 위해 발생하는데, 한편으로는 뼈의 장애나 전이성 석회 침착을 야기한다. 또 요독증 환자의 혈중에는 심방 Na^{+} 이뇨물질(atrial natriuretic hormone, ANP)이 있다. 이 물질은 세뇨관에서 Na^{+} 재흡수를 방해하고, 이뇨작용을 나타냄과 동시에 세포막의 Na^{+} 운반저해를 위해 모든 장기(근육, 적혈구, 뇌 등)의 Na^{+} 함량을 증가시킨다. 이것이 뇌증상등의 발현에 관여할 것으로 생각하고 있다.

표 2-8. 요독증 증상

전신증상	피로감, 권태감, 빈혈증상
중추신경	두통, 집중력저하, 의욕상실, 졸음, 불안, 정신증상, 경련, 의식장애
신경 및 근육	근육의 연축, 경련, 말초신경장애
소화기	식욕부진, 구역, 구토, 구강건조, 구강염, 입에서 소변 냄새, 변비, 설사(말기), 소화관 출혈
순환기	고혈압, 망막증, 심부전증상, 심막염
호흡기	Kussmaul 호흡(acidosis), 폐수종, 요독증성 폐염
조혈기	빈혈, 출혈성경향, 용혈
피부	황갈색의 빈혈상, 가려움증, 출혈반
뼈	골이영양증, 뼈통증

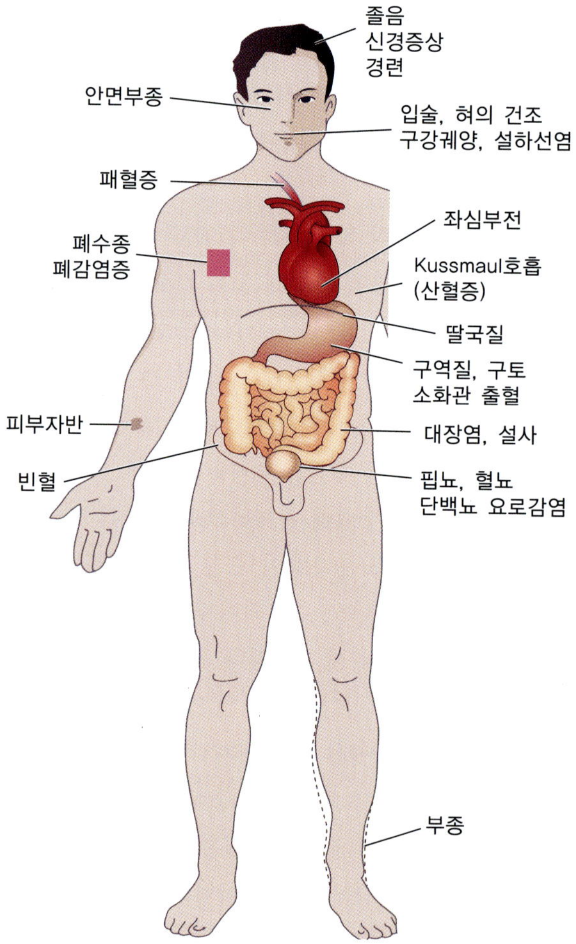

그림 2-9. 급성신부전의 증상

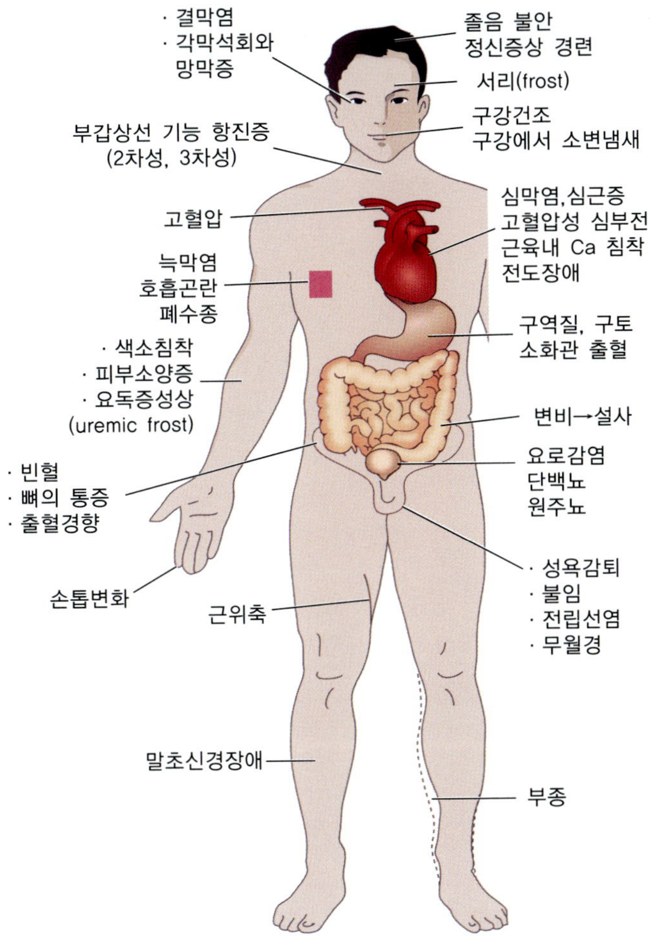

그림 2-10. 만성신부전의 증상

연습문제

1. 정상인에서도 단백뇨가 나타나는 경우는?

1) 운동
2) 염분 고갈시
3) 큰수술
4) 에피네피린 주사
5) 다 맞다

해설 탈수, 수술, 출혈, 염분 결핍 등은 신장 허혈을 초래하면 단백뇨가 출현.

2. 인간의 소변 삼투질 농도는?

1) 수분이뇨로 100 mOsm/kg 에 도달
2) 수분 이뇨 시 30 mOsm/kg 이하에 도달
3) 수분을 마시지 못할 때 900 mOsm/kg에 도달
4) 수분을 마시지 못할 때 혈장과 비슷
5) 수분이뇨로 혈장과 비슷

해설 수분이뇨 시 인간의 소변 삼투질 농도는 혈장의 1/10 이거나 또는 그 이하이다.

3. 소변 흐름에서 수분 보존의 예민한 척도는?

1) 소변 흐름의 률
2) 소변/혈장(U/P) 크레아티닌 비율
3) 소변 크레아틴 농도
4) 혈장 크레아틴 농도
5) 소변 내 urea농도

해설 Pitressin infusion을 high rate하면 소변 흐름의 변화는 U/P크레아틴 ratio보다 엄밀히 낮다.즉 점차적으로 반응 한다.

4. 다음 중 가장 흔한 K 결핍은?

1) 소변 농축력이 없을 때
2) 사구체여과율 감소
3) 소변 희석능이 없을 때
4) free water clearance의 장애
5) PAH clearance의 감소

해설 K부족은 가장 흔하게 소변농축의 장애를 가져온다.

5. 65세 여자, 전신쇠약감, 피로감, 그리고 소변을 자주보기 때문에 내원 했다.
검사소견: Hb, 8.3 g/dL: ESR,56 mm/h: BUN,32 mg/dL: Ca,12.9 mg/dL: Creatinine,1.7mg/dL: 총단 백, 7.9 g/dL: 소변 단백(+), 24 시간 소변단백량, 2.7 g: GFR, 39 ml/min.이다. 가장 적합한 다음 단계의 검사는?

1) 혈청단백 전기영동
2) 소변단백 전기영동
3) 골수검사
4) 신장 조직검사

6. GFR 감소와는 상관없이 혈청 creatinine치가 증가 하는 것은?

1) penicillin
2) gentamycin
3) acetoacetate
4) ranitidine
5) cefazolin

해설

actoacetate는 GFR감소와는 상관없이 혈청 creatinine치가 증가한다. 가끔 당뇨병성 케토산증 때도 일어난다. 기타는 영향을 못준다.

Chapter

3 혈액 생화학과 콩팥기능 검사

1. 혈액 생화학

혈액 생화학 검사는 콩팥기능 장애의 정도와 콩팥장애 시의 대사이상을 알기 위해 실시한다.

1) 요소질소와 혈청 크레아티닌

사구체 기능을 잘 반영하는 물질이다. 사구체여과율(GFR)의 지표로서는 생산량이 일정해 음식 등 콩팥 외 다른 인자의 영향을 받기 어려운 크레아티닌이 콩팥외인자의 영향을 받은 요소질소(BUN) 보다 우수하다. 보통 BUN,크레아티닌 모두 GFR이 정상치의 50% 이하로 되어 상승하기 시작한 후 GFR의 감소에 따라서 상승정도가 확실해진다(그림 3-1 A, B). BUN, 크레아티닌 모두 질소 함유물질이기 때문에 이들이 증가된 경우를 고질소혈증(azotemia) 이라고 한다.

보통 BUN/크레아티닌의 비는 약 10:1로 정상치는 BUN 10~20 mg/dL, 크레아티닌 0.6~1.5 mg/dL이다.

① BUN/크레아티닌, 비가 증가하는 경우는 콩팥기능 저하 시에 고단백 섭취, 단백이화작용 항진(화상, 고열, 소모성질환, 부신피질 스테로이드의 사용), 탈수증, 소화관 출혈, 요로폐쇄에 의한 요소 재흡수의 증가 등이다.

② BUN/크레아티닌 비가 저하될 경우는 콩팥기능 저하시의 저단백섭취(심한 콩팥장애 시에는 세뇨관에서의 요소재흡수가 감소해 요소는 장관으로부터도 제거된다), 혈액투석요법 후 등이다.

③ 소변 단백/크레아티닌 비는 단백배설량 측정을 위해 24시간 소변을 모으는데 불편하고, 부정확하기 때문에 spot소변 시료에서 단백과 크레아티닌을 측정하여 그 비가 3이면 24시간 내 3 g의 단백뇨가 배설된 것을 시사한다.

④ 요산 분획배설 : 요산 분획배설(FEurea : fractional excretion of urea)은 이뇨제 사용 시의

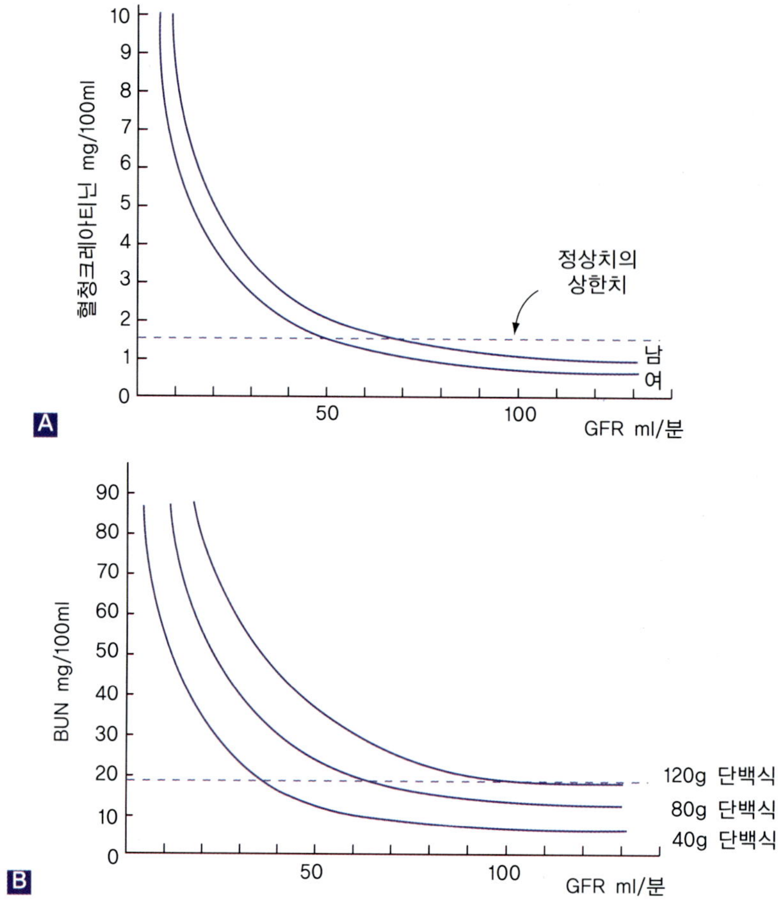

그림 3-1. 혈청 크레아티닌 및 BUN와 GFR관계. A. 혈청크레아티닌치와 GFR, B. 단백섭취량에 따른 BUN과 GFR

FE_{urea}는 정확치 않다. 체액량 상태를 파악하기 위하여 FE_{urea}를 측정하는데 체액량 감소 시는 요소의 재흡수가 증가한다. 만일 30%이하시는 유효순환량의 감소를 의미한다. 계산공식은 FE_{Na} 산출과 같다.

2) 혈청요산

콩팥부전 시에는 BUN, 크레아티닌 모두 증가한다. 단, 콩팥장애가 없어도 통풍, 악성종양, 백혈병 등의 혈액질환, 티아지드(thiazide)계 이뇨제 사용 시, 비만, 알콜 섭취, Lesch-Nyharn병 등에서는 증가한다.

3) 혈청 전해질

수분, 전해질 균형의 이상이 자주 발생하므로 혈청 전해질 값도 이상을 나타낸다. 구토, 설사, 소변의 산성화장애, 네프론의 감소 등이 여기에 관여한다.

Na^+은 수분의 이동을 동반하므로 혈청 Na^+치의 이상은 Na^+의 과잉 또는 결핍만을 나타내지는 않는다. 혈청 Cl^-치는 혈청 Na^+치와 동일한 방향의 변동을 나타내는 일이 많으나 HCO_3^-의 움직임과는 반드시 상관되지 않는다. 고Cl^-혈증은 세뇨관성 산증과 acetazolamide 투여 시에 볼 수 있다.

핍뇨를 동반한 콩팥부전, 말기신부전에서는 혈청 K^+이 자주 증가한다. 엄격한 Na제한식이나 산성증은 그것을 조장한다. K^+상실성 신증, 급성콩팥부전 회복기, 세뇨관성 산성증, Fanconi증후군에서는 혈청 K^+치가 저하한다. 원발성 알도스테론증과 같이 저K혈증이 지속되면 저K^+혈증성 신증을 일으킨다.

콩팥부전 시에는 Ca흡수부전과 P배설감소 때문에 저Ca^{++}혈증과 고P혈증이 일어나고 세뇨관성 산성증에서는 저Ca^{++}혈증과 저P혈증이 일어난다. 부갑상선 기능 항진증이나 악성 종양 시 고Ca^{++}혈증은 Ca^{++}혈증성 신증을 일으킨다. 혈청 Mg^{++}치는 신부전시에 높은 치를, 다뇨기에는 낮은 치를 나타낸다.

4) 산-염기 평형

동맥가스분석기로 pH, HCO_3^-, pCO_2를 측정한다. HCO_3^-와 pCO_2는 어느 한쪽을 측정하면 Henderson-Hasselbalch의 식에 의해서 다른 한쪽을 산출할 수 있다. HCO_3^- 대신에 BE(base excess)를 구하는 방법도 있는데 BE는 피검혈액의 HCO_3^-에서 정상 HCO_3^-을 뺀 수치이다.

콩팥부전 시에는 대사성 산증 시와 같은 소견을 나타낸다. 즉 pH감소, HCO_3감소, pCO_2감소, BE는 마이너스가 된다. 구토, 설사가 심한 경우에는 콩팥부전이 있어도 대사성 알칼로시스가 되는 일이 있다.

5) 혈청단백과 분획

소변단백의 누출과 단백 합성능을 반영한다. 신증후군의 경우는 총단백량 감소, 알부민 감소로 A/G비 감소, α_2, β상대적 증가가 특징적이며 γ-글로블린은 기초질환에 의해 감소 또는 증가한다. 신증후군 시 혈장단백을 전기영동하면 **그림 3-2**와 같다. 말기신부전에서는 단백합성의 저하에 의해 혈장단백은 낮은 치를 나타내는 일이 많다.

또 혈장단백과 분획은 콩팥장애의 기초질환(SLE, 다발성골수종, 만성감염증 등)을 반영하므로 진단에 도움이 된다.

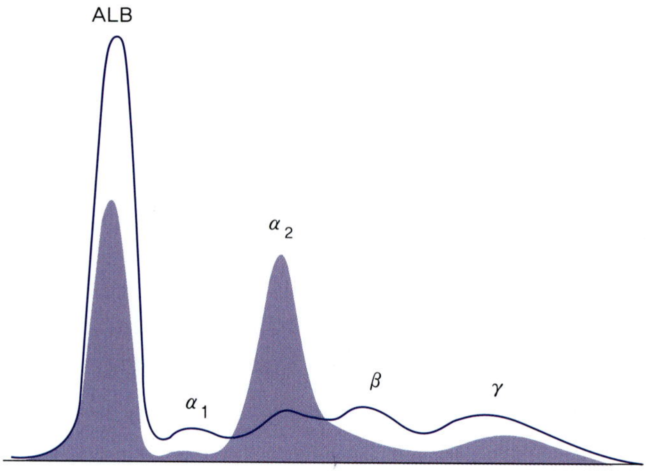

그림 3-2. 정상인(하얀 부분)과 신증후군(빗줄 친 부분)환자의 혈청단백전기영동 패턴

6) 혈청 지질

신증후군에서는 자주 현저한 고콜레스테롤혈증을 동반한다. 동시에 β-리포단백과 중성지방도 증가한다. 신증후군 시 저알부민혈증으로 인한 지질단백대사의 변화를 그림 3-3에 나타내었다. 콩팥부전에서는 혈청 콜레스테롤치가 낮은 경우는 예후불량이라 할 수 있다

저알부민 혈증은 간장에서 VLDL(very low density lipoprotein)생성을 자극한다. 다른 lipoprotein의 농도는 LPL(lipoprotein lipase)와 LCAT(lecithin cholesterol acetyltransferase)의 활성도에 따라 변한다. IDL : intermediate density lipoproteins, HDL : high density lipoproteins, APO-CII : apoprotein CII

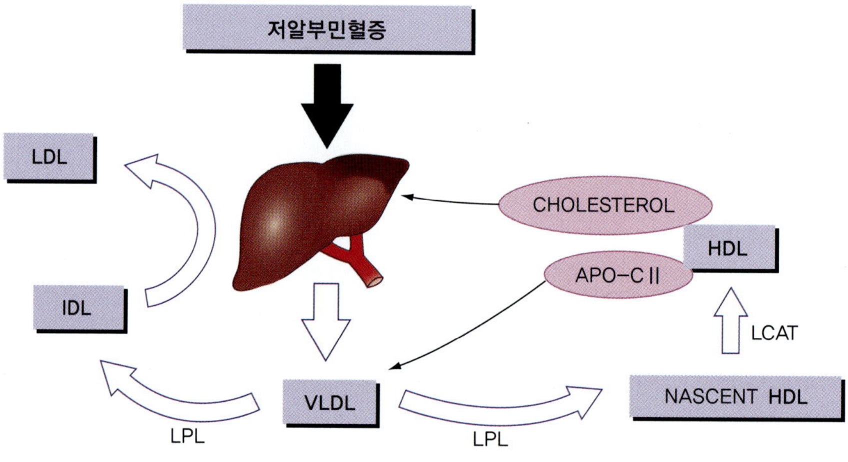

그림 3-3. 신증후군환자에서 저알부민혈증이 지질단백대사에 미치는 영향

7) Na의 분획배설(FE_{Na})

핍뇨와 급성신부전시의 세뇨관의 기능은 소변내의 Na^+배설량을 관찰하면 알 수 있다. 따라서 Na의 분획배설(FE_{Na} : fractional excretion of Na)을 계산하여 감별한다. 즉 FE_{Na}=(소변Na/혈장Na)/(소변Cr/혈장Cr)×100 이다(단위는 mmol/L). 핍뇨 시는 FENa는 1%이하로 콩팥전부전(prerenal failure)이고, 1%이상 시는 콩팥자체질환 이다. 콩팥전부전 없이도 FE_{Na}가 1%이하인 경우는 조영제에 의한 콩팥병, 간장-콩팥증후군, 폐쇄성 요로질환, 간질성콩팥병, 사구체콩팥병, 횡문근융해증 등일 때이다. 반대로 FE_{Na}가 높은 경우는 콩팥전부전에서 볼 수 있는 것처럼 이뇨제 사용, 부신부전증, 뇌 염분소실증(cerebral salt wasting), 염분소실신증(salt wasting nephritis)의 경우이다.

8) 기타

당뇨병성 신증에서는 고혈당이 있다. 또 이미 진행된 콩팥부전에서는 당내성이 비정상적이다. 그러나 콩팥경색일 때는 LDH, SGOT, 알카린 포스파타제의 상승이 나타나는 일도 있다. 항핵항체(ANA), 류마토이드 인자, 항호중구세포질성 항체(ANCA), 항사구체기저막항체(AGBMA), B형간염항원 등을 검사하여 원인질환을 알아야 한다.

2. 콩팥기능 검사

소변소견이 이상이 있는 경우에 고혈압이나 콩팥질환의 우려가 있으면 콩팥기능 검사를 실시한다. 양쪽 콩팥의 기능을 종합적으로 본 것과 좌우측 콩팥기능을 구별해서 보아야할 경우가 있다.

양측 콩팥기능을 종합적으로 검사

1) 혈액 생화학적 검사

요소질소(BUN), 크레아티닌 및 요산을 측정한다.

2) 소변의 농축 및 희석시험

항이뇨 호르몬(ADH)분비기전에 이상이 없으면 주로 원위네프론의 기능을 반영한다. 콩팥기능 검사로서의 의의는 희석시험 보다는 농축시험쪽의 의미가 크다.

(1) 피시버그(Fishberg) 농축시험

원리는 수분제한(탈수)을 하여 ADH증가의 조건하에서 원위네프론의 수분재흡수 능력을 관찰한 것이다.

검사방법은 전날 오후부터 수분을 제한해서 단백이 풍부하고 수분이 적은 저녁식사를 하고 이후 시험 종료까지 금식한다. 취침 전에 배뇨하고 야간의 배뇨는 수시로 한다. 아침에 잠에서 깨었을 때 완전채뇨(제1소변)를 하고, 그 후 1시간 누워서 안정 후 채뇨(제2소변), 이어 기상 1시간 후에 채뇨(제3소변)한다. 채뇨한 각각의 소변에 대해 소변비중 또는 삼투압을 측정한다.

판정은 제1-3소변 중에서 비중 1.022이상, 삼투압 850 mOsm/kg H_2O이상이면 정상이다.

주의사항은 두드러진 고질소혈증이 있는 경우에 본 검사를 하는 것은 금기이고, ADH분비능력에 장애가 있는 경우, (요붕증, 중추신경질환 등)는 콩팥기능 검사로서의 의미를 갖지 않는다. 영양상태가 좋지 않을 때는 소변 농축력이 저하된다.

(2) 소변희석시험

원리는 수분을 부하하여 ADH 분비저하의 조건하에서 저장성 소변이 만들어지는지의 여부를 관찰하는 것이다. 이 때 헨레루우프로부터 원위네프론의 기능이 관여한다.

실시방법은 물 1000~1500 ml를 이른 아침 공복에 10~20분 동안에 마시게 하고 이후 4시간 후까지 30~60분마다 채뇨하여 소변량과 소변비중 내지 삼투압을 측정한다.

판정은 모든 수분량을 4시간 내에 배설해야하는데, 그 절반이상을 처음 2시간이내에 배설하도록 한다. 희석된 소변비중이 1.003 이하이며 또 삼투압이 100 mOsm/kgH_2O 이하이면 정상이다.

주의사항은 수분섭취 후 ADH분비억제를 일으키지 않을 경우(중추신경질환 등)는 콩팥기능 검사로서의 의미를 갖지 않는다.

3) PSP(phenolsulfonphthalein)검사

원리는 PSP의 대부분은 근위세뇨관으로부터 배설되며 그 배설량은 거의 콩팥혈장류량에 비례한다는데 착안 한 것이다.

실시방법은 물 300~500 m 검사하기 약 30분전에 마시게 하고, PSP시약 1.0 ml(6 g)를 정맥주사한 후, 15, 60, 120분 후에 각각 채뇨하여 PSP량을 정량한다.

판정은 15분간의 소변배설이 25%이상, 120분 동안에 55%이상이 배설될 경우는 정상으로 본다.

주의사항은 단위시간당의 PSP배설량은 처음 15분치가 최고이고, 시간의 경과와 함께 감소한다. 그러므로 배설의 피크가 15분 이후에 있는 경우는 소변의 배설기능장애(하부 요로통과 장애, 신경성방광 등)를 생각하지 않으면 안 된다. 또 15분치가 5%이상이면 그 후의 배설량은 측정하지 않고도 정상이라 판정할 수 있다.

4) 청소율(clearance)검사

원리는 혈장농도에서 어떤 물질의 소변배설량을 제거한 치가 콩팥 청소율이라는 점에 따른 것이다. Ccr=Uvol×Ucrl/Pcr로 계산되는데 Cr(ml/분)는 어떤 물질이 소변 중에 배설됨에 따라 그 물질을 포함하는 혈장이 콩팥에서 깨끗이 되는 양을 말한다. 사구체로부터 여과되어 세뇨관으로 부터는 분비나 재흡수가 되지 않은 물질의 C는 사구체 여과치와 동등하고, 1회의 콩팥순환으로 거의 소변 중에 배설되는 물질의 C는 신혈장유량(renal plasma flow; RPF)과 거의 동등하다. 전자에 상당하는 물질로서는 이눌린, 만니톨, 크레아티닌 등이 있으며, 후자에는 PAH(para-aminohippuric acid)이 있다(그림 3-4).

건강인의 혈중에 포도당처럼 존재하나 소변에 배설되지 않은 물질의 클리어런스는 0 이다. TmG, TmPAH 검사는 근위세뇨관의 기능이다. 세뇨관에 포도당이 연속적으로 부하되면 클리어런스법에 의해서 세뇨관의 포도당 재흡수극량(maximal tubular reabsorption of glucose : T_{mG})을 알 수 있다. 또 PAH분비 극량을 초과하여 PAH를 부하한 경우에는 PAH의 세뇨관 배설극량(maximal tubular secretion of PAH : T_{mPAH})을 알 수 있다. 삼투압 클리어런스(Cosm), 자유수 클리어런스(C_{H2O} 또는 T_{cH2O})는 원위세뇨관의 기능을 반영한다.

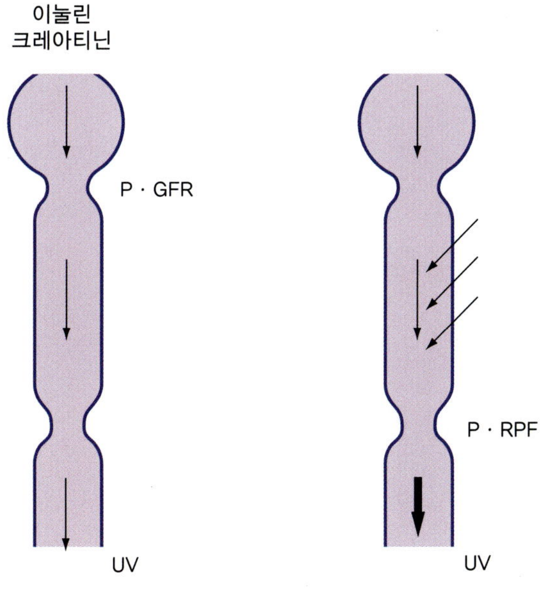

$$P \cdot GFR = UV \qquad \therefore GFR = \frac{UV}{P}$$

$$P \cdot RPF = UV \qquad \therefore RPF = \frac{UV}{P}$$

그림 3-4. GFR과 RPF의 측정원리

5) 사구체 여과율

실시방법은 이눌린(inulin), 만니톨 등을 점적 정맥주사 하여 그 클리어런스 치를 구하여 체표면적으로 보정한다. 임상적으로 가장 간단해서 폭넓게 실행되는 것은 24시간 내인성 크레아티닌 클리어런스(Ccr)로 24시간동안 소변을 모아서 그 소변량(Uvol)과 소변 내에 크레아티닌 농도(Ucr), 혈중 크레아티닌농도(Pcr)를 알아낸 후 다음 식에 의해 계산한다. 즉 24시간 Ccr=Ucr×Uvol/Pcr×1.48/A(리터/24시간)이다. 여기에서 A는 피검자의 체표면적(m^2)으로 0.007184×체중$(kg)^{0.425}$×키(cm)0.73 으로 계산한다.

혈중 크레아티닌농도는 음식이나 그 외의 영향을 받는 일이 적고 안정된 것이기 때문에 자주 이 방법이 사용된다. RPF와 함께 콩팥의 혈행 동태를 보다 정확하게 알고 싶은 경우에는 PAH와 함께 정맥주사 하여 GFR을 구한다. 내인성 크레아티닌 클리어런스치(Ccr)는 91~130 ml/분이고, 24시간 내인성 크레아티닌 클리어런스(24시간 Ccr)는 남자 119.9 L/일, 여자 96.3 L/일이다.

Cockcroft-Gault 공식에 의한 사구체 청소율은 남성(140-나이)×체중/72×혈청크레아티닌이고 여성은 여기에 ×0.85 로서 간편하게 구한다.

(1) 콩팥 혈장유량과 콩팥 혈류량

실시방법은 충분한 물을 주고 PAH를 혈중농도가 1~5 mg/dL가 되도록 점적 정맥주사 하여 그 크리어런스(C_{PAH})를 구한다. 그 결과는 RPF와 거의 동등하다. GFR의 경우와 마찬가지로 체표면적으로 보정한다.

$$RPF \fallingdotseq C_{PAH} = U_{PAH} \times Uvol/P_{PAH} \times 1.48/A(ml/분)$$

콩팥혈류량(RBF)은 헤마토크리트치(Ht)를 측정한 후, 다음 식에 따라 구한다.

$$RBF(ml/분)=RPF/(1-Hct)/100.$$

RBF의 정상치는 15~59세 평균치는 남자 542 ml/분, 여자 514 ml/분 이다.

6) 사구체의 여과분율(filtration fraction : FF)

RPF의 어떤 부분이 사구체로부터 여과되는지를 나타낸 것으로 다음 식에 따라 구한다. 정상치는 0.2이다.

$$FF=GFR/RPF$$

7) 세뇨관 배설극량(TmPAH)

근위세뇨관으로부터 능동적으로 분비되는 PAH량에는 한계가 있어, 혈중농도가 어느 정도를 초과하면 세뇨관으로부터의 배설량은 일정해진다. 그 한계가 세뇨관의 PAH분비극량으로 혈중 PAH를 30~50 mg/dL로 올려 PAH의 혈중농도(P_{PAH}), 소변농도(U_{PAH}), 소변량(Uvol), 동시에 GFR을 측정하는데 다음 식에 따라 구할 수 있다.

$$Tm_{PAH}(mg/분)=U_{PAH} \times Uvol-P_{PAH}\times GFR$$

정상치는 68±11 mg/분이며, 콩팥장애 시는 감소한다.

8) 세뇨관 재흡수극량(TmG)

혈중 포도당농도가 일정한 한계치(문턱, threshold)를 초과하면 소변에 당이 출현한다. 그 문턱은 보통 170~180 mg/dL이다. 혈중 농도가 500 mg/dL이상이 되면 세뇨관의 포도당 재흡수능력은 최대한에 달하므로 그 조건하에서 혈중농도(Pg), 소변농도(Ug), 소변량(V), GFR을 구하면 T_{mG}는 다음 식에 따라 계산할 수 있다.

$$T_{mG}(mg/분)=Pg\times GFR-Ug\times V$$

정상치는 32±64 mg/분으로 콩팥 장애 시는 감소한다.

9) 삼투압 청소율(Cosm)과 자유수 청소율(C_{H2O} 또는 T_{CH2O})

Cosm은 삼투압활성이 있는 물질을 단위시간에 제거하기 위한 혈장량으로 정의한다. 혈장삼투압(Posm), 소변삼투압(Uosm), 소변량(V)로부터 다음 식에 따라 구할 수 있다.

$$Cosm=Uosm/Posm\times V$$ 이다.

Posm는 약 300 mOsm/kg H_2O로 거의 일정하며 다뇨일 때는 Uosm이 감소하고, UV는 증가한다. 소변량이 적을 때는 Uosm이 증가하고 UV가 감소됨으로 Cosm은 소변량의 영향을 받는 일이 적다. 24시간동안의 소변량은 보통 2~3 ml/분이다.

C_{H2O}는 다음 식에서 구한다. $C_{H2O}=V-C_{osm}$ 이다.

자유수(free water)란 용질을 포함하지 않은 물을 의미한다. 자유수 청소율은 희석소변에서는 플러스, 농축소변에서는 마이너스의 치가되며, 마이너스일 경우를 T_{H2O}로 나타낸다. 희석소변에서는 C_{H2O}는 10 ml/분 이상이 될 수 있고, 농축 소변에서는 Tc_{H2O}가 4 ml/분 이상이 될 수 있다.

만일 탈수환자의 소변삼투질 농도가 1800 mOsm/L이고 소변량이 0.5 ml/분이라면 이때의 osmolar clearance는 Uosm×UV/Posm=1800×0.5/300=3.0 ml/분이다. 이때 세뇨관에서 삼투질을 포함하지 않은 순수한 물로 재흡수한 양(negative free water clearance : T_{H2O})은 $C_{osm}-U$=3.0-0.5 ml=2.5 ml/분이 되는 것이다.

10) 네프론의 부위별 기능과 각종 콩팥기능검사

네프론의 부위별 기능과 각종 콩팥기능검사는 대부분 표 3-1과 같다.

표 3-1. 네프론의 부위별 기능과 각종 콩팥기능검사

신혈행동태와 네프론의 기능	일상의 검사	연구목적으로 실시한 검사
신혈장유량(RPF)	PSP시험	PAH청소율
사구체여과치(GFR)	크레아티닌 · 클리어런스, 혈청크리아티닌, 혈액요소질소	이눌린 청소율
근위세뇨관	PSP시험	T_{mPAH}, T_{mG}
원위세뇨관	소변희석 및 농축시험(소변비중)	소변희석 및 농축시험. 소변삼투압, T^{c}_{H2O}, C_{H2O}

좌우의 콩팥기능을 구별해서 본 것

콩팥질환에는 양쪽의 콩팥이 거의 균등하게 장애되는 경우와 불균등 내지는 한 쪽에서만 장애되는 경우가 있다. 후자의 경우에는 비뇨기과적 질환이 많이 포함되므로 좌우 콩팥의 기능을 구별해서 검사할 필요가 있다. 그 방법으로는 정맥성 신우촬영, 역행성 신우촬영, 콩팥동맥촬영, 방사성동위원소 및 레노그람, 콩팥신티그람(scintigram), 인디고 카르민(indigo carmine)배설시험, Howard 시험, Rappaport 시험 등이 있다.

인디고 카르민 배설시험은 방광경을 삽입하여 인디고 카르민을 유입시킨 후 좌우의 요관으로부터 인디고 카르민이 방광에 배설되기까지의 시간을 측정한다. 환측 콩팥은 배설이 지연된다.

11) 영상의학적 검사

영상의학적 검사를 통하여 콩팥 및 요로계의 형태학적 변화, 콩팥의 배설기능과 혈류동맥의 정보를 알 수 있다.

(1) 복부 단순 X-선 촬영

횡경막에서부터 골반까지 들어가도록 촬영하는 것으로서 다음과 같은 소견을 얻을 수 있다.

복부 단순 X-선 촬영은 복부장기의 음영을 나타내준다. 따라서 콩팥의 윤곽으로부터 양 콩팥의 위치와 크기 그리고 형태를 통하여 콩팥 결석, 콩팥실질 내 석회침착, 종양, 염증조직, 낭포벽의 석회화, 동맥벽의 석회침착(동맥경화, 동맥류)을 알 수 있으며, 또 척추, 늑골, 골반의 이상은 만성신부전시의 골이양증, 콩팥암의 골전이를 시사한다.

(2) 정맥성 신우조영

정맥성 신우조영(intravenous pyelography : IVP)의 실시방법은 먼저 0.1 ml의 조영제를 피부 내 또는 정맥 내에 투여하여 요오드 과민증의 유무를 확인한다. 그리고 변비증 시는 가스흡착제, 정장제, 설사제를 사용해서 장내가스에 의한 판독의 장애를 방지한다. 당일 아침식사는 금식하고 가능한 수분을 섭취하지 않는다.

조영제 20~30 ml를 1~2분간 정맥주사하고 5, 15, 30분 후에 촬영한다. 필요한 경우에는 단층촬영을 추가한다. 콩팥하수가 의심스러울 경우에는 마지막에 선자세로 촬영한다.

판독은 정상인의 경우 좌우콩팥 모두 2~3분후에 신우, 신배가 조영되고 5분후에 요관의 일부가 조영된다. 그러나 콩팥기능장애시는 조영제의 출현이 늦거나 조영제의 농도가 옅어지고, 심한 장애 시는 조영을 거의 얻을 수 없다. 콩팥의 위치, 형태, 크기를 동시에 알 수 있으므로 반흔이나 종양의 존재, 신배나 신우의 형태로부터 그 부분의 반흔, 충만결손, 확장(수신증 등), 종양 등에 의한 주위로부터의 압박상을 알아낼 수 있다. 금기 및 주의는 극심한 급성콩팥염의 경우나 심한 콩팥부전의 경우에는 조영을 하면 안 된다. 그 외에는 별다른 금기사항이 없다. 특수한 경우로서 다발성 골수종이나 당뇨병성 신증에서는 급성신부전을 일으킬 수도 있다.

① 급속연속성 신우조영술(rapid sequence pyelography : RSP)

조영제를 신속히 정맥주사 후 5분까지 1분마다 촬영하고 그 후 5, 10, 15분 후에 촬영한다. 신동맥협착 존재의 스크리닝 검사로서 의의가 크다.

② 점적주입 신우조영술(drip infusion pyelography : DIP)

수분제한을 하지 않고 조형제의 점적주입을 하면서 촬영한다. 선명한 상을 얻을 수 있지만 기술이 약간 복잡하고, 조영제의 사용량이 많아진다.

(3) 역행성 신우조영술(retrograde pyelography : RGP)

방광을 통하여 요관 카테테르를 삽입하고 카테터를 통해서 신우를 조영한다. 환자에게 고통을 주고 감염의 위험이 있으므로 정맥성 신우조영술로 조영을 얻을 수 없는 경우에 사용한다.

(4) 동맥조영술(arteriography)

콩팥동맥의 주행과 병변의 유무, 콩팥 내의 혈행 동태와 혈류분포를 알 수 있다. 콩팥혈관성 고혈압, 콩팥동맥류, 종양, 기형 등의 진단에 매우 중요하다.

① 대동맥 조영술(aortography)

경요추대동맥조영술(translumbar aortography)과 경대퇴동맥 대동맥조영술(transfemoral aortography)이 있다. 전자는 요부로부터 대동맥을 직접 천자하고, 후자는 셀딩거(Seldinger)법에 의해서 카테터를 대퇴동맥에 삽입하여 조영제를 주입한다.

② 선택적 콩팥동맥 조영술(selective renal arteriography)

셀딩거법에 의해서 대퇴동맥으로부터 카테터의 선단을 콩팥동맥 내에 도입하는데 한 쪽 콩팥동맥을 선택적으로 조영한다. 다른 동맥 상에 방해되는 일 없이 콩팥동맥의 말초까지 선명하게 조영되므로 진단적 의의가 크다.

판독은 정상에서 조영제 주입 후 동맥상은 2~3초, 네프로그람상은 4~6초, 정맥상은 6~10초면 얻을 수 있다. 네프로그람상은 조영제가 모세혈관으로 이행해서 신우로부터의 배설이 시작되는 시기에 콩팥실질이 선명하게 나타난다. 이때 정맥상은 동맥상보다 옅다.

콩팥혈관의 이상, 동맥상의 출현 지연, 이상혈관 상, 네프로그람상의 좌측과 우측의 차이, 음영결손, 정맥상 조기출현 등의 이상을 발견할 수 있다.

12) 동위원소 검사

(1) 레노그람

레노그람(renogram)원리는 콩팥에 집중적으로 모여 콩팥에서 높은 비율로 배설되는 방사성표식약(^{131}I-hippuran, ^{99m}Tc-DTPA : GFR$_{marker}$)을 정맥주사 함으로써 콩팥부위에 댄 검출기에 나타난 방사능을 시간경과에 따라 측정기록한 곡선이다.

정상의 레노그람은 3부분(segment)으로 이루어진다. 주사 후 약 20초안에 급격히 오르는 A부분(segment A), 이어 약 4분후까지 서서히 상승해서 피크에 달하는 B부분(segment B), 그리고 서서히 하강하여 주사 후 10~15분에 평탄해져서 끝나는 C부분(segment)이다(**그림 3-5**). A부분은 혈관상이라고도 하며 동위원소 시약이 콩팥 혈관강에 충만해지는 상태, B부분은 분비상이라고도 하며, 콩팥실질과 요로강의 동위원소 총량(콩팥혈류부분), C부분은 배설상이라고도 하며 요로로부터의 배설상태를 나타낸다. 콩팥장애가 있는 경우에는 피크에 달할 때까지의 시간지연, C부분의 지연, 평탄화 등의 이상을 볼 수 있다.

환자의 부담이 적은데다가 좌우 콩팥이 기능의 차이와 콩팥이식후 거부반응을 알아보는데 신속

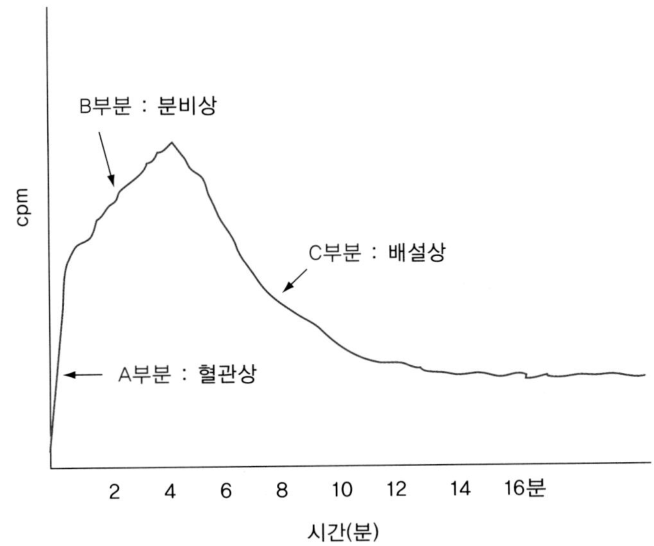

그림 3-5. 정상 레노그람

한 검사방법이다.

(2) 신티그램

신티그램(scintigram)의 원리는 콩팥실질세포로 둘러싼 동위원소 시약(^{203}Hg나 ^{197}Hg)을 주입해서 신티카메라로 그 축적을 기입하는 것이다.

콩팥의 위치, 형태, 크기를 알게 함으로 축적의 정도로부터 콩팥기능의 추정이 가능하다. 종양 등의 공간점유 병변(space occupying lesion)이나 콩팥경색에서는 축적의 결손이 있다. 콩팥동맥 협착이 있으면 동측콩팥이 작아짐으로 축적도 작아진다.

(3) 기타검사

초음파 검사는 콩팥종양이나 낭포(cyst)의 폐쇄, 콩팥크기 등의 진단에 도움이 된다. 전산화 단층 촬영(computed tomography)검사도 콩팥의 형태학적 이상의 진단과 요산결석 진단에 도움이 된다. 신동맥협착이 의심될 때는 CT혈관조영이 도움이 된다. 콩팥정맥혈전이 의심스러울 경우는 콩팥정맥을 촬영해 본다. 기타 자기공명영상(magnetic resonance imaging : MRI)와 MRI혈관조영은 콩팥혈관질환과 종양검사에 가장 좋은 방법이 되고 있다.

3. 콩팥 조직생검사

콩팥생검(renal biopsy)은 콩팥질환의 진단, 치료법의 선택, 예후의 판단에 도움이 된다. 대부분은 사구체신염, 신증후군, 교원병에 의한 콩팥장애, 혈뇨를 동반한 단백뇨, 장기간 급성신부전이 지속될 때 등으로 양측 콩팥질환일 때 실시한다. 보통은 경피적 콩팥생검(percutaneous renal biopsy)이 이루어지는데 가끔 수술할 때나 직시 하에 콩팥조직을 채취하는 개방성 콩팥생검(open renal biospy)을 실시하기도 한다. 얻어진 조직편을 표본화후 광학현미경, 전자현미경, 형광항체법 등에 의해서 관찰한다.

금기로는 한쪽 콩팥, 출혈경향, 콩팥주위염, 콩팥낭포, 수신증, 심한 고혈압, 진행성 콩팥기능부전이 있을 때와 환자가 생검에 대하여 협력하지 않을 때 등이다. 생검 후 합병증으로는 육안적 혈뇨, 콩팥주위 혈종, 주위장기(간, 비장, 소장)손상, 동정맥류, 그리고 감염확산 등이다.

생검 전 처리는 입원 후 실행하는데 일반신체검사, 콩팥기능을 포함하는 임상검사 외에 출혈시간, 혈소판 수, 프로트롬빈(prothrombin)시간을 조사한다. 또 미리 양쪽 콩팥의 위치확인을 위해 정맥성 신우조영을 하는 것이다. 그러나 최근에는 초음파 검사로도 가능하다. 초음파검사 당일은 검사 전 식사를 하지 않고 진정제, 항생제, 지혈제 등을 투여한다.

4. 일측성 콩팥질환과 양측성 콩팥질환

콩팥은 좌우 양측에 있으므로 한쪽 콩팥만 병에 걸린 경우와 양쪽 콩팥이 병에 걸린 경우가 있다. 전자를 일측성 콩팥질환(unilateral renal disease)이라 하고, 후자를 양측성 콩팥질환이라고 한다. 일측성 콩팥질환은 부종, 빈혈 등의 증상을 동반하지 않은 것이 보통이다. 따라서 부종, 빈혈 등의 증상, 고질소혈증 등의 콩팥기능장애가 있는 경우는 원칙적으로 양측의 콩팥장애가 있다고 생각해야한다.

고혈압은 일측 콩팥질환인 경우에도 발생할 수 있다. 이것을 일측성 콩팥고혈압이라고 한다. 일측성 콩팥질환은 자주 외과 치료법의 대상이 된다. 종양, 결석, 감염(결핵포함), 신낭포, 콩팥동맥협착, 기형 등은 일측성일 경우가 많다. 이들은 임상증상, 소변 소견, 전신적 소견, 좌우 각각의 콩팥기능조사(신우조영, 인디고 카르민 배설시험, 레노그람, 레노시티그람, 초음파검사, 혈관조영 등)에 의해서 감별한다.

면역, 알레르기에 관여하는 콩팥질환, 전신성 질환 내지 대사이상에 따른 콩팥질환, 중독성 콩팥장애는 양측성으로 발생한다. 사구체신염, 신증후군, 교원병, 통풍에 따른 콩팥장애, 아밀로이드시스, 고혈압에 따른 콩팥장애(신경화증) 등 내과적으로 중요한 콩팥질환은 양측 콩팥이 거의 동일하게 침범되는 일이 많다.

신우신염은 양측성인 것과 일측성인 것이 있는데 양측성인 경우가 더 많다. 그러나 감염된 쪽은 거의 동일하지 않다. 일측성 콩팥질환인 경우는 이환콩팥의 기능이 완전히 근절되어도 다른 쪽 콩팥이 확대되어 이것을 보상하므로 종합적인 콩팥기능 검사에서는 이상을 나타내지 않은 일이 적지 않다. 이것은 한쪽 콩팥을 없애도 다른 쪽 콩팥이 건강하면 생존에 커다란 영향을 미치지 않은 점으로부터도 쉽게 상상할 수 있다. 이는 일측 콩팥질환의 가능성이 있으면 좌우 각각의 콩팥기능 검사가 필수불가결 함을 의미한다.

5. 한국인의 콩팥기능

콩팥의 구조와 기능은 생활환경에 따라 변형되고 적응되어 왔다. 1960대 한국인의 콩팥기능도 고유한 생활환경과 특이한 식생활 때문에 서양 사람들과 비교하여 몇 가지 특이성을 찾아볼 수 있었는데 2005년에 일부 연구조사에 의하면 사구체여과율과 콩팥혈장류량은 서양인과 비교하여 큰 차이가 없으며 소변희석능력도 차이가 없었다. 그러나 한국인의 소변 농축능력은 저하되어 있었다. 즉 충분한 ADH를 투여하여 소변을 농축시켰을 때의 소변 삼투질 농도는 서양인이 902 mOsm/L H_2O인데 비하여 한국인은 630 mOsm/L이었다. 또 탈수시켜서 소변을 농축시켰을 때 서양인의 소변 삼투질 농도는 1400 mOsm/L이고, 한국인은 1170 mOsm/L에 불과 하였다. 또한 흥미 있는 차이점은 서양인은 소변 삼투질 물질의 2/3는 요소이고, 1/3이 NaCl로 구성되어 있는 반면에 한국인에 있어서는 이와 반대로 1/3이 요소이고, 2/3가 NaCl로 구성되어 있다는 사실이다. 점차 식생활이 서구화되어가는 한국인의 소변은 요소와 NaCl의 내용은 1960년대와 비슷하다는 것을 알 수 있었다. 한편 세뇨관의 기능을 보는 PAH의 최대 분비치 및 포도당의 최대 재흡수치도 서양인과 별 차이가 없었다.

소변 산성화 과정에서 한국인의 소변의 pH는 5~6으로서 상당히 산성화 된다고 말할 수 있겠으나 적정산의 배설량은 서양인의 40~50%에 불과하다. 따라서 한국인의 콩팥기능의 이런 특성의 원인은 아직 잘 밝혀져 있지 않으나 그 이유의 일부분이 저단백식이 때문인 것으로 생각된다.

연습문제

1. 소변량과 관련한 혈장 삼투질농도(Posm), osmolar clearance(Cosm), free water clearance (C_{H2O})에 대한 설명이다. 옳은 답은 ?

1) Uosm 이 Posm과 같을 때 C_{H2O}는 음(−)이다.
2) Cosm과 소변량이 증가함으로써 C_{H2O} 는 감소한다.
3) Uosm이 Posm보다 클 때 C_{H2O}는 양(+)으로 된다.
4) H_2O가 음일 때 Cosm는 소변량 보다 많다.
5) Uosm이 Posm보다 적을 때 C_{H2O}는 소변량과 같다.

해설 C_{H2O}는 Uvol-osmolar clearance이다. 소변이 농축되었을 때 는 음(−)이다.

2. Free water clearance(C_{H2O}) ?

1) 소변이 고장성일 때 양(+)이다.
2) Furosemide 에 의해 증가한다.
3) 심한 수분 이뇨 시 3 ml/min로 최대에 달한다.
4) Diamax 투여로 감소한다.
5) ADH가 없으면 소변 희석부위에 Na운반이 나타난다.

해설 C_{H2O}는 소변희석부위에서 Na재흡수를 한다. 집합관내에서 수분이 더 이상 재흡수 안한다는 것이다. 수분이뇨가 진행되는 동안 free water clearance는 10~15 ml/min에 쉽게 도달한다.

3. 혈장 Na^+ 170 mEq/L이고, 소변 내 Na^+ 10 mEq/L인 환자의 진단은 ?

1) 고장성 식염 주입
2) 수분 박탈
3) tube feeding
4) 뇨붕증
5) 이뇨제 남용

해설 수분박탈은 세포외액의 위축과 Na저류가 일어난다.

4. 사구체여과율 100 ml/min이고, 혈장 HCO_3 30 mM/L, 소변량 60 ml/hr, 소변 내 HCO_3 4 mM/L라고 할 때 세뇨관에 재흡수 되는 HCO_3는 얼마인가?

1) 2.996 mM/min 2) 300 mM/hr 3) 2 mM/min 4) 600 mM/hr 5) 정답 없다

해설 세뇨관 재흡수는 여과되어 부하된 것(혈장치가 사구체에서 여과되는 것) minus 소변이 배설되는 량/단위시간.

5. 정상인에서 24시간 solute 배설양이다. 맞지 않는 것은 ?

1) 요산 600 mg
2) urea nitrogen 11 g
3) 크레아티닌 6 g
4) H 이온 60 mEq
5) K 50~100 mEq

해설 creatinine배설 1~2 g/day (cf. 소변 내 하루 12 g nitrogen이 배설 되는데 이는 요산+creatinine+urea+ aminoacid+amonia 이다)

Chapter

Nephrology

4 콩팥 질환의 분류와 진단

1. 콩팥 질환명의 역사적 변천

1827년 Richard Bright가 생전에 단백뇨를 갖은 환자의 부검소견에서 소변 단백 그리고 부종과 콩팥조직의 이상과의 관계를 밝혔다. 따라서 이 콩팥질환을 Bright 병이라 이름 하였다. 이후 Bright병의 분류는 주로 병리학적으로 진행되어오다가 1879년 Langhans는 사구체로부터 비롯되는 염증성 변화를 사구체신염이라 불렀다. 1905년에는 Müller는 세뇨관 상피의 변성병변을 주체로 하는 Bright병을 네프로제(nephrose)라 불러 콩팥염(nephritis)과는 별개의 것으로서 취급할 것을 제창하였다. 또한 1914년 Volhard 와 Fahr가 Bright병을 세뇨관 상피변성을 주체로 한 네프로제(nephrose), 사구체를 중심으로 하는 염증성 병변인 콩팥염(nephritiden), 콩팥혈관의 동맥경화를 주체로 하는 콩팥경화(sclerose)의 3형으로 나눔으로써 현재 콩팥의 임상병리학적 견해의 기초를 만들었다.

그러나 그 후의 검색에서는 세뇨관상피변성을 주체로 하는 네프로제 중에는 심한 단백뇨, 부종을 가져오는 리포이드네프로제(lipoid nephrosis)로부터 급성신부전으로서 표현되는 수은중독이나 lower nephron nephrosis까지 포함되고 있어 동일범주로 하는 데는 의문이 생겼다. 또 콩팥염의 어떤 시기에는 리포이드네프로제와 감별하기 곤란한 임상상을 나타내는 것도 있어 리포이드네프로제 자체도 세뇨관 변성이라기보다 사구체 원발성 질환이라고 생각하게 되었다.

근년에는 콩팥 생검의 도입, 전자현미경, 형광항체법의 임상적 응용, 면역학적 지식의 진보에 의해 콩팥질환, 특히 Bright병의 분류는 세분화되고 있다. 여기에 International Committee for Nomenclature and Nasology of Renal Disease를 참고하였다. 사구체질환의 원인적 분류는 표 4-1과 같다.

2. 형태학적 분류

형태학(병리학)적 특징은 원인과 밀접하게 관계한다. 병인불명이라도 과거의 임상병리학적 지견에 의해 형태학적 진단으로부터 임상경과 예후를 추정할 수 있는 것도 있다. 표 4-2는 형태학적 분류이다. 주 병변 부위, 성질에 의한 선천성 이상, 사구체 병변, 세뇨관성 질환, 간질성 질환, 동맥계 질환, 정맥계 질환, 종양 등으로 크게 나눈다.

표 4-1. 원인적 분류

유전성 질환 미만성 신실질성 장애 : Fabry's disease, familial amyloidodsis, Alport's disease, familial nehrotic syndrome, 유전성 콩팥염 낭포(cyst)성 질환 : 다낭신(성인형 및 유아형), 수질성 낭포신, familial nephronophthiasis, medullary sponge kidney 신세뇨관 장애 원발성 : 신세뇨관성 산증(RTA : proximal 및 distal type), familial renal glucosuria, renal cystinuria, 요붕증 선천성 대사이상 : alkaptonuria, cystinosis, Wilsom's disease, phenylketonuria, porphyrinuria 기타 : Fanconi's disease, Lowe, Hartnup, 콩팥결석, nephrocalcinosis, hypercaliuria, hypercalcemia, oxalosis
선천성질환 해부학적이상 : renal agenesis, hypoplasia, ectopic kidney, horseshoe kidney, fused kidney, double ureter 낭포성 질환 : polycystic, simple, single, multiple, unilateral, bilateral, multilocular 기타 : 선천성 신경화증, 선천성 수신증, 선천성 신증후군
외상성 질환(trauma)
감염성 질환 세균성 : E.coli, Proteus, staphylococcus, mycobacteria tuberculosis 진균성 : Protozoa, Rickettsia, Spirochaetales, Viruses
생화학적 또는 화학적 손상 내분비 질환 : 갑상선기능 저하증, 부갑상선기능 항진증, primary aldosteronism 대사이상질환 : 당뇨병, 통풍신, hyperuricemic nephropathy, porphyria, dysproteinemia, macroglobulinemia, 고Ca혈증 Storage disease : amylodosis(primary, secondary), aminoacid storage, glycogen storage, copper storage 독성물질 : 생물학적 독소(bacterial products, endotoxins, hemolytic products, jaundice) 금속성 독소(수은, 금, 납) organic solvents(halogenated hydrocabons, glycerol, 사염화탄소)의 약품(항생제, 진통제, 조영제, 이뇨제, methoxyfluran) 기타(animal venom, paraquart)

표 4-1. 원인적 분류(계속)

순환장애
anoxia, hypoxia, cyanotic heart disease, 출혈 전신순환장애 : 고혈압, 심부전, 쇽 콩팥의 주요 혈관이상 : thrombosis, stenosis, obstruction 콩팥 내 혈관이상 : 동맥경화, 경색, 동맥류, 동-정맥류, 혈관염
면역학적 질환
conditions associated with infectious agents : poststreptococcal nephritis, nephritis+SBE, hepatitis B 자가면역성 질환 : SLE, Hashimoto's disease 원인불명 : Good-pasture disease, Immune complex disease
교원병에 동반된 질환
루프스신염, polyarteritis nodosa, Wegener's granulomatosis, progressive systemic sclerosis, thrombotic throbocytopenic purpura, rheumatoid arthritis
종양
콩팥종양 : 신세포암종, hypernephroma, Wilm's tumor 신외성 종창으로 인한 신증 : Hodgkin's disease, lymphoma, leukemia, myeloma, cancer
원인불명
Ig A nephropathy

3. 병태에 의한 분류

콩팥 질환을 임상상의 병태를 주 병변으로 할 때는 표 4-3과 같이 분류한다. 사구체 장애를 주병변으로 하는 것에는 소변단백, 소변침사의 이상이 현저해서 자주 신증후군을 동반한다. 세뇨관 간질장애에서는 소변단백, 소변침사 이상은 경미(요로감염시를 제외하고)하지만, 소변농축력, 산배설 기능, 아미노산 및 포도당재흡수 능 등의 세뇨관 기능이 조기부터 장애를 받는다.

혈관계의 장애는 고혈압 또는 동맥경화에 의한 콩팥경화증으로 나타나고, 소변소견이나 세뇨관 기능은 말기까지 거의 장애받지 않고 콩팥위축, 사구체 여과율 저하가 선행되는 일이 많다.

콩팥질환의 초기에는 앞에 기술한 것처럼 장애부위에 따라 병태에 특징이 있지만 사구체여과율이 저하되면 콩팥부전으로서 구별이 곤란해지는 일도 있다. 또 모든 콩팥질환의 말기상은 말기신부전이다.

표 4-2. 형태학적 분류

선천성 이상(표 4-1)
해부학적 이상, 낭포(cyst)성 질환, 기타

사구체병변
원발성 : 미소변화군(foot process disease)
막성신증
국소성 사구체경화
증식성사구체신염(exudative, mesangial, mesangiocapillary, extracapillary+crescent형성, rapidly progressive)
국소성 사구체신염(급속진행형 신염)
unclassified(sclerosing, chronic, end stage)
속발성 : 당뇨병성 사구체 경화, 콩팥아밀로이드, 교원병, 범발성 혈관내응혈(DIC), 임신중독증

세뇨관성질환
통풍신, dysproteinemia, 신결석(nephrocalcinosis), 폐쇄성신증, 세뇨관성(hydropic change, fatty change, 중금속, 색소), 세뇨관 기능이상(Fanconi), 세뇨관 괴사(급성형, 만성형).

간질질환
유전성 신염, 감염성 간질질환(신우신염), 비감염성 간질신염(analgesic nephropathy, sarcoidosis, Balkan nephritis, 과민반응), radiation nephritis.

동맥계 질환
Juxtaglomerular hypertrophy, Batter's syndrome, ischemic
신외성 동맥 : 근섬유성 과증식, aortitis syndrome
신실질 내 동맥 : arterial nephrosclerosis ,arteriolar nephrosclerosis, arterial intimal fibroelastosis와 arteriolar necrosis. 악성고혈압, 진행성 전신성 경화, atherosclerosis, anaphylactoid purpura, infarction, 미소혈관염.
혈전

정맥계 질환
증가된 정맥압(심부전, 교착성 심낭염, 하대정맥 폐쇄)
정맥염, 신정맥혈전

종양
mesenchymal(선종, 섬유종, 지방종), 악성(신세포암, Wilm's tumor), 전이성(carcinoma, carcinoid, endometriosis,sarcoma)

표 4-3. 병태에 의한 분류

사구체병변 급성신염증후군(연쇄구균감염후신염(PSGN)), 급성진행성(반월형사구체신염), 신증후군(미소변화군, 당뇨병성 신증), 만성신염증후군(지속성 무증상성 소변이상, 진행성사구체파괴), 고혈압형.
세뇨관 간질병변 Fanconi's 증후군, 신세뇨관산증(고 Cl혈증 산증), 염분상실성신염, 신성요붕증, 신부전, 유두괴사, 신세뇨관괴사.
혈관 병변 신혈관성 고혈압, 고혈압증후군(양성, 악성), 신정맥혈전증
콩팥부전 급성신부전(pre-renal, 신성, post-renal), 만성신부전, 말기신부전.

4. 진단방법

진단은 병의 원인, 발생기전, 형태, 병태를 고려해서 확정한다. 다음은 예문이다.

증례 1 : 46세, 남자.

① 원인 : 당뇨병
② 발생기전 : 당단백 침착
③ 조직상 : 사구체 경화상, 결절성 변화에 따른다.
④ 병태 : 신증후군을 동반한 신부전

증례 2 : 50세, 여자

① 원인 : 불명
② 발생기전 : 면역복합질환(ICD)
③ 조직상 : 특발성 막성신증 (IgG), C3 미세과립상 침착, 상피 측 침착
④ 병태 : 신증후군

증례 3 : 35세, 여자.

① 원인 : 부갑상선 기능 항진증
② 발생기전 : 고Ca혈증에서 Ca의 콩팥간질 내 침착

③ 조직상 : 만성간질성 신염, Ca침착

④ 병태 : 염분상실성 신염, ADH저항성(신성)요붕증.

진단명의 마지막에 치료방침과 치료에 대한 반응을 예측해 치료 후 환자가 예측한대로 반응하는지 경과를 살피는 것이 필요하다. 한편 여러 가지 진단명이 있어 각각 어떤 범주 에서 사용되는지 알아둘 필요가 있다. 예를 들면 신증후군은 임상병태 진단명으로서 병리학적으로는 의미가 없는데 리포이드네프로제(lipoid nephrose), 미소변화신증, 막성신증은 임상진단명이 아닌 조직학적 진단명이다.

5 급성 콩팥 손상

급성 신(콩팥)부전이란 급격한 콩팥의 배설기능 저하에 의하여 수분, 염분 그리고 체내 질소대사산물 요소, 크레아티닌의 급속한 상승을 초래하는 병태로서 핍뇨나 때로는 무뇨를 나타내는 특징을 가지는 증후군이다. 최근에 급성신부전을 국제신장학자 멤버들이 급성신손상(acute kidney injury : AKI) 이라는 새로운 명명을 제안하였다. AKI는 혈액, 소변, 조직검사로 48시간 내에 나타나는 신장의 기능 또는 형태학적 이상을 확실하게 하고 있다. 진단학적으로는 AKI시 신기능 감소는 혈청 크레아티닌이 0.3 mg/dl증가하거나 혹은 혈청 크레아티닌이 50% 증가를 동반한다. 더불어 6시간이상 되어도 소변배출이 0.5 mg/kg/h.이하의 핍뇨를 나타낸다.

1. 원인적 분류

급성신손상은 콩팥전성(prerenal), 신성(renal), 신후성(postrenal)의 3형태로 분류한다.

신전성 신손상은 콩팥 자체에 근본적인 장애는 없지만, 탈수, 쇼크 등으로 인한 세포외액량의 감소로 인하여 콩팥에 혈류량이 충분히 공급되지 않아서 사구체 여과율이 저하되는 병태이다. 신후성신부전도 콩팥 자체에는 근본적인 장애가 없으나 요로의 흐름장애에 의해 사구체여과율이 저하되는 병태이다.

위의 2가지 형태는 콩팥 주변의 환경에 이상이 있어서 사구체 여과율이 저하되고 콩팥 자체는 그 환경에 적절히 반응한다는 특징을 보인다. 따라서 콩팥 주변의 병태가 교정되면 콩팥의 기능은 신속히 정상화된다. 이것이 치료 가능한 콩팥 장애로 불리는 이유이다.

위의 2가지 형태의 발병에서부터 회복까지의 크레아티닌 클리어런스(Ccr), 혈장 크레아티닌치, 소변 크레아티닌 배설량(UcrV) 등을 **그림 5-1**에 표시하였다. 발병 전에 Ccr 100 ml/분, 혈장 Cr 1 mg/dL, UcrV 1 mg/분 이었던 것이 Ccr 10 ml/분으로 급속히 저하되었다고 가정하면 그 순간부터 UcrV는 1/10인 0.1 mg/분으로 저하되고 혈장 Cr은 상승하게 된다. 혈장 Cr이 상승함에 따라 UcrV

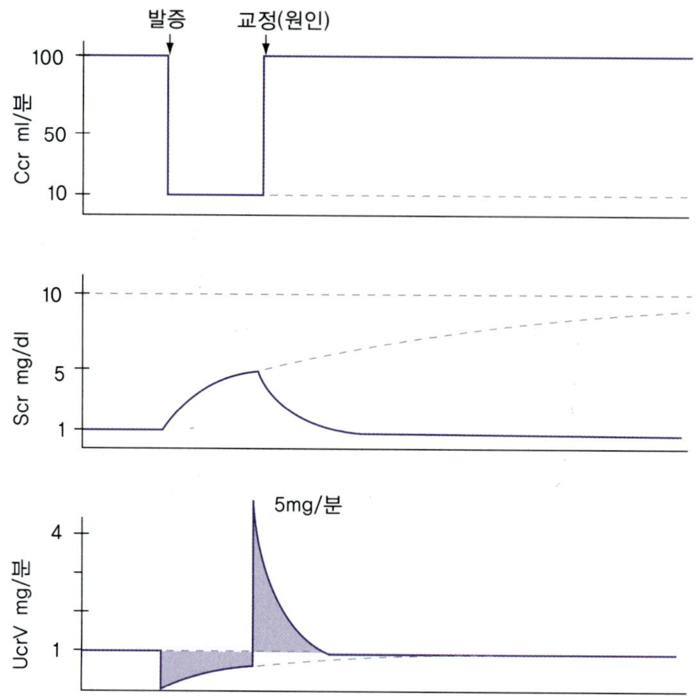

그림 5-1. 신전성 및 신후성 신부전의 발병에서부터 회복까지의 Ccr, Scr, UcrV의 변화

도 상승한다. 혈장 Cr이 5 mg/dL인 시점에서 원인이 되는 전신성, 신후성 인자가 시정되면 그 시점부터 Ccr은 발병전의 100 ml/분으로 회복되고 동시에 UcrV도 5 mg/분(Ccr÷ S-Cr)으로 상승하며 혈장크레아틴인도 급속히 이전의 값으로 회복된다.

급성신부전은 여러 가지 원인에 의해 콩팥 내에 급성 조직 장애, 기능 장애가 초래되기 때문에 가역성의 가능성은 있지만 콩팥 외성인자를 시정한 후에도 기능회복에는 시간이 걸린다. 그림 5-2는 Ccr, 혈장Cr, UcrV의 추이를 표시한 것이다.

2. 신전성 콩팥부전(prerenal failure)

1) 병태생리

콩팥은 조직학적으로나 기능적으로도 콩팥의 관류가 저하되기 때문에 신부전에 이르는 것이다. 그 주된 것 원인은 표 5-1과 같다. 신전성 콩팥부전(prerenal failure)의 병태생리는 그림 5-3과 같다. 유효순환 혈장량의 저하는 직접 또는 교감신경 긴장을 매개로 콩팥관류를 저하시킨다. 콩

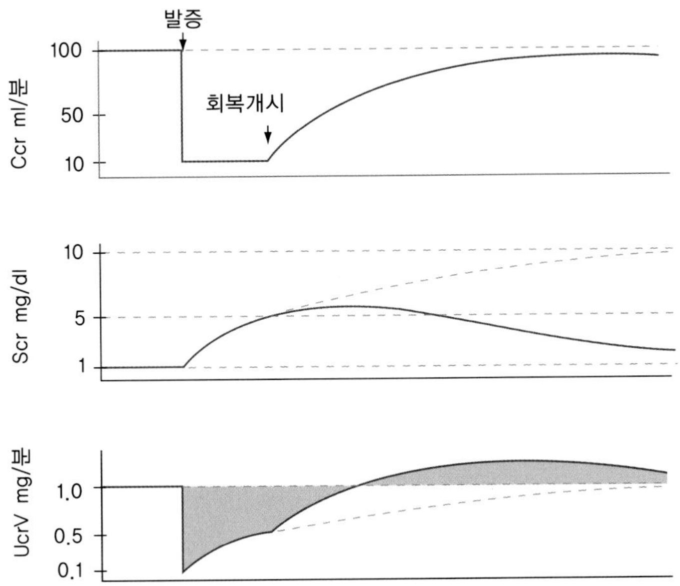

그림 5-2. 급성 신부전의 발병에서부터 회복까지의 Ccr, Scr, UcrV의 변환

표 5-1 신전성 콩팥부전의 원인(허혈성 급성신부전을 초래하는 조건)

기전	조건
혈관내 용적 부족 및 저혈압	출혈: 위장관, 신장, 피부를 통한 수액상실
유효 혈관내용적량 감소	울혈성심부전, 간경변증, 간-신장 증후군, 복막염
전신혈관확장/신혈관수축	패혈증, 간-신장 증후군
신장큰혈관질환	신동맥전색 또는 혈전, 콜레스테롤 혈전, 수술 시 동맥결찰
신장 소동맥질환	패혈증, 혈관염, 용혈성-요독 증후군, 공피증, 임신전자간증, 고칼슘혈증, 신이식,
신혈류 장애	Cyclosporine, tacrolimus, ACE억제제, ARBs, NSAIDs, 조영제

팔관류의 저하는 사구체내 모세혈관 내압저하로 여과압 저하를 가져오며, 네프론당 사구체여과율(SNGFR)은 감소한다. 그 결과 네프론당 여과액량도 감소하고 세뇨관내 흐름도 완만해질 것이다. 그러나 세뇨관 기능은 정상이기 때문에 Na^+, 요소, 수분의 재흡수는 여과량에 비해 증가한다. 재흡수 항진에는 탈수, 세포외액 저하에 의한 ADH 분비항진, 레닌-안지오텐신계가 관여한다. 재흡수 항진에 의해서 소변은 핍뇨중에서도 농축소변, 고삼투질소변을 보여 용질로서의 Na^+농도는 감소되고 보통 25 mEq/L이하가 된다. 이에 반해 요소가 소변의 용질로서 주체를 이루며, 그 농도는 혈중요소의 15배 이상에 달하는데 핍뇨에 의해 소변 내 요소배설량이 감소하고 BUN은 상승한다. 크레아티닌도 여과량이 감소하는데 정상으로 기능하는 근위세뇨관으로부터 분비되어 재흡수를 받지 않기 때문에 소변 내 크레아티닌 농도는 혈중의 30배 이상에 달한다. 그러나 사구체 여과

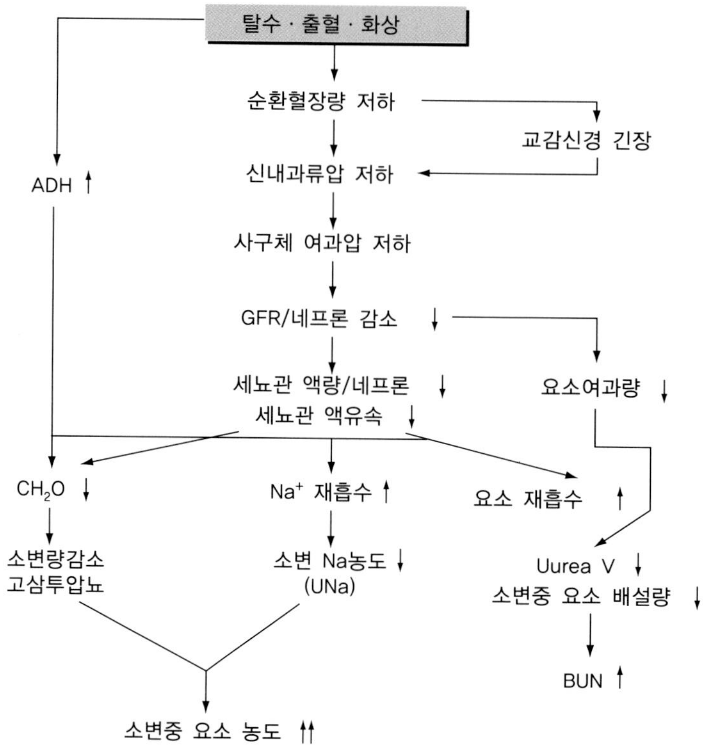

그림 5-3. 신전성 신부전에서 고삼투압뇨의 발생기전

율 감소에 의해 소변 내 크레아티닌 배설량은 감소되고 혈중 크레아티닌 농도는 상승한다. BUN, 혈장 크레아틴인과 함께 상승하는데, 요소는 재흡수 되고 크레아티닌은 분비되므로 BUN/Cr비는 상승해서 15 이상이 된다. 이상과 같은 병태는 그림 5-3, 5-4와 같다. 또한 혈청 K농도는 핍뇨로 인해서 상승한다.

2) 진단과 치료

탈수(pure water depletion)가 있으면 고삼투압을 반영해서 혈청 Na 농도는 상승한다. 세포외액량의 감소는 기립성 저혈압, 경정맥의 허탈, 혈액 헤마토크리트의 상승으로 나타나며 혈청 단백농도도 상승된다. 대량 출혈은 초기에 빈혈이 나타나지 않고 순환부전 증상만을 일으키는 일도 있으므로 주의를 요한다. 임상적으로 유효순환 혈액량 감소를 일으키는 병태로 핍뇨, 삼투압뇨, 소변 Na 농도 감소, BUN, 혈청 Cr의 상승, BUN/Cr 비의 상승 등이 나타나면 의심해야 한다. 치료에 의해 소변량의 증가, 급속한 혈청생화학 검사의 개선이 있으면 확진할 수 있다. 표 5-2. A, B는 신장성 콩팥부전과의 감별점을 나타낸다.

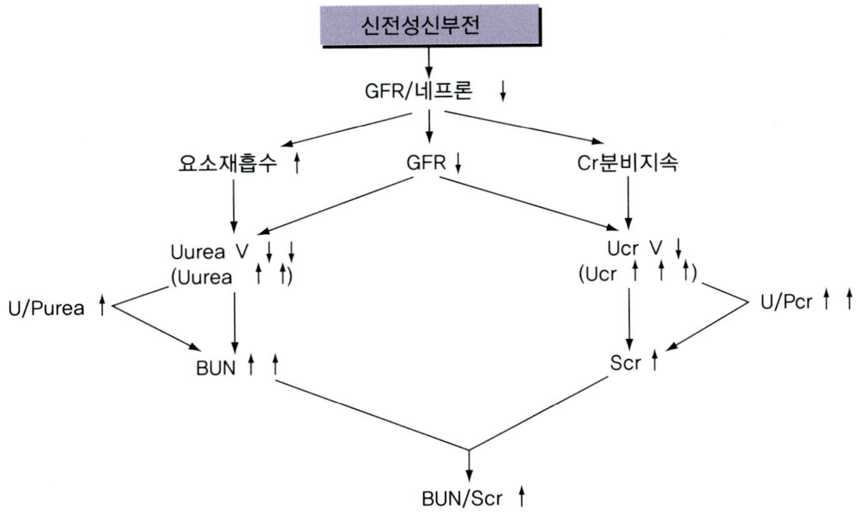

그림 5-4. 신진성 신부전에서의 BUN, Uurea, Ucr

표 5-2. A. 전신성, 신성 급성 콩팥부전의 감별

	신전성	신성(급성 세뇨관 괴사)
BUN/creatinine	〉 20	10－15
FE_{Na}	〈 1	〉 1
Ucr/Scr	〉 30	〈 10
U/Posm	〉 1.5	1~1.5
U_{Na}(mEq/L)	〈 25	〉 25
소변량	하루 400 ml 이하	하루 400 ml이하, 20%는 400 ml이상
침사	거의 정상	상피성 원주
수액요법	소변량 증가	핍뇨 지속

표 5-2. B. 급성 콩팥부전의 여러 원인질환 시 FE_{Na}

급성콩팥손상 원인	FENa	BUN/Scr
신전성(pre-renal)	〈1%	〉20
콩팥		
세뇨관 괴사	〉1%	
간질성신염	〉1%	
사구체신염(초기)	〈1%	
혈관성질환(초기)	〈1%	
신후성(post-renal)	〉1%	〉20

FE_{Na}=소변Na×혈청Cr/혈청Na×소변Cr×100

세포외액 감소에 의한 전형적인 전신성 콩팥부전에서 중심정맥압은 3 cmH_2O 이하로 된다. 생리적 식염수 10~30 ml/분, 정맥주사에 의한 세포외액 교정으로 갑자기 소변량이 시간당 30 ml 이상으로 증가하면 전신성 콩팥부전으로 확진된다. 20분 간격으로 중심정맥압을 측정해 20분간 3 cmH_2O 이상 상승했을 때, 중심정맥압이 8 cm이상을 유지하면 세포외액량은 교정되었다고 판단한다. 그 상태에서도 소변량 증가가 확인되지 않은 경우는 25% 만니톨 50 ml, furosemide 40~200 mg을 정맥주사 한다. 이러한 조작으로도 소변량이 시간당 30 ml를 초과하지 않을 때는 더 이상 이뇨제를 투여하지 않고 신성콩팥부전이 완성된 것으로 해서 대처한다.

출혈에 대해서는 수혈, 화상에는 혈장성분의 보급, 심부전에는 원인적 치료, 탈수는 수분의 공급(5% 포도당액이나 식염수)으로 치료한다.

3) 예후

예후는 원인 질환교정 속도에 의해 규정되며, 조기에 치료가 이루어지면 예후가 좋다. 치료개시 지연이나 원인 질환이 교정이 곤란하면 콩팥관류의 감소가 지속되어 신성 콩팥부전(세뇨관 괴사)을 일으킬 수 있다.

3. 신후성 콩팥부전(postrenal failure)

1) 발생병리

신우 이하의 요로통과 장애에 의해서 발생하는 병태이다. 폐쇄부터 근위부의 요로내압 상승이 보우만강 내압을 상승시켜, 여과압 감소보다 사구체 여과율 감소를 일으킨다. 동시에 간질조직 내압 상승에 의한 콩팥혈류량의 감소, 수입동맥 저항에 대한 상승도 관여한다. 또 소변 유출 장애로 인한 난치성 요로감염증의 합병률이 높아 이로인한 신우신염도 콩팥기능 저하의 원인이 된다.

2) 진단

소변량은 폐쇄의 정도에 따라 다르며 완전 무뇨에서부터 다뇨까지 일정하지 않아 핍뇨와 다뇨가 서로 반복되고 있다. 소변소견은 요로감염증의 합병증이 있으면 농뇨 등 이상소견이 나타나는데 보통은 단백뇨, 혈뇨, 원주뇨 등 병변의 활동성을 생각하게 하는 소견에는 부족하다. BUN, 혈청 Cr은 진행성으로 상승하는데 BUN/Cr 비는 10전후 또는 10이하이다. 그 이유는 확실치 않다.

폐쇄의 유무, 부위진단에는 신우촬영, 콩팥 초음파 검사가 유효하다. 정맥신우촬영에 단층사진을 병용하면 대부분 진단이 가능하며, 때에 따라 역행성 신우촬영을 실시한다. 그러나 이것은 요로

감염증을 야기할 가능성이 크기 때문에 수술을 전제로 한 촬영이 현명할 것이다.

3) 치료

외과적으로 폐쇄부위를 절제하든가 절제가 곤란한 경우는 신루(nephrostomy)를 만든다. 폐쇄를 제거한 후에는 다뇨를 보이며 BUN, Cr 수치는 급속도로 정상화된다.

다뇨는 때에 따라서 하루에 5000 ml 에 달하는 경우도 있으며 이를 폐쇄 제거 후 이뇨라 한다. 이 이뇨 기전에는, 폐쇄성 신증에 따른 간질성 변화로부터 농축력 저하, 고질소혈증에 의한 삼투압이뇨, 세포외액 증가에 의한 Na^+ 이뇨가 관여한다.

4) 예후

콩팥기능 회복의 정도는 폐쇄수복 전에 콩팥실질 장애의 정도에 따라 다르며 정도가 심하면 말기콩팥부전이 된다. 실험적으로는 7일간의 완전폐쇄로 약 50%의 콩팥기능 상실을 한다. 그러나 기능회복의 정도는 증례에 따라 다르기 때문에 예후 판정에는 시간을 요한다. 경우에 따라 기능 회복을 기대할 수 있는 병태이므로 조기진단과 치료가 중요하다.

4. 급성 콩팥실질성 콩팥부전(급성신부전, acute renal failure)

급성 콩팥실질성 콩팥부전은 전신성, 신후성콩팥부전과는 달리 원인 질환이 개선되어도 콩팥기능이 신속하게 개선되지 않으므로 콩팥실질의 조직학적 변화를 수반하는 일이 많다. 조직학적, 발생병리학적 분류는 표 5-3과 같다. 여기에서는 급성신부전의 대표가 되는 급성세뇨관 괴사와 피질 괴사와 같은 비가역성 급성 콩팥부전에 대해 기술한다.

1) 급성 세뇨관 괴사

급성 세뇨관괴사(acute tubular necrosis : ATN)는 염화수은 등에 의한 실험적 급성 콩팥부전에 세뇨관 괴사가 나타나는 것에서 유래한 것이다. 동의어로서 lower nephron nephrosis, classical acute renal failure, 좁은 의미의 급성콩팥부전 등이 있다.

표 5-3. 급성 콩팥실질성 신부전의 분류

급성 세뇨관괴사	
급성 콩팥허혈	: 쇽
중독성 콩팥부전	: 콩팥독성물질
콩팥피질괴사	: 태반조기 박리, DIC
심한 사구체병변	: 반월성 콩팥염
급성 간질성 장애	: 거부반응
세뇨관 폐쇄	: 고요산혈증, 고Ca혈증
콩팥내 동맥폐쇄	: 다발성색전
콩팥 세동맥괴사	: 악성고혈압
간-콩팥증후군	: 간경변증

(1) 병인

병인으로서는 크게 독성 물질에 의한 것과 심한 콩팥허혈 후에 발증하는 것으로 구분한다.

표 5-4는 콩팥독성 물질의 주요한 것을 나타내었다. 외국에서는 화학물질에 의한 보고가 많고, 우리나라에서는 항생물질, 특히 cephaloridine, aminoglycoside계에 의한 것이 많다. 최근 제초제(paraquat)에 의한 예도 있다.

심한 콩팥허혈에 의한 원인은 신전성 콩팥부전과 동일하다(표 5-1). 원인이 심각해서 조절하기가 곤란한 외상 후 및 화상 후에 많다.

표 5-4. A. 콩팥 독성물질

중금속	: 수은, 비소, 납, 비스무스, 카드뮴, 우라늄
유기 용매	: 사염화탄소, 에틸렌글리콜, 페놀, 메틸알콜, 클로로포름, 톨루엔
조영제	: 요오드
항생물질	: aminoglycosides, penicillin, cephaloridine, tetracycline, amphotericin B, rifampicin
기타약제	: diphenylhydantoin, sulfonamide, amphetamine, quinine, methotrexate, phenylbutazone, cyclosporin, tacrolimus, cisplatin, foscarnet, pentamidine, cocaine, HMG-Co reductase 억제제.
기타	: 독소, 제초제, 살충제

표 5-4. B. 급성 간질성신염과 관련된 약물

β-락탐 항생제	: penicillin, cephalosporins, ampicillin, methicillin, nafcillin
이뇨제	: lasix, hydrochlorothiazide, triamterene
기타 항생제	: sulfonamides, vancomycin, rifampin, acyclovir
NSAID	: Ibuprofen, naproxen, indomethacin

(2) 발생병리

병인이 콩팔독성 물질과 콩팥허혈로 대별되기 때문에 발생병리도 다르다고 생각되지만 병태나 임상경과에 유사점이 많으므로 동일 범주로서 기술한다.

ATN의 발생병리는 아직 명확하지는 않으나, 만성콩팥부전과 비교해서 RPF에 대한 GFR의 저하가 두드러진다. 여기에서 가장 큰 의문은 원인을 제거해도 핍뇨가 지속되는가 하는 점으로 그 주요 가설은 다음과 같다.

① 역누출설(그림 5-5B)

GFR은 정상이라도 ATN에 의해서 세뇨관액이 괴사부위를 통하여 간질에 여과되어 나오므로 핍뇨를 일으킨다. 임상적인 GFR 측정에는 사구체에서 여과된 것을 받아 세뇨관에서 재흡수와 분비되지 않은 물질을 marker로 해서 소변에 배설된 량, 혈중농도로부터 산출되므로 세뇨관액의 역누출이 있으면 이렇게 측정된 GFR은 본래의 GFR을 반영하지 않는다. 세뇨관액 역누출의 근거로서, 실제로 ATN에서의 micropuncture study로 원위세뇨관액에 의해서 산출된 네프론당GFR(SNGFR)은 근위세뇨관액에 의해서 산출된 SNGFR 보다 낮은 치를 나타낸다.

② 세뇨관 폐쇄설(그림 5-5C)

원주, 상피세포 탈락물질, 간질의 부종에 의해서 세뇨관이 폐쇄되면 보우만강 내압상승에 의해 GFR이 감소된다.

③ 콩팥 내 혈행 동태의 이상설(그림 5-5D)

각 네프론의 사구체 모세혈관의 내압저하는 GFR의 감소를 초래한다. 그 근거로서 실험적 허혈성 콩팥부전에 있어서는 조직학적으로 ATN을 관찰하기란 드물어서 SNGFR은 감소된다는 보고가 있다. 이 설을 따를 때 왜 유인병태의 개선 후에도 핍뇨가 지속되는가 하는 의문이 생긴다. 그 설명으로서 다음과 같은 것이 있다.

㉠ 콩팥으로의 허혈성 침습이 사구체 모세혈관 내피세포의 증대를 가져와 콩팥의 관류압이 정상으로 복귀한 후에도 콩팥 내 허혈은 지속된다.

㉡ ATN에 의해 세뇨관 기능이 저하되어 macula densa에 도달하는 세뇨관액 농도가 상승하고, 레닌-안지오텐신계가 활성화 되어 콩팥 내 안지오텐신-II농도가 상승해서 콩팥 내 혈관 특히 수입동맥의 수축과 여과압의 감소가 지속된다.

㉢ 프로스타글란딘은 주로 콩팥수질에서 생성되어 콩팥피질에서 안지오텐신II와 길항해서 소동맥 특히 수입동맥에 작용한다. 프로스타글란딘이 수질로부터 피질로 이동하는 경로는 헨레 상행각에서 세뇨관액내로 들어가 macula densa에 도달해서 작용한다는 것이다. 이들 가설이 정확하면 ATN에서는 세뇨관액 유속은 늦어져 macula densa에 도달하는 프로스타글란딘 양

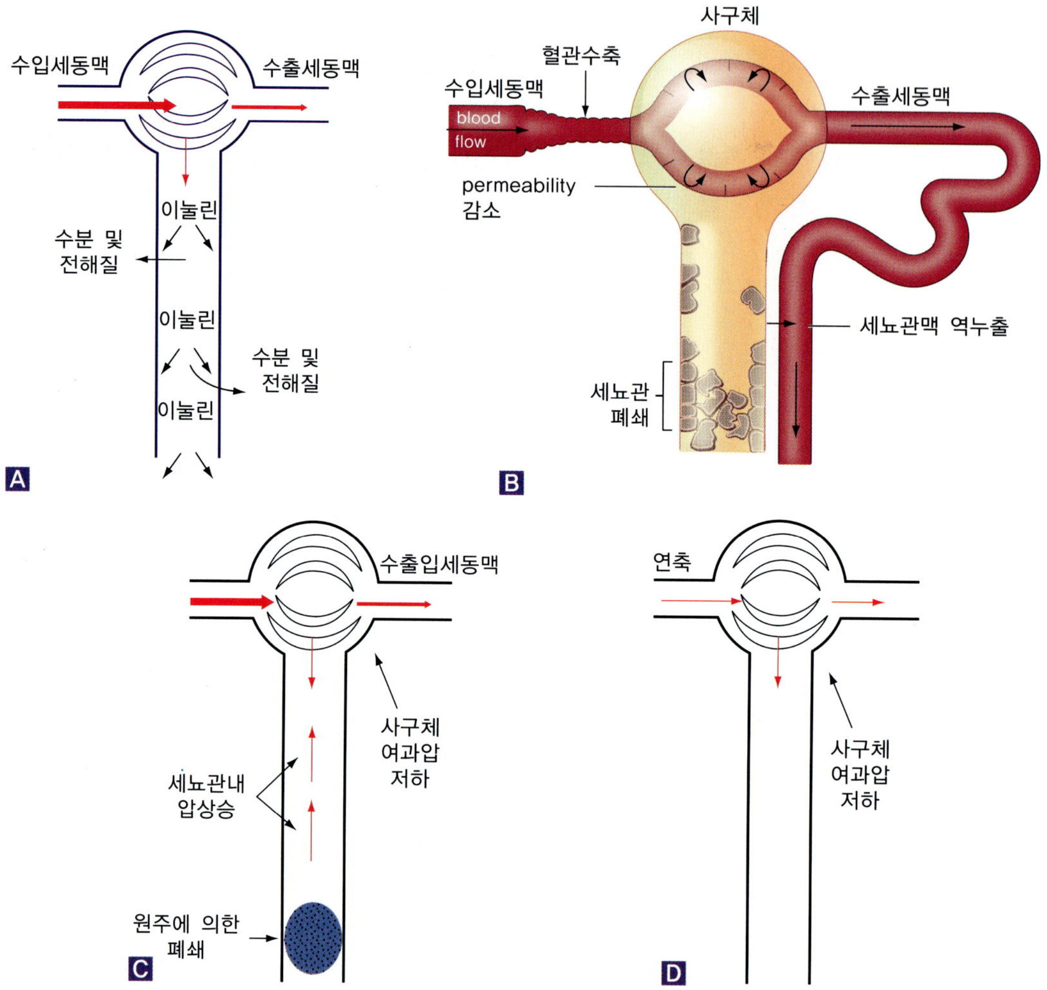

그림 5-5. 급성 세뇨관괴사의 발생병리. A. 정상, B. 세뇨관액 역누출설, C. 세뇨관 폐쇄설, D. 수입세동맥 연축설

도 감소해 수입동맥 수준에서 안지오텐신II 작용에 길항할 수 없고 수입동맥 수축이 지속된다. Levinsky팀에 의해 제시된 급성콩팥부전의 병태생리의 도식은 그림 5–6과 같다.

(3) 임상경과 및 진단

급성 세뇨관괴사(ATN)에서는 약 80%가 핍뇨 (하루 400 ml미만)을 나타낸다. 그러나 20%에서는 하루 500~1500 ml의 소변량이 나타난다. 이것을 비핍뇨성 콩팥부전(non-oliguric renal failure)라 한다. 비핍뇨성 콩팥부전의 경우는 수술 후, 외상 후 그리고 약물에 의한 ATN이 많다. 소변량을 제외하고는 핍뇨성 콩팥부전과 본질적으로 차이가 없다. 급성 콩팥부전의 임상경과는 핍뇨기, 이뇨기, 회복기로 크게 구별한다.

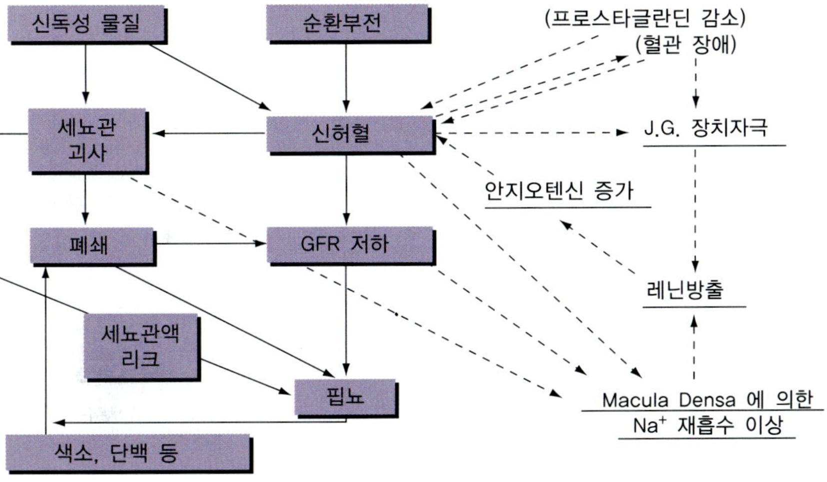

그림 5-6. 급성 세뇨관 괴사의 병태생리. 확립된 기전은 테두리내에 나타내었고, 그 상호관계를 실선으로 나타내었다. 명확하지는 않지만, 몇가지의 지지하는 근거를 갖는 기전에는 밑줄을 그어서, 상호관계를 점선으로 연결하였다. 가설이 없는 기전은 ( )내에 나타내었다.

① 핍뇨기

원인 침습이 더해지고 나서 핍뇨기에 이르기까지의 기간은 보통 24시간 이내인데 수술 후, 외상 후 그리고 약제에 의한 것일 때는 며칠을 요한다. 소변량은 일반적으로 24시간에 약 50~400 ml로 몇 시간에서 약 1개월간 지속하는데 대체로 1~2주간인 것이 많다. 만약 하루 50 ml 이하의 무뇨가 4주 이상 지속될 경우는 하부 요로 폐쇄나 비가역성 콩팥부전을 고려해야 한다.

소변 소견에서는 중등도 단백뇨를 볼 수 있다. 콩팥증후군을 나타내는 경우 심한 사구체 장애에 의해 급성콩팥부전 특히 결절성 동맥주위염, 급속 진행성콩팥염을 생각해야한다. 소변침사에서는 다수의 적혈구, 세뇨관 상피원주, 암갈색 농염원주, 조잡한 과립원주가 확인된다. 소변침사 소견은 악성 고혈압에서도 확인되는데, 전신성이나 신후성 콩팥부전에서는 확인되지 않는다.

소변 내 Na 농도는 보통 25 mEq/L이상으로 심한 장애가 있는 예에서는 혈청 Na 농도와 거의 동일하다. 그러나 비핍뇨성 콩팥부전에서는 낮은 수치를 나타낸다. 소변 내 요소, 크레아티닌의 농도는 낮은 수치를 나타내어 요소·크레아티닌의 소변/혈청농도비는 10 이하로 감소된다. 소변삼투압도 낮은 치를 나타내 소변/혈장 삼투압 비는 1~1.5인 일이 많다. 이들 소견은 전신성 콩팥부전과의 감별에 유용하다(표 5-2).

ATN의 핍뇨기에서 볼 수 있는 임상증상은 만성콩팥부전으로 나타나는 요독증의 증상 중 급성 증상이 주가 된다. 즉 중추신경장애(경련, 혼몽, 혼수, 전신경련), 출혈경향(특히 소화관출혈), 소화기 증상(구토, 설사), 전해질이상(고K혈증, 폐수종)이 있으며, 모두 질소대사 산물의 이상 축적, 수분 및 전해질의 이상에 기인한 것이다. 그러나 이들 증상은 만성콩팥부전과는 달리 중독한 원인

질환이나 합병증에 의해서 크게 좌우된다. 특히 원인질환에 따른 이상 작용의 항진은 급격한 단백 대사산물의 축적과 고K혈증을 초래한다.

② 이뇨기

핍뇨기에 이어서 이뇨기에 들어간다. 하루 소변량이 400 ml를 초과하면 보통 3일 이내에 하루 소변량이 1000 ml 이상에 달한다. 이뇨기에는 다뇨이기 때문에 세포외액의 감소나 탈수를 초래할 위험성이 있지만 실제로는 드물다. 다뇨의 기전은 ① 세뇨관 기능으로서의 농축력 저하 ② 이뇨기의 세포외액 증가에 의한 Na 이뇨 ③ 고질소혈증에 의한 삼투압 이뇨 등이 관여한다. 최근에는 핍뇨기의 치료로서 투석요법이 적용되기 때문에 핍뇨기의 고질소혈증이 교정되므로 두드러진 이뇨로 인한 탈수가 나타나는 일은 적어졌다. 소변량이 점차 증가함에 따라 콩팥의 기능은 서서히 개선된다.

③ 회복기

콩팥의 기능은 이뇨기에 들어가서도 계속되어 안정되기까지는 몇 개월에서 몇 년이 걸린다. 안정기에 들어와서도 GFR이 완전히 정상으로 회복되는 것은 소수로 약2/3는 정상인의 70~80%까지 회복된다. GFR의 회복은 핍뇨기간이 길수록 좋지 않다. 세뇨관 기능으로서의 농축력, 산배설능력도 완전하게 정상화되지 않는 것이 다수를 차지한다. 그러나 대다수는 약간의 기능장애를 가지며 일상생활을 지낼 수 있어 고혈압의 발증이나 진행성 콩팥부전으로 이행하는 것은 매우 드물다.

④ 비가역성 급성콩팥부전의 감별

핍뇨가 1 개월 이상 지속될 경우 비가역성 콩팥부전과의 감별이 필요하다.

㉠ 복부단순 X-선상

비가역성 콩팥부전의 피질괴사에서는 발증 후 4주가 되면 피질의 석회상이 확인된다.

㉡ 경정맥 신우 조영

급성 세뇨관 괴사에서 콩팥은 양측이 약간 부어있어 네프로그람은 조영제 주입 후 몇 분 이내에 명확하게 나타나는데 신우신배는 나타나지 않는다. 양측의 위축된 콩팥은 말기콩팥부전을 표준으로 해서 네프로그람의 출현 결여는 양 콩팥동맥 폐쇄에 따른 양측 신경색, 심한 사구체장애, 피질괴사를 생각할 수 있게 한다.

폐쇄성 콩팥병에서는 조영제 주입 후 네프로그람은 점차 증강해 신우신배의 확대가 확인된다. 심한 사구체장애, 피질괴사에서도 네프로그람의 점차 증강이 확인되는 일도 있다.

㉢ 콩팥 스캔

급성 세뇨관 괴사에서는 콩팥으로의 주입은 정상상을 나타내는데 배설상은 확인되지 않는다. 주입상이 확인되지 않을 경우는 비가역성의 가능성이 크다.

㉣ 콩팥생검

원발성 사구체병변이나 피질괴사와의 감별에 유용하다. 세뇨관괴사에서 간질은 부종상으로 근위세뇨관강, 보우만씨강은 확대된다. 그러나 사구체 자체의 변화는 확인되지 않는다. 근위세뇨관 상피세포는 염화 제2수은제에 의한 콩팥부전 등에서는 괴사가 확인되는데 모든 예가 반드시 나타나는 것은 아니다.

(4) 치료

ATN의 치료는 핍뇨기의 수분 및 전해질 대사이상과 급성요독증 증상에 대한 치료가 중심이다. 원인질환의 조절, 합병증의 예방과 치료가 중요하다.

① 보존적 치료

발증 직후에는 이뇨제(furosemide, 400~2000 mg)의 투여로 이뇨기 또는 비핍뇨성 콩팥부전으로 이행하는 것도 있다. 그러나 이것은 오히려 예외적인 것으로 일반적으로 확립된 핍뇨성 ATN에는 이뇨제는 효과가 없다. 핍뇨기에는 물, Na, K 섭취제한과 체단백 파괴를 저해하기 위해 당질, 필수아미노산을 중심으로 한 고칼로리식이 필요하다. 그러나 많은 예에서 원인질환이 존속해서 단백이상 작용의 항진이 보이므로 보존적 요법만으로 병태를 조절하기란 곤란하다. ATN의 진단이 확립되면 투석요법을 실시하는 것이 일반적이다.

② 투석요법

투석요법에는 복막관류와 혈액투석이 있다. 복막관류는 혈액투석에 비해 투석효율이 나쁘고 복막으로부터의 단백손실이 크다. 그러므로 활동성 출혈이나 순환부전과 같은 금기가 없으면 혈액투석을 한다.

이뇨제(furosemide)투여에 효과가 없고, BUN이 60 mg/dL 이상으로 상승하여 고K혈증이 나타나면 혈액투석을 한다. 원칙적으로 조기의 빈번한 투석으로 1회 2~6시간 매일 실시하여 BUN을 60 mg/dL이하로 조절한다. ATN의 원인질환이 잘 조절되고 혈액투석이 시작되면 전신상태는 개선된다. 이후 모든 카테터를 제거하고 환자를 적극적으로 운동시키고 동시에 고단백, 고칼로리식으로 환자의 기호에 맞는 식사를 시켜 이뇨기를 유도한다. **그림 5-7**은 발증 후 51병일 동안 이뇨기에 들어간 증례를 소개한 것이다. 혈액투석요법의 일반적인 시작기준은 **표 5-5**에 나타냈다.

표 5-5. 급성콩팥부전 시 혈액투석요법의 시작기준

임상증상 : 체액과다 증상(폐부종, 심막염, 심부전 등), 요독증 증상(의식 장애, 출혈 경향 등), 핍뇨 2일 이상 지속
난치성 고혈압, 고칼륨혈증(〈6 mEq/L), 대사성 산증(HCO_3〈15 mEq/L), 고질소혈증(BUN〉80 mg/dL 또는 1일 10 mg/dL 이상 상승), 콩팥기능 장애(Cr〉5 mg/dL 또는 1일 1 mg/dL 이상상승)

(5) 예후

예후는 콩팥부전의 정도, 원인질환의 중증도, 합병증에 따라 다르다. 고령자, 외과적 질환에 속발하는 콩팥부전, 감염의 합병증 등이 동반된 경우에는 예후가 좋지 않다. 또한 핍뇨성 급성신부전은 비핍뇨성 급성신부전 보다 예후가 나쁘다. 생존율은 보고자에 따라 차이가 크지만 약 50%라고 생각되고, 생존하여도 콩팥기능 장애가 개선되지 않는 예도 약 30%를 보인다(그림 5–8).

① 콩팥부전의 정도와 예후

ATN에 따른 급성 요독증 증상은 투석요법에 의해 조절할 수 있다. 만성콩팥부전과 급성콩팥부전을 비교하면 만성콩팥부전 쪽이 자주 심한 증상을 나타내는데 단기간의 예후는 급성콩팥부전 쪽이 훨씬 불량하다. 그런 까닭에 콩팥부전의 정도가 커다란 예후 규정인자라고 생각하기는 어렵다.

② 원인질환의 중증도와 예후

원인질환의 조절 없이 예후의 개선은 기대할 수 없다. 외상 후나 수술 후 콩팥부전에서 예후가 가장 나쁘고 사망률은 50~80%가 된다. 심장수술후의 low output syndrome, 복부수술후의 화농성 복막염, 담도수술후의 황달 등 합병증의 예후는 매우 불량하다. 내과적 급성콩팥부전, 산과적 급성콩팥부전은 예후가 양호하여 사망률은 10~30% 이다.

③ 합병증과 예후

합병증으로서 중증 감염증과 소화관 출혈이 예후에 가장 중요한 영향을 미친다. Necker병원의 보고에 의하면 500 례의 급성콩팥부전중 173 례(35%)가 사망하였는데 그중 50 례(29%)가 패혈증, 41 례(24%)가 소화관출혈, 10 례(5.8%)가 패혈증 및 소화관 출혈이 직접적인 사인이었다.

㉠ 감염증

감염증이 오는 빈도는 ATN의 약 30%인데 그것이 유일한 인자인 것은 10%이하이다. 한편 급성콩팥부전의 감염증 합병률은 70~90%로 매우 높다.

진단 및 치료는 세균동정 및 항생물질 감수성 결과에 따라 실시한다. 감염의 존재가 명확해서 생명에 위험이 있다고 판단되면 세균배양의 결과가 나오기 전이라도 페니실린(penicillin)계

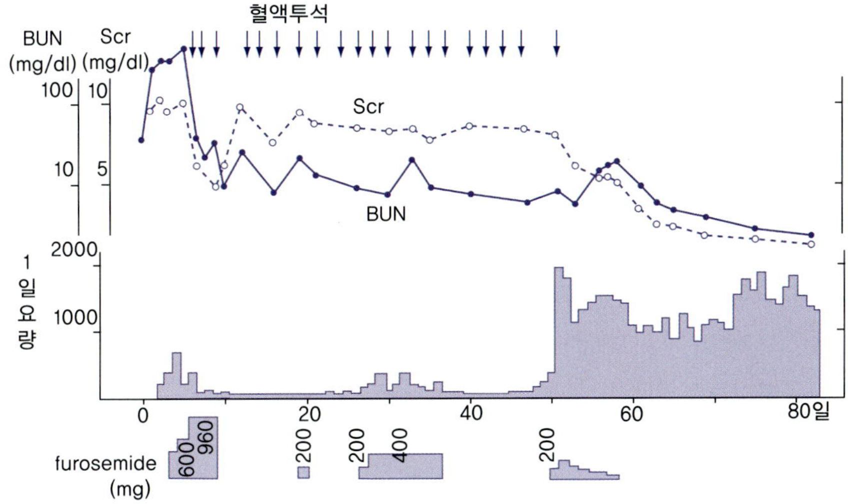

그림 5-7. 발증후 제51병일동안 이뇨기에 들어간 급성세뇨관 괴사의 치료경과

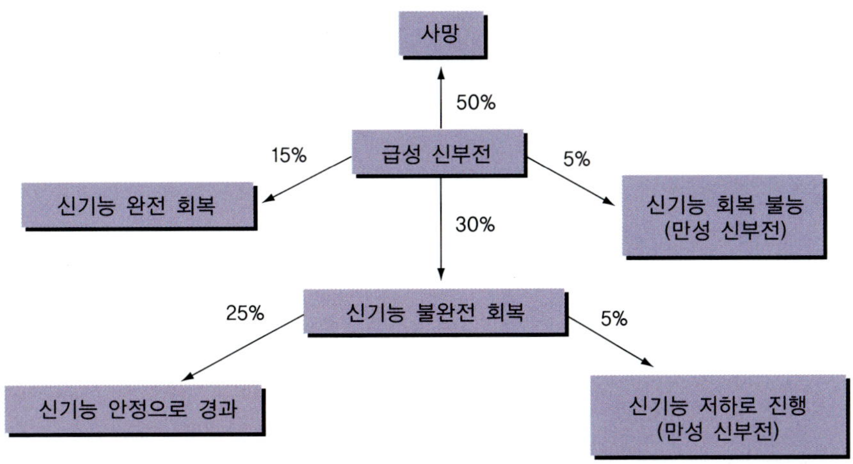

그림 5-8. 급성 콩팥부전의 예후

와 아미노글리코사이드(aminoglycoside)계 약제의 병용으로 치료한다. Cephalothin 하루 2~4 g, gentamicin 40~80 mg/1~3일, 또는 kanamycin 0.5~1 g/1~3일을 사용하는 일이 많다. 콩팥독성 약제에 의한 콩팥부전은 거의 가역성이기 때문에 적용된다고 판단되면 콩팥독성의 유무에 상관없이 충분한양을 사용해야한다. 농양형성, 괴사가 있을 경우는 배농, 괴사조직을 제거한다.

예방적으로 항생물질을 투여하는 것은 경계해야 하며, 예방적 항생물질 투여 례가 있는 쪽이 감염증 합병률도 높아 난치성이 되기도 한다. 조기에 빈번한 투석, 조기에 운동, 빈번한 체위변환, 객담객출 등이 감염예방에 가장 효과가 있다.

㉡ 소화관 출혈

Necker 병원의 성적으로는 500 례의 급성콩팥부전 중 112 례(22.4%)에서 소화관 출혈이 보여 51 례(45.5%)가 사망하였다. 내과적 또는 산과적 콩팥부전에 비해 외상 후, 수술 후 콩팥부전에 합병률이 높다. 약 반수는 급성 콩팥부전 발증 후 8일 이내에 출현한다. 과반수는 위 및 십이지장의 궤양으로 스트레스성 궤양이라 생각된다. 소화관 출혈의 발증 요인은 요독증에 기인하는 것도 있으나 패혈증, 인공적 보조호흡 등으로부터의 스트레스에 대한 관여가 크다.

치료법으로서의 외과적 조치는 반드시 좋은 성적을 올리지는 않는다. 예방법으로는 제산제 투여와 조기 빈번한 투석요법이 가장 좋다.

2) 비가역성 급성 콩팥부전

비가역성 급성 콩팥부전으로는 다음과 같은 것이 있다.

(1) 피질괴사

태반의 조기 박리 후 발증 하는 것이 가장 많아 약 반수를 차지한다. 기본적인 발생기전은 ATN과 동일하다고 하는데 사구체내 응고, 파종성 혈관 내응고(DIC)가 관여한다. 지속성 무뇨를 특징으로 3~4주내에 피질의 석회화를 가져와 말기콩팥부전에 이른다. 콩팥조직에서 초기에는 피질 근위세뇨관을 중심으로 국소성괴사가 확인되고 동시에 중소 동맥이후에 소혈전이 보인다. 진행하면 피질 전층에 걸쳐 괴사가 나타난다. 이와 동일한 소견은 콩팥이식후의 비가역성 거부반응에서도 확인된다.

(2) 콩팥의 다발성 전색

심한 죽상경화(atherosclerosis)를 갖는 대동맥벽에서 죽상죽종이 유리되어 양측콩팥내로 다발성 색전(embolism)을 일으켜 급성 콩팥부전에 이르는 것이다. 대동맥류 수술이나 대동맥 조영 후에 발생하는 일이 많다. 콩팥 내 혈관계의 각 레벨에 콜레스테롤 결정이 확인된다.

(3) Methoxyflurane(penthrane)에 의한 급성 콩팥부전

Methoxyflurane은 마취약으로, 사용 후 며칠 내에 급격히 콩팥부전으로 발증하는 진행성 또는 비가역성이다. 간질조직에 oxalate 침착과 진행성 간질섬유화가 진행한다.

(4) 중독한 사구체 병변

반월체 형성을 특징으로 한 사구체 병변에서는 급성 콩팥부전의 형태로 발생하여 말기콩팥부전에 이르는 것이 있다. 급속 진행성콩팥염이나 결절성 다발성 동맥염이 그 대표적인 예이다.

3) 신증후성 출혈열

신증후성 출혈열(hemorrhagic fever with renal syndrome)은 바이러스성 출혈열의 하나로 발열과 전신혈관확장 그리고 혈액의 유출로 출혈증상이 나타나고 심한 경우 쇼크와 콩팥세뇨관 괴사를 일으키는 것으로서 우리나라에서는 급성콩팥부전의 중요한 원인 질환의 하나가 된다.

원인은 한탄바이러스(Hantaviruses) 및 이와 관련이 있는 바이러스에 의한 급성발열질환이다. 이 한탄바이러스는 한국의 유행지역에서 들쥐의 apodemus agrarius에서 분리해 내었다. 현재 세계적으로 본 질환과 유사한 질환이 많이 알려졌는데, 유행성 출혈열, 한국형 출혈열, 신증후성 출혈열 등으로 불리고 있다. 그러나 1982년 WHO에서는 신증후성 출혈열로 부르기로 하였다.

한탄바이러스는 한국, 러시아, 중국에 분포하고, Puumala 바이러스는 스칸디나비아, 서부유럽, Dobrava 바이러스는 발칸, 그리고 서울 바이러스는 전 세계에 분포되어 있다.

역학의 형태는 숙주에 따라 농촌형(들쥐), 도시형(집쥐) 및 실험실형(흰쥐)등 3형으로 나눈다. 우리나라에서는 집쥐에서 분리된 바이러스를 Seoul 바이러스라고 하여, plaque 중화실험의 결과 한탄바이러스와 구별 되고, 도시형의 한국형 출혈열의 원인으로 생각되고 있다.

쥐들은 바이러스 감염 후 수주 또는 수개월간 그들의 소변, 타액, 및 대변을 통하여 바이러스를 배설하는데, 바이러스를 가지고 있는 쥐의 배설물이 호흡기를 통해서 또는 직접 접촉에 의해서나 피부상처를 통해서 사람 몸에 들어온다. 그러나 사람에서 사람으로 전염한다는 증거는 아직 없다. 한국형 출혈열은 일 년 내내 발생하는 것으로 되어 있으나 5~6월과 10~12월에 많이 발생하지만 가을철 추수기에 가장 많이 발생한다.

병리적 소견은 모세혈관 단위의 혈관의 변화가 중요하며, 모세혈관 세동맥이 주로 침범된다. 초기에 혈관확장, 울혈, 투과성증가로 혈장의 유출 및 혈관벽의 손상이 온다. 본 병으로 조기에 쇼크로 사망한 예에서는 후복막강에 젤라틴 같은 성질의 물질로 인한 부종을 증명할 수 있다. 육안으로 확인할 수 있는 출혈 및 울혈은 뇌하수체, 우심방 및 콩팥수질에서 볼 수 있다. 그러나 나중에 사망한 경우에는 콩팥세뇨관 괴사가 중요한 변화로 생각된다.

임상적으로는 잠복기가 1~2주인데, 보통 2주이지만 어떤 경우는 8주로 긴 것도 있다. 본병의 80%는 증상이 가볍다. 즉 발열, 얼굴 홍조, 옆구리 통증 및 근육통 정도로 경과하기도 하는데 중등도는 상기증상 이외에도 발열 및 단백뇨 그리고 점상출혈 등이 나타난다.

서울 바이러스에 의한 임상증상은 아직 잘 알려지지 않고 있으나, 출혈증상이나 콩팥기능 장애를 포함한 일반적인 증상들이 한탄바이러스에 의한 것보다는 가볍다. 한편 간기능 장애는 더 심하지만 검사실소견의 이상 소견은 더 경미한 것으로 알려졌다. 그러나 나머지 20%는 경과가 아주 심하다. 이 경우는 원인 바이러스에 따라 다른데 한탄 및 Dobrava 바이러스 감염 시에는 보다 심하고, 서울 및 Puumala 바이러스인 경우는 보통 가볍다.

회복은 수 주 또는 수 개월 걸린다. 사망률은 바이러스에 따라 다르지만 한탄바이러스는 5~15%

이고 Puumala 바이러스 감염 시는 1% 이하이다.

① 발열기

발열기는 약 5일 지속되는데 이때 고열이 갑자기 시작되고 체온이 38~41℃를 유지한다. 얼굴과 목 등에 홍조가 있고, 결막충혈과 출혈이 있으며, 입천장이나 겨드랑이 등에 점상 출혈이 있고, 심한두통 및 안구통, 근육통 및 복통 등이 있으며 단백뇨, 혈뇨와 백혈구 증가 및 혈소판 감소증 등의 소견이 있다.

② 저혈압기

저혈압기는 쇽이 올 수 있고, 해열이 되면서 나타나는데 수 시간 내지 4일간 지속되다가 핍뇨기로 이행된다. 이때 구역질, 구토와 복통이 나타나고 모세혈관에서 누출이 일어나기 때문에 헤마토크리트(hematocrit)치가 증가하며 거의 모든 환자에서 심한 단백뇨가 나타나고 백혈구 증가, 혈소판 감소 및 콩팥기능 저하로 BUN이 증가하기 시작한다. 임상적으로 쇼크 증상은 16.5%에서 발생하고, 14%에서는 쇼크가 없으면서 저혈압이 발생한다.

③ 핍뇨기

발병 8일째에 혈압이 정상으로 돌아오지만 혈관 밖으로 세어나갔던 수액이 재흡수되기 때문에 체액량이 증가하기 때문에 고혈압이 발생할 수 있고, 폐부종이 발생하면 호흡곤란이 심하다. 구토와 딸국질이 발생하고 BUN이 급격이 증가하면서 고K혈증, 고인산혈증 및 저칼슘혈증을 일으키고 대사성 산혈증이 발생함으로써 급성콩팥부전증의 소견이 나타난다. 한편 출혈성경향이 심해지면서 피하출혈, 객혈, 토혈, 혈변, 혈뇨 심지어 뇌출혈까지 일으킨다.

④ 이뇨기

이뇨기는 콩팥기능이 정상으로 돌아옴으로써 소변량이 증가하는 시기인데, 음식을 먹기 시작할 수도 있지만 뚜렷한 전해질 및 수액의 이상이 올 수 있으므로 적당한 치료를 하지 않으면 사망을 초래할 수도 있다.

⑤ 회복기

회복기는 3~6주 동안 지속되는데 체중이 점차 회복되지만 근육에 힘과 정력이 없다고 호소한다. 저장성소변(hyposthenuria)와 다뇨가 있으나 대부분의 환자는 2개월 내에 1시간동안 수분고갈 실험을 하면 소변의 비중이 1.023 또는 그 이상으로 농축을 할 수 있게 된다.

한국형 출혈의 진단은 임상증상, 검사소견, 역학적 소견 등으로 할 수 있으나 혈청학적 검사로 확진된다. 혈청학적 검사로 면역형광법은 표준검사법으로서 환자의 혈청에서 항체를 증명하는 것이다. 기타 ELISA법, RIA법과 중화항체 측정법 등이 있다. 항체는 발병 첫 주말에서부터 나타나고 2주에 최고치에 도달하며, 1주 간격으로 2회 측정하여 4배 이상의 역가가 상승하거나, 1회 측정하더라도 2000~4000 역가 양성으로 나오면 확진할 수 있다. 이 항체는 수년간 지속된다.

본 질환의 특별한 치료는 없고 대증요법이나 핍뇨기와 이뇨기에 전해질과 수액의 균형에 특별한 주의가 필요하며, 쇼크가 있을 때 혈장 확장제를 사용해야 하고, 콩팥부전과 고K혈증 시에는 혈액투석을 해야 한다. 예방책으로 vaccine을 투여하고, 쥐의 서식을 억제해야 한다.

1983년 WHO보고에 의하면 본 병의 예후는 사망률이 러시아 등에서 3~32%, 중국은 7~15%로 보고되어 있으며, 한국에서의 사망률은 1985년 WHO보고에 따르면 병원입원치료 받은 환자에서 5%이다. 사망의 시기는 핍뇨기에서가 대부분이었고 그 다음으로 이뇨기에서 발생하였다. 사인으로는 쇼크, 패혈증, 폐출혈 그리고 뇌출혈 등을 들 수 있다.

연습문제

1. 50세 남자, 당뇨병환자가 IVP시행 후 핍뇨가 발생했다. 소변 삼투질 농도 480 mOm/L,이다. 가장 적합한 진단명은?

1) 급성 신손상 2) 신전성 azotemia 3) 유두부괴사
4) 당뇨병성 신증 5) 폐쇄성신증

해설
당뇨환자에서 조영제 사용은 급성신손상의 원인이 된다. 소변 내 포도당과 조영제로 인해 high osmolality 를 초래한다. 이 환자의 급성신손상의 예민한 척도는 소변 내 Na농도이다.

2. 다음은 콩팥에 최대 소변 희석과 농축, 양자다 장애를 초래한 것이다. 해당하지 않는 것은?

1) Furosemide 2) ethacrynic acid 3) glucosuria
4) fasting 5) manitol

해설
소변 최대 희석 및 농축력을 장애하는 것은 이뇨제 사용이다.

3. 급성 신손상 시 가장 흔한 사인?

1) 요독 2) 폐부종 3) 고K혈증 4) 감염증 5) 저Na혈증

해설
투석을 받은 환자는 아직도 감염증이 문제다.

4. 다음 중 nephron 어느 부분이 nephrotoxic-induced 급성 신손상 시 가장 잘 손상되는 부위는?

1) 사구체 2) 근위 세뇨관 3) 원위세뇨관 4) 집합세뇨관 5) 헨레스 루프

해설
보통 전 네프론에 비슷한 정도 영향을 받으나 근위세뇨관이 더 잘 온다.

5. 다음 설명은 급성 세뇨관괴사 관한 것이다. 옳은가?

1) 소변 Na농도는 흔히 40 mEq/L 이상
2) 대부분 환자는 시간당 소변량 10 ml 이하 배설
3) 소변 osmolality는 혈장 osmolality 수배나 된다.
4) 소변량은 수액보충과 만니톨 주입으로 보통 현저하게 증가한다.
5) 가장 적은 소변량을 배설하는 것은 화상 환자이다.

해설 급성신손상 시 소변 내 Na^+농도는 보통 높다. 이는 손상된 세뇨관에서 Na^+ 재흡수를 못하기 때문이다.

6. Amphotercin-B 신독성을 감소시키려면 어떻게 해야 하나?

1) 소변을 알카리화 2) 만니톨을 정맥주사 3) Steroids 투여
4) KCl 정맥주사 5) 정답 없다.

해설 소변 알카리화 및 만니톨 투여는 동물실험에서는 amphotericin B 독성을 완화시킨다고 하나 인간에서는 확실치 않다.

7. 심한 pre-renal azotemia 시 다음 변화가 일어난다. 옳지 않은 것은?

1) GFR과 신혈류량은 감소
2)근위세뇨관에서 Na재흡수 감소
3) 신혈류는 피질에서 수질과 피질 경계부로 제분포
4) 소변내 urea 농도 증가
5) 피질부 집합관의 상피세포는 수분투과를 더 잘한다.

해설 근위세뇨관에서 Na^+의 재흡수는 유효혈장량의 감소로 증가한다.

8. 급성신손상 환자, 체중 60 Kg, 체온 37℃, 핍뇨단계이고, 24시간 소변량 450 ml, 혈압 및 폐모세혈관 wedge압은 정상이다. 24시간 투여해야할 수액은 얼마인가?

1) 500 ml 2) 700 ml 3) 1000 ml 4) 1300 ml 5) 1800 ml

해설 insensible loss 600 ml, 소변량 450 ml,체온 10℃ 상승 시 7%×60 kg = 42 ml, 총 약 1100 ml.

9. 48시간 이상 완전히 무뇨를 초래할 때 의심해야 할 것은?

1) 급성세뇨관 괴사　2) 양측 신장동맥 전색(embolism)　3) 극심한 신전성 azotemia
4) 급성 혹은 만성신부전　5) 약물로 인한 간질성 신염

해설
요관 폐쇄, 양쪽 신동맥 폐쇄, 신피질괴사, 급성사구체신염시는 48시간이상 complete anuria

10. 다발성 골수종으로 인한 급성신부전시 가장 흔한 원인은?

1) 고Ca^{++}혈증　2) 고요산혈증　3) 고혈액점주성
4) plasma 세포 침윤　5) Bence-Jones 단백으로 뇨관 폐쇄

해설
Bence Jones 단백으로 세뇨관 폐쇄는 가장 흔하다.

11. 급성신손상 환자에서 BUN-100 mg/dl, creatinine-12 mg/dl, Na-125 mEq/L, K-6 mEq/L, 소변 내 Na-50 mEq/L, K-20 mEq/L이다. FENa을 구하라.

1) 2　2) 5　3) 10　4) 20　5) 25

해설
FENa=Una/Sna×Scr/Ucr×100= 50/125×12/24×100=20

12. 급성신부전 경과 후 회복이 가장 늦게 되는 것은?

1) 소변 산성화　2) 소변농축　3) 소변 희석
4) Na^+ 보존력　5) 아미노산 재흡수

해설
농축력 결합은 다른 신기능 회복되였는데도 수개월간 지속된다.

13. 5%포도당 용액으로 복막투석을 하는 동안 가장 빠르게 제거되는 물질은?

1) 칼륨, K^+　2) 나트륨, Na^+　3) 요산　4) 포도당　5) 수분

해설
많은 용질 내 수분은 복막투석 동안에 제거된다.

Chapter

6 만성 콩팥부전 (chronic renal failure)

최근 만성콩팥병은 인구의 고령화와 당뇨병, 고혈압 등의 만성질환 증가, 만성콩팥병 환자들의 사망률 감소와 치료 접근성 향상으로 우리나라 뿐 아니라 전 세계적으로 증가하고 있다. 만성콩팥병이 지속적으로 증가하고 있음에도 불구하고 조기진단과 적절한 치료가 이루어지지 못하였던 것은 만성 콩팥병에 대한 정의와 간편한 진단, 평가 방법에 대하여 일관된 견해가 없었던 것이 큰 원인이었다. K/DOQI(the kidney disease outcome quality initiative)에서는 2002년 신장질환의 원인에 관계없이 만성콩팥병의 임상기준을 결정하였다.

만성콩팥병은 3개월 이상 신장손상의 증거가 있거나 사구체여과율이 60 ml/min/m^2 BSA(체표면적)미만인 경우로 정의되고, 신장손상 증거로는 알부민뇨가 있거나, 소변 내 이상 침사소견이 있는 경우, 신장 방사선학적 이상이 있는 경우, 신조직 검사 상 이상이 있는 경우, 혹은 소변 또는 혈액화학 검사 상 이상이 있는 경우로 정의된 것이다. 즉 24시간 모은 소변에서 알부민이 30~300 mg 이거나 spot urine에서 M/C ratio(알부민/크레아틴)가 남자 17~250 mg/g, 여자 25~355 mg/g인 경우를 microalbuminuria 정의하고 그 이상인 경우를 macroalbuminuria로 정의하며, 미세단백뇨 이상으로 검출되는 경우 이상소견으로 판단한다.

2007~2008년 대한신장학회에서 35세 이상, 성인남녀를 대상으로 조사한 만성콩팥병에 대한 유병률은 대상 집단의 13.7%에서 발견되었고, 이중 3기 이상의 만성 콩팥병이 5.0%에 이르고 있었다.

국내에서 만성콩팥병에 대한 인지도는 고혈압과 당뇨병에 비하여 현저히 낮은데, 즉 1.3~6.3% 만의 환자만이 자신의 콩팥기능 상태에 대하여 알고 있었던 반면, 고혈압 44.7%, 당뇨병인 경우 69.1%의 환자가 자신의 질환에 대하여 인지하고 있었다. 이는 만성콩팥병이 적은 빈도로 진단되고 부적절하게 치료되고 있다는 것이다. 따라서 만성신부전에 대한 진단과 합병증 경향에 대한 조사와 개선책 마련이 시급하다.

1. 콩팥부전의 분류

일반적으로 만성콩팥부전이란 3기이상의 장애가 영속적인 것을 말하며, 혈청 크레아티닌치가 3 mg/dL이상이 지속되는 것으로 정의 하고 있다.

Dossetor 팀은 투석요법 및 콩팥이식의 도입에 의해 만성콩팥부전 병태의 변모를 고려하여 3기로 구분하고 있는데 ① conservative stage : 보존적 요법으로 유지되는 시기, ② substitute stage : 투석요법에 의해 콩팥기능을 대행하고 있는 시기 ③ replacement stage : 이식에 의해 기능이 양호한 콩팥으로 치환한 시기이다.

콩팥부전이란 콩팥기능 중 사구체 여과치(GFR)로 대표되는 배설기능의 저하에 의해 특징지어지는 병태에 대한 진단명이다. 콩팥기능에는 소변의 농축능이나 포도당 및 아미노산의 재흡수능, 내분비기능으로의 에리트로포에틴(erythropoietin)생성능 등이 있는데 GFR의 저하를 수반하지 않는 이들의 단독기능 장애는 콩팥부전이라 부르지 않는다.

콩팥부전은 갑자기 발증하여 회복될 가능성이 있는 급성 콩팥부전과 비가역성의 만성콩팥부전으로 나눌 수 있다. 급성콩팥부전은 단일네프론당 GFR(SNGFR)저하를 특징으로 하고 만성콩팥부전은 기능네프론수의 감소를 특징으로 하며, 단일네프론당 GFR은 정상보다 높은 경우가 있다.

만성진행성 콩팥질환에서는 배설기능 저하가 연속적이기 때문에 어느 시기부터 콩팥부전이라 부르는지는 어디까지나 인위적이다. 만성진행성 콩팥질환을 콩팥배설 장애의 정도에 따라 다음과 같이 4시기로 구분한다.

① 제1시기 : 콩팥예비력(renal reserve)의 저하
배설기능은 정상의 50%이상에서 혈청생화학 검사상의 이상은 확인되지 않고, 체액의 항상성은 유지한다.

② 제2시기 : 콩팥기능부전(renal insufficiency)
일반식사로 약간의 고질소혈증 및 소변농축력 저하가 확인되는데, 일상생활에는 지장이 없으며 세포외액량의 저하 및 감염 그리고 수술 등 스트레스에 의해 보상부전에 빠지는 상태이다.

③ 제3시기 : 콩팥부전(renal failure)
보상부전에 빠져 고질소혈증, 산혈증, 고인산혈증, 저Ca혈증, 빈혈 등이 나타난다. 수술 등의 스트레스를 받았을 때에 요독증을 일으킨다. 이때의 배설 기능은 정상인의 30%이하 이다.

④ 제4시기 : 요독증(uremia)
앞에 기술한 소견 외에 중추신경계, 소화기계, 순환기계, 혈액계에 요독증상이 존재하여 방치하면 사망으로 병세가 진행한다. 배설기능은 정상인의 5%이하이다.

미국 NIH의 MDRDT(modification of diet in renal disease trial)에서는 만성콩팥병의 단계를 다음과 같이 5시기로 나누었다(표 6-1).

표 6-1. 만성 콩팥병의 단계(MDRDT)

시기	정의	GFR(ml/min)	증상 또는 증후
1.	만성콩팥손상, GFR정상, 또는 감소	〉90	빈혈4%, 고혈압40%, 5년 생존율19%
2.	약간의 GFR상실	60~89	빈혈4%, 고혈압40%, 5년 생존율19%
3.	중등도 GFR상실	30~59	빈혈9%, 고혈압55%, 5년 생존율24%
4.	심한 GFR상실	15~29	고인산혈증20%, 빈혈29%, 고혈압77%, 5년 생존율46%
5.	콩팥부전	〈15, 또는 투석	고인산혈증50%, 빈혈69%, 고혈압75%, 3년 생존율14%

*GFR=186×(Scr)$^{-1.154}$×(나이)$^{-0.203}$×(0.742 : 여자)

* 만성콩팥질환 : 콩팥손상이거나 GFR 60 ml/min 이하가 3개월 또는 그 이상 지속될 때로 정의한다.

2. 기능네프론 상실에 대한 콩팥의 적응

Bricker팀은 진행성 네프론 상실에 대한 콩팥의 적응을 그림 6-1과 같은 형으로 나누고 있다.

곡선 a에 나타나는 조절불능(no regulation)은 요소나 크레아티닌처럼 약간의 GFR의 감소라도 그에 상응해서 혈중농도가 상승하는 것이다. 곡선 b는 제한적 조절가능(regulation with limitation)이라 하는데 GFR이 어느 정도 이상 저하함으로써 비로소 혈중농도가 상승하는 것으로 혈청 무기인이 대표적인 예이다. 곡선 c는 조절가능(complete regulation)이라 부르는데 극히 말기 콩팥부전에 이르기까지 체액의 이상으로서 나타나지 않은 것으로 Na^+나 K^+에 대한 적응형이다. 그러나

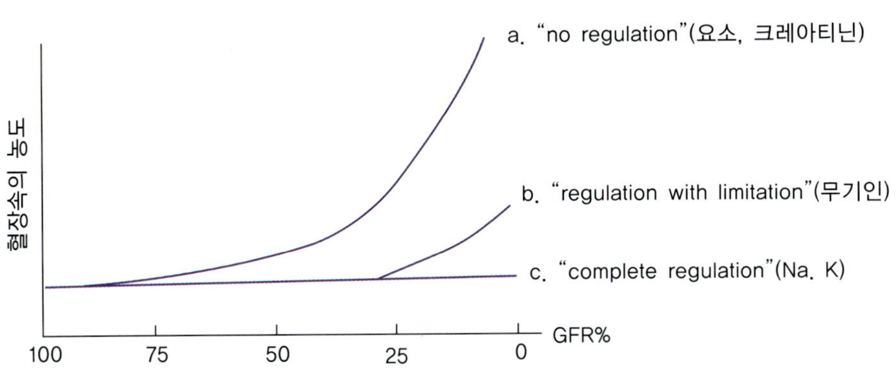

그림 6-1. 만성진행성 신질환에서 각종 용질에 대한 적응 패턴

모든 패턴이 적응형을 취하는데, 안정된 만성콩팥부전에서는 용질이 나가고 들어오는 항상성 평형을 유지하고 있기 때문에 기능네프론수의 감소에 따라 콩팥을 주 배설경로로 하는 용질의 네프론당 배설량 증가가 공통이 되고 있다.

1) 콩팥실질 상실과 단일네프론 사구체 여과율(SNGFR)

기능네프론 수의 감소에 대한 콩팥의 제1단계 대응은 단일 네프론당 GFR(single nephron glomerular filtration rate: SNGFR)의 변화이다. 사람의 SNGFR을 측정하기란 불가능하지만 생체 콩팥이식을 위해 한쪽 콩팥을 적출한 뒤의 크레아티닌 클리어란스(Ccr)는 수술 후 3주 동안 수술 전의 약 70%에 달하며, 이것은 잔존 네프론 SNGFR의 약40%증가를 의미한다. 동물실험에서도 콩팥적출 또는 콩팥절제 후 잔존 네프론의 SNGFR은 증가함이 알려져 있다. 그 증가정도는 절제콩팥이 클수록 높고, 70~75%콩팥적출에서 SNGFR은 총 47 ml/min에서 112 ml/min(약 2.4배)으로 증가한다.

실험적 신우신염에서도 SNGFR은 증가한다. 실험적 사구체신염의 SNGFR은 네프론간의 차이가 커서 일정한 성적은 얻을 수 없지만 SNGFR은 오히려 감소한다.

이처럼 만성콩팥부전의 기초질환에 의한 SNGFR의 차이는 사람에 따라 다르다. 사람의 만성사구체 콩팥염도 미만성 병변으로 콩팥부전에 이르면 대부분의 네프론의 황폐화가 확인된다. 이에 따라서 만성신우신염은 국소성 병변의 성격을 가져 잔존 네프론은 자주 비대해진다. 또 한쪽 콩팥 적출 후에는 잔존콩팥의 보상성 비대가 확인되므로 실험적 콩팥부전의 SNGFR 변화는 사람의 콩팥부전에서 SNGFR 변화를 짐작할 수 있는 것이다. 실제로 한쪽 콩팥을 이식을 위해 제공한 사람의 콩팥은 콩팥기능은 정상이었고, X-선 검사 상 해부학적 변화가 없었는데, 한 쪽 콩팥의 절제 15년 후에는 반대 측 콩팥은 비대해졌고, 수술 전(제공 전)에 비하여 콩팥기능은 약80%를 유지하고 있었다.

2) 조절불능(no regulation)

만성콩팥부전은 SNGFR의 증가에 따라 보상되는데, 그 정도가 불완전해서 반드시 총 콩팥 GFR의 저하를 초래한다. GFR 저하가 발생하면 세뇨관 재흡수 저하 내지 분비항진이 이루어지고 배설해야 할 물질의 혈중농도는 상승한다. 이것을 Bricker팀은 no regulation이라 불렀는데 이 시점에서도 안정된 상태로 있으면 그 물질의 나가고 들어오는 것은 평형을 유지하기 때문에 GFR당 배설량은 증가한다. 이것은 혈중농도가 상승함에 따라 여과량(GFR×혈중농도)이 증가하기 때문이다. 그 대표적인 용질이 크레아티닌과 요소이다. 크레아티닌은 사구체로부터 여과된 후 세뇨관에서 재흡수 되지 않고 배설되고 세뇨관에서 분비 정도가 적기 때문에 Ccr가 실제로 GFR의 대용으로서 사용되고 있다. 그림 6-2는 Ccr 100 ml/min 가 급격히 10 ml/min으로 저하한 경우의 혈청 크레아

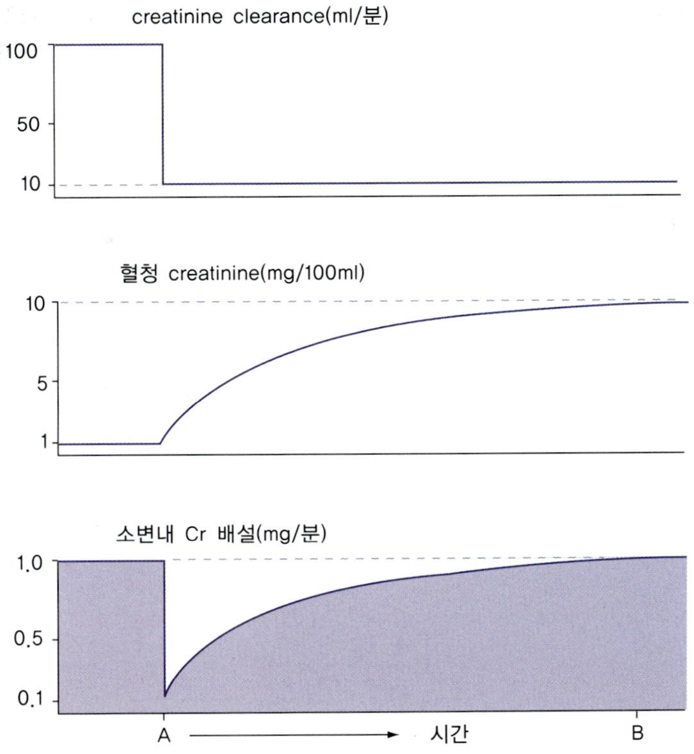

그림 6-2. 기능 네프론상실후의 혈청크레아티닌, 소변내 크레아티닌 배설량의 시간에 따른 상태변화

티닌 및 소변 크레아티닌 배설량의 추이를 한눈에 알아볼 수 있도록 그린 것이다.

여기에서 SNGFR은 불변한다고 가정하고, Ccr가 10%로 감소하면 그 순간부터 소변 크레아티닌 배설량도 10%로 감소해 크레아티닌이 체내에 축적된다. 그 축적은 혈중 크레아티닌 농도의 상승으로 나타나기 때문에 단위GFR당 크레아티닌 여과량과 소변 배설량이 증가한다.

크레아티닌의 체내 생성량은 근육용량과 비례하므로 근육용량에 변화가 없으면 소변 내 배설량이 콩팥부전 발증 전과 같은 치에 달해 혈청농도도 안정화된다. 만성콩팥부전에서는 말기에 이르기까지 근육용량이 거의 일정하기 때문에 임상적으로는 혈청 크레아티닌이 2배로 상승하면 Ccr는 50% 감소한다고 판단해도 좋다. 이때의 상태변화는 **그림 6-3**과 같다.

요소는 근위세뇨관을 따라 농도기울기에 의해 재흡수되고, 집합관에서도 ADH존재 하에 재흡수 된다. 집합관에서 재흡수 된 요소는 헨레 상행각의 pars recta에서 세뇨관량 특히 수분이뇨에 의해 증가하여 여과된 40~60%가 배설된다. 만성콩팥부전에서는 SNGFR증가와 혈중농도 상승으로 네프론당여과량은 증가한다. 요소 재흡수는 농도기울기에 의한 수동적인 것으로 대량의 네프론당 부하가 있으면 삼투압이뇨로 작용하여 여과량의 60%이상이 배설되는 일도 있다. 그러나 기능네프론상실이 세뇨관에서 요소재흡수 분비에 직접적으로 관여해 배설을 증가시키고 혈청농도

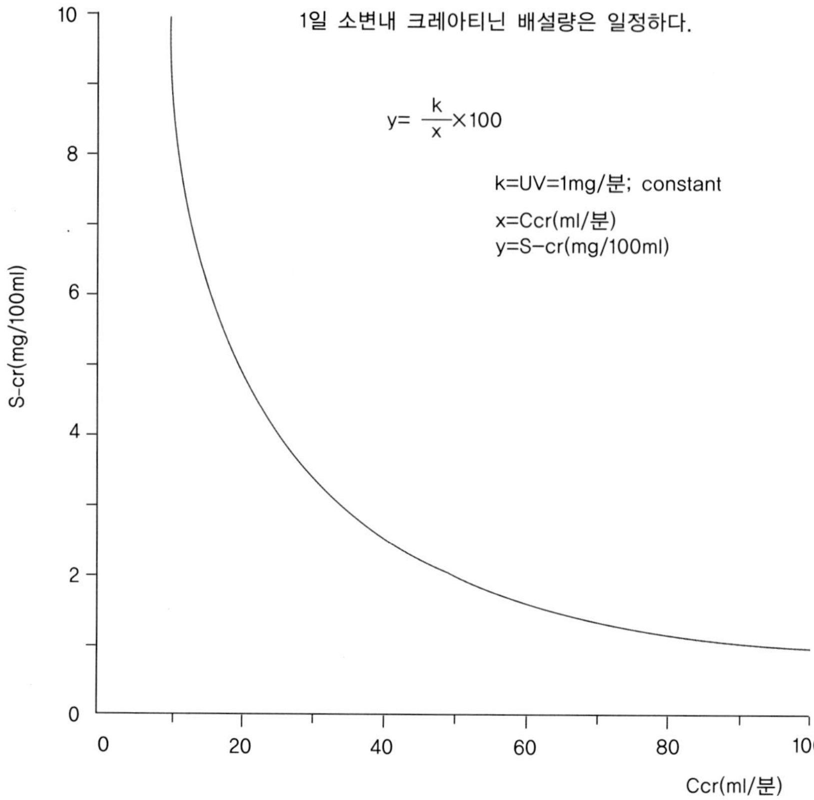

그림 6-3. 혈청크레아티닌(Scr)과 크레아티닌 클리어런스(Ccr)와의 관계

를 정상으로 유지하도록 하는 기전은 존재하지 않는다. 그런 의미에서 요소의 재흡수와 분비 기전은 no regulation형에 들어간다.

3) 제한적 조절가능(regulation with limitation)

이는 GFR이 어느 정도이상 저하된 경우에 항상성을 잃게 되는 물질에 관계되는 것이다. 즉 무기인(P)이 그 대표적이라 할 수 있다. GFR 저하에 따라 P의 사구체여과량은 저하하는데 이에 상응해서 세뇨관 재흡수율도 저하하여 혈중농도는 정상을 유지한다. GFR이 정상치의 25~30% 이하로 감소하면 세뇨관 재흡수율 기능을 할 수 없게 되고 고P혈증을 가져온다.

요산도 동일한 범주의 물질로 GFR이 저하 되면 GFR당 요산클리어런스는 상승하여 혈청 요산치는 정상을 유지한다. 단 요산의 재흡수가 억제되는지 또는 분비가 항진하는지는 불투명하다.

4) 조절가능(complete regulation)

만성콩팥부전 환자는 Na^+, K^+, Mg^{++} 등을 보통 음식을 통해 섭취해도 말기에 이르기까지 내부 환경은 유지되므로 이것을 complete regulation이라 부른다. Na^+과 Mg^{++}은 세뇨관으로부터의 재흡수 억제에 의해 억제되고, K^+은 분비항진에 의해 억제된다(그림 6-4 및 6-6 참고).

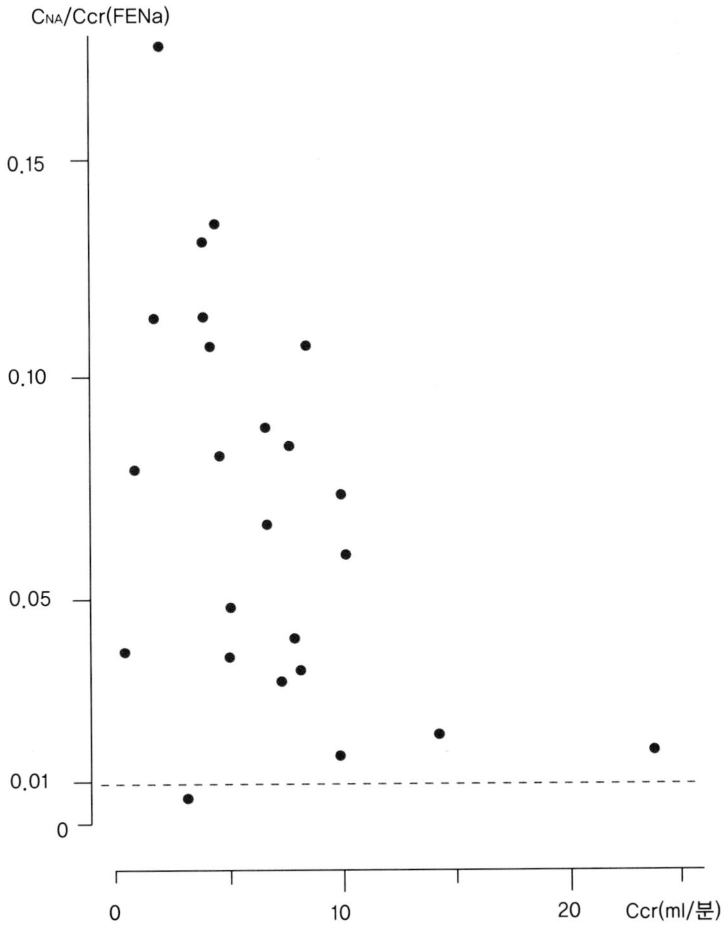

그림 6-4. 만성신부전에서 FENa(CNa./Ccr)과 크레아티닌 클리어런스(Ccr)

3. 수분 및 전해질 대사이상

1) 나트륨(sodium; Na^+)

혈청 Na^+농도는 말기콩팥부전에 이르러서도 정상범위 내에 있다. 그런 의미에서 complete regulation 이라 할 수 있는데 Na^+배설장애는 보통 Na^+농도의 상승을 동반하지 않는다. 즉 체내에 축적된 Na^+은 체액의 삼투압을 상승시켜 갈증중추를 자극해서 수분섭취량을 증가시킴과 동시에 삼투압수용기를 매개로 ADH 분비항진에 의해 자유수 재흡수가 촉진되고 혈청 Na^+농도 및 체액삼투압은 정상범위로 유지시킨다. 그러나 세포외액은 증가한다. 즉 Na^+저류는 혈청Na^+의 상승이 아니라 세포외액 증가로서 표현된다. 그러므로 세포외액량을 정확하게 측정할 수 없는 현실에서 만성콩팥부전의 말기에 이르기까지 세포외액량이 정상이라고 확언할 수 없다. 그 의미에서 Na^+에 대한 만성콩팥부전이 complete regulation을 실행하고 있음에도 말기에 이르기까지 세포외액량 증가가 크게 문제가 되고 있지 않다

보통 Na^+섭취량과 Na^+배설량도 GFR의 저하에 상관하지 않는데 이것은 기능네프론당 Na^+배설량의 증가가 일어나기 때문이다. 한편 혈청Na^+농도는 정상이기 때문에 단위 GFR당 Na^+여과량도 정상이며, 단위GFR당 Na^+배설증가는 세뇨관에 의한 배설억제에 의한 것이라 생각된다. 세뇨관에서 Na^+재흡수의 지표로서 Na^+의 분획배설율(fractional excretion rate: FENa=CNa/Ccr)과 Ccr와의 관계를 그림 6-4에 나타내었다. FENa은 정상에서는 1% 이하이지만 GFR의 저하에 따라 5~15%로 상승한다. FENa의 상승은 세뇨관에서의 Na^+재흡수억제에 의한 것이라고 할 수 있다. Na재흡수억제에는 다음과 같은 기전을 생각할 수 있다(그림 6-5).

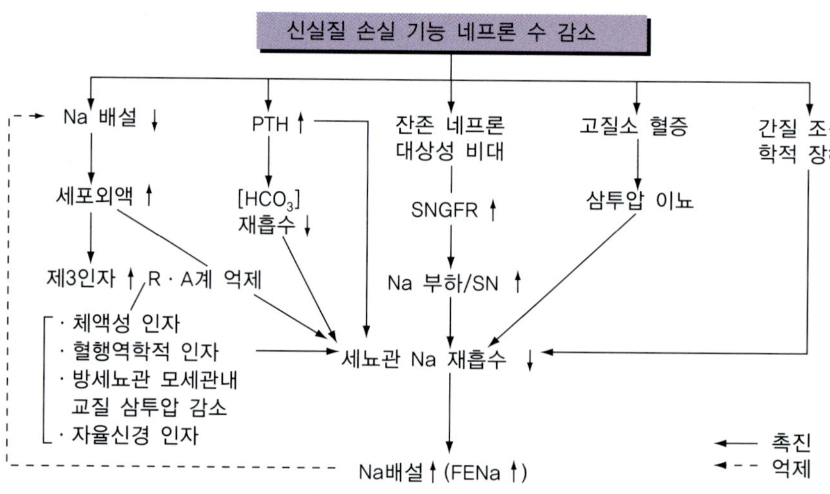

그림 6-5. 만성신부전에서 Na 조절기전

(1) 단위네프론당 용질부하의 증가

실험상으로 만성 신우신염이나 콩팥조직절제형 콩팥부전에서 보이는 SNGFR의 증가가 있으면 단위 네프론당 여과량과 Na^+부하는 증가한다. 그 결과 세뇨관강은 확대되어 세뇨관액의 유속은 빨라지고 단위 여과량의 세뇨관벽으로의 접촉시간은 짧아진 결과 Na^+재흡수가 억제된다. 또 고질소혈증이 추가되면 요소, 인산염 그리고 유산염 등의 잘 흡수되지 않은 용질의 부하에 의한 삼투압 이뇨가 발생하여 Na^+재흡수 억제를 일으킬 가능성이 있다.

(2) 세포외액의 증가

De Wardener팀은 개에게 대량의 생리적 식염수를 부하한 결과 세포외액량을 증가시키면 세뇨관의 Na^+재흡수가 억제되어 염분이뇨(saline diuresis)를 일으켜 세포외액량이 정상으로 돌아온다고 하였다. 이것은 세포외액량 과다가 GFR이나 광물질 코티코이드와는 관계없이 근위세뇨관의 Na^+재흡수를 억제시킴으로써 이루어진다. 그 기전으로서 혈액조성의 변화, 콩팥 내 혈행의 역학적 변화, 자율신경계의 관여, Na^+이뇨물질 등이 있는데 단일 인자로는 설명할 수 없으나, 제3의 인자인 ANP가 관여함을 알 수 있다. 또 세포외액 증가는 레닌-알도스테론계를 억제하여 원위세뇨관으로부터의 Na^+재흡수를 억제할 가능성이 있다.

(3) 2차성 부갑상성기능 항진증

만성 콩팥부전에서는 부갑상선 호르몬(PTH)의 분비가 증가 되므로 이 PTH는 근위세뇨관의 Na^+, HCO_3^-의 재흡수를 억제한다.

(4) 콩팥간질의 조직학적 장애

대부분의 만성콩팥부전에서는 조직학적으로 간질의 섬유화 등 변화가 확인되는데 이는 세뇨관에서의 Na^+재흡수 장애의 원인이 된다. 특히 간질의 변화가 현저한 간질성 신염, medullary cystic disease, 다낭신에서는 Na^+상실의 경향을 나타낸다.

2) 칼륨(kalium, potassium : K)

말기콩팥부전에서는 K배설장애에 의한 K저류로 고K^+혈증을 발생하여 사망으로 진행할 수 있다. 그러나 보통은 핍뇨(1일 400 ml이하)를 발생시키지 않는 한 고K^+혈증은 잘 발생하지는 않는다. 그 기전으로 단위 네프론당 배설량의 지표인 FEK(fractional excretion of potassium: Ck/Ccr)와 Ccr와의 관계를 **그림 6-6**에 잘 나타내었다. 이는 Ccr저하에 따라서 FEK의 증가하기 때문이며 이는 원위세뇨관으로부터의 K분비항진을 의미한 것이다. 분비항진의 조절기전은 **그림 6-7**에서와 같다. 이 기전 중에는 고K^+혈증 의한 집합관으로부터의 K분비와 원위세뇨관으로의 Na^+전송 증가

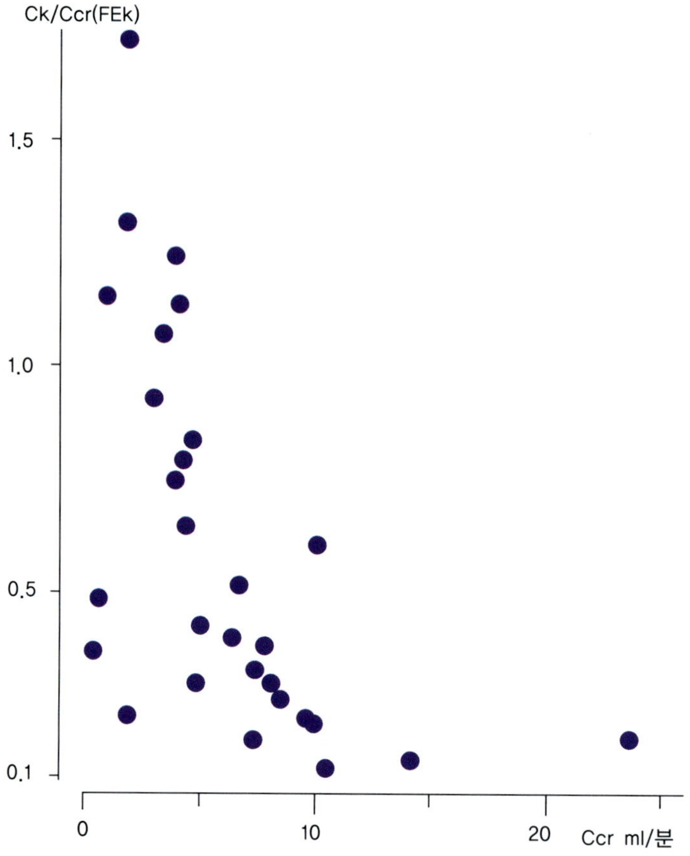

그림 6-6. 만성신부전에서의 FEK(Ck/Ccr)과 크레아티닌·클리어런스(Ccr)

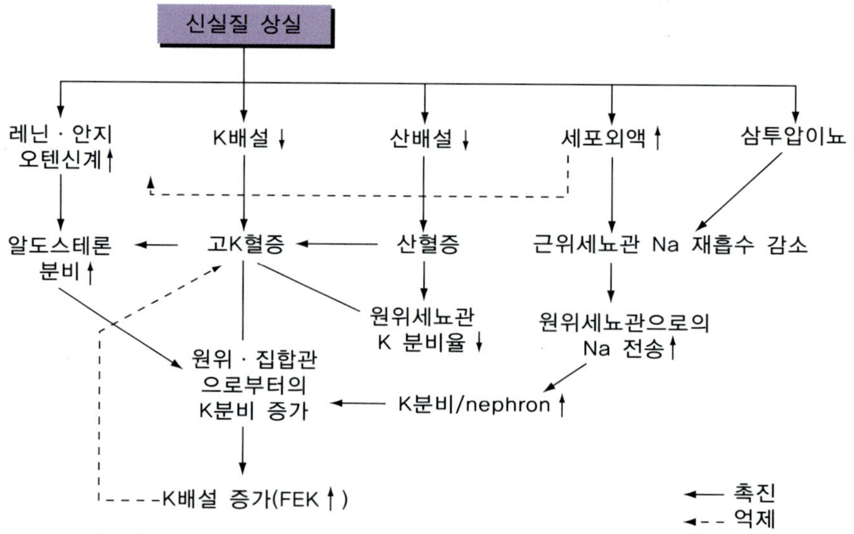

그림 6-7. 만성 신부전에서의 K^+ 배설 조절기전

에 의한 Na ⇔K교환의 증가가 주역을 담당하고 있다.

혈청 K^+농도는 혈중 pH가 일정하면 체내총량과 비례관계에 있는데 체내 K^+ 총량이 일정해도 혈중 pH에 변화가 있으면 혈청K^+농도는 변화한다. 산혈증에서는 세포내 K^+이 세포외로 나가고 알카로시스에서는 세포내로 이동한다. 만성콩팥부전으로 심한 산혈증을 동반하면 체내K총량은 정상이더라도 고K혈증을 일으킬 수 있다.

만성신우신염의 어느 경우에서는 간질성장애가 심해서 배설기능 장애가 약한 시기부터 혈청 고 Cl^-산혈증이 현저해진다.

3) 산 (H^+) 배설

만성콩팥부전에서는 산배설장애에 의해 대사성산혈증을 초래한다. 또 이들은 인산염, 젖산염 등의 축적에 의해 음이온격차(anion gap)가 증가하는 형태의 대사성산증을 취한다.

(1) NH_4^+ 배설장애

NH_3 생성되는 세뇨관세포의 절대 수 감소와 NH_4^+를 콩팥으로 수송하는 콩팥혈류량의 감소로부터 콩팥내의 NH_4^+, NH_3 풀이 감소하기 때문에 콩팥전체로서는 NH_4^+ 로서의 산배설이 감소한다. 산혈증시 글루타민으로 부터의 암모니아 생성을 증가시키기 위해 NH_4^+배설이 증가하면 동시에 세뇨관강 내의 산성뇨는 세뇨관 세포로부터 NH_3가 세뇨관강 내로의 이행을 촉진하여 네프론당 암모니아 배설이 증가한다. 그러나 네프론수의 감소에 의한 영향이 커지므로 콩팥 전체로서는 NH_4^+로서의 산배설은 저하한다.

(2) 적정산 배설

네프론에 SNGFR의 증가와 혈중으로의 재흡수가 잘 안 되는 음이온, 즉 phosphate, sulfate 의 저류에 의해 네프론 당 재흡수가 안 되는 음이온의 부하는 증가한다. 그 결과 네프론 당 적정산(TA) 배설은 증가하고 소변 pH도 저하하는데 네프론수의 감소에 의한 영향이 커서 콩팥전체로서의 적정산 배출은 저하한다.

(3) 소변 pH

소변 pH가 저하하면 소변으로의 NH_4^+배설과 적정산 배설은 증가한다. 만성콩팥부전에서는 네프론당 용질부하의 증가로 인하여 근위세뇨관에서의 HCO_3^- 의 재흡수가 완전하지 않고 원위세뇨관으로의 누출을 일으킬 수 있다. 원위세뇨관에서의 HCO_3^- 재흡수는 근위세뇨관만큼 충분하지 않기 때문에 소변 pH는 정상 콩팥으로의 산을 부하한 만큼 저하하지 않는다. 또 간질조직 장애에 의해 원위세뇨관에서 소변 산성화가 저하되는데 이것도 소변pH의 저하에 장애가 된다.

(4) 산배설기능 요약

정상인, NH_4Cl부하, NH_4Cl과인산칼륨을 부하한 정상인, 그리고 만성콩팥부전증 환자의 산배설에 관한 Simpson의 실험 성적을 표 6–2 에 나타내었다. 이를 분석해보면 만성콩팥부전 환자의 산(H^+)배설은 다음과 같은 특징이 있다

표 6-2. 정상인, 만성콩팥부전 환자의 산(H^+)배출

	건강인(I)	건강인(II)	건강인(III)	만성콩팥부전
증례수(명)	11	1	1	10
혈장 HCO_3(mEq/L)	28.2	21.1	24.1	18.9
Ccr (ml/min)	120	107	127	14.4
소변 pH	6.17	5.33	4.99	5.99
$U_{NH4}V$ (mEq/일)	36.5	235	176	17.1
$U_{TA}V$ (mEq/일)	23.9	46	146	17.9
$U_{H^+}V$ (mEq/일)	56	281	322	32.7
$U_{NH4}V$ /Ccr (μEq/ml)	0.21	1.51	0.96	0.81
$U_{TA}V$ / Ccr (μEq/ml)	0.13	0.3	0.8	1.07
$U_{H^+}V$ /Ccr (μEq/ml)	0.32	1.82	1.76	1.88

*정상인(I) :11명 평균치
*정상인(II) : 60 kg 건강인에게 NH4Cl 240 mM/일 부하한 후 제 11~14일의 평균치
*정상인(III) : 60 kg 건강인에게 NH4Cl 240 mM, 인산칼륨 140~150 mM 부하한 후 제5~14일의 평균치

(5) 표 6-2의 해석

① 만성콩팥부전 환자에서는 정상인의 실험적 산혈증보다 혈장 HCO_3^-가 낮은 치를 나타냄에도 불구하고 소변 pH는 높은 치를 나타낸다.

② 만성콩팥부전에서는 건강한 사람에 비해 소변이 산성을 나타내며, 1일 NH_4^+와 TA배설량은 감소하지만 단위 GFR당 NH_4와 TA 배설량은 증가한다.

③ 만성콩팥부전에서 GFR당 TA배설은 NH_4Cl, Pi를 부하한 정상인에서의 TA/GFR이상으로 증가하는데 NH_4/GFR은 NH_4Cl 부하 건강인의 약 50%이다. 이것은 만성콩팥부전에서의 산 배설장애 중에서 NH_4^+배설장애가 차지하는 역할이 크다는 것을 알 수 있다.

4) 수분대사

(1) 수분대사 이상의 지표로서의 혈청농도

수분대사 이상은 혈장삼투압 이상으로써 표현된다. 즉 수분의 과잉은 저삼투압, 수분의 결핍은 고삼투압혈증을 일으킨다. 삼투압 측정은 Osmometer로 측정한다. 콩팥부전 환자는 고요소혈증

때문에 고삼투압혈증을 나타낸다. 그러나 이 고삼투압혈증은 수분결핍을 의미하지는 않는다. 왜냐하면 요소는 세포막을 자유롭게 이동하여 생체 내에서는 삼투압 형성의 용질이 되지 않기 때문이다. 그런 까닭에 생체 내에서의 삼투압을 나타내는 경우 요소에 의한 영향(BUN 2.8 mg/dL=1 mOsm/L)을 제거하지 않으면 안 된다. 그런 의미에서 생체내의 삼투압을 대변하는 것은 혈청 Na^+ 농도이다.

(2) 만성콩팥부전에서의 수분대사 이상

만성콩팥부전에서는 의식이 정상이면 수분을 과잉부하하거나 결핍이 없는 한 혈청 Na^+농도는 정상 범위에 있어 수분대사의 이상이 두드러지지는 않는다. 의식이 정상이면 혈장삼투압(혈청 Na치)에 대응한 갈증중추의 자극 및 억제상태만으로 수분섭취량을 억제하기 때문에 혈장삼투압만으로 수분섭취량을 억제시켜 혈장삼투압을 일정하게 유지할 수 있다. 그러나 콩팥자체의 수분부하, 수분결핍에 대한 반응성이 저하되어 있기 때문에 의식장애를 동반한 환자나 과도한 수분부하, 수분결핍 시에는 수분대사 이상이 나타난다. 즉 C_{H2O}, T^c_{H2O}는 저하되지만 GFR당 C_{H2O}는 정상이거나 약간 상승하고 GFR당 T^c_{H2O}는 저하한다. 콩팥의 수분처리능력 저하에는 다음과 같은 기전이 관여한다.

① 삼투압 이뇨

삼투압이뇨에서는 용질부하에 따라 C_{H2O}, T^c_{H2O}는 증가하는데 소변비중은 혈장삼투압에 가까운 수치로 제한된다(그림 6-8).즉 삼투압은 기능 네프론의 감소에 따라 네프론당 용질부하는 증가하고 삼투압 이뇨와 동일한 기전에 의해 소변농축력과 희석력은 저하한다.

② 콩팥수질의 형태학적 장애

만성콩팥부전에서는 수질의 조직 장애의 병행이 반드시 이루어져 countercurrent system의 움직임이 원활하지 않고 수질 내 삼투압 기울기형성이 어렵다. 그래서 조기부터 소변농축력의 저하가 있다.

③ 기타

앞에 기술한 것 외에 만성콩팥부전에서는 피질혈류에 비해 수질혈류가 증가 하는 것과 Na이뇨물질의 방출, ADH에 대한 반응성 저하 등의 관여를 생각할 수 있다.

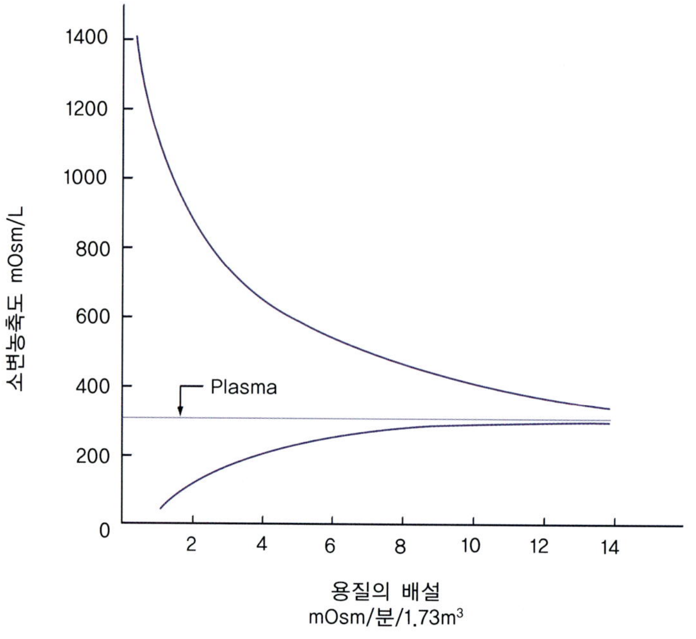

그림 6-8. 건강인의 용질부하 후 이뇨시의 소변농축, 소변 희석능.

4. 칼슘(Ca)과 인(phosphorus, P)대사이상

만성콩팥부전에서는 GFR이 정상의 30%이하로 저하될 때부터 고인(P)혈증, 저칼슘(Ca)혈증이 나타난다. 이들 대사장애에는 부갑상선 호르몬(PTH)과 비타민D가 밀접하게 관여한다.

1) 고인(P)혈증

정상콩팥에서는 사구체로부터 여과된 P의 80~85%를 재흡수하며 이 비율은 PTH에 의해 억제되고 있다. 그림 6-9처럼 기능 네프론 수(GFR)의 저하에 따라 고P혈증을 발생한다. 고 P혈증은 저 Ca^{++}혈증을 초래하고 저 Ca^{++}혈증의 자극으로 PTH가 상승을 일으킨다. PTH는 근위세뇨관의 P재흡수를 억제하기 때문에 고P혈증, 저Ca혈증을 교정한다. 이 시기에는 혈중 P, Ca의 항상성은 PTH의 상승이라는 이상상태에서 유지되고 있는데, PTH분비항진(2차성 부갑상선 항진증)에 따른 콩팥이외의 영향, 특히 골병변이라는 부담을 지게 된다(Trade-off hypothesis). 이때 사구체여과율이 30%이하가 되면 비록 매우 높은 치의 PTH가 되더라도 P, Ca의 항상성을 유지할 수 없고 고P혈증, 저Ca^{++}혈증을 일으킨다.

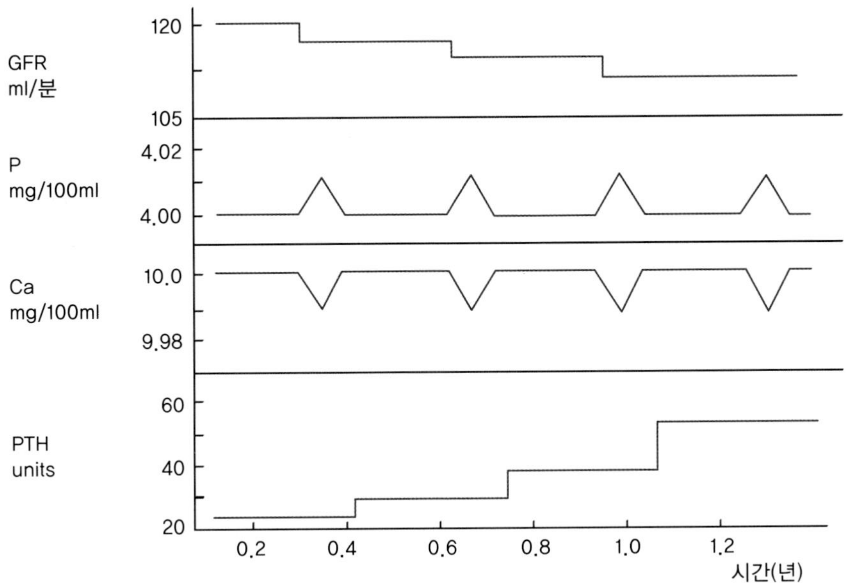

그림 6-9. 만성신부전에서 2차성 부갑상선 기능항진증의 발병기전

2) 저Ca혈증

저Ca혈증의 원인으로서는 다음과 같다(그림 6-10).

(1) 고 P혈증

혈중 무기인이 Ca와 결합하면 인산칼슘염으로서 혈중에서 소실된다. 고P혈증의 기전에 대해서

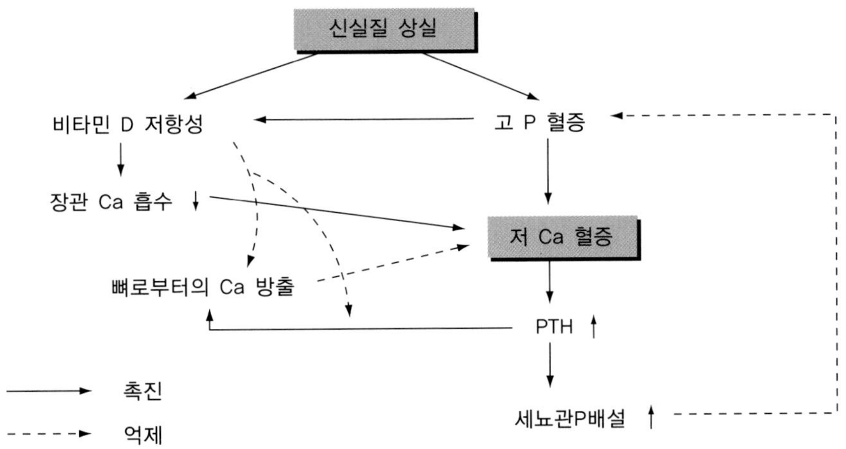

그림 6-10. 만성신부전의 Ca 및 P조절기구

는 앞에 기술하였다.

(2) 비타민D 활성화의 저하

콩팥에서 25-(OH)-D_3에서 1-25-$(OH)_2$-D_3으로의 활성화가 저하되고 다음의 기전에 따라서 저 Ca^{++}혈증을 초래한다. 즉 장관으로부터의 Ca흡수 저하와 세뇨관으로부터의 Ca재흡수저하 및 뼈로부터의 Ca방출 저하, 그리고 고P혈증에 의한 콩팥 내 비타민D 활성화가 억제된다.

(3) 뼈의 PTH에 대한 반응성 저하

PTH는 뼈로부터 Ca유출을 촉진하는데 만성콩팥부전에서는 뼈의 PTH에 대한 반응성이 저하되어 있다. PTH가 뼈에 작용하려면 비타민 D가 필요한데, 만성콩팥부전 시에는 비타민 D 저항성이 있다. 이는 요독증에 의한 체액성 인자가 관여하기 때문이다.

3) 산혈증

뼈는 산-염기이상에 대한 최대의 완충계이다. 장기적으로 지속되는 산혈증은 뼈에서 Ca이 빠져나가는 것을 촉진 한다.

4) 임상적 의의

Ca, P의 대사이상은 만성콩팥부전에서의 뼈이영양증과 이소성 석회화의 원인이 된다(그림 6-11).

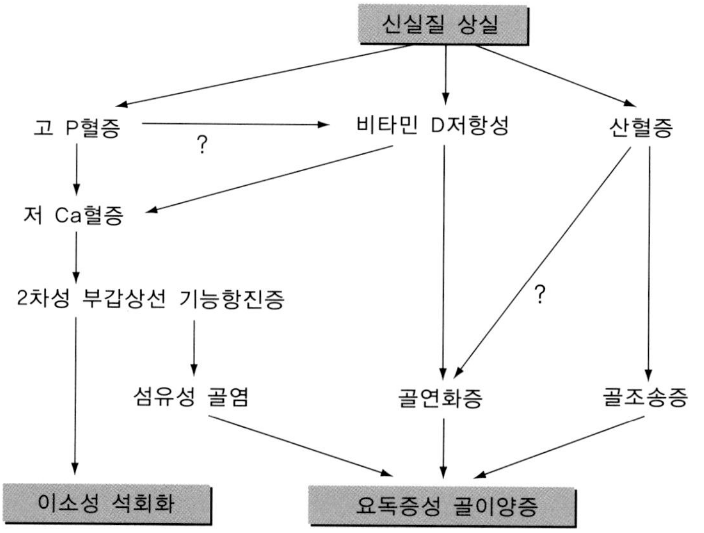

그림 6-11. 만성신부전에서의 이소성석회화, 요독증성 골이양증의 발생기전

5. 요독

만성콩팥부전증은 환자 체내에서 비정상적으로 축적된 대사산물에 기인하는 것으로 이들을 총칭해서 요독(uremic toxins)이라 부른다. 표 6-3는 요독소로서 현재까지 논의되고 있는 물질을 총망라한 것이다. 최근 투석요법의 진보에 따라 각 물질의 투석성과 임상증상, 생물학적 검사에 의해 요독소는 다음 3군으로 크게 구분한다.

표 6-3. 요독소

물에 녹아 있는 용질	단백과 결합 용질	중간분자량 물질
Benzylalcohol	3-Deoxyglucosone	Adrenomedulin
β-Guanidinopropionic acid	Fructoselysine	ANP
β-Lipotropin	Glyoxal	β-Microglobulin
Creatinine	Hippuric acid	β-Endorphin
Cytidine	Homocysteine	Cholecystokinin
Guanidine	Indole-3-acetic acid	Complement factor D
Guanidinoacetic acid	Kynurenine	Cystatin C
Guanidinosuccinic acid	Methylglyoxal	Endothelin
Hypoxanthine	P-cresol	Hyaluronic acid
Malondialdehyde	Pentosidine	Interleukin Iβ
Methyguanidine	Phenol	Interleukin 6
Myoinositol	Quinolinic acid	Kappa-Ig light chain
Orotic acid	Spermidine	Lambda-Ig light chain
Orotidine	Spermine	Leptin
Oxalate	N-carboxymethylysine	Methionine-enkepahlin
Urea		Neuropeptide Y
Uric acid		PTH
Xanthine		Retinol binding protein
		TNF-α

1) 소분자 물질(분자량 500 이하)

(1) 요소, 크레아티닌

급성요독증 증상은 이들 물질의 혈중농도와 상관관계를 갖는데 실험적 요소, 크레아티닌 부하에 의해 혈중농도를 상승시킨 만큼 요독증 증상이 확인되지 않아 현재는 독소로서 중요시되고 있지 않은 경향이다.

(2) 구아니딘 유도체

구아니딘 유도체인 guanidinosuccinic acid(분자량, 175), methylguanidine(분자량, 73)은 어느 정도 그 독성이 증명되어 있다. 전자는 혈소판 제3인자의 ADP에 의한 활성화를 저지해 혈소판 응집능의 장애에 관여하는 것으로 알려지고 있다. 후자는 실험적으로 소화기, 중추신경계, 말초신경 등의 장애와 관계하고 용혈, 적혈구 생산능력 저하도 초래하고 있다.

2) 중간 분자량 물질(분자량, 500~5000)

Scribner팀은 만성복막투석환자는 만성혈액투석환자에 비해 BUN, 크레아티인이 높은 치를 나타냄에도 불구하고 말초신경 장애 발증이 적어진다. 따라서 혈액투석으로 제거되기 어려운 중간 분자량 물질이 말초신경 장애를 일으키는 원인 물질이라고 생각하고 있다. Bergstrom팀은 요독증 환자 혈청을 칼럼크로마토그라피로 분리해 제7번째의 절정에 상당하는 분자량 1400~1200의 물질 농도와 임상적 요독증 증상과의 관련을 보고하고 있다.

3) 대분자량 물질(분자량 5000이상)

현재 연구 중에 있는 상태이다

6. 만성콩팥부전의 경과

수많은 만성콩팥질환은 진행성으로 말기콩팥부전이라는 종착점에 이른다. 그러나 말기콩팥부전에 이르기까지의 경과는 증상 별로 다르다(그림 6-12). 그 경과를 규정하는 인자로서 다음과 같은 것들이 있다.

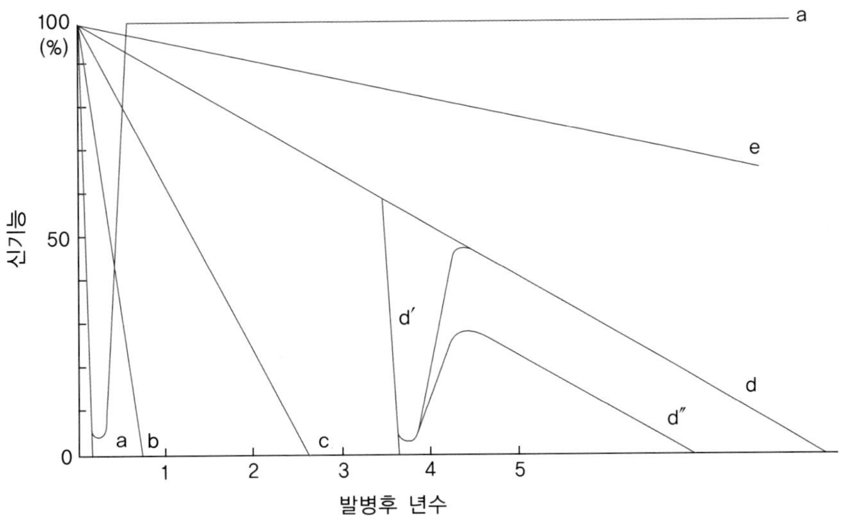

그림 6-12. 신부전의 경과. a. 급성신부전 : 신기능회복 예와 파괴된 예(사망을 포함)로 나눈다. b. 급속히 진행하는 콩팥장애(예, 급속히 진행하는 사구체신염 ; RPGN), c. 비교적 조기에 신부전에 이르는 것(예, 막증식성신염), d. 비교적 경과가 길어서 신부전에 이르는 것(예; 막성신염), d'.d". 급성악화 인자가 추가되면 예후 및 경과가 달라진다. e. 경과가 양호한 콩팥장애

1) 원인질환

① 몇개월 이내에 콩팥부전에 이르는 것

급속진행성 콩팥염(rapidly progressive glomerulonephritis, RPGN)이 대표적이고, 기타 반월체 형성을 동반하는 교원병에 의한 콩팥장애도 이 형태인 것이 많다(그림 6–12, 직선 b).

② 2~6년에 말기콩팥부전에 이르는 것

막증식성 콩팥염, 경화성 콩팥염, 국소성 사구체경화, 당뇨병성 신증, 아밀로이드 신증, 교원병성 신증 등이 여기에 속한다(그림 6–12, 직선 C).

③ 10년 내지는 그 이상을 필요로 하는 것

막성신증, 경도의 증식성 신증, 만성신우신염, 다낭신 등이 여기에 속한다(그림 6–12,직선 d).

2) 악화인자

만성진행성 콩팥질환에 급성악화인자(표 6–4)가 공존하게되면 콩팥기능이 급속히 저하된다(그림 6–12, d'). 조기 진단 및 치료가 이루어지면 기저질환이 더 좋은 경과(직선 d)를 취하는데 치료가 지연되면 콩팥기능장애가 더 나쁘게 진행된다(직선 d"). 그러므로 원인질환의 진행속도의 경감

이 불가능한 오늘날, 급성악화 인자의 진단 및 치료가 의사에게 부여된 주요한 임무이다. 악화인자 중에서는 탈수와 요로감염증의 빈도가 높다. 간질성 병변을 주체로 하는 간질성신염, 신우신염, 콩팥시스트 시 엄격한 식염제한은 세포외액량의 저하를 초래하므로 주의가 필요하다.

만성악화인자로서는 고혈압으로 그 이유는 다음과 같은 사실에 근거를 두고 있다.

고혈압을 동반한 만성사구체신염은 정상혈압인 환자의 만성사구체신염 보다 예후가 불량하다. 그리고 고혈압만으로도 콩팥장애를 초래할 수 있다.또한 악성고혈압을 동반한 만성콩팥부전에서는 악성고혈압의 조절에 의해 콩팥기능 회복이 기대된다.

표 6-4. 급성악화 인자

① 혈관 내 용적 부족: 이뇨제 및 위-장관의 수액상실, 탈수
② 약물 : NSAID, 아미노글루코사이드
③ 요로의 폐쇄
④ 감염 : 요로감염, 폐혈증
⑤ 톡신 : 조영제, 용혈
⑥ 악성 고혈압 발증
⑦ 대사장애 : 고칼슘(Ca)혈증, 고칼륨(K), 고인산(P)혈증, 고요산혈증

3) 임상증상과 진단 및 치료

만성콩팥부전의 임상증상은 신체 모든 장기에 영향을 미치며 콩팥부전의 정도에 따라 다르다. 증상은 급성요독증 증상과 만성요독증 증상으로 크게 나눈다. 급성요독증 이란 말기에 출현하여 치명적 증상을 불러일으키나 일반적으로 투석요법으로 쉽게 치료될 수 있다. 만성요독증 증상은 GFR이 정상의 25~30% 이하로 저하된 시기부터 출현하는 치명적 증상으로 투석요법으로 쉽게 치료될 수 없고 치료 저항성을 갖는다.

(1) 급성요독 증상.

① 요독증성 중추신경장애

BUN이 60 mg/dL을 넘으면 쉽게 오는 피로감, 기억력이나 집중력의 저하, 쉽게 자극이 되고 반복계산력의 저하 등이 출현하는데 이 시기의 뇌파변화는 약하다. 콩팥기능저하가 진행되면 의식수준의 저하로서 무기력, 기면경향, 불면을 호소하고, 다른 한편에서는 다행증, 우울증, 환각, 착란 등의 정신장애를 합병한다. 게다가 이것이 진행되어 요독증에 이르면 의식은 자주 졸고 더 나아가 혼미, 혼수로 진행된다. 근육의자극성이 쉽게 증가해 asterixis, 근연축, 병적반사가 출현해 전신 경련으로 이행한다. Decorticate posture(양쪽 하지의 신장과 양쪽 상지의 굴곡)나 decerebrate posture(양쪽 상하지의 신장, 손의 내반전위)를 취하는 경우도 있다.

뇌파에 특이적 소견은 없지만 불규칙한 미만성 서파(7 c/s), 돌발성 양측 동조성 서파, 저전위, 광자극에 대한 간대성 근경련(myoclonus)의 혼입 등이 있다. 특히 서파의 출현빈도는 BUN 100 mg/dL이상에서 현저하게 증가한다.

성인에서 요독소가 주체를 이룬다고 생각되는 산혈증, 저Na혈증, 고Na혈증, 고Mg혈증, 고혈압성 뇌증은 말기콩팥부전에 합병하는 다른 병태로부터의 영향도 무시할 수 없다. 보통 요독증성 중추신경장애는 투석요법에 의해 회복이 가능하지만 어느 시기까지는 회복 가능하지만 어느 시기부터 뇌에 비가역성 병변을 가져오는지는 밝혀져 있지 않다. 전신경련은 예후가 불량한 것을 알려져있다.

② 심장 및 혈관계 장애

㉠ 폐부종, 심부전

콩팥기능저하가 경미한 시기에는 고혈압성 심장병이나 빈혈을 동반한 육체활동시의 호흡곤란 등이 나타나는데 말기콩팥부전에 이르면 폐부종을 동반한 좌심부전의 증상을 나타내는 일이 많다. 두드러진 기좌호흡(orthopnea)과 혈성객담을 배출한 경우도 있다. 발생기전은 **그림 6-13**과 같이 Na배설장애에 의해 세포외액 증가가 나타난다. 보통은 투석요법에 의한 세포외액의 조절만으로도 극적인 개선을 볼 수 있다. 심근자체에 유의한 기질적인 장애는 존재하지 않는 일이 많기 때문에 digitalis 사용은 거의 없다. 이는 충분한 장기 투석요법으로도 개선이 없는 경우에만 사용해야 한다.

㉡ 요독증성의 심막염

요독증성 심막염은 중독한 병태인데 초기에 발생하는 증상으로서 본증을 병발하는 것은 드물다.

심낭액은 보통 혈성으로 악화되면 심탐포네이드를 초래한다. 원인은 요독증과 출혈경향에 의한 것이라고 생각된다. 심탐포네이드가 발증하면 배액 후에 매일투석을 함으로써 개선을 보는데 난치성인 경우는 스테로이드를 심낭강 내에 주입하거나 외과적으로 심낭 드레인 삽입이 유효한 경우도 있다. 치료가 불완전하면 교착성심막염(constrictive pericarditis)을 남길 수 있다.

③ 고 K혈증

특수한 간질성 콩팥염을 제외하면 하루에 400 ml 이상의 소변량이 있는 상태에서 고K혈증을 나타내기란 매우 드물다. 그러나 말기콩팥부전에 이르면 소변량 감소와 산혈증이 더욱 심해짐으로 고K혈증은 빈번하게 확인되는 이상이다. 그러므로 약간의 고K혈증은 자각할 수 없지만 8 mEq/L을 초과할 때부터 심한 전신탈력감, 피로감, 쇠약감을 드러내며 호흡은 산혈증에 의한 Kussmaul 형을 나타낸다.

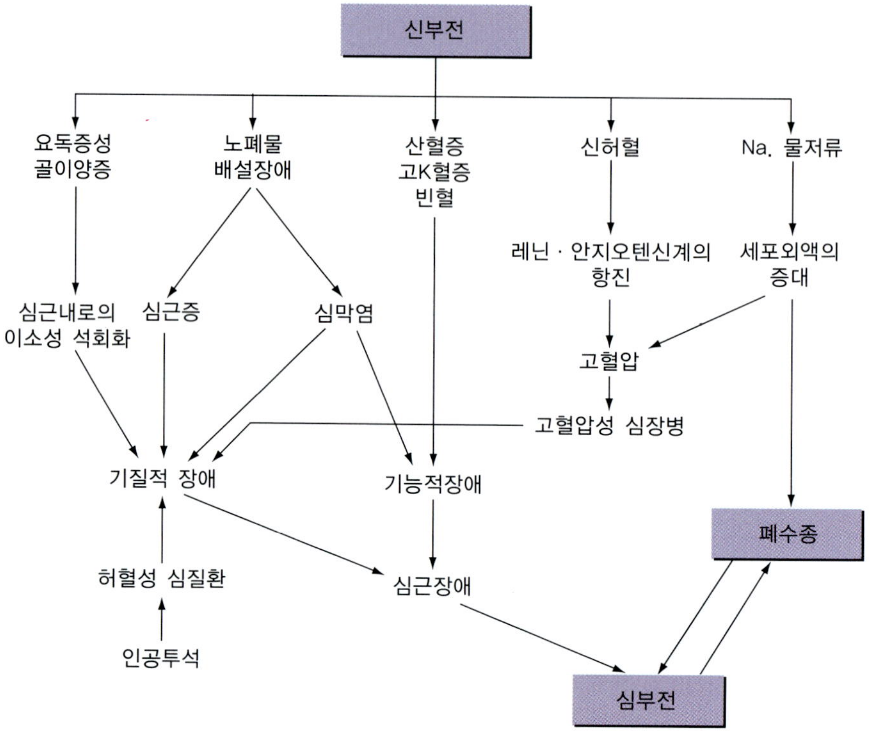

그림 6-13. 콩팥부전에서의 심부전 및 폐수종의 발생기전

진단은 혈청 K의 측정과 심전도 소견으로 가능하다. 심전도에서는 혈청 K^+이 6 mEq/L이상일 때부터 텐트형 T파, 7.5 mEq/L이상에서 PQ연장, P파가 낮아지고, 8.5 mEq/L이상에서 P파의 소실, QRS폭의 확대로부터 사인커브로 이행하여 심실성 빈맥 그리고 심장정지를 가져온다. 고K^+혈증의 심전도이상을 도식형으로 그림 6-14에 나타내었다.

아세테이트의 투석액으로 투석을 하면 K^+, H^+은 매우 양호하기 때문에 고K^+혈증이나 산혈증시 투석요법에 의해 가장 신속하게 교정될 수 있는 병태이다. 응급을 필요로 하지 않을 때는 이온교환수지, Kayexalate, Kalimate, K섭취제한 등으로 치료한다.

④ 소화기 증상

초기증상으로서는 식욕부진을 호소하는 정도이지만 말기에 이르면 구역질, 구토, 설사, 토혈, 하혈을 일으킨다. 소화관 점막은 토혈, 하혈 시에 다수의 염증세포가 확인된다. 이 증상들은 엄격한 단백제한으로 감소되며, 몇 회의 투석요법에 의해서 거의 완전하게 소실되는 것으로 보아 그 원인이 소화기증상은 소분자의 단백대사산물인 요독소에 의한 것이라 생각된다. 이들 환자에게는 자주 각종 약제가 사용되기 때문에 콩팥을 주 배설경로로 하는 약제에서는 체내농도가 상승해 소화

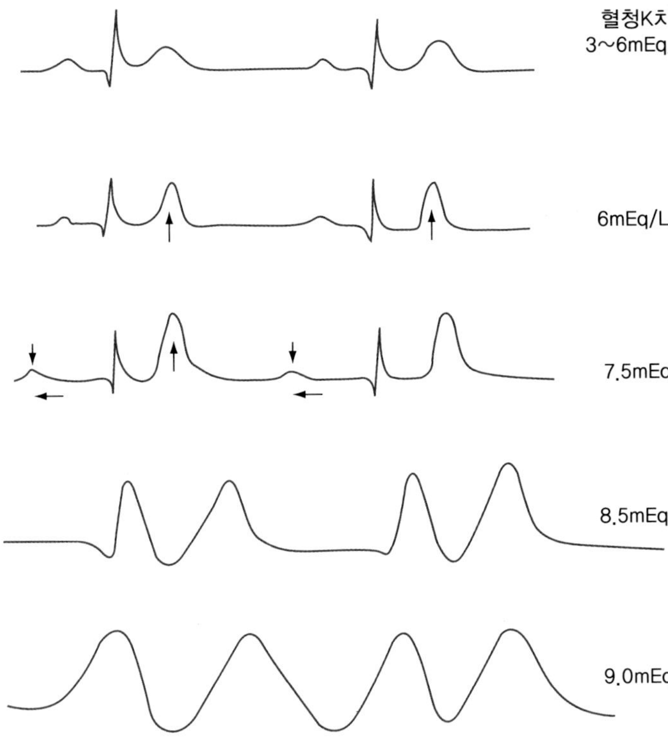

그림 6-14. 고 K⁺혈증과 심전도 소견

기증상을 일으키는 일도 있다. 또한 소화기 증상에 대한 약제는 대부분 Mg을 함유하고 있어 콩팥부전에서는 Mg 배설장애에 의한 고Mg^{++}혈증으로 중추신경장애를 나타내는 일도 있다. 이 때문에 약제를 투여할 때는 충분히 주의를 해야 한다. 경증인 경우는 단백제한식이, 중증인 경우는 투석요법으로 치료한다.

⑤ 출혈경향

만성콩팥부전 환자에서는 피하출혈 등의 출혈경향이 있다. 말기에 이르면 코피, 치근출혈부터 소화관출혈, 성기출혈, 심낭강 내 출혈 등 심한 출혈을 가져올 수 있다. 뇌출혈, 경막하출혈은 흔히 치명적이 된다. 혈액의 응고시간은 보통 정상이지만 출혈시간이 연장되며, 혈소판 수도 낮은 치를 나타내는 일이 많다. 그러나 말기에 이르면 응고시간 연장이 나타나는 일도 있다.

출혈성경향의 기전은 불명확하나 혈소판 제3인자 활성화 이상에 의한 혈소판 기능장애가 중요시 되고 있다. 이 기능장애는 혈중 guanidinosuccinic acid(GSA)농도와 관련성이 있어 투석요법에 의한 GSA치를 저하시킴으로써 혈소판의 기능을 회복시킨다. 출혈성경향이 몇 회의 투석요법에 의해 쉽게 개선되는 것은 이를 뒷받침하고 있다.

(2) 만성요독증 증상

① 소변량, 소변비중의 변화

만성콩팥부전에서는 삼투압이뇨(osmotic diuresis)와 염분이뇨(salt diuresis), 간질의 조직변화에 의해 농축력(T^{c}_{H2O}), 희석력(C_{H2O})이 저하하여 등장뇨(isosthenuria)를 배출한다. 그 때문에 말기에 이르기까지 핍뇨를 일으키기는 경우는 흔하지 않지만 소변량, 소변비중에 하루의 변동은 소실되어 야간뇨를 호소한다. 이 시기의 극단적인 식염제한이나 이뇨제투여는 세포외액량의 저하를 가져와 GFR을 저하시키므로 주의를 요한다. 또 이 시기의 농축시험, 희석시험은 반드시 이상치를 나타내어. 그 병인, 병세, 예후 측정 상에 아무런 도움이 되지 않으므로 실행하지 않는다. 말기에 이르면 소변량은 감소하고 특히 투석요법에 의해 고질소혈증, 세포외액량을 시정하면 삼투압이뇨, 염류이뇨 기전이 억제되어 핍뇨를 보게 된다.

② 고혈압

만성콩팥부전에서 고혈압 합병율 이 높고, 말기에 이르면 거의 모든 예가 고혈압이 확인된다.

세포외액량의 증가와 레닌-안지오텐신계의 항진이 주 요인을 이룬다. 자주 악성 고혈압을 합병하는 일이 있는데 이것은 급성악화인자의 하나임과 동시에 뇌증상, 심부전의 치명적 합병증을 초래하므로 신속한 치료를 요한다. 강력한 이뇨제, 투석요법에 의한 세포외액량의 교정과 nitroprusside나 diazoxide등의 강력한 혈관확장제의 병용이 유효하다.

만성콩팥부전의 고혈압은 지속성의 확장기성 고혈압 형태를 취하는 경우가 많다. 악성이라면 그 자체로 치명적이지는 않지만 뇌혈관장애, 심장·혈관계 질환의 위험 인자로서 중요시되고 있어, 혈압 조절은 중요하다. 최근 만성혈액투석환자의 장기예후를 규정하는 최대인자가 심·혈관성 장애와 동맥경화성 질환임이 확실해지고 있다.

치료는 이뇨제, 투석요법과 적절한 혈관확장제의 사용이다. 비투석 환자의 고혈압은 투석환자의 고혈압에 비해 난치성이 있는데 이것은 세포외액량 조절의 실패가 한 원인이라고 할 수 있다.

혈관확장제로서는 hydralazine이 유효하고 레닌분비의 항진을 억제하는 목적으로 β-차단제 등을 병용한다.

③ 심장 및 혈관계

심장 및 혈관계 장애에는 다음과 같은 것이 있다(그림 6-13).

요독증성 심근증(uremic myocardiopathy) : 임상적으로 심근증과 감별이 곤란하며 심한 심장확대, 저혈압, 확장기 전기성 분마조율, 우심부전, 부정맥을 주요특징으로 하여 심장마찰음을 자주 청취한다. 심막염과 유사하지만 심낭액 저류는 없으며. 심장에코, 심장pool scanning등으로 감별할 수 있다. 다른 원인의 심장비대에 비해 투석요법에 의해서도 심음영의 축소는 확인되지 않고 치료에 저항성이다. 장기간에 걸친 빈번한 투석으로 회복된다. 투석 전에 엄격한 단백제한을 받은 환자에서 많이 나타나며 이는 deficiency syndrome의 하나라 생각 할 수 있다.

동맥경화성 심장질환: 투석환자에서 5년 이상의 장기투석을 받고 있으면 동맥경화성 콩팥질환이 높은 빈도로 나타난다. 그 원인은 불명확하나 불완전한 고혈압관리, 당지질대사이상, P, Ca대사이상이 관여할 것이라 생각된다. P, Ca대사이상은 동맥벽으로의 Ca침착 뿐 아니라 심근육으로의 Ca이소성 침착으로 부정맥의 원인이 되기도 하여 직접사인이 된다.

고박출성 심부전(high output failure) : 만성 고박출성 심부전를 나타내는 경우가 있다. 임상적으로는 증상이 없는 경우가 많은데, 심장에코에서 PEP/LVET(pre-ejection period/left ventricular ejection time)의 연장이 확인된다. 세포외액량의 증가, 빈혈, 투석을 위한 동정맥문합이 위험 인자가 되고 있다. 문합(A-v fistula)구멍의 협소화, 빈혈치료에 의해 호전된다.

④ 신장성빈혈(renal anemia)

만성콩팥부전에서 빈혈은 반드시 발생하는 증상으로 GFR이 25%이하가 되면 출현한다. 빈혈의 정도는 GFR의 저하와 평행한데 다낭신장에서는 다른 질환의 빈혈에 비해 정도가 가볍다. 주로 정상 적혈구성 정상색소성 빈혈(normocytic normochromic anemia)이다. 빈혈은 느리게 진행되기 때문에 헤마토크리트(Hct)가 20%이하가 될 때까지 증상이 없는 경우가 많다. 치료에 저항성이어서 때로 수혈을 필요로 한다.

말기콩팥부전이 되어 투석요법이 시작되면 용혈기전은 개선되고 혈소판 기능도 회복되어 출혈 경향은 소실된다. 조혈기능도 회복되어 Hct는 20~30%로 된다. 투석전에는 철분과잉 상태인데 투석 후에는 투석 중 혈액의 손실, 헤파린 사용에 의한 출혈 등으로 철결핍상태가 된다. 이런 철분손실은 경구적 철제투여에 의해 충분히 개선시킬 수 있다. 엽산은 수용성 비타민으로 쉽게 투석이 되고 보통 식사를 하고 있는 투석환자에서는 엽산결핍증은 발견할 수 없다.

남성호르몬이 신장성 및 신장외성 에리스로포이에틴(erythropoietin, EPO)생성을 자극하기 때문에 유용하게 사용될수 있다. 그러나 여성 환자에 투여시에는 남성화 작용에 따른 부작용 때문에 장기간이나 대량 사용해서는 안된다.

필수아미노산이 아닌 히스티딘은 요독증 환자에게 투여하면 혈중 트렌스페린(transferrin), Hct의 상승이 온다고 한다.

충분한 단백질섭취(1.2~1.5g/kg), 적절한 투석과 철분투여, 남성호르몬등의 투여로 많은 예에서 수혈할 필요가 없어졌으며, 남성에서 Hct25%이상, 여성에서 20%이상은 유지할 수 있으며, 대부분은 30%이하이다. 최근에는 recombinant human erythropoietin, rhu-EPO)를 투여함으로써 수혈을 필요로 하지 않고 빈혈증 개선에 큰 도움을 주고 있다. 그러나 EPO에 반응하지 않은 경우는 철결핍, 악성종양, 만성염증성질환, 알루미늄중독 및 불충분한투석 등을 생각해 보아야 한다.

콩팥 이식 후에는 빈혈은 급속히 회복되어 양호한 콩팥기능이 유지되면 1개월 이내에 빈혈은 완전히 정상화된다.

⑤ 신장성 뼈이영양증(renal osteodystrophy)

비타민D 활성화장애, 2차성 부갑상선 항진증 그리고 산혈증에 의한 뼈에서 칼슘유리(방출)에 의해 초래되는 병태이다. 임상적으로는 뼈 병변과 이소성 석회화에 의한 것으로 크게 나눈다.

⑥ 뼈병변

만성콩팥부전에서의 뼈 병변으로서는, 뼈연화증, 섬유성골염, 골다공증, 골경화증이 혼재해서 나타나며 이를 총칭하여 콩팥뼈이영양증으로 부른다.

일반적으로 만성사구체신염, 다낭신, 폐쇄성신증에 의한 콩팥부전이 오면 뼈 병변은 두드러진다.

㉠ 골연화증(osteomalacia)

비타민D 대사이상을 기초로 뼈 기질의 석회화장애에 의한 것으로 동시에 부갑상선기능 항진증을 동반하는 일이 많다. 자각증상으로는 전신의 뼈 통증 특히 하반신의 뼈 통증이 있다. 유소아에게 발생하면 발육지연, 골격의 변형이 두드러져 신성구루병(renal rickets)이라 부른다.

뼈 X-선에서는 방사선투과성의 증대, 병적골절 등이 나타나며, Looser's zone(위골석)이 확인되면 진단적 의의는 크다. 뼈 생검에서는 뼈 기질의 증식과 석회화의 지연이 특징이다.

㉡ 섬유성 골염(osteitis fibrosa)

부갑상선 기능항진증에 기초를 둔 것으로 뼈 흡수를 특징으로 한다. 이 증세만으로 자각적 뼈증상을 나타내는 경우는 드물다. 뼈 X-선상은 수지골의 골막하흡수상이 가장 빈번하게 확인되는 소견으로 골낭포성형이나 두개골의 반점상음영, 치골결합의 개대 등이 나타난다.

㉢ 골다공증(osteoporosis)

척추의 압박고절에 의한 요통이 발생하고 키가 줄어드는 것이 주요한증상이다. 이 증상은 뼈의 성질이라기보다 뼈 용적의 이상에 의한 것으로 장기간에 걸친 Ca의 마이너스균형, 영양결핍, 산혈증에 의한 뼈로부터의 Ca유리가 주요한 원인이 된다.

㉣ 골경화증(osteosclerosis)

원인은 불명하나 만성 투석환자나 부갑상선 적출 후에 출현하는 일도 있다. 척추 특히 요추에 많이 나타나며 추체의 상하부분에 경화상이 나타나면 rugger-jersey 척추라 부른다.

⑦ 이소성 석회화(ectopic calcification)

만성콩팥부전 특히 만성투석환자에게서 동맥벽, 안구결막, 각막, 관절주위조직, 피부, 심장근육내에 석회침착이 높은 빈도로 확인된다. 동맥벽의 석회화는 복부대동맥 및 그 분지에서 발견할 수 있는 것이 많고 사지에서는 말초 측에서 발견할 수 있다. 칼슘침착은 주로 중막(media)으로 시작해 정도가 심하게 되면 국소적인 순환장애로부터 괴저를 일으키는 일도 있다. 각막 및 결막의 석회침착은 주위의 염증성 반응을 동반해 붉은 눈(red eye)을 나타낸다. 관절에서는 어깨, 손가락, 무릎의 호발부위에서 통풍양의 격통, 발적, 종창을 볼 수 있다. 피부로의 석회침착은 완고한 소양증 원인이 된다.

이소성 석회침착의 기전은 명확하지 않지만 심한부갑상선기능 항진증이나 산혈증에 의한 뼈로부터의 Ca유출과 고P혈증에 의해 인산Ca염으로서 배출한다고 여겨진다. 특히 소위 자발적(autonomous) 또는 tertiary hyperparathyroidism이나 혈청중의 Ca×P(mg/dL)을 곱한 값이 70 이상이 되면 발증이 온다.

⑧ 신성뼈이영양증 치료

이 증상의 발생기전에 고P혈증, 저Ca혈증에 기초해서 PTH의 과잉분비, 비타민D저항성이 중심적 역할을 하기 때문에 이들에 대해서 치료가 이루어져야 한다.

㉠ 고P혈증의 치료

말기콩팥부전으로 진행되지 않은 상태에서는 수산화알루미늄($Al(OH)_3$)을 경구적으로 투여하면 소화관에서 P와 결합해 인산 알루미늄($Al(HPO_4)_2$)으로서 대변으로 배설된다. 콩팥부전말기에 이르기까지 본제만으로 고P혈증을 예방할 수 있지만 부작용으로 변비를 일으킨다. 말기에 이르면 P을 포함하지 않는 투석액에 의한 투석요법과 수산화알루미늄 내복을 병용해서 치료한다.

㉡ 비타민D 저항성의 치료

활성형 비타민D인 1,25-$(OH)_2D_3$ 의 투여가 이상적인데 고가이기 때문에 간에서 활성형이 되는 1-α-OH-D_3를 투여한다. 1일 0.5-2μg로 혈청 Ca치의 상승, 알칼라인포스파타제의 하강을 기대할 수 있는데 장관으로부터 P의 흡수도 항진시켜 고P혈증을 일으켜 Ca치와 P치을 곱한 치가 상승하게 되므로 충분한 모니터가 필요하다.

㉢ 저칼슘혈증의 치료

앞에 기술한 치료로 보통 저Ca혈증은 치료되는데, 그래도 불충분할 때에는 경구적으로 탄산 또는 유산칼슘을 투여하든가 투석 환자에서 투석액 Ca농도를 높게 한다. 이런 경우도 고Ca혈증은 Ca치와 P치의 상승으로 이소성 석회화의 위험이 있으므로 주의를 필요로 한다.

㉣ PTH 분비항진에 대한 치료

앞에서 기술한 ㉠㉡㉢의 요법에 의해 혈청Ca치를 정상으로 유지하면 PTH분비는 정상화 방향으로 향하는데 심한부갑상선 과잉형성으로부터 tertiary hyperparathyroism의 상을 나타내어 이소성 석회화가 두드러지면 부갑상선 부분적출을 실시한다. 4개의 부갑상선에서 3$\frac{1}{2}$-3$\frac{3}{4}$를 적출한다. 그러면 이소성 석회화는 개선되는데 동맥의 석회화는 비가역성이다.

ⓜ 콩팥이식

콩팥이식 후 모든 병변은 개선된다. 동맥의 석회화는 개선된다는 보고와 개선되지 않는다는 보고가 있다. 드물게는 심한 부갑상선 항진증으로 콩팥이식에서 이식 후에 고Ca혈증을 초래하여 고Ca혈증성 콩팥장애가 발생하는 일도 있다.

⑨ 요독증성 말초신경 장애(uremic neuropathy)

말초신경장애는 투석에 의해 개선되는 것으로 보아 투석가능 물질의 축적으로 발생하는 것 같다. 그 개선의 정도가 투석막 면적 × 투석시간으로 연관해 보면 복막관류가 유효한 것 같다.

임상적으로는 지각신경, 운동신경의 양쪽에 장애를 미쳐 보통 좌우대칭성에서 하지에 현저하고 원위부에서 발생하며 상행성이다. 소견으로서는 진동각 및 심부지각의 저하, 건반사의 약화나 소실 그리고 말초신경 전도속도의 지연이 확인된다. 자각적으로는 restless leg이 가장 높은 빈도로 나타난다. 이것은 발붙일 곳이 없다고 할 정도로 통증이 심하여 야간에 증상이 심하고 쉬고 있는 것보다 서서 걷는 쪽이 편하다고 호소하는 일도 있다. 그밖에 작열감, 감각이상(paresthesia), 지각이상(dysesthesia), 근육탈력, 근육경련 등을 호소한다. **표 6–5**에 Nielsen의 보고에 의한 말초신경장애의 증상, 소견 빈도를 나타낸다.

조직학적 소견으로는 축색의 변성, 수초탈락이 나타난다.

치료로서의 약물치료는 기대할 수 없다. 투석요법도 진행된 장애를 정상화하기란 곤란하기 때문에 조기발견 즉 말초신경 장애의 발증 시기가 투석요법의 도입시기이기도 하다. 최근 활성탄 등의 흡착제에 의한 direct hemoperfusion 이 유효하다고 한다. 효과적인 치료법은 콩팥이식으로 이식 후 6~12개월에 거의 완전하게 회복된다.

⑩ 기타

㉠ 가짜통풍(pseudogout)

무릎에 호발하는 관절염으로 관절통, 발적, 종창을 동반한다. Pyrophosphate가 관절강 내에서 분리하여 나오는데 이것이 병인이라 생각되고 고P혈증, 고요산혈증 시에 빈번하다. 난치성이지만 수산화알루미늄, colchichine이 유효하다.

㉡ 성(sex) 기능저하

정액 중 정자수의 감소, 무월경, 발기부전, 제2차 성증 발현의 지연 등이 있다. 만성콩팥부전증

표 6-5. 만성콩팥부전 109예의 임상적 신경증상

자각증상	88례(77%)
운동신경계	76(70%)
restless leg	43
경련	55
근력저하	10
지각신경계	44(40%)
감각이상(paresthesia)	34
지각이상(dysesthesia)	20
동통	6
발바닥 작열감	7
타각적 증상	56(51%)
부전마비	15(14%)
근위축	13(13%)
심부 건반사 이상	31(28%)
아킬레스건 반사	30
슬개건 반사	23
이두박근 또는 삼두근건 반사	7
진동각 저하	42(38%)
모지	37
내과	34
모지	10
5지각(촉각)감퇴 또는 통각 둔마	17(16%)

환자에서 요독성 성선부전증(hypogonadism)의 기전은 정확히 밝혀지지 않았으나 콩팥부전 환자에서 프로락틴(prolactin)의 증가가 원인으로 설명되는데 발기부전환자에서 흔히 고프로락틴혈증을 볼 수 있고, 발기부전이 동반된 요독증 환자에서 혈중프로락틴치가 높은 것을 볼 수 있다. 또 요독증 환자에서 증가하는 부갑상선호르몬이 신경독성작용을 일으킨다는 것이다. 그리고 만성콩팥부전증에 동반되는 아연결핍증이 성선부전을 일으킨다는 보고가 있다.

만성콩팥부전의 약 30%에서, 혈액투석을 받는 환자의 80%가 고프로락틴혈증이 관찰되는데 이 기전은 확실히는 모르나 프로락틴 대사 제거율이 약 30% 감소되기 때문이거나 또한 프로락틴 생산이 3배정도 증가하는데 이는 만성콩팥부전 환자에서 도파민에 의한 프로락틴분비억재능력이 감소하기 때문이다. 투석요법으로는 개선을 기대할 수 없고 콩팥이식이 유일한 치료법이다.

⑪ 만성콩팥부전의 증상, 합병증의 발생기전

지금까지 기술한 만성콩팥부전의 증상, 합병증의 발생기전은 **그림 6-15**에 종합하였다. 즉 진행성 콩팥실질상실에 따라, 간질 조직학적 장애, 신혈류량 저하에 의한 콩팥허혈, 사구체 배설기능

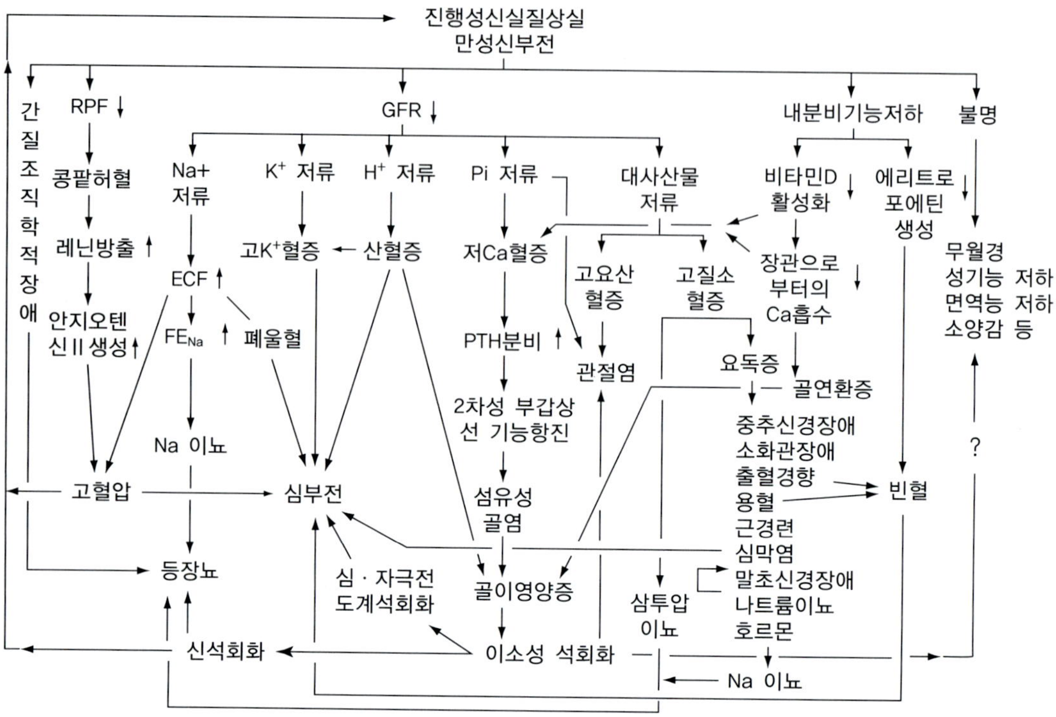

그림 6-15. 만성신부전의 증상 및 합병증의 발생기전

저하에 따른 각종 전해질, 대사물의 저류, 콩팥 내 분비기능 저하, 기타 불분명 기능이상이 출현한다. 이들 기전이 복합적으로 얽혀서 여러 가지 임상증상, 합병증을 나타낸다.

7. 말기 콩팥부전

말기콩팥부전의 치료는 여러 증상들에 의한 보존적 요법을 하면서 투석요법(혈액 투석및 복막투석) 그리고 콩팥 이식(혈연간 또는 사체 공여자)으로 이루어지고 있다.

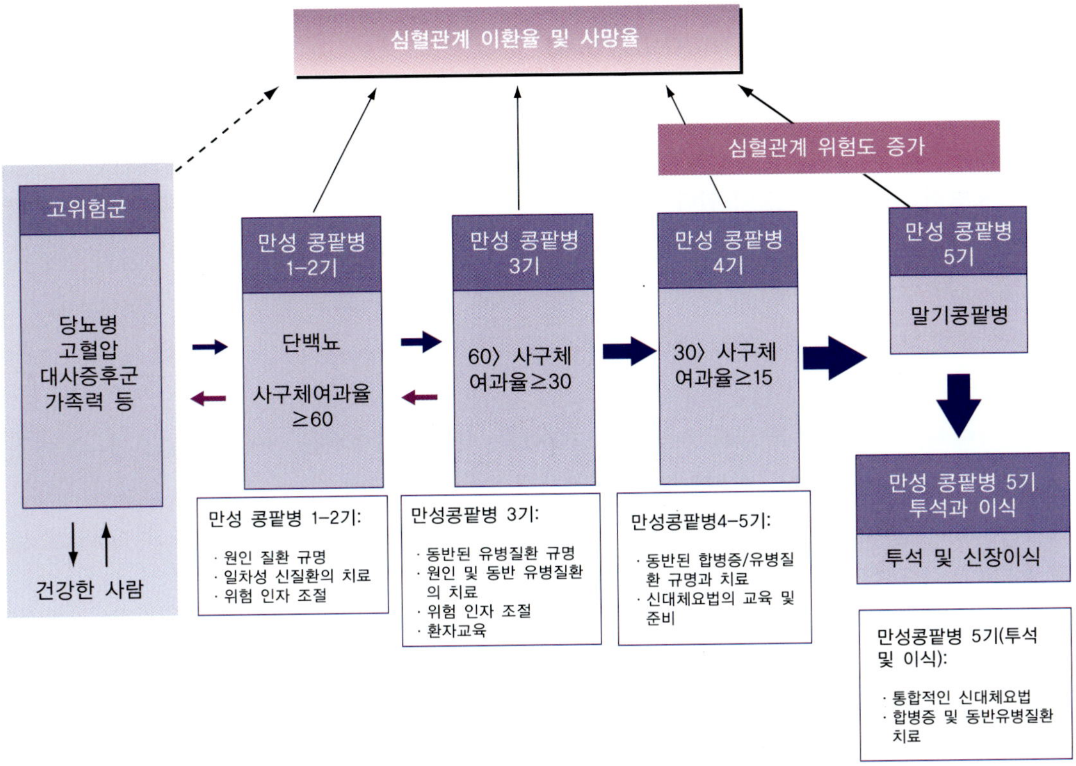

그림 6-16. 만성 콩팥병 관리를 위한 단계적 전략

8. 만성 콩팥병의 관리 및 치료전략

만성 콩팥병은 조기진단과 단계에 따른 적절한 관리가 필요하다. 조기진단에서는 만성 콩팥병의 위험도가 높은 당뇨병, 고혈압, 심혈관계 질환, 콩팥질환 가족력이 있거나 60세 이상 노인, 루프스 등 자가 면역질환, 비스테로이드성 소염 진통제를 포함한 여러 종류의 진통제복용, 비만, 만성적인 요로감염, 신결석 등이 중요하다. 만성콩팥병이 없는 경우 당뇨병, 고혈압, 대사증후군 등 위험인자 여부를 조사하고 만성콩팥병 1~2기인 경우 원인질환 규명과 치료로서 만성콩팥병의 진행을 억제하고 원상태로 회복할 수 있도록 처치를 해야 하며, 3기인 경우 만성콩팥병과 동반될 수 있는 심혈관계 질환, 전해질장애, 빈혈, 신성골질환 등을 조사하고 치료해야 하며, 콩팥병에 따른 식이, 치료계획 등에 대한 환자의 교육이 필요하다. 늦어도 만성콩팥병 4기에는 신대체요법에 대한 준비가 필요하며, 투석 또는 이식을 하게 되는 경우 치료의 적절성을 잘 유지하여 합병증, 특히 심혈관계 질환에 의한 사망률을 줄일 수 있도록 하여야 한다(그림 6-16).

9. 혈액투석 요법(Hemodialysis)

말기콩팥부전에 치료는 현재 3가지 종류가 있는데, 혈액투석, 복막투석 그리고 콩팥이식이며 콩팥대치요법의 각각은 장단점이 있다(그림 6-17). 1940년대 후반에 급성콩팥부전증 치료에 혈액투석을 Kolff 가 처음 시도하였다. 장기간의 치료를 위해 혈액투석에 사용되는 혈관통로는 1960대 초기에 Scribner가 개발하였다. 1973년 미국의회에서는 투석환자를 위해 구호의료기금(medicare fund)을 승인 하였다. 미국 내 최근 약 35만명 환자가 투석을 받고 있으며 말기콩팥부전 인구가 매년 7%씩 증가하고 있다.

우리나라에 혈액투석이 도입된 것은 1960년대이고, 최초 콩팥이식은 1969년 이었으며, 전 국민 의료보험 시행은 1980년대 후반이었다. 표 6-7에서 보는 바와 같이 2008년 말 현재 우리나라는 콩팥대치요법을 받고 있는 환자 총수는 51,989명(혈액 33,427명, 복막 7840명, 이식 10,722명)으로 보고되고 있다(대한신장학회 말기신부전 환자 등록 사업).

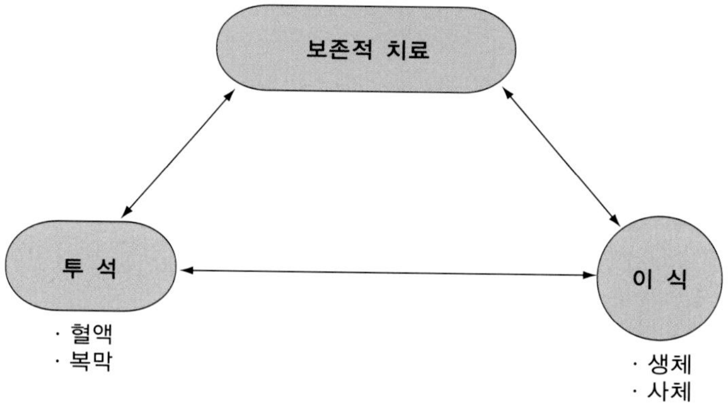

그림 6-17. 말기콩팥병 환자의 치료 형태

(1) 혈액투석의 원리

혈액투석이란 반투막을 매개로 하는 물질이동에 의해 체액조성을 정상화하는 요법이다(그림 6-18 및 19). 혈액내의 노폐물의 이동은 농도기울기와 압력기울기에 따른다.

① 농도 기울기에 의한 물질이동

반투막 통과 가능물질로부터 이루어지는 용액에서 농도가 다른 것을 반투막의 양측에 두면 그 물질은 농도 기울기에 의해 고농도에서 저농도로 이동한다. 이 이동속도는 Fick의 제1법칙에 따

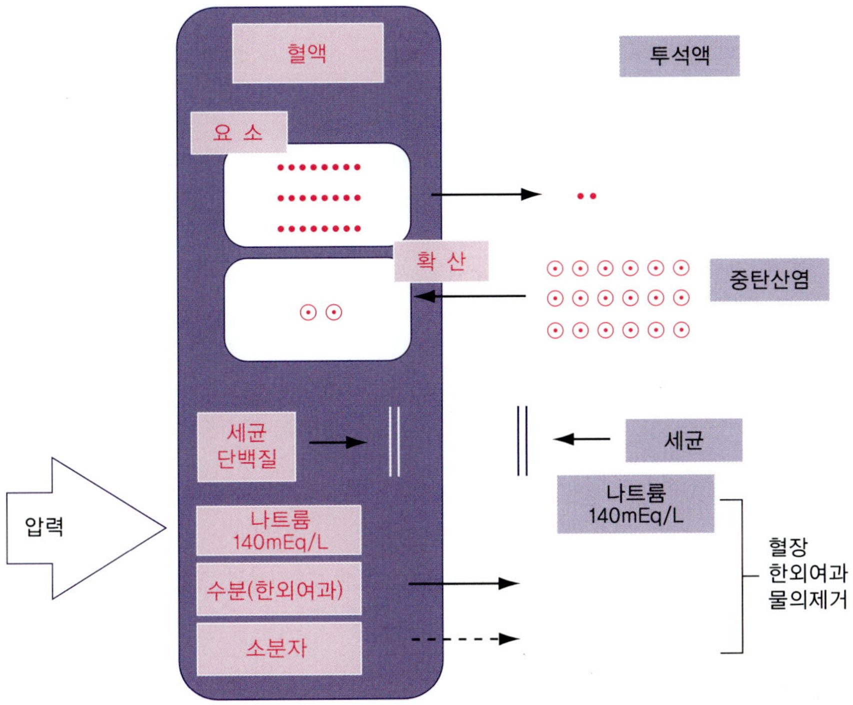

그림 6-18. 투석중 요질과 수분의 제거기전

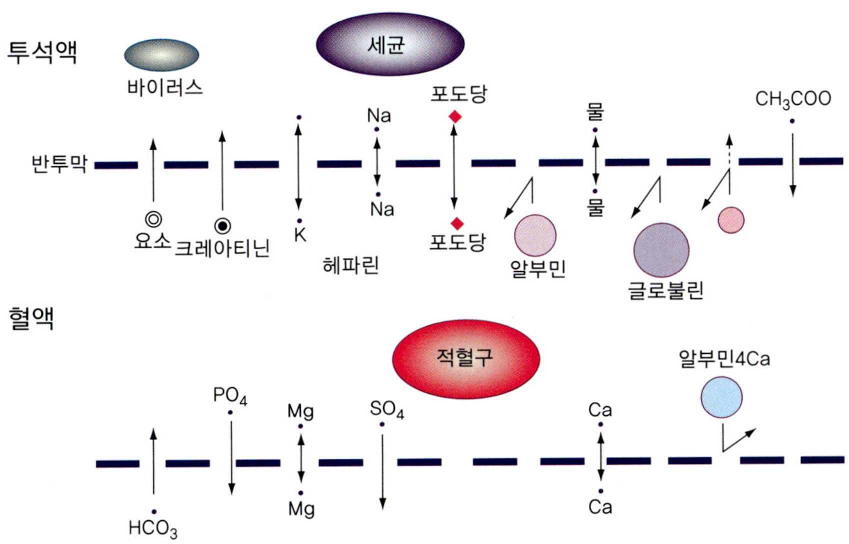

그림 6-19. 반투막을 통과하는 물질과 통과하지 않은 물질

라 식(1)로 나타낸다.

$$N=DA \cdot dC/dX \cdots\cdots (1)$$

N : 물질 이동량 (mole/time) D : 확산계수 A : 반투막 면적
dC : 농도 차 dX : 이동거리

확산계수는 분자량에 따라 규정되고, 분자량 1500 미만에서는 식(2),1500 이상에서는 식(3)에 근사한 치가 된다.

$$D=\text{상수}/(\text{분자량})^{1/2} \cdots\cdots (2)$$

$$D=\text{상수}/(\text{분자량})^{1/3} \cdots\cdots (3)$$

즉 분자량이 커질수록 확산계수는 적어진다. 식(1)은 정적 상태에서 2상의 용액 간 물질이동이기 때문에 투석은 혈액상, 투석액상과 함께 이동하므로 식(4)처럼 바꿔 기입할 수 있다.

$$N=KA \cdot \triangle C \cdots\cdots (4)$$

KA : 물질 이동 계수, △C : 평균 농도 차

확산에 따른 물질이동의 기본적인 개념인데 실제 혈액투석 모델은 **그림 6-20**과 같다. 이 모델에서의 확산에 의한 물질이동 정도는 식(5)에서 나타내는 클리어런스 개념으로 계산된다.

$$CD=CBi \times VBi\text{-}CBo \times VBo/CBi \cdots\cdots (5)$$

CD : 투석 클리어런스 CBi : 동맥 측 혈액농도 CBo : 정맥 측 혈액농도
VBi : 동맥 측 혈액유량 VBo : 정맥 측 혈액유량

어느 물질의 동맥 측, 정맥 측의 혈액농도와 혈액유량을 곱한 차이가 단위시간당 물질 제거량에 상당하며 이것을 동맥 측 혈액농도에서 제거한 것이 투석클리어런스이다. 확산에 의한 물질이동의 경우, 반투막 양상의 정수압차를 0으로 측정하기 때문에 혈액유량은 동맥 측 및 정맥측이 동일하다고 간주할 수 있으며 식(5')은 (6)처럼 된다.

$$Cd=CBi\text{-}CBo/CBi \times VBo \cdots\cdots (5')$$

$$Cd=Do\text{-}Di/CBi \times VD \cdots\cdots (6)$$

Do : 유출 측 투석액 농도 Di : 주입 측 투석액 농도 VD : 투석액 유량
Cd : 투석 클리어런스

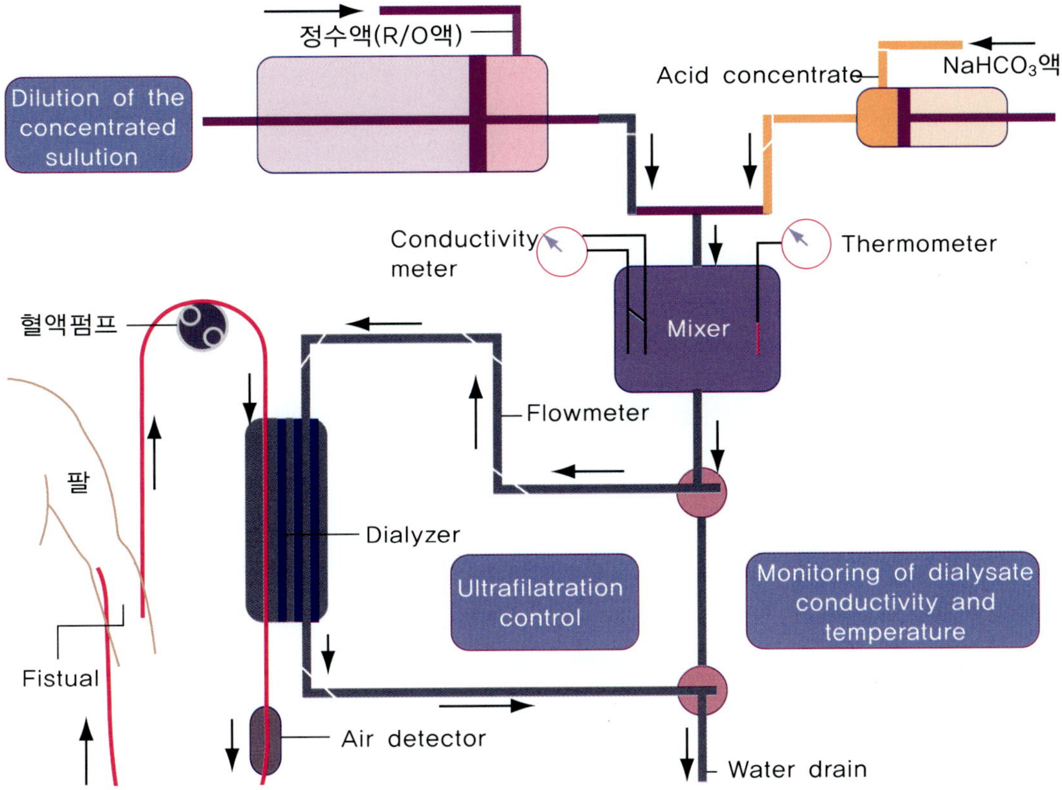

그림 6-20. 혈액투석 모델

또 투석액 측에서 보아도 식(6)가 성립한다.

이상으로부터 어느 물질의 확산에 의한 클리어런스는 혈류량, 투석액 유량, 투석막 면적, 물질이동 계수로 좌우되고 그것은 혈류량, 투석액의 유입량을 넘지 않는다.

② 압력 기울기에 의한 물질이동

반투막 양측에서 발생하는 정수압의 차이에 의해서 수분과 물질이 이동하는데 쿠프로판막에서는 분자량 5,000 이하인 것은 자유롭게 이동한다. 그러므로 분자량 5000 이하의 물질이동 정도는 분자량에 의한 영향을 받지 않고 혈장농도와 동일한 농도로 이동한다. 혈장단백은 포함되지 않기 때문에 이와 같은 조작에 의한 물질이동을 초여과(ultrafiltration)라 불리고 있다. 분자량 5000 이하 물질의 초여과에 의한 클리어런스는 식(7)처럼 초여과량과 같다. 각종 투석기에 의한 초여과량은 **그림 6-21**과 같다. 그래서 투석기 전체의 클리어런스는 확산에 의한 클리어런스와 입력 기울기 클리어런스로 합해진다. 소분자량 물질이동에서는 전자, 큰 분자량 물질에서는 후자의 비중이 크다.

$$Cuf = \frac{Ur \times bi}{CBi} = Uf \quad \cdots\cdots (7)$$

Cuf : 초여과에 의한 클리어런스　　Uf : 초여과량　　Cbi : 동맥측 혈액농도

(2) 혈액투석의 임상적 응용

① 기대되는 효과

혈액 투석요법이 반투막을 매개로하여 물질이동을 이용한 요법이기 때문에 정상혈장과 비슷한 액을 투석액으로 사용하면 투석이 가능한 물질의 농도이상은 교정된다. 소분자량 일수록 클리어런스는 커서 교정이 쉽다. 또 초여과에 의해 세포외액량의 교정도 쉽다. 그러나 중-대분자량 물질의 이상 축적이나 콩팥의 내분비계가 관여한다고 생각되는 요독증성 말초신경장애, 빈혈, 뼈이영양증에 대한 효과는 현저하지 않다. 그러나 다음의 사항을 교정하는 데는 현저한 효과를 볼 수 있다. 즉 전해질 이상으로는 고칼륨혈증, 저나트륨혈증, 대사성 산혈증 등이고 또 급성 요독증 증상으로 중추신경장애, 구역질, 구토, 신경 및 근육의 자극성, 출혈경향이며, 세포외액 과잉으로 발생한 폐수종, 체액의존성 고혈압 등이 교정된다.

(3) 혈액투석(hemodialysis)

① 투석기(dialyzer)

반투막을 매개로 환자의 혈액과 투석액과의 물질을 이동시키는 기기가 투석기이다. 기본적인 원리는 구조에 따라 코일형(coil type)과 패러렐플로우형(parallel flow type)으로 분류된다. 코일형은 투석막 튜브를 지지체와 함께 코일상으로 감은 것이고, 투석액은 투석막 주위를 재순환해서 1분간 약 500 ml의 비율로 신선한 투석액으로 교환시킨다. 투석액 튜브(혈액상)는 내부저항이 높게 혈액유량을 유지하기 때문에 혈액 펌프를 필요로 한다. 초여과압(막간정수압)은 혈액 상에 양압을 부여해서 이루어진다.

패러렐플로우형은 보통 카운터커런트(countercurrent)에 투석액이 흘러 투석기를 나온액은 폐기되며 투석액 유량은 약 500 ml이다. 내부저항이 낮기 때문에 외부동정맥션트(external A-V shunt)에 의한 투석에서는 혈액펌프를 필요로 하지 않는데 내부동정맥션트(internal A-V fistula)에서는 필요로 한다. 초여과압은 투석액상에 음압을 부여한다. 패러렐플로우형은 2매의 투석 간에 혈액, 그밖에 투석액이 흐르는 유닛을 기층에 맞춘 평판형과 투석막으로 제작한 할로·파이버형(hollow fiber type)으로 분류된다. 이들 투석기 사이에는 다소의 차이가 있으나 기본적 효과는 동일하며 할로 파이버형 투석면적도 거의 1.0m^{2}이다.

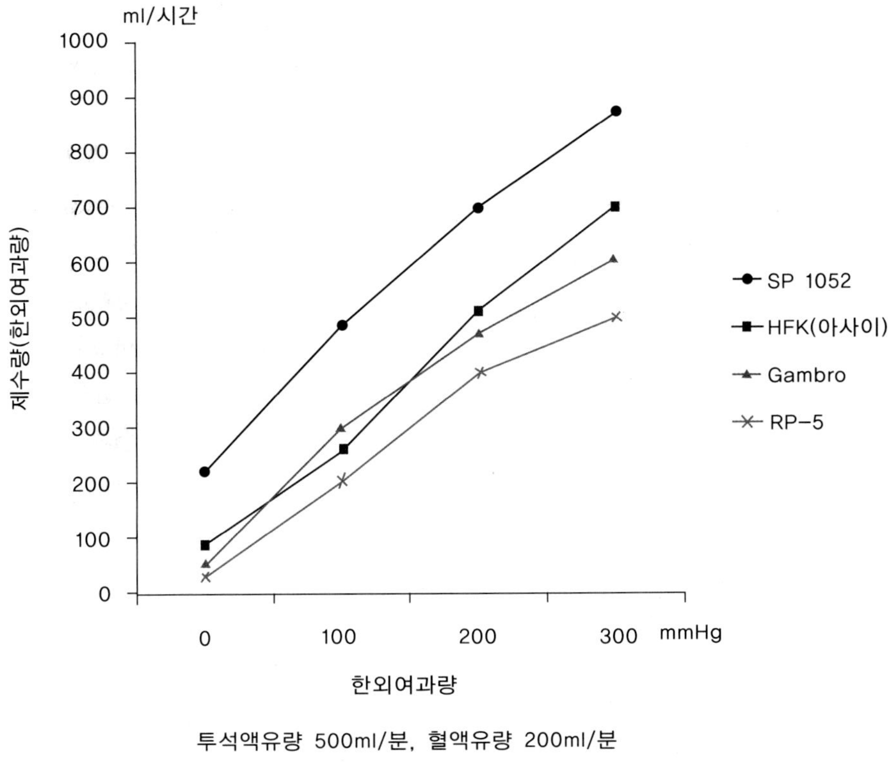

그림 6-21. 각종 투석기에서 제거되는 수분량에 미치는 초여과압(혈액, 투석 액간의 정수압차)

② 실시조건

혈액투석은 체외순환 혈액을 1회 3~4시간 투석기내에서 투석하는 방법으로 혈액투석 모델은 그림 6-21과 같고 다음 사항이 필요하다. 즉 체외순환을 위애서 헤파린을 통한 지속적 항응고요법을 실시한다. 1회 투석 시에 5000~15000단위의 헤파린을 투여한다.

또한 장기 혈액투석을 위해서는 혈액의 안정된 체외순환이 필요하며 지속적으로 150~250 ml/분의 체외순환 혈류량을 필요로 한다.

1959년에 사일라스틱·테프론으로 제작된 인공혈관을 동·정맥 각각에 삽입해서 체외로 연결하는 외부 동정맥션트(Scribner-Quinton shunt)가 실용화 됨으로써 장기간 투석이 가능해졌다. 그러나 외부션트는 이물을 피부로부터 혈관 내에 삽입하기 때문에 혈전형성, 감염등의 합병증이 많고 션트수명도 겨우 1~2년이다.

1966년 Brescia,Cimino에 의해 피하에서 동정맥류를 만들고 동맥화한 정맥에 2개의 천자침을 삽입함으로서 혈류를 취하는 내부동정맥션트가 고안되었다. 내부션트는 외부션트에서 나타나는 합병증이 적은데다 션트수명도 3~8년이다. 그러나 션트량이 크면 고박출성 심부전(high output cardiac failure)의 원인이 될 수 있다. 현재 지속적으로 혈액투석을 하는 만성신부전환자는 내부동정맥션트를 주로 사용한다.

③ 투석의 목표

혈압이 조절되어야 하고, 정상적인 수분, 전해질 평형이 유지되어야 하며, 영양상태가 좋아져야 한다. 그리고 빈혈의 상태가 개선되어야 하며, 요독 증상이 없어져야한다. 또한 사회적 재활이 가능해져야 한다.

④ 합병증

㉠ 투석불균형 증후군(dialysis disequilibrium syndrome)

혈액투석을 처음 시작할 때 장시간에 걸쳐 과도하게 시행하게 되면 혈액투석과정에서 혈액중의 요소, 전해질, pH등의 급격한 교정으로 인하여 이들 성분이 뇌세포 밖으로의 이동하게 된다. 이로 인하여 상대적으로 뇌세포 내의 삼투압이 혈액성분에 비하여 높아지게 되고, 수분이 뇌세포내로 이동하여 뇌부종이 초래되고, 혈중 pH가 교정되면서 산증(acidosis)에 대한 호흡보상이 감소되어 뇌세포내의 산증이 더욱 심해지는 중추신경계 증상이 나타난다. 이런 경우는 심한 요독증, 고삼투압, 고Na투석액에 의한 투석 시 발생한다. 이는 단시간에 걸친 여러 번의 투석(short dialysis), 낮은 혈류(low blood flow), 처음 투석액에 삼투성 물질(포도당, 요소, 만니톨, 글리세롤)의 첨가로 예방이 가능하다.

㉡ 투석치매(dialysis dementia)

장기간동안 정수되지 않은 수돗물로 투석치료를 받은 환자에게 나타나는 증상이다. 혈액투석을 할 때 물속에 포함되어있는 알루미늄(aluminum)이 지속적으로 뇌에 축적되어 나타난 것으로 밝혀져 있으며, 정수된 물로 투석치료를 받은 환자에서도 장내에서 인(phosphous)의 흡수를 억제하기 위하여 제산제로 사용되는 암포젤(Al(OH)$_3$의 알루미늄이 일부 흡수되면 투석치매가 올 수 있다. 초기에 구음장애(dysarthria)가 오고, 그 후 성격이 변하고 지능이 떨어지며 전신경련 등이 따른다. 이런 증상은 발증 후 6개월 내에 사망하는 일이 많다. 예방을 위해서는 정수된 물을 사용해야 하며, 암포젤 대신 탄산칼슘 등으로 대치한다.

㉢ 출혈

투석중의 출혈은 헤파린을 사용하기 때문에 지혈되지 않는다. 최소 헤파린양을 사용하는 tight heparinization, 프로타민과의 병용인 regional heparinization등의 사용법이 있는데 출혈이 문제될 때 복막관류로의 이행이 안전하다. 불현성 출혈로서 경막하출혈이 높은 빈도로 나타난다.

㉣ 진행성 동맥경화

장기 혈액투석 환자에서는 혈중 중성지방이 증가하고 동맥경화성 질환 특히 뇌졸중, 심근경색이 높은 빈도로 나타난다.

㉤ B형 또는 C형 간염

말기신부전시에는 빈혈의 합병 빈도가 높기 때문에 수혈의 기회가 많다. 따라서 수혈을 받은 자 및 의료종사자에게 B형 또는 C형 간염의 발병률이 높다. 수혈제한, 간염이나 HB-항원 특히 e-항원 보유자의 격리투석 이외에 적합한 예방법이 없다.

⑤ 만성혈액투석 양식

투석양식으로서 가정투석, 병원투석이 있다. 가정투석은 가정에서 환자자신이 실시하는 투석인데 이는 사회 복귀의 면이나 생존율에서는 가장 우수하나 우리나라에서는 아직 보편화 되어 있지 않다.

⑥ 건체중(dry weight)

장기간 혈액투석을 하고 있을 때 정상 혈압을 유지할 수 있고, 체액과다의 증상들이 나타나지 않은 이상적인 체중을 건체중이라고 한다. 건체중을 유지하기 위해서는 혈류량 200~300 ml/분, 투석액 유속 500 ml/분을 유지하고, 1회 투석소요시간은 4~6시간(크레아티닌 제거율, 체중 등에 따라 조절한다), 1주일에 3회의 투석을 해야 한다. 그리고 투석전 BUN 70 mg/dL 이하를 유지해야 한다.

⑦ 우리나라 혈액투석의 현황

우리나라 투석요법의 현황은 1977년에 처음으로 보고되었다. 1985년부터는 대한신장학회의 등록사업으로 매년 투석 및 콩팥이식 현황이 집계되어 발표되고 있으며, 1980년대 이후로 투석 및 콩팥이식 환자가 매년 꾸준히 증가되고 있다(표 6-7). 2008년말까지 콩팥대체요법을 받고 있는 환자의 수는 51,989명(혈액투석 33,427명, 복막투석 7,840명, 신장이식 10,722명)으로 보고되고 있다. 그림 6-22은 우리나라 생활권역별 투석환자 분포이다.

새로 발생한 말기신부전 환자의 원인적 질환은 표 6-8 와 같고, 그림 6-23와 같이 말기신부전 3대 원인 질환은 당뇨병성 신증 44.9%, 고혈압성 신경화증 17.2%, 만성사구체신염 11.6%의 순으로 꾸준히 증가 추세에 있다.

표 6-7. 2008년 연말까지 신대체요법을 받고 있는 환자 수

년도	혈액투석	복막투석	콩팥이식	합계
1986	1335(32.6)	573(13.9)	621(15.1)	2534(61.7)
1988	3012(74.0)	1058(25.2)	982(23.4)	5142(122.7)
1990	4311(101.8)	1130(26.7)	1866(44.1)	7307(172.6)
1992	5890(135.3)	1599(36.7)	2862(65.8)	10351(237.8)
1994	7387(162.7)	2284(50.3)	4116(90.6)	13787(303.6)
1996	9635(207.5)	2976(64.1)	5461(117.6)	18072(389.2)
1998	13473(285.6)	3912(82.9)	6515(138.1)	23900(506.7)
2000	15853(330.4)	4671(97.4)	7522(156.8)	28046(584.5)
2001	17568(363.8)	5489(113.7)	7957(164.8)	31014(642.3)
2002	20010(412.4)	5712(117.7)	8271(170.5)	33993(700.6)
2003	23348(478.2)	6807(139.4)	8635(176.9)	38790(794.5)
2004	25335(516.5)	7569(154.3)	8987(183.2)	41891(854.0)
2005	27246(553.0)	7816(158.6)	9271(188.2)	44333(899.8)
2006	29031(585.0)	7990(195.7)	9709(195.7)	46730(941.7)
2007	30907(617.7)	7649(152.9)	10119(202.2)	48675(972.8)
2008	33,427(663.3)	7,840(155.6)	10,722(212.8)	51,989(1031.6)

( ): number of patients per million population(2008, overall korean population : 50,349,374)

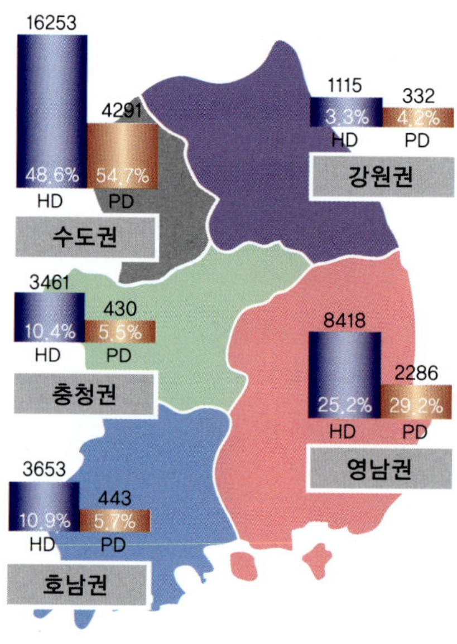

그림 6-22. 생활권역별 투석환자 분포(2008년, 대한신장학회, 말기신부전 환자 등록사업)

표 6-8. 말기 신부전환자로 투석 받고 있는 환자의 원인적 질환

원인	percent(%)										
	1992	1994	1996	1998	2000	2002	2004	2005	2006*	2007	2008
만성콩팥염	25.3	25.5	21.6	17.9	14	13.9	12.5	14.5	13	11.6	12.1
조직검사, 못한 것	19.7	20.4	16.7	13.6	10.6	10	8.6	10.1	9	8.3	8.2
신생검	5.6	5	4.9	4.3	3.4	3.9	3.9	4.4	3.9	3.3	3.8
당뇨병성 신염	19.5	26.1	30.8	38.9	40.7	40.7	43.4	38.5	42.3	44.9	41.9
고혈압성 신경화증	15.4	20.8	18.3	17.8	16.6	16	16.2	16.9	16.9	17.2	18.9
신낭증(PCKD)	2.1	2.2	1.8	1.7	2.2	1.6	1.4	1.9	1.7	1.7	1.7
콩팥결핵	1.1	1.5	1.2	0.5	0.4	0.5	0.3	0.3	0.3	0.3	0.2
신우신염/간질성신염	1.3	1.1	0.7	1	0.8	0.6	0.6	0.5	0.6	0.5	0.5
약물성신독증	1.3	0.1	0.6	0.3	0.3	o.4	0.2	0.2	0.3	0.2	0.3
루푸스신염	0.8	0.7	1	0.5	0.9	0.8	0.6	0.7	0.6	0.6	0.6
통풍성신염	0.7	0.7	0.6	0.5	0.7	0.4	0.5	0.5	0.3	0.3	0.3
유전성 신질환	0.3	0.7	0.4	0.2	0.1	0.2	0.3	0.4	0.3	0.2	0.3
콩팥종양	0.1	0.1	0.2	0.2	0.2	0.3	0.3	0.3	0.2	0.1	0.2
기타	4.1	2.7	2.8	3.9	3	5.6	5.9	7.5	6	5.1	5.8
불명확한 것	28.6	17.8	15.9	16.6	20.2	19	17.8	17.8	17.5	17.2	17.6

*n=8,619

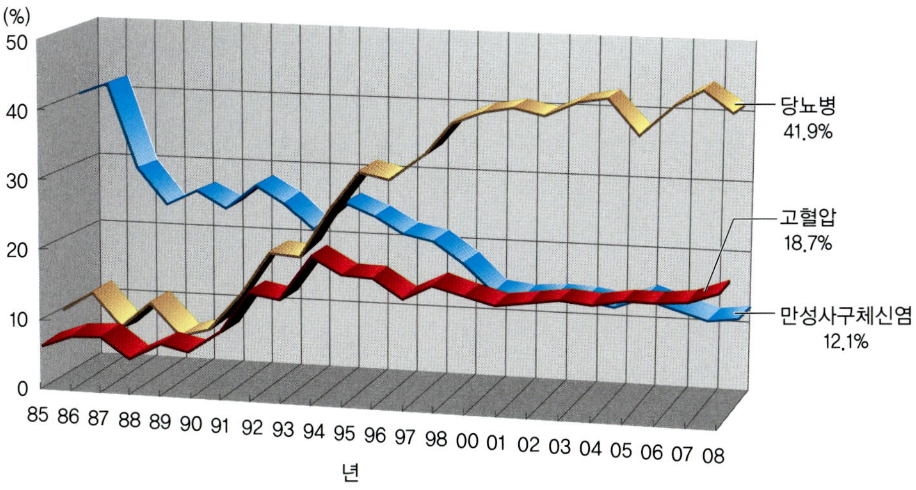

그림 6-23. 말기 콩팥병의 3대 원인질환의 증가 추세(2008년)

10. 복막투석(peritoneal dialysis) 요법

복막투석은 복막을 매개로 하는 물질 이동을 이용한 투석 방법으로 전 세계적으로 약 10만 명 이상의 말기신부전 환자들이 사용하는 신대체요법이다. 약 30년 전인 1980년대 초에 지속적 휴대복막투석(continuous ambulatory peritoneal dialysis : CAPD)이 소개된 이후 복막투석은 방법이 단순하고 간편한 장점이 있어 사용 인구가 급속히 증가하고 있다.

복막투석의 기본 원리는 두 용액을 구분하고 있는 막을 통한 용질과 수분의 이동이다(그림 6-24). 두 용액 중 하나는 복막에 인접한 모세혈관을 흐르는 혈액이라면, 다른 하나는 복강 내의 투석액이라고 할 수 있다. 만성신질환 환자의 복막 모세혈관 혈액에는 요소, 크레아티닌, 칼륨 등이 과다하게 포함되어 있고, 복강 내 복막투석액은 보통 나트륨(Na), 염소, 젖산 등과 고농도 포도당이 있어 삼투압이 증가되어 있다. 투석기로 작용하는 복막은 반투막이지만 구멍의 크기와 구성 성분이 일정하지 않기 때문에 구조와 기능이 복잡하다.

복막투석은 CAPD와 자동복막 투석(automated peritoneal dialysis : APD)으로 구분된다. 전형적인 CAPD는 한번에 2~2.5L의 투석액을 4~8시간 동안 복강에 저류시켰다가 배액하는 과정을 1일 4회 반복한다. APD는 야간에 자동교환기(automated cycler)를 이용하여 3~10회까지 교환을 시행한다. 지속교환기복막투석(continuous cyclic peritoneal dialysis : CCPD)은 환자가 낮 동안 복강에 투석액을 저류한 상태로 지내고 밤에 교환기를 이용하기 전에 배액 하는 방법이며, 야간 간헐적 복막투석(nightly intermittent peritoneal dialysis : NIPD)은 환자가 잠을 자는 야간에만 교환기를 이용하여 투석을 시행하고 낮 동안에는 투석 치료를 시행하지 않는 방법이다. 요소 제거율이나 수분제거량을 증가시키기 위해 주간에 APD 환자에서 교환을 실시하거나 CAPD 환자에서 야간에 교환기를 이용한 추가 교환을 사용하는 CAPD와 APD의 혼성 처방이 시행되기도 한다.

복막투석액이 복강에 저류하는 동안 복막을 통한 용질의 이동 과정은 확산(diffusion)에의해서 이루어지고, 수분의 이동은 초미세여과(ultrafiltration)에 의해서 동시에 이루어진다. 그리고 대류(convection)에 의해서 수분과 용질의 이동이 작용하고 이외에 림프 흡수작용이 있다.

복막관류 카테터를 복막에 삽입하는 수기는 그림 6-25 처럼 동그라미부분의 복막을 통해서 카테터를 삽입하고 양측에 구멍을 가진 복막관류 카테터의 끝이 Douglas fossa에 이르도록 한다.

1) 기본적인 복막 구조

복막은 복강을 둘러싸고 있는 장막으로 복막의 표면적은 체표면적과 유사하여 성인에서는 약 1~2 m^2 정도이다. 복막은 장과 다른 내부 장기를 둘러싸고 있는 내장 쪽 복막과 복강의 내부 벽을 둘러싸고 있는 벽 쪽 복막으로 구분된다. 내장 쪽 복막은 전체 복막 표면적의 80%를 차지하며 위

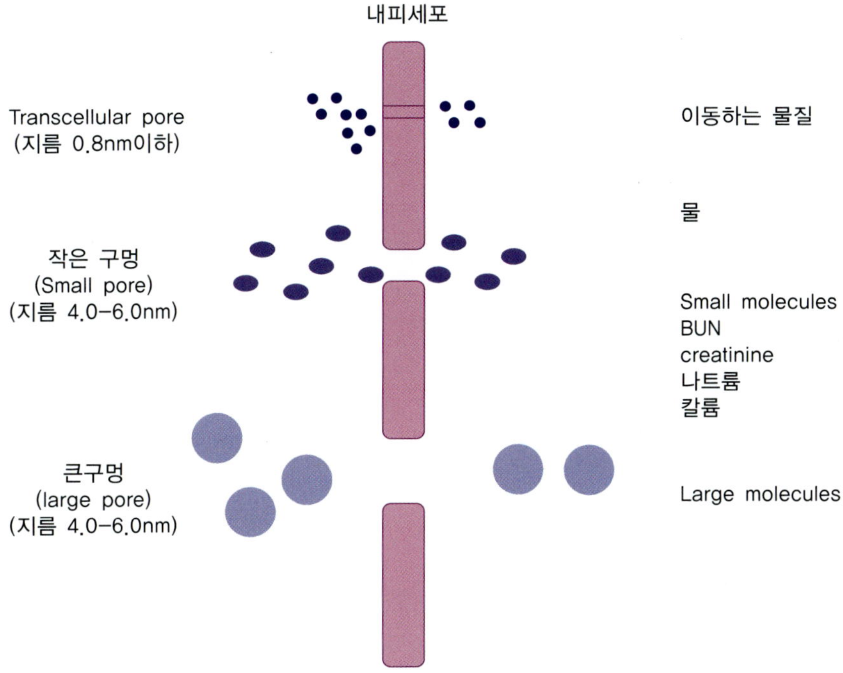

그림 6-24. 복막의 용질과 수분 이동의 모식도(3가지 소공 모델)

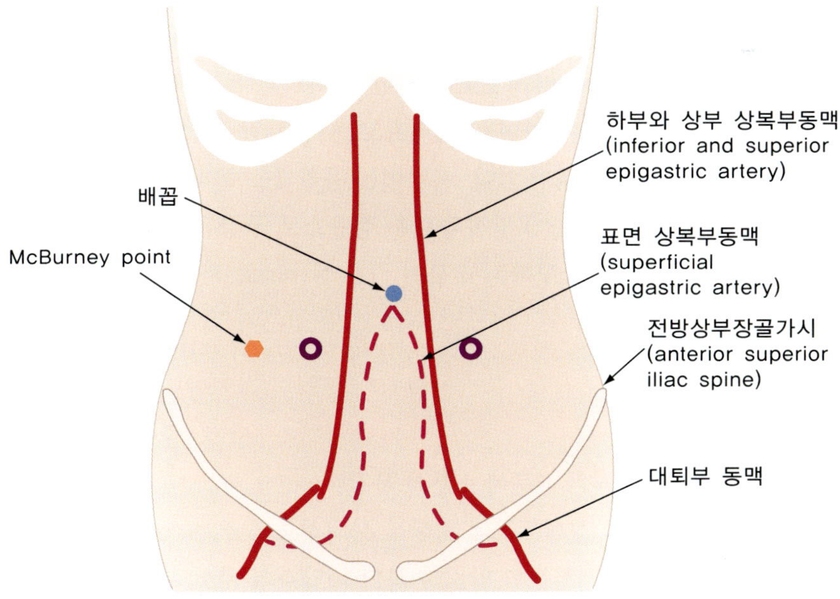

그림 6-25. 만성 복막도관의 삽입위치

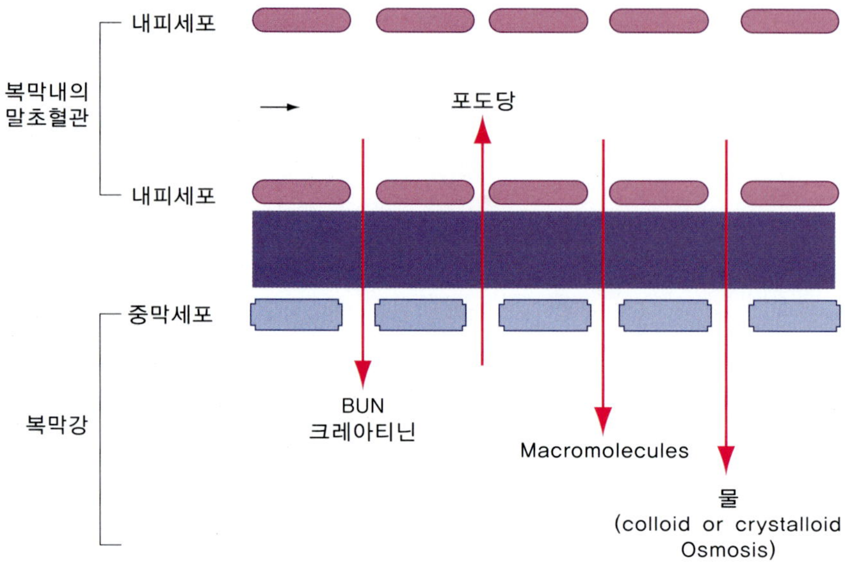

그림 6-26. 복막투석의 기전

장간막동맥(superior mesenteric artery)으로부터 혈액이 공급되고 문맥계통으로 혈액이 배액 된다. 이와는 대조적으로 복막투석에 더욱 중요한 벽 쪽 복막은 요추 동맥(lumbar artery), 늑간 동맥(intercostal artery), 그리고 배벽 동맥(epigastric artery) 등의 동맥으로부터 혈액이 공급되고 하대 정맥(inferior vena cava)을 통해 혈액이 배액 된다. 복막의 혈류를 직접 측정할 수는 없지만 간접적인 계측에서는 분당 약 50~100mL 정도로 추정된다. 복막과 복강의 주요 림프관 배액은 횡격막 부위의 복막의 기문(stomata)을 통하며, 궁극적으로는 우측 림프관으로 배액 된다. 그 외에 내장 쪽 및 복측 복막을 통한 림프 배액이 있다. 복막에는 윤활액을 분비하는 미세섬모를 지닌 중피세포 단층이 있고, 중피세포층 밑에는 교원질과 다른 섬유소로 구성된 기질과 모세혈관 및 림프로 된 간질이 있다. 간질은 교원질이 풍부하고 수분이 적은 상(phase)과 교원질이 적고 수분이 많은 상들이 산재되어 있다.

2) 투석효과

투석은 확산에 의해서 이루어지기 때문에 소분자 물질(small molecules)의 제거율(clearance)이 좋다. 복막투석은 복막의 성질상 혈액투석에 비해서 상대적으로 소분자보다 큰 분자량의 제거가 우수하다. 압력기울기는 복막 모세혈관의 압력과 복막 내압과의 차이로서 나타나게 되는데 이에 따른 물질이동은 매우 작다. 수분제거는 고삼투압 복막투석액을 사용하게 되는데 이 삼투압차에 의해 수분이 체내에서 복막투석액쪽으로 이동하게 되고, 체내 Na^+농도는 복막투석액 측보다 높기 때문에 Na^+은 확산에 의해 복막투석액으로 이동하게 된다. 투석액은 일반적으로 Na^+ 140 mEq/L,

삼투압 360~370 mOsm/L로 K^+을 포함하지 않는 것이 사용된다.

(1) 지속성외래복막투석(continuous ambulatory peritoneal dialysis : CAPD)

1일 4회 평균 6시간마다 투석액 교환하여 복막관류를 실시하는 치료법이다. 동정맥루 수술이 어려운 경우, 고령자, 심순환계의 심한 합병증을 가진 경우, 당뇨병성 신증 등 에서 이 투석요법이 최근 각광을 받고 있는데, 장기간 유치 가능한 Tenckhoff 복막관류 카테터를 사용한다.

(2) 삼투 물질(포도당)의 농도경사

투석액을 복강 내에 넣고 복막투석을 시작할 때 혈액과 복막투석액 사이의 삼투물질(포도당)의 농도 차이가 가장 크고 시간이 경과됨에 따라 수분이 복막투석액 쪽으로 초미세 여과되어 이동한다. 따라서 점차 복막투석액의 포도당이 낮아지게 되고 또한 포도당이 투석액에서 혈액으로 확산되면서 혈액과 복막투석액 사이의 삼투물질 농도 차이가 감소하게 된다(그림 6-27), 환자의 혈당이 높으면 혈액과 투석액의 포도당 농도 차이가 작아 초미세여과가 감소한다.

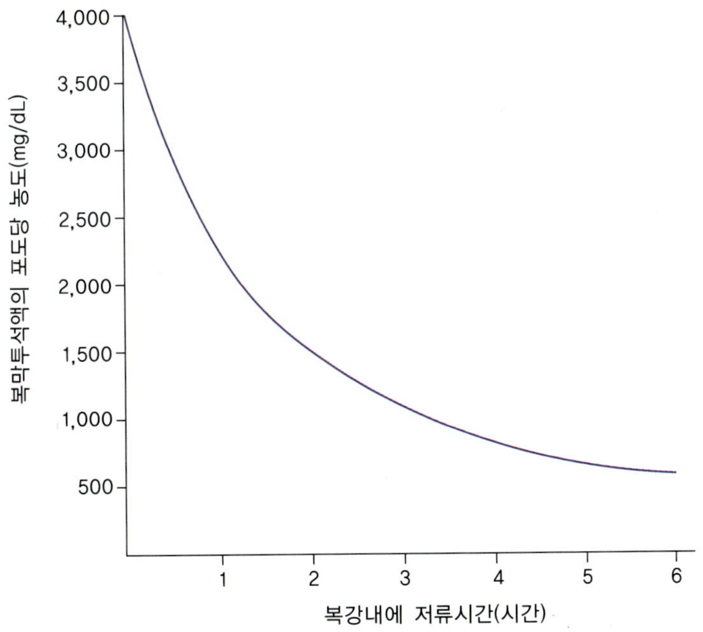

그림 6-27. 복강 내 4.25% 포도당 저류 후 투석액 포도당 농도의 변화(초기 농도는 약 3860 mg/dL).

(3) 삼투 물질의 반사계수

삼투 물질의 반사계수는 삼투 물질이 복막투석액에서 혈액으로 얼마나 효과적으로 확산되는가를 반영하는 지수로 0부터 1사이의 값을 가지며, 수치가 작을수록 투석액과 혈액의 삼투 물질의 농도차가 빠르게 감소하여 초미세여과가 잘 일어나지 않는다. 삼투 물질로 흔히 사용되는 포도당의 반사계수는 약 0.03으로 작은데 비해, 최근 소개된 icodextrin(polyglucose)의 반사계수는 1에 가깝다.

(4) 정수압 차이

일반적으로 모세혈관내의 압력(약 20 mmHg)이 복강 내 압력(약 7 mmHg)보다 커서 초미세여과가 일어나는데, 수분과다 상태에서 초미세여과에 의한 수분이동이 증가하고 탈수된 상태에서는 수분이동이 감소한다. 복강 내 압력의 증가는 복강 내 투석액 저류량 증가시 발생할 수 있고 초미세여과를 감소시킨다.

(5) 복강 내 정수압

복강 내 정수압이 높을수록 복강 내로 수분이 이동하기보다는 수분이 오히려 체내로 흡수된다. 초미세여과가 효과적으로 잘 이루어지면 수분이 복강 내로 이동하여 복강 내 정수압이 증가할 수 있고, 복막투석액 용량을 증가시킬 때도 복강 내 정수압이 증가할 수 있다. 서 있을 때 보다 앉아 있을 때 복강 내 정수압이 증가하고 누워있을 때는 복강압이 감소한다(그림 6-28).

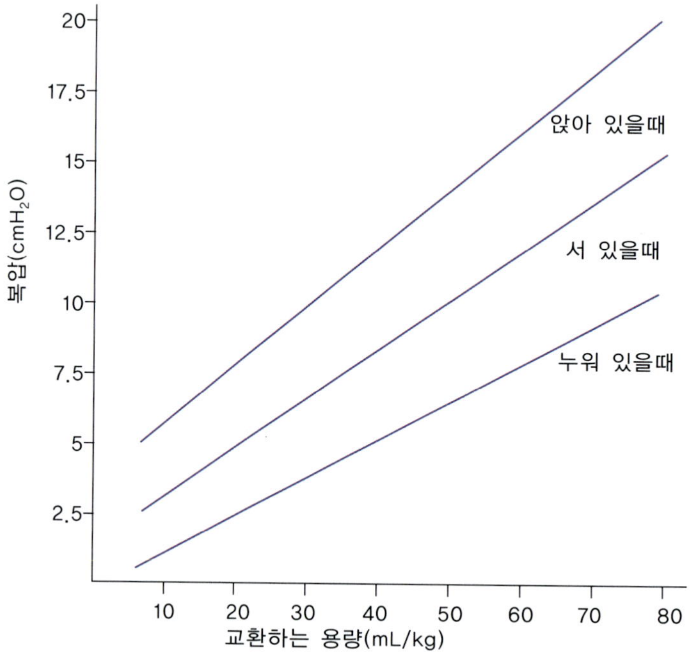

그림 6-28. 투석용액 용적에 따른 복강 내 압력

(6) 유효 수분 제거

복막투석과정에서 효과적인 수분 제거는 복막의 초미세여과의 정도와 수분 흡수의 균형에 의해 결정되기 때문에 이들 두 과정을 조절하는 인자들에 의해 유효 수분 제거가 결정된다.

그림 6-29에 나타난 바와 같이 1.5%포도당 투석용액 2 L을 복강 내로 주입하면 유효 수분 제거는 저류 후 1시간 후에 최고조에 달하며, 복강 내 수분량은 90분 후에 최고조에 달한다. 이 시간 이후부터는 초미세여과 되는 양이 흡수되는 양보다 적게 되며, 6~10시간이 경과되면 복강 내 수분량은 2 L 이하로 감소하여 유효 수분이 오히려 증가하게 되어 체내에서 제거되는 수분이 적어진다. 4.25%의 높은 포도당 농도의 복막투석용액을 주입하면 초기 수분 제거량이 더 많고 오래 지속되며, 주입 후 약 3시간 후에 복강 내 수분량이 최고가 되는데 수 시간이 지나도 2 L 이하로 더 감소하지 않는다.

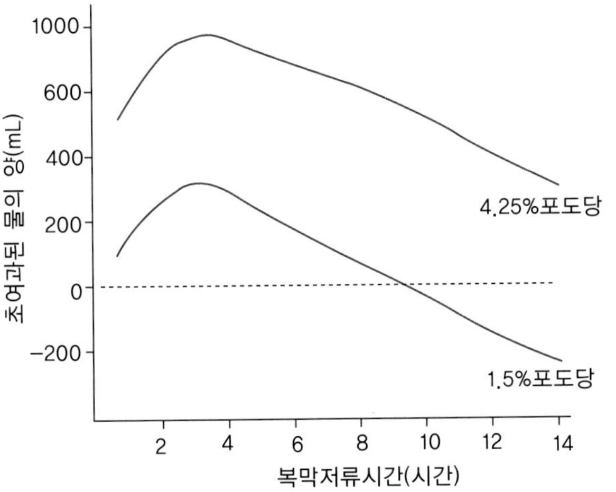

그림 6-29. 1.5%포도당 투석용액과 4.25%포도당 투석용액 저류 후 시간에 따른 초미세여과 용적변화. 1.5%포도당 투석액(아래 그래프)와 4.25%포도당 투석액(위 그래프)저류 후 시간에 따른 초미세여과 용적변화(배액 된 투석액의 용적에서 주입한 투석액 용적을 뺀 값).

(7) 단백 손실

복막투석액으로의 단백질의 손실은 복막투석의 특징 중 하나로 하루 평균 5~10 g의 단백질(정상인의 간세포에서 1일 12 g의 단백이 합성됨) 손실이 발생하는데 이중 절반 이상이 알부민이다. 이것이 혈액투석 환자에 비해 복막투석 환자에서 혈청 알부민 농도가 낮은 이유가 되는데, 고이동군(high transporter)에서 단백질 손실이 가장 많고 혈청 알부민 농도가 가장 낮다. 알부민과 같은 고분자 물질들의 손실 또는 청소율은 복막투석액 저류 동안 일정하나 lysozyme과 같은 저분자 물질들은 크레아티닌과 같은 작은 용질과 함께 저류가 진행됨에 따라 청소율이 급격히 감소한다. 앞서 기술한 바와 같이 단백질 손실은 내피세포의 틈에 상응하는 비교적 적은 수의 큰 구멍(large pore)

을 통해 일어난다. 복막을 통한 수분흡수는 거대유량(bulk flow)의 일종으로 다른 용질뿐만 아니라 단백질도 흡수하여 복막의 유효 단백질 손실을 감소시킨다.

복막염이 발생하면 복막에서의 혈액 분포가 증가하기 때문에 유효 복막 표면적이 증가하여 수 일간 단백질 손실이 급격히 증가한다. 이와 같은 작용은 일부 프로스타글란딘에 의해 매개되기도 한다. 복막염이 발생하면 복강을 비워두는 기간에도 단백질 손실이 지속되기 때문에 지속적 복막투석 방법과 간헐적 복막투석 사이에 단백질 손실 정도는 차이가 없는 것으로 알려져 있다.

3) 잔여 신기능

혈액투석 환자에 비해 만성 복막투석 환자에서 잔여 신기능이 더 높게 장기간 유지된다고 알려져 있으며 이와 같은 잔여 신기능의 유지는 복막투석의 성공에 중요한 역할을 한다. 잔여 신기능은 염분과 수분 제거, 저분자 및 중간 크기의 용질 청소율에 작용한다. 세뇨관의 크레아티닌 배설이 전체 청소율에 크게 작용하므로 잔여 신기능이 유지되는 경우 크레아티닌 청소율이 과도하게 높이 나타난다. 요소 청소율은 세뇨관에서 요소가 재흡수 되므로 반대로 낮게 나타난다. 신기능이 감소하고 있는 환자의 실제 사구체 여과율(glomerular fitration rate)은 요소 청소율과 크레아티닌 청소율을 더한 뒤 2로 나눈 값으로 계산할 수 있으며, 복막투석 환자에서 전체 크레아티닌 청소율에 대한 신장의 기여도를 계산할 때 사용할 수 있다. 잔여 신기능의 유지는 우수한 저분자와 고분자 물질의 청소율 뿐만 아니라 신장의 내분비와 대사 기능 및 체내 수분량 조절과 관련이 있어 복막투석 환자의 생존율을 예측할 수 있게 해준다.

4) 지속휴대복막투석(contineous ambulatory peritoneal dialysis : CAPD)

CAPD에서 복막투석용액은 복강 내에 지속적으로 머무르며, 보통 하루에 4차례 교환을 하나 환자의 요구량에 따라서 하루에 3~5회 교환하기도 한다. 복강 내로 투석용액이 들어가고 나오는 것은 중력에 의해 이루어진다. (그림 6-30) 보통 "복막투석액"이라는 용어를 사용하는데 배액 된 용액만을 복막투석액이라고 하는 것이 적절하다.

5) 투석액의 용적

어른의 경우에 사용하는 CAPD용액은 1.5, 2.0, 2.5, 3.0리터의 네 종류가 있다. 표준용적은 2리터이나 2.5리터의 사용이 증가하고 있다.

6) 투석액의 전해질 농도

CAPD용액의 전해질 농도는 표 6-9에서 보이는 3가지 표준용액의 전해질 조성이 있다.

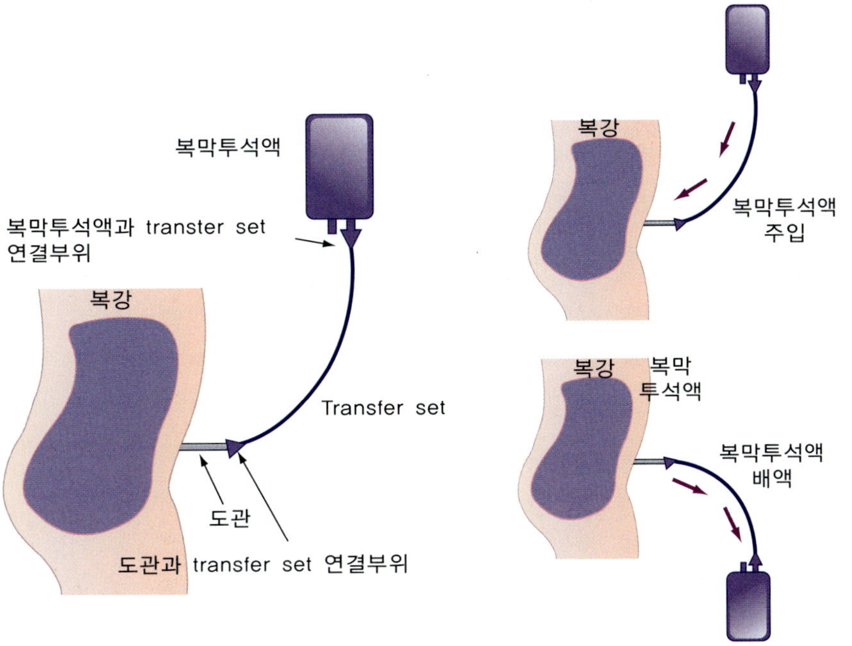

그림 6-30. 도관, 일자형 수액 주입관 및 투석용액주머니를 보여주는 기초적인 CAPD

표 6-9. 3가지 표준 복막투석액의 조성

조성	1용액	2 용액	3용액(낮은 칼슘)
Na(mmol/L)	132	132	132
K (mmol/L)	0	0	0
Mg(mmol/L)	1.5	0.5	0.5
Cl (mmol/L)	102	96	9.5
Ca (mg/dL)	3.5 (1.75mmol/L)	3.5 (1.75mmol/L)	2.5 (1.25mmol/L)
Lactate(mg/dL)	35	40	40

7) 투석액의 포도당 농도

포도당은 CAPD용액에 주로 사용되는 삼투성 용질로 보통 1.5%, 2.5%, 그리고 4.25%의 포도당으로 표시된 CAPD용액을 사용한다. 포도당 농도가 1.5, 2.5, 그리고 4.25%일 때 각각의 무수 포도당 농도는 1.36, 2.27, 그리고 3.86%이며, 이들 용액의 삼투압은 각 각 345, 395, 그리고 484 mOsm/L 이다. 현재 포도당을 대체할 수 있는 삼투성 용질이 연구되고 있으며, 아미노산 용액을 사용하는 경우 4-6시간 저류 후에 많이 흡수되므로 영양 보충 방법으로 사용할 수 있고, 삼투성 용질로는 효과적이지만 대사산증 및 혈중 요소질소 농도를 상승 시키므로 하루에 1~2회 정도만 사용할 수 있다.

우리나라를 포함한 일부 국가들에서는 Icodextrin과 같은 포도당 다합체가 삼투성 용질로 사용되고 있다. Icodextrin 은 복강 내에 오래 저류하더라도 쉽게 흡수되지 않기 때문에 삼투 효과가 보다 오래 지속되며 포도당에 의해 유발되는 지질 이상이 감소하는 장점이 있다. Icodextrin의 사용은 혈중 맥아당(maltose)농도를 상승시키는데 맥아당의 독성유무에 대해서는 아직까지 보고된 바가 없다.

8) 투석액의 산도(pH)

생산과정에서 멸균하는 동안 포도당의 카라멜화를 막기 위해 CAPD용액의 산도를 pH 5.5 이하로 낮춘다. 환자는 CAPD투석용액의 산성 pH에 정상적으로 잘 적응하며 투석 액의 pH는 환자로부터 중탄산염이 빠져 나오는 즉시 오르게 된다. 복막 투석의 낮은 pH는 백혈구 기능에 해롭다.

9) 투석용액의 온도

CAPD용액은 주입 전에 체온 정도로 데운다. CAPD용액은 실온 정도로 주입할 수는 있지만 체온보다 낮으면 불쾌감과 오한을 일으킬 수 있다.

10) Y자형 수액주입관(Y transfer set, 그림 6-31)

Y set 은 Y자 모양으로 생겼으며 줄기 쪽은 환자의 도관과 연결되고 구심성과 원심성의 가지는 각각 새로운 투석용액 주머니와 배액용 주머니에 각각 연결된다.

11) 자동복막투석(automated peritoneal dialysis, APD)

APD는 현재 가장 빠르게 증가하고 있는 복막투석 방법으로 일부 병원에서는 대부분의 환자들이 APD로 치료를 받고 있다. 전통적으로 지속교환복막투석(continuous cycling peritoneal dialysis, CCPD)과 야간간헐복막투석(nocturnal intermittent peritoneal dialysis, NIPD)으로 분류한다.

CCPD환자는 낮 동안 지속적으로 복강 내에 투석용액을 지니고 있지만 교환을 시행하거나 수액주입관을 부착하고 다니지 않으며 수면 시 교환기에 연결을 하고 밤중에 3회 이상 투석을 시행하게 된다. 환자는 아침에 마지막 투석액을 복강 내에 남겨두고 교환기를 분리한 후 자유롭게 일상활동을 하게 된다.

NIPD환자는 마지막 교환 후 복강에서 투석액을 전부 배액하고 낮 동안 복강을 비운 상태로 있게 되며 CCPD에 비해 낮 동안의 장기 투석용액 저류가 없어 청소율이 더 낮기 때문에 잔여 신기능이

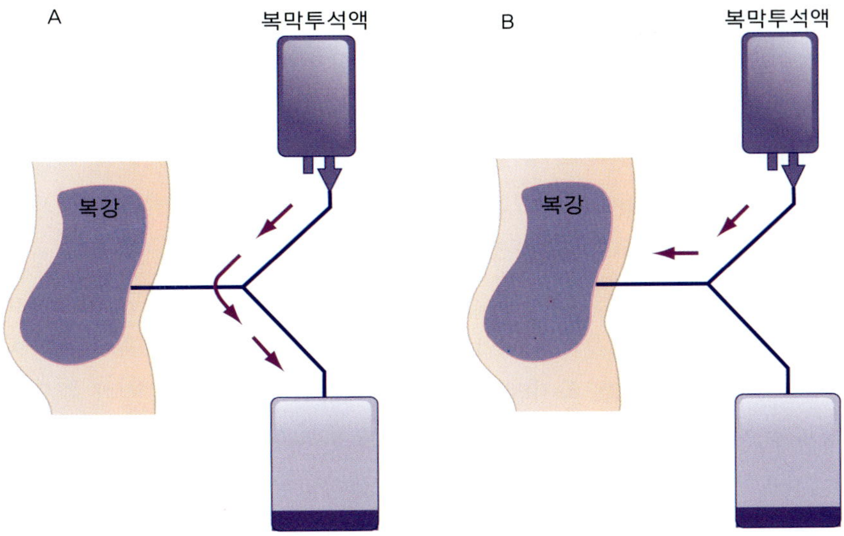

그림 6-31. 채우기 전에 씻어내는 Y자형 연결 시스템. A. 소량의 새로운 투석용액을 (복강 내 용액 배액 직전 또는 배액 직후에)배액 용기에 배액 한다. 이와 같은 과정은 연결 과정 중 새 주머니로 연결되는 Y자형 연결분지 안으로 들어간 세균을 씻어낸다. B. 세척된 연결 기구를 통해 새로운 용액이 주입된다. 이중 주머니 시스템은 새 투석액 주머니가 Y자형 튜브와 합체되어 있어 연결기구가 필요 없다.

충분한 경우나 복강 내에 투석액을 넣고 활동하기 어려운 기계적 금기 사항(예, 투석액 누출 , 탈장, 요통)이 동반되어 있는 환자들에게 선호된다.

11. 콩팥이식(kidney transplantation)

1) 콩팥이식의 발자취

이식이란 한 개체로부터 조직이나 장기의 한 부분 또는 전부, 즉 이식편(graft)를 절제하여 자신이나 다른 개체의 체표 면이나 체내에 옮겨 주는 것을 말한다. 이식편을 주는 쪽을 공여자(donor)라고 하며 이를 받는 개체를 수용자(recipient)라 한다. 콩팥 공여자의 생존여부에 따라 생체 콩팥이식과 뇌사자의 콩팥을 이용한 사체 콩팥이식으로 나눈다. 이식할 때의 조건에 따라 이식편의 종류를 각각 지칭할 수 있는 특정 용어를 사용하는데 자기 자신에게 이식하는 이식편을 자가이식편(autograft), 유전적으로 동일한 두 개체 간에 이식하는 이식편을 동계이식(syngraft)이라고 한다. 동종 내에서 유전적으로 서로 다른 두 개체 간에 이식하는 이식편을 동종이식편(allograft)이라고 하며 서로 다른 종의 개체 간에 이식하는 이식편을 이종이식편(xenograft)이라 한다. 동종의 장기이식은 의학적 치료방법으로 완치가능성이 전혀 없는 장기를 타인의 것으로 교체하여 생명을 유지하는 수술이다. 오늘날 콩팥 및 간장 등의 장기는 이식후 생존율이 현저히 증가하여 치료의 한 방법으로 되어 있으며 폐, 췌장이식 등 여러 개의 장기를 동시에 이식하는 병합이식 수술도 성공적으로 이루어지고 있다.

최초의 콩팥이식은 1951년 미국 보스턴에서 David Hume이 사체공여자의 콩팥을 사용하여 시행하였으며, 그 후 1954년 Murray팀이 보스턴의 하버드 의과대학에서 최초로 일란성 쌍둥이 형제 사이의 생체제공에 의한 콩팥이식수술을 성공하였다.

우리나라에서는 1969년 가톨릭의대에서 처음으로 콩팥이식수술을 하였다. 현재 우리나라에는 2008년 말까지 콩팥이식을 시행하는 병원이 늘어나고 있으며, 전국적으로 누적 콩팥이식 건수는 10,722예에 이르고 있다(표 6-7). 하지만 콩팥이식을 기다리는 말기 콩팥 실환 환자의 증가를 생체 공여 콩팥의 증가가 따라가지 못하여 결국 이런 콩팥의 부족현상을 극복하기 위한 노력을 많이 하고 있는데 그 중 하나가 뇌사자들의 공여를 통한 사체 콩팥이식이 점차 늘어나고 있다.

2) 콩팥이식의 의의

대부분의 말기 콩팥질환 환자들은 생명을 유지하기 위해 혈액투석, 복막투석, 또는 콩팥이식과 같은 콩팥대체요법(renal replacement therapy)을 받아야 한다. 이들 콩팥대체요법들은 상호 보완적인 불가분의 관계를 갖고 있다. 콩팥이식은 파괴된 콩팥기능을 다른 개체로부터 이식시킨 콩팥에 의해 대행 시키는 요법이다. 따라서 콩팥이식이 성공적으로 이루어 지면 투석요법에 비해 병원 입원 빈도가 감소하고 영양상태가 개선될 뿐만 아니라 내분비 및 혈역학적 이상소견이 정상화 된다. 또한 식사의 제한이 거의 필요 없어 삶의 질이 현저하게 향상되고 경비 면에서도 단기적으로는 콩팥이식이 비용이 많이 들지만 장기적으로 보면 치료비가 투석치료보다 적게 든다. 하지만 이식된 콩팥을 유지하기 위해 지속적인 면역억제제를 복용하여야하고 이에 따르는 부작용이나 감염 등을 잘 관리하여야 한다.

3) 이식면역

(1) 콩팥이식시 면역반응과 면역억제제의 작용기전

콩팥이식은 다른 개체로부터의 이식이기 때문에 수용자의 몸은 이식된 콩팥 조직의 세포표면에 있는 특정 분자에 대해 면역반응을 일으켜 거부반응을 일으킨다. 이런 세포 표면에 있는 분자들은 이식 적합성을 결정하는 분자이기 때문에 조직적합성 항원(histocompatibility antigen)이라고 하고 이들 중 거부반응을 가장 강하게 유발시키는 항원을 주요 조직 적합성 항원(major histocompatibility antigen)이라 칭한다. 이들 항원을 만드는 유전자들은 같은 염색체 위에 서로 가까이 존재하며 이를 주 조직 적합 복합체(major histocompatibility complex: MHC)라고 한다. 사람에서 이들 유전자의 산물을 HLA(human leukocyte antigen)항원이라고 한다. 거부반응은 T

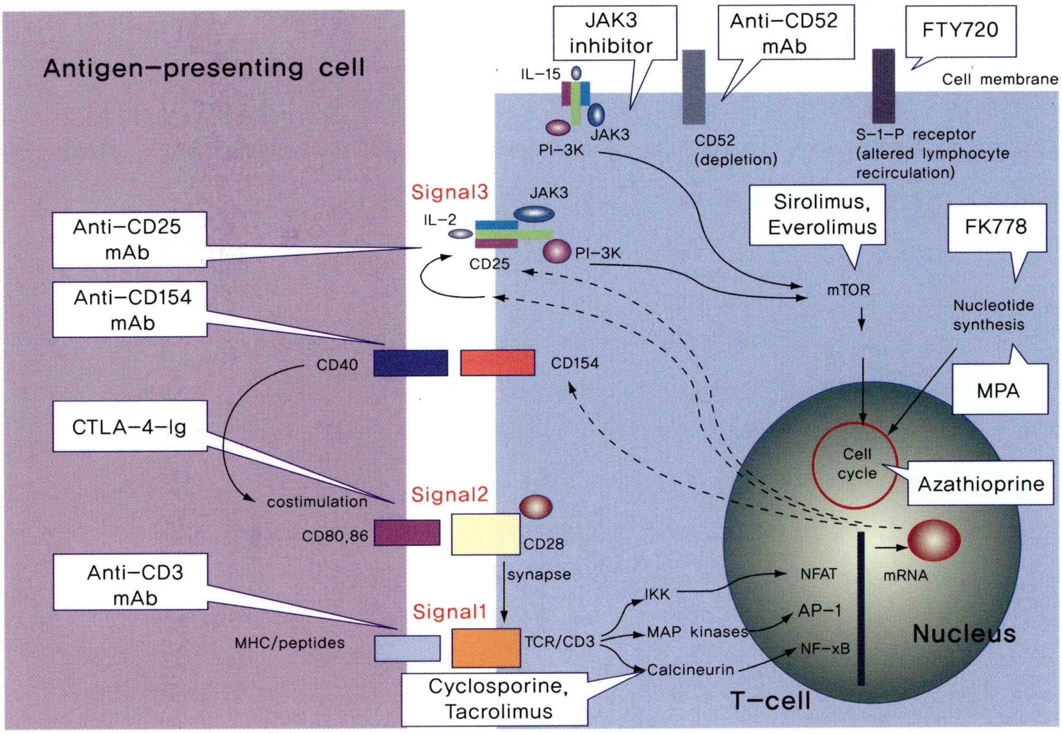

그림 6-32. 3단계 신호전달 과정 모델에서 면역억제제의 작용부위

림프구 특히 CD4 양성 T림프구가 중요한 역할을 하는데 CD4 양성 T 림프구가 직접 또는 간접적으로 주 조직 적합 복합체로부터 동종항원을 전달받은 후 3단계 (signal 1, signal 2, signal 3)의 신호전달과정(그림 6-32)을 거쳐서 활성화 된 다음 분화, 증식한다. 활성화된 CD4 양성 T 림프구는 cytokine 같은 면역 물질을 분비하여 세포 독성 T 림프구, B림프구, 단핵구, 거핵세포 등을 활성화 시켜 거부반응이 유발된다. 면역억제제는 이들 3단계 신호전달과정 중에서 어떤 한 부위를 차단함으로써 효과를 나타낸다(그림 6-32).

(2) 면역 억제제의 종류

① Azathioprine(Imuran)

Azathiopurine계의 약물로서 간에서 6-mercaptopurine(6-MP)로 전환된다. 6-MP는 DNA 및 RNA 합성을 억제함으로써 세포증식을 막게 된다(그림 6-32). 1962년 Murray가 이 약제를 콩팥이식에 처음 사용하여 성공한 이래 스테로이드와의 병합요법이 종래까지 면역억제요법의 기본이 되어왔다. 주된 부작용은 골수 억제작용으로서 약제 상호작용으로 allopurinol과 같이 투여 할 경우 심한 골수억제작용을 유발할 수 있기에 주의를 요한다.

② 스테로이드(steroid)

대식세포의 IL-1과 IL-6 mRNA의 전사를 차단함으로써 IL-1과 IL-6의 생성 및 분비를 억제하여 동종항원인지 후 초기과정을 억제한다. 면역학적으로 단핵구-대식세포계(monocyte-macrophage system)에 작용하여 interleukin-1, 6의 방출을 억제할 뿐만 아니라 염증반응을 억제하는 효과가 있다. 면역억제제의 조합에 거의 빠지지 않는다.

③ Cyclosporine A 및 tacrolimus(FK506)

Calcineurin inhibitor로 각각 세포내의 결합단백인 cyclophilin과 FK-binding protein과 결합한 후에 calcineurin가 결합됨으로써 activated T-cell의 Ca-dependent nuclear factor에 탈인산화와 핵 내로의 이동을 방해하여 IL-2의 유전자 전사를 억제 시킨다. 따라서 IL-2의 생산이 억제되고 IL-2에 의한 T-세포 자신과 다른 보조세포, 세포독성세포의 증식을 억제함으로써 거부반응을 예방한다. 강력한 면역억제능력이 있으나 골수억제작용이 없으며 T세포에만 선택적으로 작용하여 그 기능을 억제하는 이상적인 면역 억제제이다.

④ 항임파구 항체(Antibodies to lymphocytes)

항임파구 글로불린(antilymphocyte globulin, ALG)치료의 기본원리는 이식면역에 주된 역할을 하는 임파구에 대한 항체를 만들어 투여함으로써 그 임파구작용을 억제하면 이식면역은 억제되지만 기타 면역반응은 변함없이 온전하게 유지하는 것이다. 최근에는 임파구 중에서도 면역기능을 가진 T세포에만 선택적으로 작용하는 단일클론항체를 개발하여 현재 임상에서 사용되고 있는 OKT3(anti-CD3 monoclonal antibody)는 쥐에서 생산된 단클론 항체로서 T-림프구의 표면에 있는 CD3에 결합되어 수분 동안에 T-림프구의 수를 급격히 감소시키므로 면역억제의 효과를 나타낸다.

⑤ Mycophenolic acid(MPA)

진균에서 추출된 항생제 mycophenolic acid(MPA)의 ethyl ester로 cyclosporine과 상승작용이 있고, 임상연구에서 콩팥 및 간장이식 생존율을 뚜렷이 향상시킨다.

세포주기 중의 S기에는 핵산이 생산되는데 핵산의 생산을 억제한다. 이 약은 de novo pathway 만을 선택적으로 차단하므로 림프구의 증식을 억제하지만 다른 세포의 증식은 억제하지 않는다는 장점이 있다.

⑥ Sirolimus(Rapamycin)

IL-2가 IL-2 수용체에 결합되면 신호전달이 이루어져 여러 종류의 kinase가 활성화된다. 이중에서 phosphatidyl-inositol kinase인 mTOR는 G1으로의 필수적인 단계인 MAPK(mitogen-activated protein kinase)를 활성화 시키는데 sirolimus는 이 mTOR를 차단하여 세포 증식을 억제한다.

⑦ Anti- IL-2 receptor monoclonal antibody(Basiliximab, Daclizumab)

Anti- IL-2 receptor monoclonal antibody (anti-CD25 mAb) 는 IL-2가 수용체에 결합되는 것을 차단한다. T-세포가 활성화되면 표면에 IL-2 수용체의 α-chain이 표출되는데 Anti IL-2 receptor monoclonal antibody는 IL-2 수용체의 α-chain에 결합하여 signal 3의 전달을 방해함으로써 세포 증식을 억제한다.

⑧ 새로운 면역억제제들

그림6-32에서와 같이 오늘날 새로운 면역억제로 Anti-CD054 mAb, CTLA-4-Ig, JAK3 inhibitor, Anti-CD52 mAb, FTY720, FK778 등이 있다.

(3) 콩팥이식 전에 필요한 조직적합 검사(tissue typing)

① HLA 항원검사

조직적합성(histocompatibility)은 두 개체 사이에 조직을 이식했을 때 조직이 거부되지 않고 생존해 나갈 수 있는지 여부를 아는데 중요하며 백혈구표면에 표현되어 있는 주요 조직적합항원(major histocompatibility antigen)의 상이성에 의해 표현되며 인간에서는 HLA system(human leukocyte antigen)에 의해 결정됨이 알려졌다. 인간에서 HLA system은 염색체 6번 단완(short arm)에 있는 유전자자리(locus)에 위치하고 있으며 이 유전자군이 위치하는 영역을 주요 조직접합 유전자 복합체(major histocompatibility complex, MHC)라 하며 여기에 A, B, C, DR, DP, DQ 등의 아유전자자리(sublocus)가 있으며 각 아유전자자리에는 많은 수의 대립유전자(allele)가 있다. 혈연간 이식의 경우 수용자와 공여자의 HLA 항원 일치 상태에 대해서 3가지 경우 즉, HLA 완전일치(identical), HLA 절반일치(haploidentical) 및 HLA 불일치(mismatich)가 가능하다. 부모와 자식 간에는 HLA 항원이 반드시 절반 일치하며 형제간에는 완전 일치가 될 확률이 25%, 절반 일치가 될 확률이 50%, 불일치가 될 확률이 25%가 된다. 조직 적합성 검사는 혈액검사로 시행하며 일치하는 HLA 항원수가 많을수록 이식콩팥의 장기 생존율은 증가한다. 따라서 부모-자식 간이나 형제-자매 사이의 이식이 그렇지 않은 비혈연 간의 경우보다 이식 장기가 성공적으로 유지되는 결과를 가져올 수 있다. 그러나 최근 면역 억제제의 발전으로 조직적합성의 일치 정도의 중요성은 과거에 비해 많이 감소하고 있다.

검사 방법으로는 미세 림프구 세포독성 검사나 DNA 검사를 이용한다.

② 조직 적합성 교차검사(crossmatch)

HLA 항원검사와 더불어 이식전 검사로 조직 적합성 교차검사가 있다. 검사 결과가 양성일 경우 콩팥 수용자의 혈액 중에 공여자의 세포를 파괴하는 독성 항체가 이미 존재함을 의미하고 수술 후 초급성 거부반응이 발생할 수 있으므로 콩팥이식에서 금기사항으로 되어 있다. 이런 독성 항체는 수용자가 과거에 수혈, 임신, 콩팥이식을 받은 경우에 HLA 항원에 노출되어 생성되며 이를 사전에 예방하는 것이 중요하다. 검사 방법으로는 혈청학적 검사나 유세포 분석기 교차반응 등을 이용한다.

③ 패널 반응성 항체 검사(panel reactive antibody, PRA)

미세 림프구 세포독성 검사를 통해 이미 알려진 림프구 패널에 대하여 환자의 혈청 내에 이들 림프구 패널의 몇 %에서 양성 반응을 나타내는지를 알아보는 검사로 사체 콩팥이식 대기 환자에서 HLA 항체유무, 교차검사 적합 공여자를 만날 수 있는 가능성, 그리고 장기이식 대기시간 등을 예측한다. PRA가 높을수록 교차반응 음성인 공여자를 만날 확률이 줄어든다.

④ 혈액형 검사

콩팥 공여자의 혈액형은 수용자에게 수혈이 가능한 혈액형이어야 한다. 따라서 수용자의 혈액형이 A형이면 공여자의 혈액형은 A형 또는 O형, 수용자의 혈액형이 B형이면 공여자의 혈액형은 B형 또는 O형, 수용자의 혈액형이 AB형 이면 공여자의 혈액형은 A형, B형, AB형 또는 O형이어야 하고 수용자의 혈액형이 O형이면 공여자의 혈액형은 O형일 때만 가능하다. Rh형의 일치 여부는 이식가능여부와 관계가 없다.

(4) 거부반응의 종류

거부반응은 조직병리학적 특징이나 시간경과를 기준으로 초급성, 급성, 및 만성 거부반응으로 분류된다.

① 초급성 거부반응(hyperacute rejection)

이식 중 또는 이식 후 수 분 내지 수 시간 만에 거부반응이 발생하고 발생 기전은 환자의 혈청 내에 공여자의 임파구에 대한 세포독성항체(cytotoxic antibody)가 미리 생산되어 있을 때 일어나는 현상으로 알려져 있으며 치료는 조기제거뿐이다. 병리학적으로는 혈관염, 신피질괴사(cortical necrosis), 혈전형성, 호중구침윤 등의 특징적 소견을 보인다. 콩팥이식을 하기 전에 교차반응 검사를 철저히 시행함으로써 최근에는 임상에서 보기 드물게 되었다.

② 급성 거부반응(acute rejection)

거부반응 중 가장 흔한 유형이며 이식 후 수일부터 수주 사이에 나타나는 거부반응으로 이식 후 1~3주 사이에 가장 흔히 발생된다. 발생기전은 주로 공여자의 세포에 대한 세포성 면역반응(cell-mediated immunity)에 의해 일어나고 드물게 체액성(항체) 면역반응(antibody-mediated immunity)이 관여하기도 한다. 임상증상으로는 과거에는 이식콩팥 부위의 압통, 이식콩팥의 종창, 발열 등이 나타냈으나 요즘은 좋은 면역억제제의 사용으로 거의 볼 수 없고 소변량감소, 체중증가, 신장기능 감소의 증상이 나타나고 아무 증상이 없이 혈청 creatinine치의 상승만 보이는 경우도 많다. 신장주사(renal scan)에서 방사성 동위원소의 배설이 지연되고 신장동맥으로의 관류가 떨어진다. 병리학적으로는 임파구들의 세뇨관 상피세포내로의 침입을 주로 하는 tubulitis가 특징적인 소견이다.

치료로는 다량의 스테로이드를 투여하는 충격요법(pulse therapy)이 표준화된 치료법이다. 스테로이드 충격요법에 저항하는 급성 거부반응의 일부는 최근 개발된 단일클론항체(monoclonal antibody) OKT3를 투여하기도 한다. OKT3의 주된 부작용으로는 한기, 오한, 저혈압, 두통 등의 심한 전신적 부작용이 알려져 있으며 특히, 체액량이 증가된 환자에서 투여 시에 폐부종을 일으킬 수도 있으므로 조심해야 한다.

③ 만성 거부반응(chronic rejection)

콩팥이식 수개월 후부터 서서히 단백뇨, 고혈압, 콩팥기능의 감소가 오고 섬유화와 세뇨관의 위축 더불어 혈관이상이 나타나는 것으로 명확한 원인은 밝혀져 있지 않으나 면역학적 원인과 허혈/재순환 손상(ischemic and reperfusion injury), 거대세포 바이러스감염(CMV infection), 고혈압, 고지질증, 사구체의 과부하(hyperfiltration, mismaching of donor/recipient size in kidney transplantation)등의 비면역학적인 인자도 원인으로 생각된다. 따라서 최근에는 만성거부반응이라는 용어보다는 만성이식장기 기능부전(chronic graft nephropathy)이라는 용어를 많이 사용하고 있다. 병리학적으로 보면 이식 장기 내 혈관내막세포의 심한 증식과 비후로 혈관이 폐쇄(arteriosclerosis)되고 간질조직에도 섬유결체조직의 심한 증식과 섬유화가 나타나 허혈성 괴사(ischemic necrosis)를 일으켜 장기의 기능이 없어지게 된다. 현재까지 만성거부반응을 효과적으로 억제할 수 있는 약제는 개발된 바가 없다. 예방이 중요하며 급성 거부반응이나 감염, 면역억제제의 독성, 기타 혈관질환에 대한 위험인자들을 조절한다.

4) 생체 콩팥이식과 사체 콩팥이식의 차이점

콩팥이식은 공여자의 생존여부에 따라 생체 이식과 뇌사자의 콩팥을 이용한 사체 이식으로 나눈다. 이식을 기다리는 말기 콩팥 질환 환자의 증가를 생체 공여 콩팥의 증가가 따라가지 못하여 결국 이런 이식 콩팥의 부족현상을 극복하기 위해 많은 노력을 하고 있는데 그중 하나의 해결책이 사체 콩팥이식이다.

생체 콩팥이식은 공여자가 수술 전에 미리 결정되어 수술에 대한 여러 가지 준비를 계획적으로 수행할 수 있고 거부반응이나 감염과 같은 수술 후 합병증이 사체 이식에 비해 적게 발생하며 장기 및 단기 이식콩팥의 생존율이 좋다. 이에 반해 사체 콩팥이식의 경우는 사체 이식이 응급수술이

어서 짧은 기간에 수술 준비를 해야 하고 적절한 수용자가 결정되어 수술할 때까지 획득된 콩팥의 허혈 시간이 길어질 수 있으며 뇌사자의 사망 원인에 따른 콩팥 손상 등으로 인하여 수술 후 콩팥 생존율이 생체 이식의 경우보다 나쁜 것으로 보고되고 있다. 보고자에 따라 약간의 차이는 있지만 혈연이나 비혈연간인 생체 이식의 경우 5년 생존율이 80~90%이고 사체이식의 경우는 약 75~85%로 알려져 있다. 그러나 이식을 기다리는 말기 콩팥 질환 환자의 숫자 증가를 공여 장기의 증가가 따라가지 못해 생기는 이식 장기 부족현상과 최근 들어 좋은 면역억제제의 개발로 사체이식의 빈도와 성공률이 점차 증가하여 이제는 가족 간이 아닌 타인 기증을 통한 생체이식이나 사체이식의 성적이 거의 같다.

5) 콩팥이식시 수용자와 공여자의 선택

(1) 콩팥 수용자의 선정(selection of recipient)

대부분의 말기 콩팥질환 환자는 일정 기간 동안 혈액투석이나 복막투석치료를 받다가 콩팥 제공자가 나타날 경우에 콩팥이식 수술을 받게 되는 것이 보통이지만 드물게 말기 콩팥질환으로 진단 받자마자 콩팥제공자를 포함한 모든 조건이 갖추어진 경우에는 일정기간의 투석치료 과정을 거치지 않고 직접 이식수술을 시행할 수도 있다(Preemtive transplantation). 콩팥이식을 받지 말아야 할 환자는 표 6-10와 같다.

표6-10. 콩팥이식의 금기사항

1. 회복 가능한 콩팥질환
2. 기대여명기간이 5년이내인 경우
3. 진행된 콩팥외의 중요한 합병증이 있는 경우 (예, 악성종양)
4. 활동성 감염

(2) 콩팥 수용자의 일반적 평가(general assessment in recipient)

콩팥이식 수용 예정자는 가능한 한 말기콩팥질환의 원인 확인을 포함한 완전한 내과적 검사뿐만 아니라 이식 수술 후에 문제가 일어날 가능성에 관하여 철저한 조사가 필요하다(표 6-11).

(3) 생체 콩팥 공여자의 선정(selection of living donor)

콩팥 공여자의 사망률은 0.02% 이하이며, 공여자를 대상으로 장기간에 걸쳐 시행된 추적조사 결과 고혈압이나 콩팥기능 저하의 소견을 발견할 수 없었다고 보고하고 있으며, 또 다른 보고에서는 단지 미세한 단백뇨 및 가벼운 고혈압이 남자에서 나타났을 뿐이라고 보고하였다. 따라서 생체콩팥공여가 정상적인 콩팥기능의 유지에 장기간에 걸쳐 큰 문제가 없는 것으로 현재까지는 생각되고 있다. 생체콩팥 이식은 정신과적인 평가를 통하여 콩팥을 제공하고자 하는 동기가 순수한지 여부를 판단해야 한다(표 6–12, 표 6–13).

표 6-11. 이식전 신장받을사람의 평가(pretransplant recipient evaluation)

1. 병력 및 신체검사
2. 사회생활 및 정신활동 평가
3. 원발성 신질환 활동성 유무 및 잔여 신기능
4. 치아 질환 평가
5. 검사실 검사:
   CBC 및 혈액 생화학적 검사, HBsAg/Ab, Anti-HCV, HIV,
   cytomegalovirus항체 및 Epstein-Barr virus검사
   HLA typing 및 antibodies screening
   소변검사 및 소변배양
6. 흉부x-ray
7. 심전도
8. 의심이 가는 환자 특수검사:
   복부 초음파검사, 위내시경,위장관 검사, 대장내시경검사,
   PPD skin test
   Treadmill test
9. 타과 진찰
   부인과적 진료 및 유방검사(40세 이상의 여자)
   비뇨기과적 검사(voiding cystoureterography)

표 6-12. 생체 콩팥을 주는 사람(공여자)의 선정 조건

1. Blood relative
2. Highly motivated
3. ABO 혈액형-compatible
4. HLA-identical or haploidentical with negative cross-match
5. 정상 콩팥기능과 내과적 질환이 없을 때

표 6-13. 생체콩팥을 주는 사람(공여자)에서 제외되는 경우

1. 연령: 18세 미만, 65세 이상
2. 고혈압(140/90 mmHg)이상
3. 당뇨병
4. 단백뇨 또는 혈뇨(원인 규명 때까지)
5. C형, B형 간염
6. 에이즈(AIDS) 양성자

가족 중에 콩팥을 제공하고자 하는 사람이 여러 명 있을 경우에는 HLA typing이 가장 잘 맞는 사람을 선택한다. 우선 ABO 혈액형 검사 및 HLA 조직형 검사를 외래에서 시행하여 환자와 가장 잘 맞는 사람을 고른다. 생체콩팥 공여자에 대한 검사는 콩팥기능 검사, 요로계 검사, 신혈관 조영술 등을 포함한 철저한 검사가 필요하다(표 6-14).

표 6-14. 이식전 생체 공여자의 평가(pretransplant living donor evaluation)

1. 혈액형 및 조직적합성
2. 처음 내과적인 검사 평가
3. 사회생활 및 정신활동 평가
4. 검사실 검사
   CBC, 신기능검사, 간기능 검사
   공복혈당(가족력에 당뇨병이 있다면 포도당 내성검사)
   Prothrombin time, partial thromboplastin time
   HBsAg/Ab, Anti-HCV, HIV, cytomegalovirus항체 및 Epstein-Barr virus검사, 소변검사 및 소변 배
5. 흉부 x-ray
6. 심전도
7. 콩팥 동맥 촬영

(4) 사체 콩팥 공여자의 선정(selection of cadaver donor)

사체콩팥 이식이 시행되기 위해서는 우선 뇌사의 진단기준이 명확하게 선행되어야 한다(표 6-15, 표 6-16).

공여자의 연령이 이식콩팥 기능에 약간의 영향을 미치는 것으로 알려져 있어 대부분의 제공자 연령이 3세에서 65세까지로 한정하는 것이 보통이나 병원에 따라서 좀 더 어리거나 나이가 든 제공자도 수술대상에 포함시키는 경우가 있다. 공여예정자는 기저 콩팥질환이 물론 없어야 되고, 전신적인 바이러스 또는 박테리아 감염의 의심이 없어야 한다(표 6-16). 면역기능이 극도로 저하되어 있는 이식 환자에서 가장 큰 걱정은 콩팥 이식을 통하여 공여자로부터 감염되는 것이기 때문에 HIV항체가 양성인 제공자는 물론 HIV 감염 초기의 seronegative 기간 동안의 공여자일 가능성도 염두에 두어 HIV감염 가능성이 높은 위험 인자군도 공여예정자에서 배제시키는 것이 안전하다.

표 6-15. 사체 공여자의 선정 조건

1. 돌이킬 수 없는 뇌손상
2. 나이에 부합하는 정상 신장기능
3. 기존에 신질환의 증거가 없다
4. ABO혈액형이 적합해야한다
5. 교차검사(cross-match)가 음성
6. 가능한한 HLA match가 가장 좋아야한다

표 6-16. 이식전 사체 공여자의 평가(pretransplant cadaver donor evaluation)

I. 뇌사 진단이 필수
  1) 사전조건
    ① ventilator시에도 혼수상태
    ② 혼수의 원인 진단이 있어야한다(돌이킬 수 없는 구조적 뇌손상).
  2) Exclusions
    ① 원인 불명 체온저하(〈 33℃)
    ② 약물
    ③ 심한대사성 또는 내분비장애
  3) 검사
    ① 뇌간 반사(brainstem reflexes)가 없다
    ② 호흡정지
II. 기존에 신장질환 없다
III. 활동성 감염 : HBsAg/Ab, Anti-HCV, HIV

6) 콩팥이식 후 발생하는 합병증

이식콩팥의 생존율을 높이기 위하여서는 성공적인 이식술과 이후 발생하는 여러 가지 합병증을 최소화 하는 것이 중요하다. Cyclosporine이 임상에 도입이 된 이후 사체 콩팥이식의 1년 생존율이 30% 향상되었으나 아직도 심혈관계질환이외 감염에 의한 합병증이 이식환자의 사망률의 높은 비율을 차지하고 있다. 따라서 이식후 환자의 관리와 합병증에 대한 진단과 치료가 이식콩팥의 생존율을 높이는데 중요한 인자라고 할 수 있다.

(1) 이식환자의 초기 관리

이식 후 초기 관리에서 가장 중요한 점은 환자의 전해질과 수액의 균형을 조절하여 환자가 안전하면서도 이식된 콩팥의 기능이 적절한 조건을 만드는 것이다. 이식 후 콩팥기능 저하 원인으로는 환자의 혈액 내 수분 부족, 심박출량 저하, 요도관(foley catheter)의 폐쇄, 약제의 부작용, 급성세뇨관괴사, 거부반응, 감염, 사구체 신염의 재발, 요관의 폐쇄, 소변 누출, 출혈, 콩팥동맥의 폐쇄 또는 혈전증, 콩팥정맥의 혈전증, 림프액 누출 등 매우 다양하며 원인에 따라서 적절하게 치료하여야 한다.

이식 직후 무뇨 또는 핍뇨의 원인을 진단하거나 치료의 방법을 설정하기 전에 가장 먼저 할 일은 수액공급정도의 평가와 요도관의 폐색 여부를 확인하는 것이 중요하다.

이식 후 일주일 사이에 일반적으로 이식콩팥의 기능이 회복되지만 일부에서는 콩팥 기능 회복 속도가 느리거나 이식 초기의 핍뇨나 무뇨가 계속되는 경우가 있다(delayed graft function). 이러한 경우 초음파 검사를 통하여 요로의 부분적 폐쇄가 있는지 소변의 누출이 있는지 확인 하는 것이 중

요하다. 일반적으로 이식된 콩팥의 회복이 느린 이유는 급성세뇨관괴사에 의하여 발생하며 이 때 사용되는 cyclosporine은 이식신의 기능을 악화시킬 수 있다. 급성세뇨관괴사는 4-6주 이내에 기능이 대부분 회복이 된다. Delayed graft function의 원인을 규명하는 것은 임상적으로 쉽지 않지만 정기적인 Doppler ultrasonography와 renal scan이 요로 폐색 또는 혈전증의 진단에 도움이 되며 이식콩팥의 조직검사는 급성세뇨관괴사와 급성거부반응을 진단하는데 도움이 된다.

이식후 1~2개월 사이에 오는 이식콩팥의 기능저하의 원인은 급성 또는 만성 거부반응, 약물에 의한 독성, 감염증, 콩팥동맥 협착증, 콩팥 질환의 재발, 감염증 등이 원인이 될 수 있다. 진단을 위해서는 병력, 이학적 검사, 방사선적 검사 및 이식콩팥 생검을 통하여 이루어 질 수 있으며 급성거부반응의 경우 methylprednosolone pulse therapy를 시행 후 반응하지 않는 경우 OKT3, ATG 등 투여하는 방법을 사용하고 있다.

(2) 이식 후 점진적인 콩팥기능의 저하

이식 후 6개월 이상 지난 후 콩팥기능의 점진적인 저하와 단백뇨를 동반하는 경우에 가장 흔한 원인은 만성 거부반응이다. 그러나 만성거부반응 이외에도 이러한 소견을 보이는 경우가 있기 때문에 만성거부반응이라는 용어보다는 만성 이식콩팥 기능저하증(chronic allograft dysfunction)이라고 표현한다. 원인으로 면역학적 요인과 비면역학적 요인으로 구분하여 면역학적 요인으로 급성거부반응, poor HLA match, prior sensitization, suboptimal immunosuppression, noncompliance가 있으며 비면역학적 요인으로 delayed graft function, 고혈압, nephron 상실, late CMV 감염, cyclosporine 독성 등이 있을 수 있다.

(3) 면역억제제의 부작용

① Cyclosporine

Cyclosporine은 이식후 유지요법으로 가장 널리 사용되는 면역억제제이다. 그러나 이약제의 문제점은 첫째 콩팥독성, 둘째 불안정한 혈중농도, 셋째 대사과정에 있어서 다른 약제와 상호작용이 있다는 점이다. 주로 ketoconazole, erythromycin, diatiazem, verapamil등이 약물 농도를 상승시키고 phenytoin, carbamazepine등이 강하시킨다. Cyclosporine에 의한 신독성이 있다고 해서 약제를 줄이면 거부반응을 유발할 수 있고 cyclosporine의 콩팥독성과 거부반응이 공존해 있을 수 있으므로 경중을 가려서 약제의 용량을 조절해야 한다.

② Tacrolimus(FK506)

Tacrolimus는 구조적으로 cyclosporine과 관련이 없지만 유사한 작용기전을 보이고 부작용 또한 비슷하다. 일반적으로 이식 후 당뇨병은 cyclosporine보다 흔하게 볼 수 있으며 모발증 및 잇몸비대는 cyclosporine보다 적게 나타난다.

③ Rapamycin(Sirolimus)

백혈구 감소증이나 혈소판 감소증 및 고지혈증의 부작용이 보고되고 있다.

④ Mycophenolate mofetil(MMF)

Mycophenolate mofetil은 cyclosporine, steroid와 병합 투여하는 경우 급성거부반응의 빈도와 중증도를 감소시켜 장기적인 이식콩팥의 생존율을 호전 시킬 것으로 기대하고 있다.

이외 설사, 식도염, 위염, 기회감염의 기회가 증가 할 수 있다.

(4) 콩팥이식 후 발생하는 감염

콩팥이식 환자에서 발생하는 감염의 양상은 일반적으로 기회감염의 빈도가 높고 내재되어 있던 감염균의 활성화와 도관 등을 통한 감염의 위험이 높다는 것이다. 제일 무서운 감염은 폐렴으로 발병 수일 내에 사망할 수도 있다. 감염이 있을 때는 면역억제제의 사용을 감소시켜야 한다. 이식 환자에서는 감염이 있더라도 사용하고 있는 면역억제제의 항염증 효과로 인해 감염증의 증상이나 여러 증후들을 덮어 버리므로 조기 진단이 어렵다. 치료의 성패는 얼마나 조기에 진단과 치료가 시작되었는지에 달려있다. cytomegalovirus 감염은 장기이식의 가장 중요한 감염 합병증으로 환자 사망과 이병에 심각한 영향을 미칠 뿐만 아니라 이식콩팥 기능 상실을 초래한다. 최근 들어 tacrolimus나 mycophenolate mofetil 같이 새로운 강력한 면역억제제가 많이 쓰임에 따라 이전에는 거의 볼 수 없었던 BK virus infection이 증가하는 추세이다. Pneumocystis carninii, fungus, Listeria, Nocardiosis, tuberculosis 등의 감염이 많다.

(5) 심혈관계 합병증

심혈관계합병증은 감염증과 더불어 이식환자의 사망률에 직접적인 영향을 주는 요인으로 1년 이후의 사망원인의 가장 흔한 원인이다. 이식 후 허혈성 심질환이 발생 할 위험도는 3~4배로 높으며 고지혈증, 고혈압, 당뇨병에 의하여 심혈관계합병증의 위험성이 증가하게 된다. 이식 후 고혈압의 원인으로는 다양하고 복합적이며 잔존 콩팥(native kidney), 콩팥동맥협착(renal artery stenosis), calcineurin inhibitor의 콩팥독성 등이 원인이 될 수 있다.

(6) 골격 및 전해질 장애

콩팥이식후 볼 수 있는 전해질 장애는 저인산혈증, 저칼슘혈증, 저마그네슘혈증 등이고 골격계의 장애로는 이식전의 부갑상선기능항진증, 약제 또는 거부반응에 의한 신세뇨관산증, 과칼슘뇨증, 통풍, 무혈성괴사, 면역억제제의 사용 특히 장기간 스테로이드 사용에 의한 골량감소 등이 발생할 수 있다.

부갑상선 기능항진증은 일반적으로 이식후 호전이 되지만 이식전 심한 부갑상선 기능항진증이 있는 경우 고칼슘혈증이 계속되어 이식콩팥 기능을 저하시키는 원인이 될 수 있다. 이러한 환자에서는 부갑상선제거술이나 알코올 주사 등의 방법이 임상적으로 이용되고 있다.

(7) 혈액학적 합병증

콩팥이식 후 적혈구과다증이 유발될 수 있는데 정확한 병인은 모르고 있으나 이식콩팥에서 erythropoietin의 생성과 관련이 있다는 보고가 있다. 백혈구 감소증은 azathioprine, mycofenolate mofetil의 부작용, cytomegalovirus 감염시에 관찰되고 원인이 약제이면 대개 약제투여를 중지하면 호전되나 심한 백혈구감소증이 감염과 동반 될 경우 항바이러스제제와 GM-CSF와 같은 약제를 투여 할 수 있다.

(8) 종양

콩팥이식후 종양의 발생 빈도는 일반인에 비해서 약 100배 이상 높은 것으로 알려져 있다. 악성종양의 종류로는 피부암, 자궁경부암, 림프종, 카포시 육종 등이 이식환자에서 호발 한다. 콩팥이식의 생존율이 점차 향상됨으로서 장기 생존자가 늘어날수록 악성종양의 발병율이 높아지기 때문에 조기 발견 및 조기 치료가 중요하다.

(9) 위장관 합병증

소화성 궤양질환은 콩팥이식 환자에서 4~16% 발생하는 것으로 보고되고 있다. Cyclosporine사용이후 steroid 사용이 감소하면서 소화성 궤양의 빈도는 감소하고 있다. 이를 예방하기 위하여 H2 antagonist나 misoprostol 등의 사용이 권장된다.

(10) 콩팥이식 후 재발성 사구체 신염

항 기저막 항체에 의한 신염, 급속진행성 신염, 국소성 사구체 신염에서는 이식직후부터 재발하여 신기능이 급속히 저하하는 경우가 있다. 막성 증식성 신염과 IgA 신염의 재발율도 20~40% 정도이다. 당뇨병성 신증, 아밀로이드신증, 루푸스신염에서도 재발 가능성이 있지만 임상적으로 이식의 부적응증은 아니다.

연습문제

1. 다음 중 혈액투석 환자에서 가장 흔히 증가하는 것은?

1) cholesterol 2) phopholipid 3) triglyceride 4) HDL 5) fatty acid

해설 말초에서 VLDL catabolism의 결함으로 고TG혈증을 초래하고, HDL는 감소, 지방산은 투석 후에만 증가하는데 이는 heparin 때문이다.

2. 투석 중 hypoxemia가 발생하는 기전이다. 해당하지 않은 것은?

1) 보체활성화
2) 백혈구 응집
3) 대사성 산혈증 교정
4) 기관지 폐포 hypoventilation
5) 헤모글로빈에 산소친화력 감소

해설 투석으로 대사성산증의 교정은 Hb에 산소 친화력을 증가시킨다. 보체활성화는 폐 모세혈에서 백 혈구응집을 시키는 기전이 된다.

3. 혈액투석 시 적당한 항응고를 교정하려는 heparin 농도 치는 ?

1) 0.5 IU/ml 2) 0.6 IU/ml 3) 0.7 IU/ml 4) 0.8 IU/ml 5) 0.9 IU/ml

해설 heparin 투여방법(정맥: 투서기 priming 및 2시간동안 계속 infusion: IV양 및 항응고를 위하여 계속 infusion)에 관계 없이 투석기에서 fibrin형성은 혈장 내 heparin농도가 0.5IU/ml 이하에서는 일어난다.

4. 만성 콩팥질환 환자의 GFR을 가장 천천히 감소하게 하려면 다음 중 제한해야 할 사항은 ?

1) 제한할 필요 없다.
2) 단백제한+정상 phosphate 섭취
3) 정상 단백섭취
4) 단백제한+낮은 phosphate섭취
5) 고단백섭취 및 고phosphate 섭취

해설 조기 신부전으로의 진행을 예방하려면 단백과 phosphate을 제한하여야 한다.

5. 다음 중 aluminum(Al)으로 인한 뼈병변은 말기신부전에서 특징적으로 본다. 해당하지 않은 것은 ?

1) 뼈에 통증
2) alkaline phosphatase치 증가
3) 칼슘과 인 농도 정상
4) PTH정상
5) 이상 다 맞다.

해설 aluminum으로 인한 osteomalasia는 뼈통증, 골절 과 근육통이 특징이다. 혈청 Ca, P농도는 정상 이거나 때로 증가한다. alkaline phosphatase치는 정상, 혹은 약간 증가한다. PTH치는 낮거나 정상이며 .osteoblastic activity는 감소한다.

6. 투석관련 심막염(DAP)는 전형적인 요독성심막염(UP)과 다르다. 다음 설명 중 맞은 것은 ?

1) DAP는 intensive dialysis에 잘 반응
2) 심막 내 삼출물은 DAP시에 혈성인 경우가 적다.
3) DAP는 때로 증상이 없다.
4) 삼출물이 동반된 DAP는 tamponade가 더 잘 발생한다.

해설 DAP발생은 2~19%이다. 삼출물이 가끔 혈성이다. 전형적인 요독성심막염 때 보다 더 증상이 심하다. DAP시 동반된 삼출물은 더 잘 tamponade가 발생하는 원인이 된다. 그리고 intensive dialysis에 대한 반응이 적다.

7. 어떤 대사물질이 혈액에서 정상적으로 깨끗하게 씻어나갈 수 있는 가장 적은 량의 소변량은 ?

1) 100 ml 2) 500 ml 3) 1000 ml 4) 1500 ml 5) 50 ml

해설 신장의 최대농축능력을 고려하면, 신장의 homeostasis 위지를 위해 필요한 최소한의 소변량은 약 500 ml 이다.

8. 말기신부전 환자에서 매일 solute를 900 mOsm 배설한다면 이때의 소변량은?

1) 900 ml
2) 3000 ml
3) 4500 ml
4) 450 ml
5) 섭취한 량과 같다

해설 말기신부전 시 소변은 isotonic이다. 그래서 300 mOm/L 배설한다(900/300=3. 3×900=2700 ml) .

9. 말기신부전에서 소변량이 감소하는 것은 보통 무슨 의의가 있는가?

1) ADH유리 증가　2) 소변 희석능 감소　3) solute 부하 증가
4) GFR감소　5) 사구체 손상보다 세뇨관 손상이 더 크다.

해설 신부전 시 소변량의 감소는 일차적으로 낮은 GFR로 일어난다.

10. 투석 불균형 증후군에서 옳은 것은?

1) 세포에서 수분이 빠져나간다.
2) 임상증상이 slow dialysis때 더 심하다.
3) 고Mg혈증이 요인이 된다.
4) 뇌 pH가 하강한다.
5) 뇌세포에 수분에는 변화가 없다.

해설 수분이 뇌 안으로 이동하고, 뇌 pH는 투석전보다 낮아진다.

11. 투석 불균형 증후군의 증후가 아닌 것은?

1) hemiparesis　2) 두통　3) 경련　4) 근육 경련　5) 메스꺼움

해설 반측 마비는 없다.

12. 만성신부전증에서 Na^+을 보전하지 못하는 것은?

1) 산-염기 평형을 지속하기 위해 Na을 의무적으로 배설해야 한다.
2) 세뇨관 손상 때문에 Na재흡수를 못하기 때문이다.
3) 각각에 기능하고 있는 nephron에 osmotic diuresis 때문이다.
4) 재흡수가 억제되어 혈액량이 의무적으로 증가하기 때문이다.
5) 알도스테론 생산이 억제되기 때문이다.

해설 만성신부전시 여과된 Na의부하가 감소하기 때문에, 단위nephron당은 diuresis상태이어서 여과된 Na의 많은 %가 배설된다.

13. 만성신부전에서는 ?

1) 암모니윰 이온의 배설은 정상이다.
2) 적정산과 암모니윰의 배설은 증가한다.
3) 암모니윰 배설은 적정산 배설보다 더 장애가 있다.
4) 암모니윰 배설 및 적정산 배설은 정상이다.
5) 적정산 배설은 암모니윰 배설보다 더 장애가 있다.

해설
만성신부전시 산증의 정도가 증가함에 따라 적정산보다 암모니윰 배설의 장애의 정도가 더 많다

14. 요독증 환자에서 신경염의 원인이 되는 약물은?

1) Vibramycin　2) Chloromycetin　3) Trimethoprim
4) Nitrofurantoin　5) Cephalosporins

해설
Nitrofurantoin는 요독증 환자 의 다발성 신경염의 원인이 된다. 이는 요독성으로 인한 다발성신경염과 구별이 안 된다. 고용량의penicillin, dilantin도 다발성 신경염의 원인이 된다.

15. 다음 설명 중 요독성 신경염에 부합하지 않은 것은?

1) 초기단계에 감각신경의 변화는 운동신경의 변화보다 더욱 현저하다.
2) 신경 전도시간은 임상적 신경염이 없을 때에 심지어 지연된다.
3) 운동신경 마비는 가끔 신장이식으로 개선된다.
4) 가장 최초에 신경염증상이 상지에서 시작된다.
5) 무증상성 신경염은 rapid ultrafiltration에 의한다.

해설
요독성 말초신경염은 하지에서부터 시작된다.

16. 만성신부전에서 전이성 석회화 침착의 가장 중요한 원인은?

1) 고Ca혈증　2) 산혈증　3) 고P혈증
4) 고비타민 D혈증　5) 정답 없다.

해설
metastatic calcification을 잘 일으키게 하는 인자는 순환하고 있는 Ca×P product의증가로, 결과적으로 hyperphosphatemia를 초래 한다.

17. 다음은 지속적인 투석 환자에서 갑상선 상태에 관한 설명이다. 옳은 것은?

1) TSH치가 반드시 높은 것은 갑상선기능 저하증 이라기보다는 신장에 의해 저류된 결과이다.

2) T_4치는 보통 낮고 T_3는 정상이다.

3) 낮은 T_3는 아마도 갑상선 호르몬 치료를 시사한다.

4) 낮은 T_4와 증가된 TSH치는 갑상선 호르몬 치료를 시사한다.

5) T_3에서 T_4로 전환은 정상이다.

해설 투석환자는 T_4가 T_3로 전환이 장애를 받는다. 그래서 T_3치는 낮고, T_4는 정상이거나 낮다. TSH치는 정상이다.

18. 만성신부전에서 salt배설이 증가 하는 것은?

1) 체액량이 부족할 때 2) 저Na혈일 때 3) GFR이 점차 감소할 때

4) 구역과 구토가 있을 때 5) 올바른 설명이 없다

해설 nephrons이 진행성으로 파괴 될 때, salt의 균형을 위지하기위해, GFR감소로서 fractional salt excreation 을 증가 시키게 된다.

19. 장기간 지속적인 투석환자에서는?

1) Testosterone치는 낮다. 2) Luteinizing치는 정상이나 prolactin치는 낮다.

3) TSH치는 증가하고 T_3치는 정상이다. 4) TSH치는 감소한다.

해설 투석환자에서 testosterne치는 감소한다.

20. 만성신부전에서 혈장 PTH치는 다음 어느 것과 상호 연관이 있는가?

1) BUN 2) 혈장 Ca농도 3) 혈장 Mg농도

4) 1,25-$(OH)_2$calciferol치 5) Ca×.P product

해설 PTH치는 BUN과 상호 관련성이 있다.

21. 콩팥부전 시 insulin의 반감기는 연장되는 이유는?

1) 신장은 인슈린파괴 주 장소
2) 인슈린의 배설장애
3) 말초에서 인슈린 작용을 길항
4) 요독소는 말초에서 인슈린의 파괴를 장애
5) 간장에서 파괴가 장애

해설 요독증에서 신장에서 insulin의 파괴 장애가 온다.

22. 투석환자에서 골수에 철분 저장이 적당이 이루어지고 있다는 것을 결정하는데 다음 중 어느 것으로 가장 잘 평가 할 수 있는가?

1) MCHC측정
2) ferritin
3) EPO
4) transferrin
5) 혈장 철분 및 TIBC

해설 낮은 또는 정상범위에 혈장 ferritin 치는 투석환자에서 철분보충 필요성에 대한 가장 편리한 지침이 된다.

23. GFR이 감소함으로써 Na^{+}평형을 위지하기 위해서 어떤 현상이 일어나는가?

1) FENa 감소
2) FENa 반드시 증가
3) FENa는 일정하게 유지되어야 한다.
4) Na여과는 증가하여야 한다.
5) 알도스테론은 억제 되어야한다.

해설 단위nephron당 여과는 Na부하를 증가시키므로 FENa을 증가시킨다.

24. 만성신장부전에 산혈증이 발생하는 주 기전은 무엇인가?

1) 소변으로 적정산의 상실
2) 소변 내에 중탄산염 상실
3) 세뇨관세포에서 암모니아 생산 감소
4) 음식에 산 섭취 증가
5) 해당사항 없다.

해설 신부전에서 산-염기 조절에 가장 현저한 이상은 세뇨관에서 암모니아 생성이 되지 않는 것이다.

25. 만성신부전시 중탄산염($NaHCO_3$) 투여로 체내 산증의 신속한 교정은 호흡성 알카로시스를 발생시키게 되는 기전은 무엇인가?

1) 탄산염(HCO_3)은 뇌척수액내로 서서히 확산된다.
2) toxic products는 혈액pH의 교정에도 불구하고 축적이 계속된다.
3) 뇌척수액내 osmolality는 혈장보다 높은 상태로 있다.
4) 세포내로 K^+이 이동한다.
5) Na-K ATPase가 활성화 된다.

해설 $HC0_3$는 CSF내로 천천히 확산된다. 그래서 혈장 pH가 교정되드래도 산증이 뇌에 남아있다.이는 계속해서 호흡중추를 자극한다.

26. 만성신부전에서 대부분의 산(H^+)은 무엇으로 완충되는가?

1) 암모니아 2) 새로운 중탄산 합성 3) 적정산 증가
4) 뼈 5) 적혈구

해설 뼈에 carbonate는 칼슘과 수소(H)이온 교환하므로써 완충제로 작용한다.

27. 일주일에 3회 지속적으로 투석 받고 있던 환자가 3 kg 체중이 늘어난 상태의 악화된 고혈압을 조절하기 위한 가장 효과적인 치료는?

1) lasix 정맥투여 2) Aprestine 3) Diazoxide
4) Ultrafiltration 5) Beta-blocker

해설 지속적인 혈액투석환자에서 고혈압이 악화되는 그 원인 중 하나가 수액과잉이므로 ultrafiltration으로 수분을 제거 하므로써 혈량과 혈압이 개선된다. 이 과정이 첫번 째 해야 할일 이다.

28. 비핍뇨성 만성신부전에서 고K혈증이 보통 발생하지 않은 기전은 무엇인가?

1) 근위세뇨관에서 K의 분비가 많이 되기 때문이다.
2) GFR이 감소하기 때문에 세뇨관에서 Na이 덜 재흡수하기 때문이다.
3) 비교적 대량의 H^+이 분비되기 때문이다.
4) 투과하지 않은 음이온, sulfate phosphate의 고농도의 흐름이 증가하여 K의 분비가 촉진된다.
5) 정답 없다.

해설 원위 세뇨관 교환장소에 Na의 운반이 증가하면 impermeant anion(sulfate, phophate)이 있는 원위 세뇨관에서 Na제흡수가 증가하므로써 transtubular potential difference가 증가한다. 그래서 결국 K과 H의 분비가 증가한다.

29. 혈액투석 후 곧바로 나타나는 가장 흔한 산-염기 이상은?

1) 대사성산증
2) 호흡성산증
3) 대사성 알카로시스
4) 호흡성 알카로시스
5) 혼합성 대사성 알카로시스 + 호흡성 산증

해설 호흡중추는 투석으로 CSF acidosis가 교정 되더라도 자극이 되기 때문에 hyperventilation 한다.

30. 이식된 신장에 거부반응이 시작되었을 때 나타나는 첫이상으로 다음 중 어느 것이 감소하는가?

1) 유효한 신혈류
2) 총체적인 신혈류
3) GFR
4) 여과 분획
5) TmPAH

해설 Hippuran clearance(신혈류)는 거부반응이 어떤 다른 기능이 나타나기 전에 감소한다.

31. 신장이식 후 기저 신장질환이 재발 하는 것이다 해당하지 않은 것은?

1) 수질낭성 질환
2) 아밀로이도시스
3) Dense-deposit 질환
4) Oxalosis
5) Goodpasture's 증후군

해설 신수질에 낭성질환은 아직 제발된 보고가 없다.

32. 신장이식 받은 사람에 발생한 가장 흔한 종양은?

1) Kaposi's sarcoma　　2) 림프종양　　3) 피부암
4) 기관지암　　5) 자궁경부암

해설
피부암은 주로 햇빛에 노출된 부위에 나타난다.

33. Azathioprine toxicity 검사(monitor)를 위해 가장 좋은 방법은?

1) 혈청 bilirubin측정　　2) alkaline phosphatase측정　　3) creatinine측정
4) 헤모그로빈 검사　　5)말초백혈구 측정

해설
azathioprine 은 간장에서 대사되기 때문에 간독성의 원인이 되고, 골수억제가 가장 흔히 있는 독성이다. 신기능 장애가 있으면 azathioprine 감량이 필요하다.

34. 신장이식 받은 환자에 가장 흔한 감염은?

1) Pneumocystic carinii　　2) Listeria meningitis
3) 폐렴구균　　4) 인플루엔자
5) Cytomegalovirus

해설
이식 후 첫 수개월 내 이식받은 환자의 90%이상이 CMV에 감염된다. 백혈구감소, 폐염, 간염, 소화기 출혈 등이 있다.

35. 61세 남자, 혈청 Na^+ 110 mEq/L치로 응급실에 왔다. 최근 hydrochlorothiazide를 복용하기 시작했다. 저Na혈증 원인으로 가장 타당한 것은?

1) 감소된GFR　　2)증가된 Na상실　　3) 수분배설 장애
4) 신부전　　5) 부신 부전증

해설
thiazide로 인한 저Na혈증은 수분배설의 능력이 감소한 결과이다. thiazide는 distal nephron에 diluting segment에 transport에 특히 장애가 있다.

36. 66세 남자, 말기신부전증으로 혈청 K^+ 7.8 mEq/L이다. 처음 치료를 무엇부터 해야 하는가?

1) $CaCl_2$ 2) $NaHCO_3$ 3) Na-citrate
4) albuterol 5) Na-polystyrene sulfonate

해설 심한 고K혈증시 치료시도는 $CaCl_2$투여로 심근수축 위험을 보호해야한다. 일반적으로 Ca은 정맥으로 최소한 심전도상 P-파가 정상화 될 때 까지 투여한다.

37. 42세 남자, autosomal dominant 다낭신 질환 때문에 말기신부전질환 상태의 형을 위해 신장을 주고싶어 한다. 의사인 당신은 어떻게 권고하고자 하는가?

1) 가족력 때문에 줄 수 없다.
2) 이분 나이로 보아 줄 수 없다.
3) 만일 신장 초음파에 이상이 없으면 줄 수 있다.
4) 만일 그의 어린이들이 신낭이 없다면 줄 수 있다.
5) 만일 염색체검사가 안되었다면 줄 수 없다.

해설 오늘날 20대 이후 환자에서 다낭신을 위한 가장 좋은 screening검사는 신초음파검사이다.

38. 대부분 투석받고 있는 만성신부전에서 갑상선기능을 올바르게 설명하고 있는 것은?

1) 정상이거나 낮은 T_4, T_3; 정상 free T_4, TSH; euthyroidism
2) 정상 T_3, 낮은 T_4 와 freeT_4; 높은 TSH; 알아내기 힘든 hypothyroidism
3) T_4로 T_3의 전환 장애; 높은 T_4; 낮은 TSH; euthyroidism
4) 정상 T_3, T_4; 높은 free T_4,낮은 TSH; 알아내기 힘든 hyperthyroidism
5) 낮은 T_4, T_3, free T_4, TSH; 정상 BMR, euthyroidism

해설 장기간 혈액투석 받고있는 환자는 증상 및 증후가 hypo- 또는 hyperthyroidism을 나타내는 이러한 소견 임에도 불구하고 보통 euthyroid이다. 신부전시 말초에서 T_3로 T_4의 전환이 감소한다. 그래서 혈청 T_3치가 낮다(43%). T_4가 정상이거나 약간 감소 시 freeT_4 및 TSH치는 갑상선 상태를 나타내는 지표가 된다.

Chapter

Nephrology

7 사구체 신염

원발성 사구체 병변을 총칭해서 사구체신염(glomerulonephritis)이라 부른다. 이중에는 병인, 조직상, 임상상, 예후가 두드러지게 다른 여러 가지의 사구체병변이 포함됨으로 염증소견이 명확하지 않은 것 까지도 사구체신염으로 취급되고 있기 때문이다.

1. 발생병리

사구체 신염의 발생병리(pathogenesis)에는 면역반응이 관여한다. 면역반응은 T-림프구를 매개로 하는 세포성 면역과 B 림프구가 중심이 되는 체액성 면역으로 구별되는데, 사구체 신염 발생에는 체액성 면역의 관여가 크다. 세포성 면역은 콩팥 이식 후의 거부 반응에서 주목되는 것이다.

체액성 면역의 관여에 의한 사구체 신염은 항사구체기저막항체(항 GBM항체)에 의한 것과, 면역복합체(immune complex)에 의한 것으로 크게 나누어진다(표 7–1).

표 7-1. 체액성 면역의 관여로부터 관찰된 사구체신염의 분류

	실험실적 콩팥염	사람에서의 콩팥염	형광항체법 소견
항 GBM콩팥염	Masugi 신염 Steblay 신염	Goodpasture 증후군	GBM에 따라 선상배열
면역복합체 콩팥염	급성 혈청병 만성혈청병 Heymann 신염	PSGN, 루프스신염, 매독, 말라리아, 막성신증 penicillamin, 바이러스 감염, 막성증식성 신염.	GBM을 따라 과립상 배열 메산쥼 영역으로의 침착. 덩어리 모양으로 침착

1) 항 GBM항체 사구체 콩팥염

사구체 기저막(GBM)에 대한 항체가 GBM과 항원 항체 반응을 하여 콩팥염을 발생하는 것이다. 콩팥염 발생기전으로서 항 GBM항체를 관여하게 하려면 아래의 조건을 만족시켜야만 한다.

즉 형광항체법에 의해 면역 글로블린(대개 IgG)이 GBM을 따라 선상으로 침착하고, 환자혈청 속에서 항 GBM항체의 증명이 있어야 하고, 콩팥조직으로부터의 항 GBM 항체를 추출하여야 한다. 그리고 환자 또는 실험실적 콩팥염을 가진 동물로부터 추출, 분리된 항 GBM항체를 동일계 동물(사람일 경우 원숭이)에 주사해서 GBM에 면역 글로블린이 선상으로 침착된 것을 증명하여야 한다.

이상에서 둘 이상을 만족시키면 항 GBM항체에 의한 신염이라 할 수 있다. 실험 모델로서 Masugi 신염, 신독성 혈청신염(nephrotoxic serum nephritis)가 있다.

(1) Masugi 신염(nephrotoxic serum nephritis)

쥐의 콩팥을 갈아서 마세한 것이나 GBM의 추출물을 항원으로 하여 집토끼를 면역한다. 그 후, 집토끼로부터 항체를 추출, 정제해서 쥐에게 정맥주사하면 중독한 콩팥염이 발생한다. 이 콩팥염의 발생은 두 가지 형태로 구분된다.

① 제1상(heterologous phase)

집토끼에게 항혈청 정맥주사 직후부터 몇 일 안에 발생하는 콩팥염으로 집토끼의 항 GBM항체가 쥐 GBM에 결합하여 발생한다. 이 시기에는 집토끼 IgG와 쥐 C가 GBM에 따라서 선상으로 증명된다. 전자현미경에서도 GBM의 lamina densa에 electron dense한 물질이 확인된다. 그러나 광학현미경상의 변화는 미약하다.

② 제2상(autologous phase)

혈청 정맥주사 5~7일 후에 주사된 집토끼 혈청에 대한 항체가 쥐 혈청 속에서 만들어져서, 그것이 자기 GBM에 결합하고 있는 집토끼 IgG와 반응해서 염증을 유발한다. 이때 쥐 IgG, C가 자기 GBM에 따라 선상으로 증명된다. 임상적, 형태학적으로도 중독상태로 반월체형성 사구체 경화를 동반한다.

(2) Steblay 콩팥염(autoantibody disease)

동종 또는 타종의 GBM 또는 태반의 GBM을 반복적으로 주사하면 자기 GBM에 대한 항체를 생성하게 되어 생기는 콩팥염이다. 반월체 형성을 일으키는 증식성 콩팥염의 형태를 취해, 자기 IgG, 보체가 GBM에 따라 선상으로 증명된다. 이들 실험용 동물의 콩팥으로부터 추출된 항체는 GBM과 반응하고, 또 혈청 속에서도 항GBM 항체가 증명된다.

(3) 사람의 항 GBM항체신염

사람의 항 GBM항체에 의한 신염은 드물기는 하지만, Goodpasture증후군이 그 대표적이고, 기타 급속 진행성 신염, 연쇄상구균 감염 후 신염, 이식신에서도 볼 수 있다.

2) 면역복합체에 의한 신염

내인성 또는 외인성 항원과 그에 대한 항체로 면역복합체가 혈액 중에서 만들어져 이것이 사구체 여과와 함께 사구체 기저막에 포착되어 염증반응을 일으키는 형태이다. 보통 보체의 활성화가 수반된다. 항원에 비해 항체가 과잉으로 존재하는 경우나, 항원이 과잉으로 있을 때에는 복합체의 크기가 작아서 기저막을 통과하여도 염증을 일으키지 않는다. 항원과 항체와의 비율이 최적일 때 복합체의 크기는 커진다(그림 7-1). 그러나 크기가 너무 커지면 망내피계에 포착되어 처리된다. 그런 까닭에 복합체의 크기가 최적일 때 기저막에 포착된다. 또 포착되어 얻을 수 있는 크기 중에

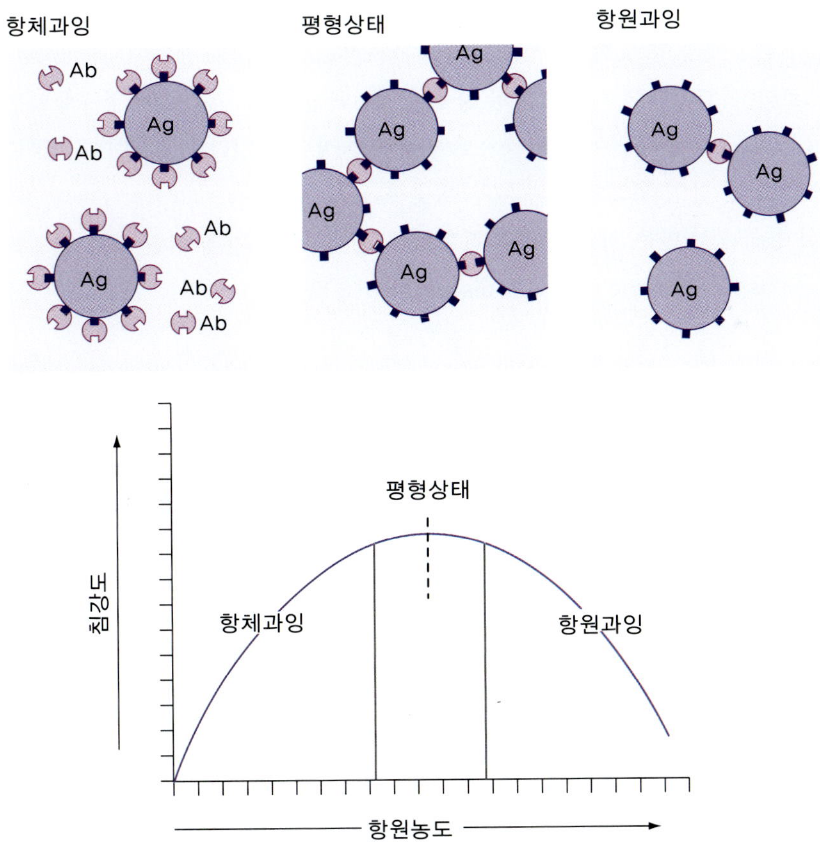

그림 7-1. 면역복합체의 물리학적 특성. 일정량의 특이항체(항 토끼 알부민 항체 IgG)에 항원(토끼 알부민)을 점증적으로 추가해서 본 침강도 곡선. 복합체의 침강도는 형성되는 복합체의 크기에 비례한다. 즉, 크기가 큰 것은 침강도도 높고, 크기가 작은 것은 침강도도 작다.

서 크기가 작은 것은 기저막의 lamina densa를 통과해 기저막 상피 측에 침착하고, 큰 것은 lamina densa를 통과하지 못해 기저막 내피 측에 포착된다. 기저막 내피 측에 포착된 복합체는 내피 측에서 메산쥼 영역으로 전송되어 처리되는데, 메산쥼의 처리 능력을 초과하는 양의 복합체가 존재하면 기저막 내피 측에 침착물로써 증명된다. 그래서 면역 복합체에 의한 신염에서는 전자 현미경이나 형광 항체법에 의해 면역 복합체가 기저막, 상피 측, 내피 측 및 메산쥼 영역에서 확인된다.

(1) 면역복합체에 의한 실험모델 신염

① 급성 혈청 신염(acute serum sickness)

집토끼에게 대량의 토끼알부민(항원)을 정맥주사하면 콩팥염을 일으킨다. 경과는 그림 7–2와 같다. 토끼알부민(항원)주입 후 7~10일 동안 항원은 혈액 속에서 감소하고, 오히려 면역복합체가 출현하면서 콩팥염의 발생이 나타난다. 10~14일 후에는 토끼 알부민, 면역복합체 모두 혈중에 나타나지 않아 콩팥염은 단백뇨, 혈뇨 등을 동반하게 된다. 모든 항원, 항체가 복합체를 형성해서 그것이 망내계, 사구체내에 포착된 것을 의미한다. 이 시기와 일치해서 보체가도 저하된다. 콩팥염은 그 후 회복되고 혈중에는 항 토끼알부민 항체가 나타난다.

조직학적으로는 신염극기에 사구체내의 풍부한 핵, 백혈구 침윤이 보여 형광항체법으로 GBM 상피 측에 IgG, BC, 토끼알부민이 과립상으로 침착하는 상이 보인다. 전자현미경에서는 hump 가 확인되며 연쇄상구균 감염 후의 신염과 매우 비슷하다.

쥐에게 다른 동물에서 만든 가용성 면역 복합체를 정맥주사하면 36시간 후에 동일한 소견이 나타나는데 이를 passive immune complex disease라 부른다.

② 만성 혈청병 신염

집토끼에게 소량의 토끼알부민을 연일 주사해서 혈청병신염을 얻을 수 있다. 면역복합체의 크기에 따라 GBM의 상피 측에 침착해서 막성신증과 유사한 형태를 취하는 경우와, GBM 내피측 및 메산쥼에 침착해서 증식성 변화를 나타내는 경우가 있다. 항원주사 중지 후에는 회복하지만, 이는 서서히 이루어진다.

③ 자기면역 복합체에 의한 신염

㉠ Heymann신염

Heymann팀은 Sprange-Dawley 쥐를 이용해서 자기신 현탁액과 Freund's adjuvant 의 혼합액을 2주 걸러 복강 내 주입해서 신증후군과 진행성 만성신염을 만들었다. 이는 광학현미경에서는 막성신증의 상을 나타내고, 형광항체법에서는 IgG, BC가 GBM에 따라 증명되고, 전자현미경에서는 상피세포 하에 dense deposit이 확인된다. 항원은 근위세뇨관 상피세포의 brush border중 리포단백으로 생각되고 있다.

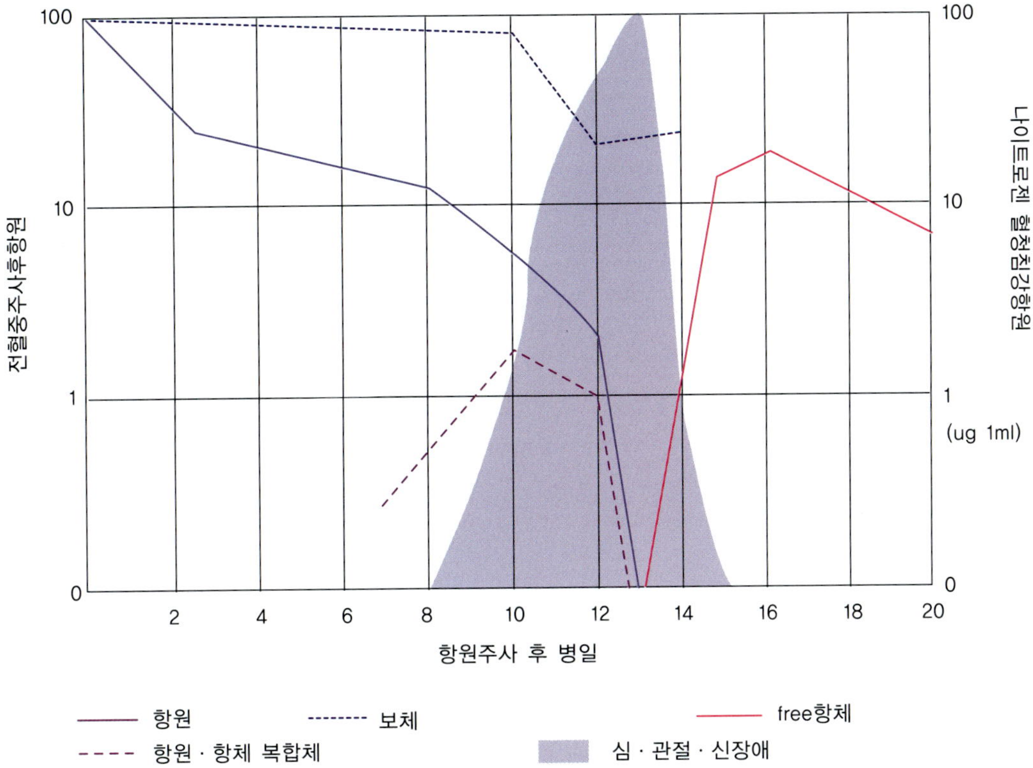

그림 7-2. "One-shot" 혈청병

㉡ 기타

독물에 의한 갑상선 장애시나 변질된 thyroglobulin를 투여하면 실험적 면역복합체 신염을 보인다. 이는 갑상선 항원의 유출로부터 면역복합체를 생성하는 것이다.

④ 바이러스 감염증에 따른 면역복합체 신염

여러 가지 만성 바이러스성 감염에 의한 실험실적 신염이 보고되고 있는데 그중에서 바이러스 항원과 항바이러스 항체의 복합체가 증명된 것도 있다. 쥐의 lymphocystic choriomeningitis나 lactic dehydrogenase virus에 의한 것이 대표적이다.

(2) 사람의 면역복합체 신염

사람의 사구체 병변 중 가장 많은 병인은 면역복합체 신염으로 생각된다. 사구체 병변이 면역 복합체에 의한 것이라는 근거에는 다음과 같은 설명이 필요하다.

형광항체법, 전자현미경에 의해 신 조직 내의 면역복합체가 나타나고, 혈액 속에서 면역복합체가 증명되며, 면역복합체를 타종 동물에 주입하면 신염이 발생해야 한다. 또 신 조직에서 항원을 증명하여야 한다. 이 경우 가정되는 항원과 신조직으로부터 추출된 항체간의 항원항체 반응 등 이다.

사람의 면역복합체 신염 중 대표적인 것으로서 연쇄상구균 감염 후의 신염, 세균성 심내막염, 매독, 말라리아, 각종 바이러스(ECHO 9 · coxsakie B · varicella · mumps · HB-항원), 페시실라민에 의한 신염, 루푸스 신염 등 을 들 수 있다.

3) 보체계의 관여

항 GBM 항원과 GBM의 결합이나 면역복합체의 콩팥 내 침착에서 염증은 야기되지 않고, 이들에 속박하는 보체계의 활성화가 발병에 관여한다.

보체계의 활성 경로는 **그림 7-3**과 같다. 보체활성 경로에는 고전적 경로(classical pathway)와 부 경로(alternate pathway)가 있다. 고전적 경로의 활성화는 CIq가 항체 (IgGM)와 반응함으로써 시작되는 일련의 반응으로 C, 분해효소(Cb, 2A)가 생기고, 이로 하여금 C를 Ca와 Cb로 분해

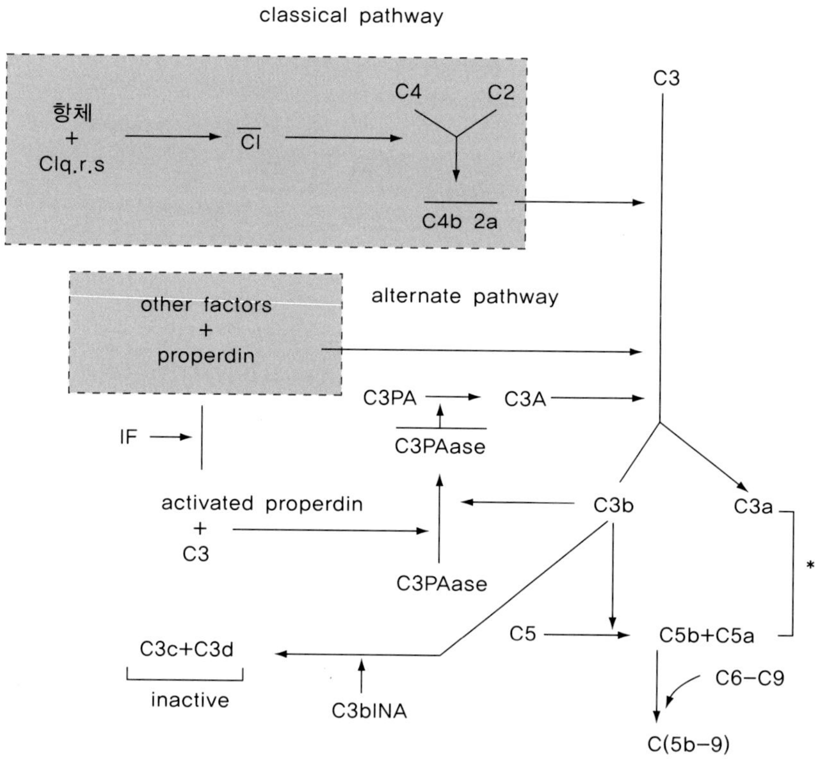

IF : initiating factor　　C3A : C3 activator
C3PA : C3 proactivator　　C3b INA : C3b inactivator
C3PAase : C3PA convertase　　* anaphylatoxin

그림 7-3. 보체계의 활성화 과정

한다. 한편 부 경로는 여러 가지의 aggregated immunohlobulin, polysaccharide 뱀 독, nephritic factor등에서 프로페르딘(properdin)이 활성화 되어 C분해효소를 생성해 C를 Ca와 Cb로 분해한다. 양 경로에서 생긴 Cb가 그 후 일련의 반응에 의해 C5-8이나 C5-9를 만들고, 이것들이 세포막 장애나 세포용해를 일으킨다. 한편 Cb는 다른 경로보다 C activator를 산출해 이것도 역시 C를 Ca와 Cb로 분해한다. 여기에 Cb에 대한 positive feed back기구가 형성된다. 또 이들 일련의 보체계 활성화 과정으로 Ca 와 Ca 2종의 아나필라톡신(anaphylatoxin)이 산출된다. 이들은 mast cell로부터 히스타민을 방출시켜 혈관투과성을 증강하고보다 쉽게 면역복합체를 침착하게 한다. 동시에 chemotactic 활성을 가지므로 다핵백혈구를 가져오고 거기에서 방출되는 단백 용해효소에 의해 GBM의 장애를 일으킨다.

보체계의 신염 발생에 대한 관여는 혈중보체가의 변화와 콩팥 조직에서 보체 발견에 의해 증명된다. Early component(CIq, C2, C4).C3의 콩팥 내 침착과, 이들의 혈중농도 감소는 고전적 경로의 관여를 시사하며, 또한 혈중 C3의 저하와 C3, properdin의 침착은 부 경로의 관여를 시사한다. 각종 사구체 신염 중에서 보체성분의 혈청치 변화는 표 7-2와 같다.

표 7-2. 사구체병변에서 혈청보체 각 성분치

	C_1Q	C_4	C_3	C_2	Properdin	C_3PA
급성 연쇄상구균 감염후 신염	정상-감소	감소	감소	심한감소	감소	정상-감소
급성진행성신염(원발성)	정상	정상	정상	정상-감소	정상	정상
Goodpasture 증후군	정상	정상	정상	정상-감소	정상	정상
원발성 신증후군	정상-감소	정상	정상	정상-감소	정상	정상-감소
막성증식성 신염	정상	정상	정상	심한감소	정상-감소	정상-감소
루푸스 신염	심한감소	심한감소	감소	심한감소	정상-감소	정상-감소
Schönlein-Henoch신염	정상	정상	정상	정상	–	
감염성 심내막염	감소	감소	감소	감소	–	
클리오 글로블린 혈증	감소	감소	감소	심한감소	–	
다발성 혈관염	정상	정상	정상	정상-감소	–	
만성비특이성 신염	정상	정상	정상	정상-약간감소	–	

C3PA : C3 proactivator, 원발성 신증후군(미소변화 신염, 국소성 경화, 막성신증)

4) 혈액 응고의 관여

신염발증, 진전이 혈액응고계와 연관되는 사항은 다음과 같다. 많은 사구체 신염 중에서 사구체 내의 fibrin이나 fibrinogen 침착이 형광 항체법에 의해 나타난다.

진행성 신염에서는 피브린, 피브리노겐의 분해산물인 FDP가 요중, 혈중에 나타난다.

Masugi신염에서는 반월체 형성부에 대량의 피브린, 피브리노겐 침착이 확인되는데, 이것은 항응고요법을 조기에 실시함으로써 예방할 수 있다.

특정 사구체 병변, 특히 급속 진행성 신증은 조기에 항 응고요법을 시행함에 따라 회복되는 경우가 있다. 전술한 면역기구와 혈액응고계와의 관계는 명확하지 않지만, 혈소판 응집, ADP, 세로토닌, 히스타민의 유출 등이 그 중개물질로서 혈액응고를 항진시켜 사구체의 장애를 촉진시킨다고 생각된다. 그러나 사구체 병변 전체로 살펴본 경우, 그 발생과 진전에 혈액응고가 어느 정도 관여하는지는 명확하지 않다.

2. 사구체 병변의 분류

사구체 병변의 분류는 다양하다. 사구체 병변의 대부분이 원인불명으로 그 조직상 및 임상경과도 각각 다르기 때문이다.

Cameron,Blassock팀은 사구체병변을 병인 및 발생병리(pathogenesis)학적 분류(표7-3), 조직학적 분류(표 7-4), 임상 상에 의한 분류(표 7-5)로 나누었다. 원발성 사구체 병변의 임상적 분류와 그 조직학적 특징 및 상호관계는 그림 7-4, 표 7-6과 같다.

표 7-3. 사구체 병변의 병인, 발생병리에 의한 분류

항GBM 항체에 의한 사구체신염
- 특발성
- Goodpasture 질환
- SLE

가용성 면역복합체에 의한 것
- 특발성(막성 신증)
- 내인성 항원에 의한 것
- DNA(루프스 신염), 종양항원
  - thyroglobulin 등
- 외인성 항원에 의한 것
  - 연쇄상구균 감염 후의 신염, 바이러스, HB항원 등

기타
- 특발성 : 미소변화증후군,
- 2차성 : 당뇨병성 신증, 아밀로이드시스 등

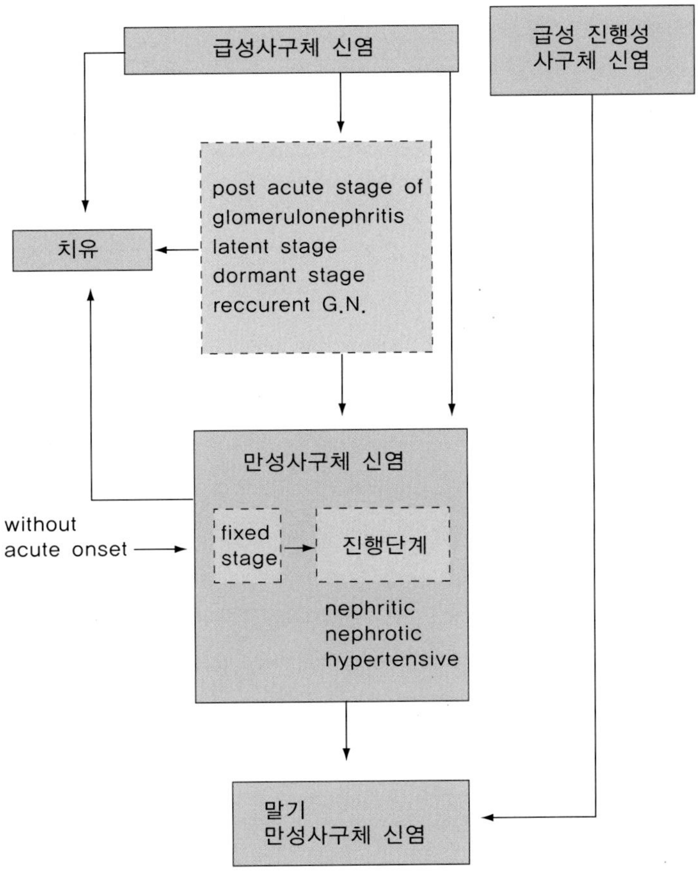

그림 7-4. 사구체 신염의 자연경과

표 7-4. 사구체 병변의 분류 : 조직학적 분류

미소변화 신증
막성신증
국소성 사구체 경화
증식성 신염
  삼출성
  메산쥼 증식성
  메산쥼 모세혈관, 막성 증식성
  모세혈관외성 : 반월체 형성형, 급속 진행성
  국소성
  기타
분류불능(unclassified)
  만성, 말기성(endstage)

표 7-5 사구체 병변의 분류 : 임상상에 의한 분류

급성 신염증후군
급속 진행성 신염
신증후군
만성신부전
만성 신염증후군 : 무증후성 지속성 소변이상

표 7-6. 원발성 사구체 병변의 분류

1. 사구체신염형

진단명	LM	EM	Immuno
급성사구체신염	endocapillary proliferation	subepithelial humps	scattered granular C
급속진행성사구체신염	endo 및 extra-capillary 증식, necrosis, exudation, 상피 반월상.	subepithelial humps, 및 메산쥼에 침착물, fibrin tactosis, 광범위한 과립상	peripheral granular IgG, IgM, capsular fibrin, linear IgG, IgM,C
연쇄상구균 감염 후 사구체신염(PSGN)	focal 또는 segmental 메산쥼증식,	local mesangial 이상, 보체 침착	local mesangial IgG, IgA, 보체침착
만성사구체신염의 고정단계	경한증식	local mesangial 이상	
만성신염의 진행기			
nephritic 형태	광범위하게 segmental로 사구체경화, focal로 세포 과증식(IgA,IgG신염),	메산쥼 경화 및 증식, 침착	고정된 형태 없음
nephrotic 형태	막증식성 사구체신염 (lobular,mesangio-capillary)	신증후군 참고	신증후군 참고
hypertensive 형태	사구체경화와 세포 과증식	소동맥벽에 침착물	소동맥을 따라 광범위하게 과립상 IgM, C
만성사구체신염의 말기	hyalinization, 섬유화	경화	특이 소견 없음

표 7-6. 원발성 사구체 병변의 분류

2. 콩팥증후군형

진단명	LM	EM	Immuno
미소변화신증후군	minimal glomerular lesion	foot process 융합	특이 소견 없음
막성신증	GBM이전반적으로 두터워짐	족돌기 융합, 상피세포하에 침착, GBM내에 침착물, 치밀층 두꺼워짐.	IgG(IgM)보체, 전반적으로 광범하게 과립상 침착
막증식성 사구체신염	전반적으로 광범하게 메산즘증식,경화.GBM의전반적으로 두터워지고, 메산즘의 interposion동반됨.	족돌기 융합, 치밀층의 두터움, GBM내, 상피하 및 내피 하에 침착, 대부분의 메산즘에 침착물.	현저하게 C3, IgG, IgM, IgA peripheral 모세혈관에 침착.
만성신염의 기타형	메산즘 부위가 범발적으로 증식 및 경화	족돌기 융합	메산즘에 과립상, 선상 컴마 모양이 나타남

3. 급성신염 증후군(acute nephritic syndrome)

(1) 임상적 특징

다음에 기술하는 임상소견을 갖고 급성으로 발생하는 것을 급성신염 증후군이라 한다. 일반적으로 self-Iimited인데, 심한 경우에는 급속진행성 신염의 형태를 취해 말기 신부전으로 진행하는 일도 있다.

(2) 소변소견

급격히 발생하는 핍뇨 또는 소변량의 감소, 단백뇨, 혈뇨를 특징으로 한다. 소변침사에서는 다수의 적혈구와 적혈구 원주가 흔하게 있다. 적혈구 원주는 활동성 사구체 병변의 존재를 의미하며 임상적 의의가 크다.

소변중 Na농도는 자주 낮게 나타난다. 이것은 네프론 당 GFR 저하에 의한 Na 재흡수가 항진 되기 때문이다.

(3) 사구체 여과율

급성기에는 GFR저하가 있다. RPF도 저하하는데 그 정도는 GFR 저하보다 심한 경우도 있으며, FF의 상승이 확인되는 일도 있다. 급성기에는 사구체의 기능저하에 비해 세뇨관의 기능은 유지되기 때문에 신전성 신부전과 동일한 기전에 의해서 BUN/S-Cr비의 상승을 보인다.

(4) 나트륨(Na) 저류

Na 저류의 임상증상으로서 부종과 고혈압을 들 수 있다.

① 신염성 부종

새벽의 안검부종, 저녁의 하지부종 형태로 나타나는 일이 많다. 신증후군성 부종은 저 단백혈증에서 유래하는데 비해 신염성 부종은 Na 배설 장애에 기인하는 것으로, 이 때 혈청 단백은 정상이다. 그 밖에 병태생리학적 차이는 표 7-7과 같다.

② 고혈압

급성신염의 발생 시에는 고혈압이 자주 동반된다. 이는 Na 배설장애로부터의 순환 혈장량 증가, 심박출량 증가에 의한것이다. 드물게 악성 고혈압, 고혈압성 뇌증이 동반된 경우도 있다. 보통은 세포외액량 증가 때문에 레닌-안지오텐신계는 억제되고 있다. 만성 신염에 따른 고혈압과는 달리 일과성을 갖는다.

표 7-7. 신염성 부종과 신증후군성 부종과의 감별

	신염성 부종	신증후군성 부종
혈청 단백농도	정상	감소
사구체 여과율	정상-저하	정상-상승
소변내 Na배설량	저하	저하
세포 외액량	증가	증가
순환 혈장량	증가	감소
레닌-안지오텐신계	억제	정상-항진
심박출량	상승	저하
고혈압	자주 나타남	대개는 없음

1) 특정 병인에 의한 급성신염

급성신염 증후군은 병인에 따라 연쇄상구균 감염 후 신염 (poststreptococcal glomerulonephritis : PSGN)과 non-streptococcal glomerulonephritis로 대별된다.

(1) 연쇄상구균 감염 후 신염

① 병인

급성 사구체 신염과 β 용혈성(group A)연쇄상 구균 감염균의 관련은 오래 전부터 알려져 있다. 류마치스열이 모든 형의 group A 연쇄구균에 의해 발생 할 수 있는데 반해, 연쇄상구균 감염 후 신염(PSGN)은 M-단백에 의한 분류로, 특정 subgroup의 감염 후에 발생한다. 그 중 Type 12에 의한 상기도 감염 후에 발생하는 것이 가장 많은데, Type1, 4, 6, 18, 25, 49, 55, 57, 60에 의한 감염 후에도 발생한다. 아시아에서는 상기도 감염 후가 많은데, 외국 각국에서는 M타입 2,4 9, 55, 57, 60에 의한 농가진 후 발생하는 PSGN도 있다. 발생기전은 급성 혈청병과 유사한 면역복합체 질병이라 생각된다.

② 임상증상 및 진단

㉠ 빈도

PSGN은 주로 소아기의 질환인데, 성인에서도 나타나는 일이 있다. 성별차이는 거의 없다.

㉡ 임상증상

연쇄상구균 감염 후 7~21일(평균 10일) 사이에 발생한다. 발생형은 급성 신염증 후(핍뇨, 단백뇨, 혈뇨, 부종, 고혈압, 경미한 배설기능 저하)에 의한 것이 전형적인데, 핍뇨성 급성 신부전의 형태를 취하는 것은 전 증례의 약 5% 이하이다. 또 신증후군의 형태로 발생하는 것이 5~20% 존재한다. 반대로 용혈성 연쇄구균 감염 후 무증상으로 경과한 것 중 CH_{50}의 저하와 이상 소변소견을 나타낸 증례에 대해서 조직학적으로 PSGN이 나타났다는 보고로부터 아무런 증후 없이 발증하는 PSGN도 다수 있다.

㉢ 진단, 임상검사

전형적인 예에서는 병력 및 임상상에 의해 진단이 쉽다. 임상검사로서는 다음과 같은 것이 있다.

㉣ 연쇄상구균 감염의 진단

상기도 감염, 피부 화농증, 중이염 등이 있으며 병소부로부터의 세균배양, 명확한 활동성 병소가 없으면 인두배양을 실시한다. 혈청학적으로는 antisreptolysin O(ASO), antistreptokinase(ASK), antideoxyrionuclease B(anti-DNAaseB), antihyaluronidase의 상승이 연쇄상 구균 감염을 시사한다. 상기도 감염 후 1~3주간 대다수의 예에서 ASO, ASK상승이 나타나 몇 개월 지속된다. 그 상승도와 PSGN의 중증도와는 관계가 없고, 조기 항생제 투여로 ASO, ASK상승을 나타내지 않는 것도 있다. 농가진 감염 후 PSGN에서는 ASO상승은 약하고 antiDNAase B, antihyaluronidase상승이 약 90%에서 확인된다.

소변소견, 신기능은 급성신염 증후의 소견과 같다.

혈청보체 치는 거의 전례에서 CH_{50}, C3의 낮은 치가 나타나며 6-8주간 지속된다. CIq, C4의 early component의 저하도 나타나는데, C3에 비해 약해서 지속시간도 짧다. Properdin, C3와 함께 저하되는 것도 있으나 C3PA값은 저하하지 않는다.

ⓜ 감별진단

PSGN의 약 20%는 신증후군으로 발생하기 때문에 혈청학적 검사를 중심으로 감별하는데, 의문이 생기면 신생검을 실시한다. 만성 사구체 신염의 급성 악화는 육안적 혈뇨의 형태를 취하는 것이 많고, 특히 무증후성으로 경과한 것은 PSGN으로 진단하기 곤란하다. 이들은 선행감염에서부터 발생까지의 잠복기간이 짧고, Na 저류로서 일과성 부종과 고혈압은 드물다. 혈청학적 검사, 신생검으로 진단한다.

핍뇨성 급성 신부전으로서 발생한 경우, 다른 급성신부전과 감별해야 한다.

③ 콩팥조직상

㉠ 광학현미경상

급성기에 사구체는 커져서 허혈성으로 풍부한 핵이 현저하게 밝다. 사구체 모세혈관 강은 내피세포 · 메산쥼 세포증식 때문에 폐쇄되어 있는 것처럼 보인다. 여러가지의 다핵 백혈구 침윤이 있고, GBM 비후는 확인되지 않는다. 이들에 대한 소견이 전 사구체에 미만성으로 나타나 조직학적으로는 미만성 내피세포성 신염(diffuse endocapillary proliferative GN)이라 한다. 백혈구의 침윤이 두드러지면 침윤성(exudative)이라고 한다. 핍뇨성 급성신부전을 나타내는 경우는 급속진행성 신염과 마찬가지로 뚜렷한 반월체 형성이 나타난다. 사구체 모세관의 괴사, 소혈전 형성이나 세소동맥의 염증은 확인되지 않는다. 그러나 이들 존재는 교원병에 의한 사구체 장애를 시사한다. 급성기가 지나면 풍부한 핵은 소실되고 약간 메산쥼 기질의 증식을 남기게 된다.

㉡ 형광항체법

급성기에는 메산쥼 영역과 GBM을 따라 IgG, C3 드물게는 IgA, M이 불규칙 과립상으로 나타난다. 회복기에 들어가면 IgG의 침착은 소실되고, C3만이 GBM을 따라 컴마처럼 확인되는 일이 많다. CIq의 침착은 드물며 많은 예에서 properdin침착이 나타나며, 보체활성 경로로서는 alternate

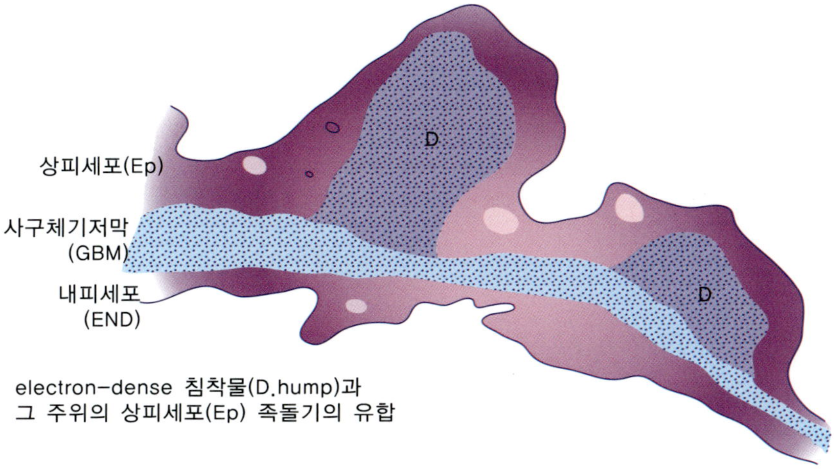

그림 7-5. PSGN의 전자현미경 상

pathway의 관여를 시사한다. 반월체 형성부에는 fibrin침착이 있다. Baldwin의 보고에 의하면 최초에는 과립상 침착을 나타낸 것이라도 수년 후 linear형을 나타내는 일도 있는데 이것은 장애받은 GBM이 항원인 되어 생성된 항-GBM항체와 반응하는 것을 시사한다.

㉢ 전자현미경 소견(그림 7–5)

GBM상피 측에 돔 모형으로 돌출한 것을 hump라 부르는데 이는 electron dense deposit으로서 가장 특이한 소견이다. GBM의 lamina densa와의 사이에는 lamina rara extra가 투명 층으로서 확인된다. Hump는 임상증상의 개선과 함께 소실되고 발증 후 6주를 지나면 보통 확인할 수 없게 된다. 연속적으로 확인되는 hump는 비정상적인 hump라 불려, 보통 hump보다 장기간 나타나고 임상적 개선도 불완전하다고 일컬어진다. Hump가 있는 부위에서는 상피세포 족돌기의 융합이 확인된다. Hump는 면역복합체의 결과로 생각된다.

④ **치료**

㉠ 연쇄상 구균 감염에 대한치료

세균배양에서 연쇄상구균이 양성을 나타내면 penicillin을 사용한다. 그러나 이것이 예후를 변화시킬지는 불확실하다.

㉡ 핍뇨기의 치료

세포외액, 순환혈장량의 증가에 의한 합병증으로서 고혈압, 신부전에 대해서는 식염제한, 이뇨제를 투여한다. 악성 고혈압, 고혈압성 뇌증이 있으면 diazoxide, sodium nitroprusside등에 의해 강압을 시도한다. 급성신부전시는 투석요법을 시행하는데, 반월체 형성의 예에서는 부신피질 호르몬, cyclophosphamide, 항응고혈액 요법이 좋은 효과를 나타낸다.

⑤ 임상경과 및 예후

그림 7-6과 같은 형태를 취한다.

㉠ 임상적 치유

임상적 치유는 약 90%의 증례에서 나타나며, 소아에서는 성인에 비해서 치료율이 높다. PSGN의 가장 전형적인 형태로 발증 후 1~2주 사이에 이뇨기가 되어 콩팥기능은 급속히 개선되고 소변 단백도 단기간에 음성화된다. 혈뇨는 단백뇨에 비해서 장기간 지속되고, 완전 소실되기까지는 2년 이상이 걸린다.

㉡ 불완전 치유형

회복 초기는 앞에 기록한 내용과 같은데 치유가 완전하지 않고 무증후성 혈뇨 그리고 무증후성 혈뇨와 단백뇨의 두 형태가 있다. 무증후성 혈뇨를 지속하는 경우는 전항의 임상적 치유와 동일하다. 무증후성 혈뇨와 단백뇨가 동시에 지속되는 경우에서는 느리지만 진행성으로 사구체 섬유화가 진행되어 만성신부전으로 이행하는 비율이 높다.

㉢ 신증후군형

치유가 되지 않은 것으로서 대부분 신증후군형을 나타내어 진행성 만성신부전으로 이행한다. 조직상은 경화성 사구체신염형을 취한다.

㉣ 급속 진행성 신염형

핍뇨성 급성신부전에서 발생 한 것은 예외적으로 항응고 요법이나 부신피질 호르몬에 반응해서 이뇨기에 이르는 것도 있는데, 대부분은 다른 급속 진행성 신염과 마찬가지로 단기간에 말기신부전에 이른다.

㉤ 급성기 사망

과거에는 급성기에 약 5%에서 고혈압성뇌증, 심부전, 요독증으로 사망했으나 최근에는 투석요법, 강압요법의 발전에 따라 사망률이 1%이하이다.

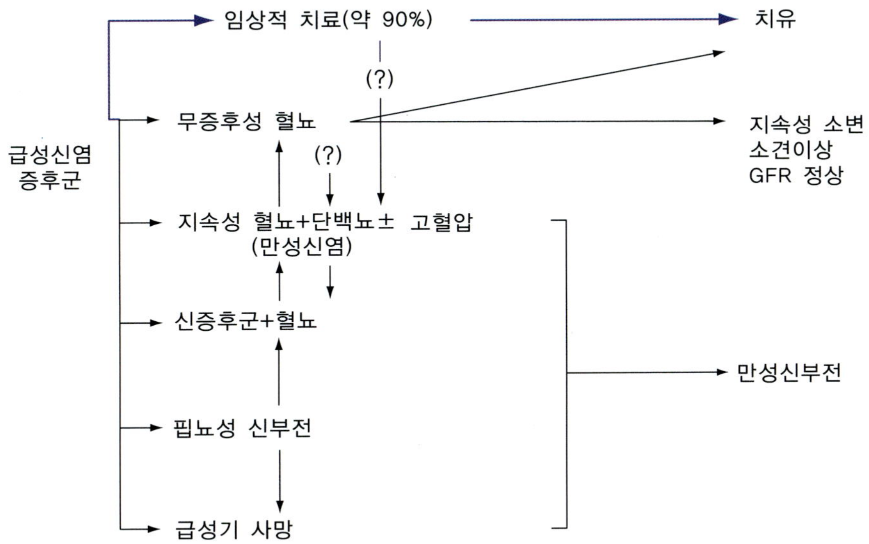

그림 7-6. 급성 사구체 신염의 경과

(2) 연쇄상구균 감염 후 콩팥염 이외의 급성사구체 콩팥염

여러 가지의 감염 후 약간의 단백뇨, 혈뇨로서 발생한다. 선행감염으로는 포도당구균이나 폐염쌍구균에 의한 폐혈증, 매독, 렙도스피라증, 장티브스, 톡소플라즈마증, 수두, 이하선염, ECHO, 콕사키 감염, 선홍열, 혈청간염, 말라리아열 등이 있다. PSGN에 비해 경과가 양호하다.

4. 급속진행성콩팥염 (rapidlyprogressive glomerulonephritis : RPGN)

(1) 분 류

사구체 병변 중 급성으로 발생하는데 콩팥기능의 급속 진행성 저하를 특징으로 하며, 대부분은 몇 주에서 몇 개월 이내에 말기신부전에 이르는 증후군이다. 콩팥 조직학적으로는 모세혈관외성 증식(extracapillary proliferation), 상피성 증식(epithelial proliferation)이 주 병변이다. 동의어로는 아급성 신염(subacute glomerulonephritis), 악성콩팥염(malignant glomerulonephritis), 모세혈관외성 증식성신염으로 불리고 있다.

본질환은 증후군으로 많은 전신성 질환의 2차적 사구체 병변으로서 나타난다. 병인적 분류는 표 7-8과 같다.

표 7-8. 급속 진행성 신염의 분류

특발성
속발성 : Goodpasture 증후군
연쇄상구균 감염 후 신염
감염성 혈관염
다발성 혈관염
Wegener 육아종증
Schonlein-Henoch 증후군
SLE
Cryoglobulinemia
악성 고혈압

(2) 임상상

특발성 급속 진행성 신염의 빈도는 콩팥 생검을 받는 환자의 약 2%이다. 발생은 전 연령층에 걸쳐 확인되는데 대다수는 중년 및 청년의 성인이다. 남녀 비는 2:1로 남성에게 많다.

발증은 급성사구체 신염과 유사하고 육안적 혈뇨, 현미경적 혈뇨, 부종으로 나타나는데 급성신염과는 달리 장기간에 걸치는 핍뇨, 무뇨와 콩팥기능 저하를 동반하는 일이 많다. 약 반수는 선행성 상기도 감염, 감기와 같은 증상이 확인된다. 확실한 연쇄상구균으로 속발하는 것은 전체의 약 30%이다. 발생이 불현성인 것도 적지 않아 많은 예에서 초진 시 이미 신부전 상태에 있다.

자각적으로는 콩팥부전 외에 심한 전신 피로감을 호소하고, 미열을 동반한 경우가 많다. 고혈압의 합병률은 30%이하 이다.

24시간 소변단백은 1~5 g인 경우가 많고, 신증후군의 빈도는 그 다지 높지 않다. 소변침사 소견은 적혈구, 적혈구 원주, 여러가지의 과립원주가 나타나 broad cast가 확인되기도 하고, SLE, 다발성 혈관염에 보이는 telescopic urine과 유사하다. 적혈구 침강속도가 증가하고 빈혈이 있다. 혈청단백분획에서는 알부민이 감소하고 약간의 alpha2-글로블린의 증가가 나타난다. 혈청 보체 중 CH_{50} C_3 등은 연쇄상구균 감염 후나 막성증식성 신염이 병발하지 않는 한 정상이다. 그리고 ANF, LE세포도 음성이다. 경정맥 신우조영에서는 양측 콩팥은 대칭성으로 커져 있고, 성인에서 길이가 13 cm를 넘는 것도 가끔 있는데 콩팥기능 저하를 반영하여 조영제의 배설이 잘 안 되는 것이 많다. 소변 및 혈중에 피브린 분해산물(fibrin degradation products : FDP)은 자주 높은 치를 나타낸다.

(3) 조직학적 소견

① 광학현미경 소견

모세혈관외성 증식이 특징이며 이것은 보우만낭 상피세포의 증식에 의한 것으로 사구체에 반월체를 형성한다. 반월체의 범위와 정도는 증례에 따라 달라 70%이상의 사구체에 반월체 형성이 나타나는 경우는 예후가 불량하며, 사구체에 메산즘이나 내피세포의 증식이 있다. 연쇄상구균 감염

후에 발생하는 것으로는 백혈구 침윤이 나타난다. 전형적인 특발성 신염에서는 거의 모든 사구체에서 반월체가 나타나며, 그에 따라 사구체 모세혈관의 괴사상과 관내소혈전의 형성이 나타나는 일도 있다. 간질의 폭은 넓고 부종, 섬유화, 단핵세포 침윤이 확인된다.

경과와 함께 반월체는 섬유화되고 사구체는 몇 주 후에 초자화 된다. 한편 섬유화 된 반월체가 융해해서 pseudotubular 구조를 나타내는 일도 있다.

② 면역 형광항체 소견

공통소견으로서 반월체에 피브린의 침착이 있다. 면역글로블린, 보체침착은 원인질환에 의해서 달라진다. 연쇄상구균 감염 후에는 사구체 루프 내에 IgG, C_3의 과립상이 나타난다. Goodpasture 증후군과 같은 항GBM항체가 관여하는 예에서는 사구체기저막에 따른 선상침착이 확인된다. 전형적인 RGPN에서는 면역글로블린 및 보체의 침착은 거의 확인되지 않고, 사구체 경화부에 IgM, C_3침착이 약간 나타날 뿐이다.

③ 전자현미경 소견

반월체는 모세혈관외성 상피세포의 증식으로부터 이루어져 fibrin polymer가 세포 간 및 보우만 강 내에서 확인된다. 사구체 기저막은 파괴되어 주위의 세포성분속에 묻혀 확인되지 않는데 연쇄상구균 감염 후에는 hump가, 막성증식성 신염에 의한 것으로는 내피 하 및 메산줌에 침착된 것이 확인된다.

(4) 발생병리

이 증후군의 특징은 모세혈관외성 증식에 의한 반월체 형성인데 전술한 것처럼 여러 가지 병인에 의해서 올 수 있다. 그러므로 반월체 형성기전에 관한 공통 요인은 명확하지 않다. 그러나 다음과 같은 이유로 사구체내 혈액응고와의 관련이 중요시되고 있다. 즉 반월체 형성부와 일치해서 높은 빈도의 피브린 침착이 확인된다. 또 반월체 형성과 함께 실험모델 신염에서 실험시 조기에 항응고혈제를 사용함으로서 반월체 형성을 억제 할 수 있다. 그리고 반월체 형성에 따른 신염에서 임상적으로 항응고혈요법이 유효한 경우도 있다. RGPN 환자의 혈중 및 소변 중 FDP는 자주 높은 치를 나타낸다. 그러나 사구체내 혈액 응고가 반월체 형성의 원인인지 결과적 현상인지는 확실치 않다.

(5) 임상병리적 소견 및 예후

이 증후군은 병인이 여러 가지 이기 때문에 예후, 치료에 대한 반응도 병인, 조직상에 따라 다르다. 연쇄상구균 감염 후 신염에 따른 RGPN은 특발성 non-streptococcal인 것 보다 예후가 양호하다. 즉 전자의 생존율은 66%에 비해 후자는 10%로 보고하고 있다.

모세혈관외성 증식이 주요 징후를 나타내 사구체에 허탈, 괴사 및 혈전형성이 나타나는 것은 모세혈관외성 증식에 더불어 사구체 루프의 삼출성 및 증식성 변화를 갖는 것은 예후가 불량하다. 전자의 대부분이 특발성으로 전자현미경 · 형광 항체법으로서는 명확한 면역체 침착이 확인되지 않는 일도 많다. 후자는 연쇄상구균 감염 후 신염이나 막성증식성 신염에 병발하는 것이 적지 않으며 조직학적으로도 면역체침착이 확인되는 일이 많다.

특발성 non-streptococcal에서는 반월체를 갖는 사구체의 빈도가 높다. 이는 50~100%로 알려져 일반적으로는 70%이상의 사구체에서 반월체 형성이 확인되면 회복은 기대할 수 없다.

반월체 형성이 70% 미만인 사구체에서 확인되는 것은 비교적 예후가 양호해서 반드시 전형적인 RGPN의 임상경과를 취하지 않는 것도 있다. 그러나 병의 초기라면 반월체 형성의 빈도가 낮아도 좋을 것이라는 반론도 있다.

(6) 치료

지금까지 급성 진행성 신염의 치료에 부신피질 호르몬 대량투여(예: pulse therapy), 면역억제제(cyclophosphamide, azathioprine), 항응고혈 요법(heparin, warfarin), 혈소판 응집억제제(dipyridamole, indomethacin), 섬유소용해 요법(urokinase)등이 사용되었는데 일정한 효과는 얻을 수 없었다.

이들 요법 중, 현재는 항응고혈 요법만이 기대되고 있는데, Kincaid-Smith 팀은 50~80%의 사구체에 반월체 형성을 갖는 것이라 할지라도 항응고제 투여로 치료효과를 확인하고 있다. 그러나 그들의 증례는 모두 사구체 루프에 증식상을 가졌고 classical RPGN는 포함되어 있지 않았다. 이처럼 문제는 대상증례에 있는데, Kincaid-Smith는 조기 진단, 조기 치료를 권장하고 있다. 즉 입원 직후의 신생검, 신생검 후 36~48시간부터 항응고 요법을 개시하여, 부신피질 호르몬, 항면역제, dipyridamole를 병용하고 있다.

유럽, 미국학회는 항응고 요법에 회의적이며, 이 증후군은 예후가 매우 불량해서 좋은 치료법의 최종결론이 나올 때까지 조기진단, 조기치료는 시험해 볼 가치가 있다고 생각한다.

5. 만성신염증후군(chronic nephritic syndrome)

원발성 사구체 병변 중, 이상 요소견(단백뇨, 현미경적 혈뇨, 원주뇨 등)을 갖고 만성으로 경과하는 것을 만성신염증후군이라고 한다. 보통 배설기능의 저하(신부전)가 없으면 증상도 없다. 따라서 대량의 단백뇨 배설을 특징으로 하는 신증후군, 급성으로 발생해서 자연히 좋아지게 되는 급성 신염 증후군, 급속진행성 신염과는 다른 증후군으로서 취급되고 있다. 사구체 병변은 그 경과 중, 여러 가지 증후를 나타낼 수 있는데, 만성신염 증후군을 취하는 빈도가 가장 높다. Glassock는 본 증후군을 만성사구체 신염 (chronic glomerulonephrits)과 동일한 의미로 사용하였다.

(1) 임상증상

배설기능 장애(신부전)가 없으면 거의 증상이 없는 것이 특징이므로, 지속성 무증상성 요이상형이라 불리는 이유가 되기도 한다.

(2) 소변소견

지속성 단백뇨(150 mg/일 이상), 혈뇨를 특징으로 한다. 대다수의 경우 각종 원주를 확인할 수 있는데, 신증후군에서 볼 수 있는 지방원주나 신부전에서 볼 수 있는 broad cast 는 적다. 이들의 상대적 빈도는 원발성 사구체 병변의 조직상에 의해 다르지만 절대적인 것은 아니다. 일반적으로 단백뇨, 혈뇨가 모두 중증도 이상인 것은 예후가 불량하다.

(3) 고혈압

말기 신부전에서는 거의 모든 예에서 고혈압을 확인할 수 있는데, 신기능이 정상인 경우에도 고혈압을 볼 수가 있다. 특히 막성신증, 막성 증식성 신염, 국소성 사구체 경화에서는 약 30%에서 고혈압이 나타난다. 고혈압을 갖는 만성 사구체 신염은 고혈압이 없는 경우보다 예후가 불량하다.

(4) 배설기능

진행성으로 저하되는 것과, 거의 정상으로 경과하는 것이 있는데, 후자를 fixed stage라 부른다. 그 진행에는 조직학적 변화, 면역, 혈액응고 기전, 고혈압 등이 관여한다고 하는데 명확하지는 않다.

(5) 병리조직상

모든 원발성 사구체 병변이 본 병태를 취할 수 있다. 미세변화군, 막성 신증, 막성 증식성 신염, 국소성 사구체 경화와 lgA신증은 다음 장에서 기술한다.

(6) 진단

① 비사구체 병변과의 감별

감별해야 할 것은 만성 신우신염과 같은 간질성 병변을 중심으로 하는 것과 고혈압성 신경화증이다. 사구체 병변에서는 지속성 단백뇨를 주 특징으로 하고, 경과 중에 신증후군을 나타내는 것도 있다. 농축력 장애는 GFR 30 ml/분 이하에서 출현한다.

간질성 신염에서 단백뇨는 1 g/일 이하로 경미해서 신증후군은 매우 드물다. 소변침사는 활동성 감염을 합병하지 않는 한 거의 정상이다. 그러나 농축력 장애는 GFR 저하가 미소한 때부터 현저해진다. 빈혈 및 고 Cl산혈증은 비교적 조기부터 확인된다. 질환에 따라서는 신장의 좌우비대칭이 확인된다.

고혈압성 신경화에서 농축력은 비교적 말기까지 유지되며, 악성 고혈압이 존재하지 않으면 빈혈의 진행도 느려진다. 단백뇨 배설량도 적은데, 때로는 사구체 병변과 감별하기 불가능한 것이 있어, 병력이 가장 중요하다. 그러나 병변의 말기가 되면 감별하기가 어려워진다.

② 2차성 사구체 병변과의 감별

병력, 각종 임상검사, 신생검 등에 의해 가능하다.

③ 양성단백뇨와의 감별

양성 단백뇨는 예후가 양호하기 때문에 감별할 필요가 없다. 기립성 단백뇨는 1일 1 g을 넘는 것은 별로 없으며, 소변침사에서 이상은 확인되지 않는다. 누워서 안정하면 소변단백은 음성이 되고 보행 시 또는 기립 시 특히 전만위(forward bending)에서 소변단백이 형성이 된다. 취침 시, 배뇨 후 아침 일찍 기상시의 소변에서 소변단백이 음성이던 것이 내원 시 소변단백 양성이면 기립성 단백뇨라 진단한다. 신조직 소견에서는 약 50%가 정상이나 나머지 50%에서는 미소한 사구체 병변이 나중에 나타난다. 또 급성 신염의 회복기에 기립성 단백뇨와 유사한 병태를 나타내는 것이 있기 때문에 병력 청취 시에 주의를 요한다.

(7) 무증후성 단백뇨의 진단

무증후성 단백뇨를 진단하는 방법은 **그림 7-7**과 같다. 무증후성 단백뇨라고 진단되면 3~6개월

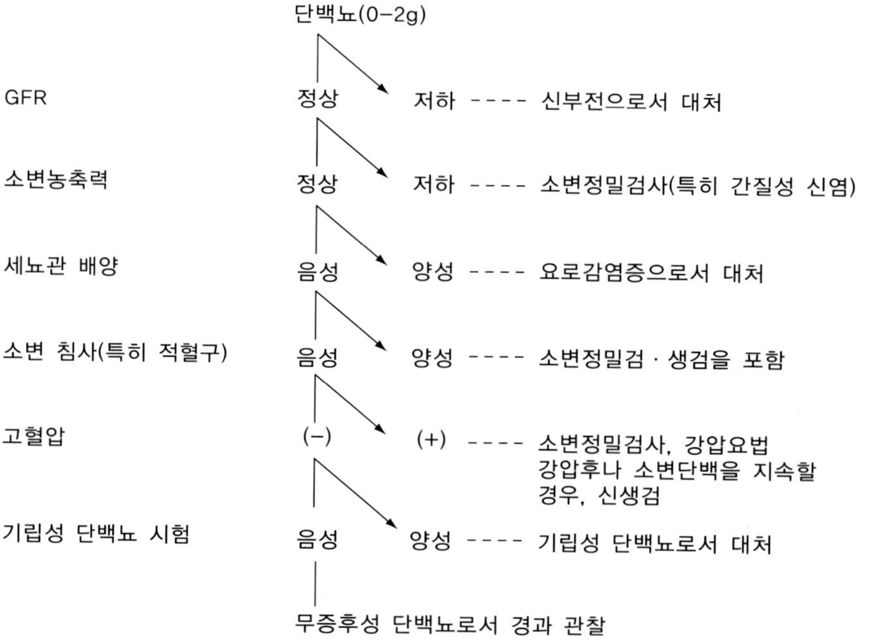

그림 7-7. 증상이 없는 단백뇨를 진단하는 방법 (+)소변정밀검사 (+)강압요법

마다 경과를 관찰하고, 2 g 이상의 단백뇨, 고혈압, 현미경적 혈뇨, GFR 저하 등이 나타나면 신생검을 포함한 정밀검사를 실시한다.

(8) 치료, 예후

그림 7-8은 불현성 발생(Ellis 2형)의 원발성 사구체 병변의 경과이다.

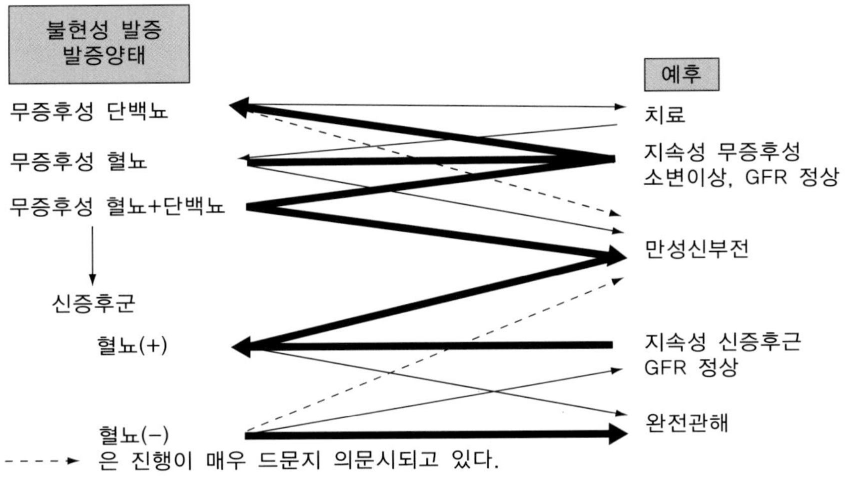

그림 7-8. 불현성 발증 원발성 사구체 병변의 경과

(9) 사구체 병변자체의 진행예방과 예후

사구체 병변의 예후는 신조직형에 따라 좌우된다(그림 7-9). 신장 내 공통 진행인자로서 면역기전, 사구체내 혈액응고가 주목되고 있는데, 이들 기전과 예후사이의 명확한 관계는 밝혀지지 않았다. 또 앞에 기술한 여러 요인들에 의해 면역억제제, 항응고혈 요법, 항혈소판 응집요법(dipyridamole, aspirin, indomethacin) 등이 사용되고 있는데, 만성 사구체 병변의 자연경과를 변경하는 확증은 얻지 못했다.

(10) 신외성 진행인자의 치료

급성 신외성 진행인자는 신부전을 급성으로 악화시키는 인자에 해당한다. 만성 진행인자로서는 고혈압이 주목된다. 1년 이상 15년에 걸친 각종 원발성 사구체 병변(신증후군 합병은 제외) 271 예의 예후를 추적한 결과에 의하면 예후 결정의 최대 인자는 초진 시 GFR 이다. 여기에다 부가하는 예후 규정 인자는 고혈압의 합병, 신혈류량, 그리고 심기능(ET/PEP)의 저하 등이 있다. 이들 인자의 개선 및 예방이 배설기능 저하를 저지할 수 있는가의 여부는 불명확하다. 이들 인자는 초진 시 GFR 저하를 반영하고 있을 지도 모른다.

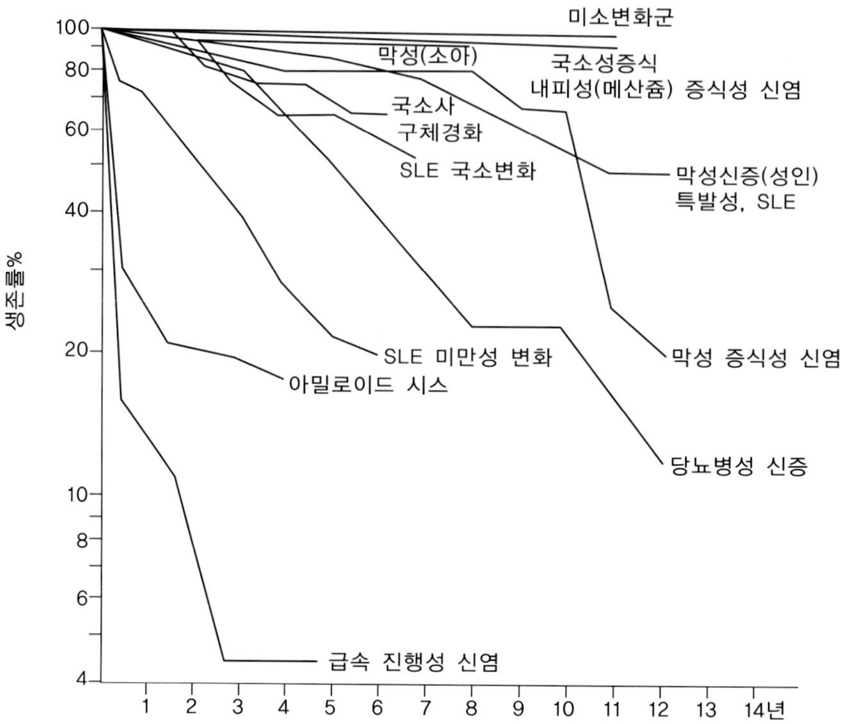

그림 7-9. 사구체 병변의 조직형과 생존률

6. IgA 신증(IgA nephropathy, Berger's Disease)

면역글로부린 A형 신증(IgA 신증)은 1968년 프랑스의 Berger등이 사구체 메산지움에 IgA의 침착을 특징으로 하는 사구체 질환으로 처음 보고되었다. 이들은 면역항체법의 보급과 함께 만성신염 증후군 중에서 메산쥼 영역에 IgA 침착을 주체로 하는 질환군이 있음을 밝혔는데, 동의어로서 mesangial IgA/IgG nephropathy, IgA glomerulonephrits, glomerulonephrits with mesangial IgA deposits 이라고 불리고 있다.초기의 생각과는 달리 장기적으로 서서히 진행하는 예후가 좋지만은 않은 질환으로 확인되었다.즉 가장 흔한 사구체신염인 IgA신증은 중요한 말기 콩팥질환의 원인 질환이되었다.

IgA신증의 유병률은 지역간,인종간 차이가 있어서 우리나라를 비롯하여 일본,싱가포르,홍콩,호주,남부유렵등에서 미국등에 비하여 유병율이 높다.

이 질환의 발병률은 인구 100만명당 프랑스(28명), 일본(45명)이고,유병률은 프랑스에서 1000명당 2.4명으로 높다. 우리나라는 1970년대 후반부터 이질환에 대한 보고가 증가되어 현재는 사구체질환의 22~39%이다.

(1) 병리조직상

① 광학현미경 소견

메산쥼세포, 기질의 국소성 분엽성(megmental)의 경한 증식이 주요 소견으로 사구체 기저막의 비후는 확인되지 않으며, focal glomerulonephrits 에 상당하는 것이 대부분이다.

② 형광항체법

광학현미경상 소견이 국소성, 분엽성의 메산쥼 증식과, 형광항체법에서는 비만성 사구체 메산쥼 증식임에도 불구하고, 형광항체법에서는 비만성 사구체 메산쥼 영역에 IgA, C_3의 과립상 침착이 나타난다. 약 반수가 IgG도 메산쥼 영역에서 확인된다. Clq나 C_4와 같이 보체의 early component는 확인되지 않고, 반대로 properdin의 침착이 확인된다.

③ 전자현미경 소견

메산쥼 세포와 기질의 증식이 주체를 이루며, 파라메산쥼에 dense deposit이 나타나는 일도 있다. 기저막은 내피세포, 상피세포를 포함하여 정상인 것이 많다.

(2) 임상상

형광항체법에 의해 진단될 수 있는 있으며, 발생빈도는 사구체 질환 중에서 가장 높은 빈도로 나타날 것이라고 생각된다.

임상소견은 무증후성 혈뇨, 단백뇨가 주 특징으로, 대부분은 집단검사에 의해 신질환의 존재를 알게 된다. 상기도 감염직후에 일과성 내지는 반복성 육안적 혈뇨를 나타내는 것도 있다. 육안적 혈뇨 회복 후에도 현미경적 혈뇨는 지속된다. 소변단백은 일반적으로 적어서 1일 1 g 이하인데, 드물게 신증후군의 발생 례도 보고되고 있으며 고혈압, 부종의 합병증은 희박하다.

진단 시의 사구체 기능, 세뇨관 기능은 모두 정상 범위 내이다.

이상과 같이 본증은 거의 자각할 수 없는 무증상으로, 집단검진의 보급과 제 2차 정밀검사로서 신생검의 도입에 의해 그 빈도는 상승하며, 혈청학적으로는 약 절반에서 혈청 IgA의 상승이 나타난다.

(3) 예후

본 증후군이 단일 질환군으로 간주된 기간이 짧기 때문에 통일된 견해는 아직 없다. 일반적으로는 예후가 양호하지만, 5년간 약 60%에서 배설능 저하를 초래한다는 보고도 있으며, 또 신이식후의 재발도 보고되고 있다.

7. 교원병 및 이와 유사 질환에 따른 사구체 병변

1) 전신성 홍반성 낭창(systemic lupus erythematosus : SLE)

전신성 홍반성 낭창은 어느 연령에도 발생할 수 있지만 95%가 10~30대 여성에서 발생하며, 우리나라에도 드물지 않은 질환이다. 그 원인이 자가면역성인 질환으로서 유전적 요인과 성호르몬이 전신성 홍반성 낭창에 영향을 미친다. 본 질환은 진행성으로 피부, 관절, 신장, 심장, 폐 그리고 중추신경계 등 신체 모든 조직을 침범하며, 병리학적으로는 전신성 혈관염의 소견을 보이는데, 이는 면역복합체의 반응에 기인한 혈관염으로 나타난다. 전신성 홍반성 낭창의 진단기준은 1982년 미국 류마티스 학회에서 발표한 11가지 기준으로 하는데, 얼굴에 원반형의 홍진, 광성 감수성, 구강궤양, 관절염, 장막염, 신장염, 중추신경질환, 혈액 이상소견, 면역학적 이상소견 및 항핵항체에 대한 양성 등으로 이들 소견들 중 4개 또는 그 이상의 소견을 보이면 전신성 홍반성 낭창의 진단이 가능하다.

(1) 빈도

홍반성 낭창 환자 전체의 60~80%가 소변에 신장염(루프스신염)의 소견을 나타내는데 콩팥 생검을 통해 관찰하면 소변에 이상이 없을 때에도 사구체 병변이 존재한다. 그리고 어떤 경우는 급성신염증후군으로 급성콩팥부전을 초래하기도 하고 전형적인 신증후군으로 진행하기도 한다.

(2) 증상 및 진단

루프스신염(lupus nephritis)은 증상이 없는 단백뇨, 신증후군, 급성신염증후군, 급성콩팥부전 및 만성신부전 등 모든 형태의 경과를 취할 수 있는 질환이다. 진단은 홍반성 낭창에 따른 혈청학적 소견(LE세포, 항핵항체, 항 DNA 항체 및 각종보체성분의 낮은 치)이 중요하고, 그 밖에 활동기의 소변 검사 소견은 telescoped urine을 나타내며, 신증후군에서는 다른 병인보다 고콜레스테롤혈증이 적고, 글로블린은 높게 나타난다.

(3) 조직학적 분류와 예후

전신성 홍반성 낭창질환이 신사구체를 침범하면 WHO에서 제시한 조직병리학적 기준에 의한 분류 및 예후는 표 7-9 에서 보는 바와 같다.

① 정상(Class I, normal kidney)

현미경상이나 면역 형광법상 그리고 전자현미경상으로 정상소견을 나타내고, 임상적으로도 신염의 소견이 없다.

표 7-9. 루프스 신염 시 조직학적 분류, 임상적 특성 및 예후

조직학적 분류	WHO분류	빈도(%)	단백뇨(%)	신증후군(%)	고질소혈증(%)	사망률(%)
정상	I	〈 5	–	–	–	–
혈곤간질성	ll	15	68	0	12	18
국소 증식성	lll	20	100	15	18	30
미만성 증식성	lV	50	100	87	75	58
막성	V	15	100	88	20	38

*생검시빈도(%) : 단백뇨, 3 g/24 h. BUN, 25 mg/dL;creatinine 1.5 mg/dL이상

② 미세변화신증(Class Ⅱ, minimal kidney)

현미견상 사구체 혈관간질에 Ig 및 C_3가 침착하는 것이 특징이어서 초기의 mesangial 루프스신염이라고도 한다. 국소증식성 신염의 소견을 보일 때는 Class ⅡB라 하고, 보이지 않을 때는 Class ⅡA라고 한다. 임상적으로 단백뇨 및 혈뇨가 대부분 환자에서 있으나 신증후군이나 신부전은 거의 없다. 5년 생존율은 90% 이상이고, 특별한 치료가 필요하지 않다.

③ 극소증식성신증(Class Ⅲ, focal proliferative)

국소증식성 루프스신염으로서 사구체 혈관, 간질병변은 물론, 미만증식성 신염의 단계이다. 극소증식성 변화가 사구체의 50%를 차지하고, 모든 사구체에는 IgG, IgA, C_3 및 IgM의 면역 침착물이 있으며 섬유소와 관련된 항원이 있다. 모든 환자에서 단백뇨가 있으나 신증후군이나 신부전은 20% 이하에서 발생한다. 혈청 보체치가 감소되어 있으면 비교적 잘 Class Ⅳ로 이행한다.

④ 미만성 증식신증(Class Ⅳ, diffuse proliferative)

미만성증식성 루프스 신염으로서 사구체 침범이 심하다. 즉 50% 이상의 사구체는 반월상과 괴사를 나타낸다. 광범위하게 사구체 혈관간질과 내피 하에 모든 Ig과 C_3 및 섬유소가 침착되어 있다. 모든 환자에서 단백뇨가 심하여 발병 처음부터 신증후군이 50%나 되고, 90%는 병경과중 어느 때고 발생한다.

환자를 초진할 때부터 신기능이 75% 감소되었으며, 혈청보체치도 감소되어 있고, 항 DNA항체치도 증가되었으며, 순환혈액 내 면역복합체도 대부분 환자에서 가지고 있다. 오늘날 대부분의 신장 센터에서는 5년 생존율이 75%로 개선이 되었는데, 이는 신증후군의 관해요법 및 치료시작 1년 이내에 혈청학적 기준척도를 정상화시키는 노력 때문이다.

⑤ 막성루프스신증(Class Ⅴ, Membranous)

막성루프스신염으로서 전신성 홍반성 낭창 환자 15%에서 막성신염이 발생한다. 따라서 원인을

알 수 없고 막성신염과 구별이 어렵다. 신증후군와 서서히 진행하는 신침범이 흔히 있게 되고, 초진 시 항 DNA항체가 잘 발견되지 않는다. 원인불명 막성신염처럼 신정맥혈전증이 많이 발생하는데 보통 부신피질 호르몬치료를 하고 있다.

(4) 치료

활동성 신염이 있을 때와 Class III 또는 Class IV 의 환자는 부신피질 호르몬 요법을 한다. 대량의 steroid 치료를 4~6주간 한 후, 이어서 감량하고, 신기능 및 혈청학적 기준척도에 따라서 조절한다. 만일 반월상 사구체와 신기능이 좋지 않을 때는 steroid pulse 치료를 한다. 경구 steroid 치료에 cyclophosphamide를 첨가하여 치료하면 활동성 Class III 또는 Class IV시에 신기능을 보다 더 잘 보존한다. 콩팥부전이 발생하면 SLE의 질환, 활성도가 사라진다. 최근에는 신이식을 시행하고 있는 경향이다.

최근에는 조기진단과 좋은 혈압치료약의 개발 및 감염치료의 향상과 강력한 면역억제요법 등으로 루푸스 신염의 치료 결과는 크게 향상되었다. 특히 NIH(national Institutes of Health, 1986년)의 steroid 와 cyclophosphamide(CYC)병합요법의 결과가 보고되면서 환자의 5년 환자 생존율이 90% 이상 보고되고 있다. 그러나 치료에 여러 가지 어려움이 있다. 첫째 면역억제제에 따른 급성 감염과 고비용, 둘째 면역억제제에 따른 장기적으로 불임, 발암, 동맥경화, 골절 등 부작용의 발생, 셋째 고용량의 스테로이드와 CYC 병합요법에도 불구하고 약 22%에서는 관해가 오지 않고, 관해가 온 경우라도 면역억제제를 감량하면 10~65%가 재발한다. 넷째, 결국 class IIId와 IV 환자는 10년 후에 5~10%가 사망하며 5~15%는 말기 콩팥부전에 이른다.

NIH치료요법의 요지는 6개월간 매달 CYC경정맥주사(0.5~1.0g/m^2)와 고용량 스테로이드를 병합치료하고(관해유도), 이후 3개월마다 CYC경정맥 주사를 6회 시행하고, 스테로이드는 점차 감량해 나간다(관해유지). 최근에는 관해유도를 azathioprine(AZA) 이나 mycophenolic acid(MMF)하는 경향이다. 여러 연구 결과를 종합하여 심한 루푸스 신염의 치료를 관해유도와 관해유지로 나누어 간단히 그림 7-10에서 정리해 볼 수 있다.

2) 진행성 전신성 경화증(progressive systemic sclerosis : PSS)

PSS의 신병변은 중소 동맥의 비후, 미세한 동맥의 섬유소 괴사가 주체로 악성 신경화증의 조직상과 유사하다. 그러나 총체적으로 신장애를 나타내는 빈도는 낮아, 보통 고혈압도 두드러지지는 않는다. 가끔 임상적으로 악성 고혈압을 나타내 말기 신부전으로 진행되기도 한다. SLE와의 중간형은 루푸스 신염과 마찬가지 병상을 나타내는데, 신증후군을 보이는 것이 많다. 경과는 부신피진 호르몬에도 저항하는 진행성을 갖는데, 대증요법을 실시한다.

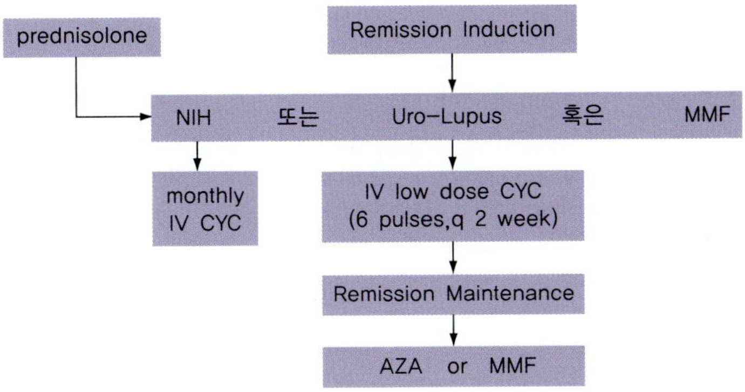

그림 7-10. 증식성루프스신염 치료. CYC : cyclophosphamide, MMF : mycophenolate mofetil, AZA : azathioprime.

3) 결절성 다발성 동맥염(polyarteritis nodosa : PAN)

보기 드문 질환이다. 전신성 동맥염의 일부분으로서 신장이 문제가 된다. 중소 동맥(엽간 동맥, 궁상동맥)이 주 병변을 이루는 것과, 미세소동맥 병변이 주체를 이루는 것이 있는데, 구분은 명확하지 않다. 모든 연령층에서 발생하고, 남녀 비는 4:1로 남성이 많으며, 현저한 고혈압, 핍뇨성 신부전, 급성 신염 증후군의 형태를 취하는 것이 많다.

신조직상에서는 주로 중소 동맥의 괴사성 염증상 변화가 있으며, 염증성 세포 침윤이 혈관주위까지 확대되어 혈관을 둘러싸는 형태를 이룸에 따라 동맥주위염(periarteris)이라고도 불린다. 치유과정에 들어가면 내막은 섬유아세포 증식에 의해 비후하고, 내강은 협소화 되어 말초부근에 경색을 가져온다. 사구체는 현저한 섬유소 괴사, 반월체 형성이 나타나는 급속 진행성 신염에서부터, 경도의 국소성 신염까지 있다. 치료에는 부신피질 호르몬, 항응고혈 요법이 시도되고 있다.

4) Wegener's 육아종

상기도의 괴사성 육아종과 신장의 소동맥 및 사구체 병변을 초래하므로 PAN의 다른 형이라 여겨지고 있다. 초기에는 코가 막히고, 부비동염, 중이염의 증상이 주류를 이룬다. 본증은 40대 혹은 50대에 빈발하고 남성에게 잘 온다. 신장침범은 80% 이상에서 발생하고, 치료를 안 하는 경우 30% 이상에서 사망에 이른다. 신병변으로서는 국소성 및 괴사성 증식성신염 반월체 형성을 동반하는 급속 진행성 신염의 형태를 취해 폐의 괴사성 혈관염과 합병함으로써 예후가 불량하다. 신침범 소견은 좋아지지 않으며, Wegener's 육아종시 antineutrophil cytoplasmic antibody(ANCA)의 치가 혈중에 증가하는데 이는 질환의 활성도와 비례한다. 치료는 steroid 와 cyclophosphamide를 병합하여 사용한다.

5) Schőnlein-Henoch 자반병

알러지성 자반증이라고도 하며, 소아기와 청년기에 많이 발생한다. 사지의 혈관성 자반병으로 자주 홍반이나 두드러기와 같은 알레르기 반응이 병발한다. 관절강이나 소장벽 내로의 출혈성 삼출은 급성 관절염이나 급성 복증의 형태를 취한다.

신장애의 합병률은 높아 20~25%나 된다. 주로 단백뇨, 현미경적 혈뇨가 나타나는데, 일과성의 육안적 혈뇨와 고 질소 혈증이 나타나는 것도 있다. 대다수는 자연히 좋아지는데, 가끔 급속 진행성 신염의 형태를 취하기도 한다. 조직상은 보통 국소성 사구체 신염의 상으로 형광 항체법에서는 IgA, G, C_3및 피브린이 메산쥼을 중심으로 침착하고 IgA 신증과 유사하다. 급속 진행성의 형태를 취하는 것으로 80% 이상의사구체에서 반월체 형성이 나타난다.

치료는 부신피질 호르몬이 사용되고 있는데 효과는 일정하지 않기 때문에 증상에 따른 요법을 해야 한다.

6) Goodpasture 증후군

1919년 Goodpasture가 인플루엔자 이환 후에 폐출혈, 증식성 신염에 의해 사망한 증례를 보고한 이래, 폐출혈과 신염의 합병이 Goodpasture증후군으로 보고되었다. 그러나 이 범주에는 SLE, PAN, Wegener 육아종 등도 포함되기 때문에 전신성 혈관염을 갖는 것은 제외되어야 한다. 또 1967년 Dixon 팀에 의해 항 GBM항체가 증명되어, 최근에는 다음 세 가지 요소를 갖는 것을 Goodpasture 증후군으로서 취급하고 있다. 즉 폐출혈, 사구체 신염(대부분은 급성 진행성), 및 항 GBM 항체의 존재 등 항 GBM 항체에 의한 면역기전이 관여하는 사구체 병변으로 생각된다.

(1) 임상상

모든 연령층에서 발생할 수 있는데, 젊은 남자에게 높은 빈도로 나타난다. 대다수는 상기도 감염 후의 객담, 객혈, 호흡곤란이 발생한다. 흉부 X-선상에서는 몇 일 간 변동하는 폐포 내 출혈상이 나타난다. 기타. 진행성 철결핍성 빈혈, 급성 신염 증후군이 출현하고, 진행성으로 신기능이 저하된다. 폐출혈, 신부전으로 인하여 예후가 불량하다.

(2) 신조직상

① 광학현미경상

초기에는 국소성 증식성 신염의 상을 나타내는데, 점차 진행되면 현저한 반월체 형성을 동반하는 급속 진행성 신염의 상을 나타낸다.

② 형광항체법

IgG, C_3이 GBM을 따라서 선상으로 나타나는 것이 본 질환의 진단 상 가장 특징적인 소견이다. 이 소견은 광학현미경에서는 미소한 소견밖에 확인되지 않는 시기라도 이를 증명할 수 있다.

(3) 치료

대량의 부신피질 호르몬, 면역 억제제, 혈장교환(plasmapheresis)이 시도되고 있는데, 효과는 확실하지 않다. 조절 곤란한 폐출혈에는 콩팥적출이 효과가 있다. 콩팥이식은 항 GBM항체에 의한 신염 재발이라는 면에서 생각해 볼 때 자기 콩팥적출 후 혈중 항GBM항체가 음성으로 되었을 때 시행해야 할 것이다. 이는 신 적출 후 6개월 이상을 필요로 한다.

연습문제

1. 인간에 신질환 시 항원-항체의 과립상 침착이 사구체내 3장소에 현저하게 침착한다. 다음 질환 중 올바르게 매칭 된 것은?

1) H-S purpura-subendothelial
2) PSGN-mesangial
3) 막성신염-subepithelial
4) IgG-IgA 신증-subendothelial
5) Type I MPGN-subepithelial

해설
초기 루프스신염, H-S purpura 및 IgA신증시 면역체는 mesangium내에 현저하게 침착한다. 그리고 중증 루프스, Type l MPGN시는 모세혈관 벽의 endothelial surface에, 사구체 모세혈관의 바깥부위 subepitheial space 에는 PSGN과 막성신염시 면역체가 침착한다.

2. 다음은 relapsing polychondritis에 관한 설명이다. 가장 사실적인 것은?

1) systemic vasculitis는 없다.
2) 세포성면역반응
3) type ll collagen에 대한 항체는 없다.
4) 순환 면역복합체는 없다.
5) Dapsone 치료가 효과적이다

해설
Dapsone은 dermatitis herpetiformis, pemphigus,pustular psoriasis, vasculitis, rheumatoid arthritis 치료에 사용한다. 그리고 반월상 사구체염, 신부전이 동반된 relapsing polychondritis 에 유용하다.

3. 다음중 어느것이 classical complement pathway를 활성화 시키는가?

1) soluble immune complexes
2) aggregated IgG
3) IgM
4) 모두 정답
5) 정답 없음

해설
1,2,3, 모두 C_1을 파괴한다.

4. 다음은 alternative complement pathway를 활성화 한다. 해당하지 않은 것은?

1) aggregated IgA　　2) C_3 nephritic factor　　3) secretory IgA
4) properdin　　5) endotoxin

해설 aggregated IgA는 alternated pathway를 활성화 시킨다.

5. 다음중 혈장 C_3 치가 감소하지 않은 것은?

1) 급성 PSGN　　2) IgA 신증　　3) 루푸스신염
4) B형간염동반 신증　　5) shunt 신염

해설 혈청 C_3치는 IgA신증시는 정상이다.

6. 예후소견 상 PSGN의 가장 좋지 않은 임상상은?

1) 심한 핍뇨　　2) 고혈압　　3) 폐부종
4) 단백뇨　　5) 매우 낮은 혈청 보체치

해설 심한 핍뇨는 좋은 예후 증조는 아니다.

Chapter

8 신 증후군

1. 진단기준

신증후군은 심한 지속성 단백뇨와 그에 속발하는 저단백혈증에 의해 특징지어진 병태진단명으로 부종, 고 콜레스테롤 혈증, 고 지방혈증을 동반한다. 신증후군 진단 기준은 표 8-1과 같다.

표 8-1. 근위 세뇨관에서 분비되는 약물

소아 신증후군	I. 단백뇨 3.5 g/일 또는 0.1 g/kg/일, 또는 새벽기상시 처음 요에서 300 mg/100 ml 이상의 요단백이 지속한다. II. 저단백혈증 총 단백량으로서 학동 및 유아 6.0 g/100 ml 이하 알부민으로서 학동 및 유아 3.0 g% 이하 III. 고지혈증 혈청 총 콜레스테롤치로서 학 동 250 mg/100 ml 이상 유 아 220 mg% 이상 IV. 부 종
	1) 단백뇨, 저단백 혈증은 본 증후군 진단을 위한 필수조건이다. 2) 고 지혈증, 부종은 본증후군, 진단을 위한 필수조건은 아니지만, 이것을 확인하면 그 진단은 보다 확실해진다. 3) 단백뇨의 지속은 3~5일 이상을 말한다.
성인 신증후군	I. 단백뇨 : 1일 소변단백량 3.5 g 이상을 지속한다. II. 저단백량 : 혈청 총단백량은 6.0 g/100 ml 이하(저 알부민 혈증인 경우는 혈청 알부민량 3.0 g/100 ml 이하) III. 고지혈증 : 혈청 총 콜레스테롤치 250 mg/100 ml 이상 IV. 부 종
	1) 단백뇨, 저 단백혈증(저 알부민 혈증)은 본 증후군 진단을 위한 필수조건이다. 2) 고 지혈증, 부종은 본 증후군 진단을 위한 필수조건이 아니다. 3) 소변침사중 다수의 난원형 지방체의 검출은 본 증후군의 진단에 참고가 된다.

2. 병태생리

1) 단백뇨

신증후군의 모든 병태생리의 근원은 심한 지속성 단백뇨라고 할 수 있으며 동시에 이는 사구체 병변의 존재를 의미한다. 대량의 단백뇨 배설기전은 다음과 같은 이유로 사구체 모세관벽의 투과성 항진에 의한다고 생각된다.

(1) 건강인의 사구체 여과액의 알부민 농도를 쥐와 마찬가지인 0.3 mg/dl로 가정하면 GFR은 약 150 L/일 이므로 1일 알부민 여과량은 500 mg을 넘지 않는다.

(2) Fanconi 증후군에 의한 소변단백은 단백 재흡수 장애에 의한다고 생각되지만 이는 1,000 mg을 넘지 않는다. 게다가 알부민보다 소분자량의 단백이다.

(3) 신증후군의 소변단백 성분은 알부민뿐만 아니라, 큰 분자량의 트랜스세린, IgG, C_3, IgM도 포함되어 이들은 형광 항체법에 의해 보우만 강 내에 증명되고 있다.

(4) 전자현미경을 사용해서 검색하면, 신증후군을 가져오는 전 질환에서 사구체 병변이 확인된다.

(5) 건강한 쥐에서, 페리틴은 사구체 기저막의 내피세포 측으로의 통과가 차단되는데, aminonucleoside에 의한 실험적 신증후군 쥐에서는 페리틴이 기저막 전역에 걸쳐 확인되어 기저막의 투과성 항진의 존재를 나타낸다.

2) 소변단백의 선택성(selectivity)

각종 단백의 클리어런스는 기본 질환에 따라 다르다. 대수 눈금에서 단백 클리어런스를 세로축으로, 단백 분자량의 대수를 가로축으로 하면 많은 증례에서 직선으로 나타나고, 큰 분자일수록 클리어런스는 저하된다. 직선의 기울기가 커질수록 선택성이 좋다. 이때의 단백뇨를 selestive proteinuria 라 부른다. 그리고 선택성이 좋지 않은 것을 non-selestive proteinuria라 부른다.

선택성을 아는 데는 분자량이 다른 수많은 단백, 덱스트런(dextran), PVP의 클리어런스 측정에 의해 산정되는 것이 좋지만 실질적이지 않기 때문에 보통은 분자량이 다른 물질의 클리어런스로부터 산출하는 일이 많다.

non-selestive proteinuria 를 나타낸 것일수록, 조직학적 사구체 병변은 심하여 치료에 저항성이다. 조직학적 변화가 가장 경미한 미세변화군은 가장 선택성이 좋고, 스테로이드 치료에 대한 반응성도 가장 양호하다. 소아의 미세변화신증에서 가장 선택성이 좋으며, 막성 증식성 신염, 막성 신증, 국소성 사구체 경과에서 선택성이 좋지않다.

3) 저단백 혈증(hypoproteinemia)

저단백 혈증은 신증후군의 hallmark로, 그 원인은 주로 지속적인 대량의 소변 내 단백의 손실에 따른 것인데, 동시에 혈청단백도 저하되기 때문이다. 그 밖에 장관으로부터의 단백손실, 여과된 대량의 단백의 세뇨관 내에서의 이화 항진도 저단백 혈증에 관여하는데 이 때 혈청 단백분획에 이상을 가져온다. 신증후군에서는 저단백혈증 뿐만 아니라 혈장 단백분획도 이상을 가져 온다.

알부민의 감소, α, β-globulin, fibrinogen, α_2-macroglobulin, pre-β-lipoprotein의 증가가 나타난다. γ-globulin은 기저질환에 의해서 달라지는데 교원병에 속발하는 것에서는 상승경향을 나타내고, 미세변화신증에서는 저하하는 경향을 나타낸다. 면역 글로블린에서는 IgA, M, E는 상승경향이 있으며 IgG는 저하하는 경향을 나타내고, 가끔 40 mg/이 이하로 저하되어 감염이 잘 일어난다.

저단백혈증은 혈장교질 삼투압의 저하로 인한 부종을 가져오는 동시에 순환혈장량의 저하를 일으킨다. 심하게 되면 저혈량성 쇼크(hypovolemic shock) 를 초래하는 일도 있다.

4) 고지혈증(hyperlipidemia)

신증후군에서는 자주 고지혈증이 나타나는데, 혈청 총 콜레스테롤, 인지질, 중성 지방 모두가 상승한다.콜레스테롤/인지질의 비는 일반적으로 높다. 초원침법에서는 low denisity와 very low density lipoprotein이 증가한다. 전기영동법에 의한 Fredrickson 분류에서는 II a, IIb, V 형이 약 90%를 차지한다.

고지혈증은 원인이 불투명한데, 그 이유는 저단백혈증과 혈장교질 삼투압 저하에서 속발하는 간내 생합성 항진에 의한 것으로 생각된다. 혈중 지질농도와 단백농도는 역상관의 관계이고, 회복기에는 소변단백의 음성화, 혈청단백의 상승이 늦어지게 되어 고지혈증의 개선이 나타난다. 또 높은 교질 삼투압의 알부민, 덱스트런 주입에 의해 혈청 지질 농도의 저하가 일어난다. 한편 헤파린이나 리포프로테인 리파제(lipoprotein lipase)가 관여하는 청정능(clearing activity)에는 이상이 확인되지 않는다.

고지혈증은 관동맥 경화의 촉진인자로서 주목된다. 고지혈증은 미소 변화군이나 막성 신증과 같은 원발성 사구체 병변에서는 두드러지지만, 루푸스 신염에 의한 것에서는 그렇지 않은 것이 많다. 당뇨병성 신증에서도 두드러진 고지혈증이 확인되는데, 여기에는 당대사 이상에 따라 속발하는 지질대사 이상도 관여한다.

5) 부종

부종은 신증후군에서 보이는 가장 두드러진 임상증상이다. 그 원인은 저단백혈증과, 이로 인한 혈장교질 삼투압의 저하이다. 교질 삼투압은 혈청 알부민 농도에 비례하여 하강한다. 정상 교질 압은 25~30 mmHg(34~40 cmH_2O)인데, 혈청 알부민 2.0 g/dl 에서 약 20 cmH_2O, 1.0 g/dl 에서는 약 10 cmH_2O로 하강하며, Squire 팀은 교질 삼투압 16 cmH_2O 이하에서 유의한 부종의 발생을 보고하였다.

경도의 부종은 미용 상의 문제를 제외하면 신체장애의 원인은 되지 않는다. 심한 복수, 흉수가 발현하면 호흡곤란, 감염증(특히 복막염)의 원인이 된다.

6) 혈액 응고성 항진(hypercoagulable state)

신증후군에서는 혈액이 응고하려는 경향이 있다. 이 기전에는 (1) 피브리겐의 상승, (2) 섬유소 용해 활성자의 저하, 억제인자의 상승, (3) 제Ⅴ, Ⅶ, Ⅷ, Ⅹ 인자의 상승, (4) 혈소판 수 증가, (5) Hageman 인자의 활성 등 여러 인자가 관여한다(그림 8-1).

신증후군에 합병 빈도가 높은 관동맥 혈전, 폐전색, 신정맥 혈전, 기타 정맥혈전의 한 원인이 된다.

7) 소변으로의 지방체 출현

소변침사 이상으로서의 적혈구 원주는 여러 형태로 나타나는데, 공통된 이상 소견은 지방체의 출현이다. 이는 세뇨관 세포내로의 지방 침착에 의한 것으로 소변 중에는 지방 방울(fat droplets), 난원형 지방체(oval fat bodies), 지방 원주의 형태로 나타난다. 이런 소견은 대량의 소변단백 존재를 의미한다.

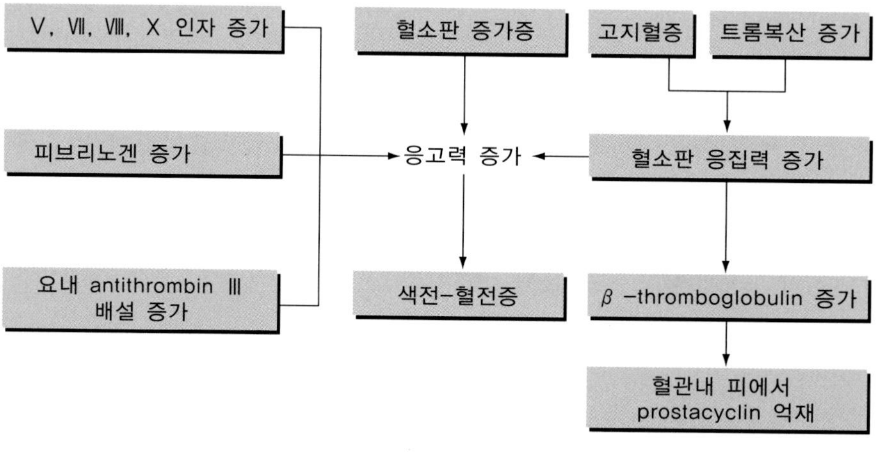

그림 8-1. 신증후군시 응고력 증가 및 색전-혈전증 발생의 기전

3. 병인 및 발생빈도

신증후군은 증후적 진단명이기 때문에 기초의 병인적, 조직학적 진단은 여러 갈래로 나뉜다. 원발성 사구체 병변에 의한 본증(특발성 또는 일차성)의 조직 분류를 표 8–2에, 2차성 신증후군의 기초 질환을 표 8–3에 나타냈다.

기초질환으로부터 보면 소아가 90% 이상, 그리고 성인의 약 80%는 일차성 신증후군이다. 1차성 신증후군은 5~9세의 소아와 20세대 전반에서 자주 발생하고, 남성 쪽이 여성보다 많다. 특히 소아의 경우 남아가 여아보다 3~5배 정도 많은 발병률을 보인다. 2차성에서는 전 연령층에 미치고 있는데, 20~40세 때에 절정을 이루며 1차성과는 반대로 여성에게 많다. 이것은 2차성 증후군의 대표가 되는 SLE 신증 때문이다.

표 8-2. 원발성 사구체 병변에 의한 신증후군

- 미세변화군
- 국소성 사구체 경화
- 막성신증
- 증식성 신염
  - mesangiocapillary(membranoproliferative)
  - diffuse endocapillary
  - diffuse endocapillary 및 extracapillary
  - focal chronic 및 segmental proliferative
- 기타 만성 사구체신염

표 8-3. 2차성 신증후군의 병인적 분류

전신질환
  당뇨병, SLE, Schonlein-Henoch자반병, 결절성 다발성 동맥염, Goodpasture증후군, 아밀로드도시스, 다발성골수종, 말라리아,매독,악성종양,악성고혈압

화학물질, 약물
  중금속, 수은, 금, 비스무스
  약물(penicilline, trimethadione, paramethadione, probenicid)

알레르겐
  독담쟁이(poison ivy), 벌쏘임, 뱀독

유전성 질환
  선천성 신증후군, Alport증후군, Fabry증후군

기타
  신이식 거부반응, 임신중독증, 협착성 심막염, 심한 좌심실부전, 삼첨판 폐쇄부전, 신정맥혈전증, 하대정맥 폐쇄

원발성 사구체 병변에 따른 조직학적 구체 병변은 소아에서는 미세변화군이, 성인에서는 막성 신증, 증식성 신염이 높은 빈도로 확인된다. 그러나 이 증식성 신염에는 국소성 사구체 경화도 포함된다.

4. 원발성 사구체 병변에 의한 신증후군(특발성 신증후군)

본 증후군의 예후, 약제에 대한 반응성, 신부전으로의 진행정도는 초진시의 신증후군 중증도와는 관계가 없고, 사구체의 조직소견과 상관을 갖는다. 조직학적 분류를 아래에 기술한다.

1) 미세변화신증

오래전부터 라이포이드신증(lipoid nephrosis)라 불렸는데, 앞에서 기술한 조직소견으로부터 미세변화신증(minimal change) 이라 불리는 것도 많다. foot process disease, minimal lesion disease, Nil disease, idiopathic nephrotic syndrom of children, epithelial disease 등의 여러 가지 명칭으로도 불린다.

(1) 병리조직상

조직학적으로, 광학현미경에서 사구체는 거의 정상이거나 약간의 증식성 변화를 보이는 것에 불과하며, 형광 항체법은 음성이다. 전자현미경 소견에서는 dense deposit 나 사구체 기저막의 비후는 확인되지 않고, 기저막 상피 측의 족돌기 융합이 유일한 이상소견이다(그림 8-2B).

(2) 빈도

성인의 신증후군중 약 20%, 소아는 약 70% 가 미세변화군에 속하고 여성보다 남성에게 많다.

(3) 병인

병인은 불명확한데, 가끔 알레르기 반응, 상기도 감염 후, Hodgkin 임프종 등에 병발하는 신증후군에서도 마찬가지의 소견을 나타낸다.

(4) 임상증상

원인불명의 부종으로 발증한다. 동시에 심한 단백뇨, 저단백혈증, 고 콜레스테롤 혈증이 나타나는데 그 정도는 다른 형태보다 심한 것이 많다. 혈압은 급성기에 드물게 고혈압이 확인되는 일도 있으며, 대부분은 정상혈압이나 오히려 순환혈장량 저하로 저혈액성 쇼크를 일으키는 경우도 있다.

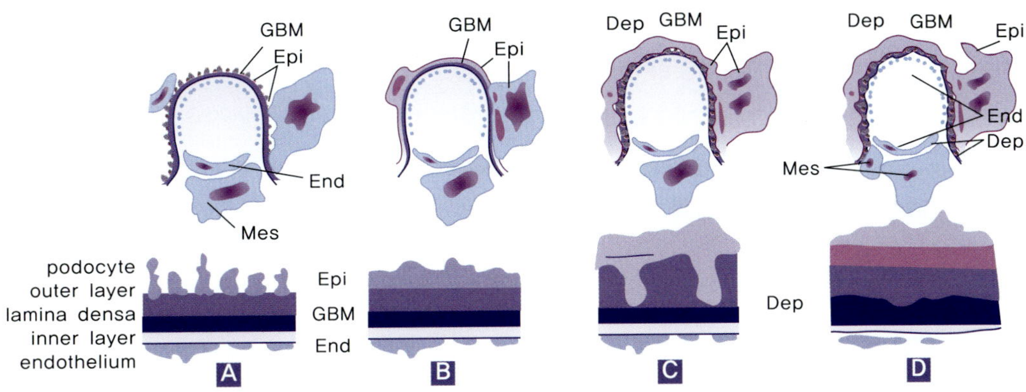

그림 8-2. 사구체 병변에서의 기본적인 이상소견. A. 정상 B. 미세변화군은 내피세포(End), 메산쥼(Mes), 기저막(GBM)에 현저한 변화없이 상피세포(Epi)의 족돌기 융합이 있다. C. 막성신증은 GBM은 두꺼워져 있고 GBM의 Epi 측에 immune complex의 침착몰(Dep)이 있다. D. 증식성 신염은 여러형이 있으며, Epi, End, Mes 모두 증식할 수 있다. D는 Epi 측 End 측, Mes 기질내에 어디라도 침착할 수 있다.

(5) 검사성적

소변단백량은 대량으로, 1일 10 g을 넘는 경우도 있다. 소변단백 성분은 알부민이 대부분을 차지하며 다른 신증후군에 비해 선택성이 좋다. 소변침사에서는 적혈구, 적혈구 원주, 과상 원주와 같이 활동성 신병변을 생각하게 하는 소견이 부족하고 지방구, 비장원주, 글래스 원주가 확인된다. 부종이 형성되어 순환혈장량 저하가 두드러지면 GFR은 저하되는데, 회복기에 순환혈장량이 정상화되면 GFR도 정상이상으로 된다.

(6) 치료

신증후군 중에서 부신피질스테로이드가 유효하다. 초기 투여량은 prednisolone으로, 성인 30~60 mg/일, 소아에서 1.5~1 mg/kg/일로 보고자에 따라 다르나 대량 사용하면 1~2주에 이뇨가 나타나고, 점차 소변단백의 음성화, 혈청단백의 상승, 고 콜레스테롤 혈증이 교정된다. 소변단백이 음성화되면 매일 투여에서 격일 투여로 이행하고 유지량(5~50 mg/일) 을 최저 3개월간 계속한다.

미세변화군의 스테로이드 치료에 대한 초기효과는 양호해서 Cameron의 조사에 의하면 소아의 93~98%, 성인의 61~93%에서 소변단백이 음성화가 된다. 성인의 소변단백 음성률이 소아에 비해서 낮게 나타내는 것은 체중 당 스테로이드 투여량 차이라고 생각된다. 또 미세변화군 이외의 신증후군 극히 초기는 미세변화군과 감별이 곤란해 이것이 스테로이드 반응성의 차이로서 표현 될 가능성도 있다.

스테로이드 치료에 의하여 초기에 관해는 얻기 쉽지만 재발률도 높아 소아의 40~90%, 성인에서 30~50%의 재발이 나타난다. 재발환자에게는 cyclophosphamid가 유효하다.

(7) 예후

이뇨제, 항생물질, 부신피질 스테로이드 출현 이전에는 심한 부종, 감염증의 합병증 때문에 예후가 불량했다. 이들 약제 출현 후, 예후는 개선되어 현재는 10년 생존률이 90%이상이다. 현시점에서 예후 결정인자는 스테로이드의 부작용과 신부전으로의 진행도이다. 본증상의 신조직상 경시적 관찰에서 국소성으로 사구체 초자화가 나타나는데, 신부전에 이르는 것은 매우 드물며, 신기능에 관해서는 양성 질환이라 할 수 있다.

2) 특발성 막성 신증

조직학적 사구체 기저막의 비만성 비후를 나타내는 것을 총칭해서 막성 신증이라 부른다. 이는 여러 가지 원인에 의해서 일어나는데, 원인 불명인 것이 가장 많아 특발성이라 불리고 있다. 동의어로서 epimembranous, extramembranous, transmembranous glomerulopathy 등이 있다. 이전에는 glomerulonephrits(사구체 신염·신염)라 불리었는데, 염증성 특히 삼출성 소견이나 증식성 소견이 결여되고 있음에 따라 최근에는 glomerulonepathy(사구체증·신증)라 불리고 있다.

(1) 병리조직상

① 광학현미경 소견

사구체 기저막에 비만성 비후가 나타난다. 그러나 세포가 증가하거나 메산귬 세포 및 기질의 증식은 거의 확인되지 않는다. 초기에는 사구체 모세혈관 강은 개방되어 있어 은 염색(silver stain)으로 모세혈관 강에서 보우만 강으로 향하는 돌기가 확인된다. 이 돌기는 기저막 물질에 상당하는 것으로 돌출된 사이에 은 염색으로 염색되지 않은 immune deposit이 존재한다. 진행하면, 광학현미경상의 기저막 비후는 확실하게 나타나고 모세혈관 강 내의 협착을 일으킨다. 또한 진행하면 사구체 초자화가 된다. 혈관병변 및 세뇨관 그리고 간질의 변화는 말기에 이르기까지 아주 적다.

② 전자현미경 소견

기저막 상피 측에 침착물이 확인되는 것이 특징이다. Churg 팀은 그 침착물의 추이에 따라 막성 신증을 다음과 같이 4기로 분류하고 있다.

㉠ I 기(early stage)

상피하 침착물은 수가 적어서 소형으로 국소적으로 보인다. 특수염색으로 침착물은 진하게 염색된다. 기저막으로부터의 돌기는 작고 때로는 없어 보인다. 이 시기는 광학현미경상 모세혈관벽은 얇고, 특수염색을 실시해도 진단이 곤란하다.

㉡ II기(fully develop stage)

이시기가 되면 침착물은 대형으로 무수하게 존재하고, 자주 연속적으로 비만성이 있어, 주위의 기저막과는 명료하게 구별된다. 또 이들 침착물은 기저막과 동일한 전자 농도로 돌기에 의해 분리되고 있어 때로는 이 돌기가 침착물의 주위를 둘러싸 방울상태를 나타낸다. 광학현미경에서도 모세혈관벽의 비후가 보여 특수 염색으로 진단된다(그림 8-2.C).

㉢ III기(advanced stage)

여기서 침착물은 기저막 물질에 의해 완전하게 둘러싸여 기저막내에 매몰된다. 전자현미경상의 염색농도는 일정하지 않고, 기저막에서 진하게 염색된 것부터 가볍게 염색된 것까지 있어 그 윤곽도 명료하지 않은 것이 있다. 기저막 자체도 불규칙한 비후가 된다. 광학현미경상은 비후한 모세관이 반상으로 보인다.

㉣ IV기(late stage)

기저막은 불규칙해서 심한 비후부와 얇은 비후부가 있다. 침착물은 거의 소실되어 그 흔적이 radiolucent 한 것으로서 남는다.

이들은 동시에 두 가지 stage의 병상을 갖추는 것도 있는데, 보통은 어떠한 stage가 우위를 차지한다. 또 이 stage 구분과 이병 기간과의 상관관계가 있다.

③ 형광 항체법

형광 항체법에서는 사구체 기저막에 따라 동일하게 세포과립상에 IgG가 염색된다.

C_3도 IgG 와 마찬가지의 형태로 자주 증명되고 가끔 IgA, M도 염색된다. 병이 진행하거나, 또는 소변단백이 음성화하는 IV기에서는 IgG, C의 염색성도 떨어진다.

(3) 병인

표 8-4처럼 여러 가지 병인이 있는데, 빈도가 가장 높은 것은 idiopathic 한 것인데 그 병인은 불명확하다. 그러나 전자현미경 및 형광소견으로 보아 순환혈액 내 면역복합체가 사구체 기저막에 침착해서 생기는 것이라고 생각된다. 그 항원에 대해서는 실험적 막성 신증의 하나인 Heymann 신염의 항원인 세뇨관 항원이라고 생각되는 것도 있지만 아직 명확히 증명된 것은 아니다.

표 8-4. 막성 신증을 동반한 원인질환

특발성
교원병(SLE)
악성종양(암, 림프종)
감염증(매독, 말라리아, B형간염)
약제(penicillamine)
중금속(수은,금)
기 타(sarcoidosis, Sjögren증후군)

(4) 임상소견

특발성 막성 신증은 모든 연령층에서 나타나는데, 주로 성인질환으로 피크는 40세대이고 남성에게 많이 발생한다. 발현률은 불현성으로 약 80%가 신증후군으로 발생하고, 나머지가 무증상성 요단백의 형태를 취하는데, 대부분의 증례에서 경과 중에 한번은 신증후군 시기를 거친다. 미세변화군에 비해 고혈압, 현미경적 혈뇨의 빈도가 높아 단백뇨의 선택성도 나쁘지만 혈청보체 성분은 정상이다. 발증 시 GFR은 신정맥 혈전이나 심한 순환 혈장량 저하가 없으면 정상이다.

(5) 치료 및 예후

만성으로 경과하는 신증후군에서 부신피질 호르몬, 면역억제제, 항응고혈요법, 항혈소판 응집요법이 시험되고 있으며, 치료효과의 최종적 결론은 아직 얻지 못하고 있다.

자연경과는 다음의 세 가지 형태를 취한다. 첫째 만성으로 경과하고 최종적으로 말기 신부전에 이르는 것, 둘째 만성으로 경과하고 신부전에 이르지 않으나 신증후군은 그대로 유지하는 것. 셋째 만성으로 경과하고 완전 관해에 이르는 것 등이다.

이 자연경과도 보고자에 따라 달라, 치료하지 않은 상태에서 94%까지가 4년 이내에 완전 관해한다는 보고로부터, 70%는 급성으로 진행해서 신부전에 이른다는 보고까지 있다. 그러나 일반적으로는 25~30%가 5년 이내에 완전 관해하고, 5년 생존률을 75%이상이라 여기고 있어 신배설 기능으로부터 보는 한 다른 만성 사구체 병변보다는 예후가 양호한 편이다.

3) 국소성 사구체 경화(focal glomerular sclerosis)

1957년 Arnold Rich가 미세변화신증으로부터 신부전으로 진행한 20례의 소아 부검례에서 사구체 경화를 보고하였다. 그 이후 이 사구체 경화가 미세변화신증의 말기상인지 아닌지에 대하여 논의되고 있는데, 오늘날에는 미세변화신증과는 별개의 질환으로 생각되고 있다. 사구체수의 비율, 사구체내의 침범 분절에 따른 명명법은 그림 8-3, 4와 같다.

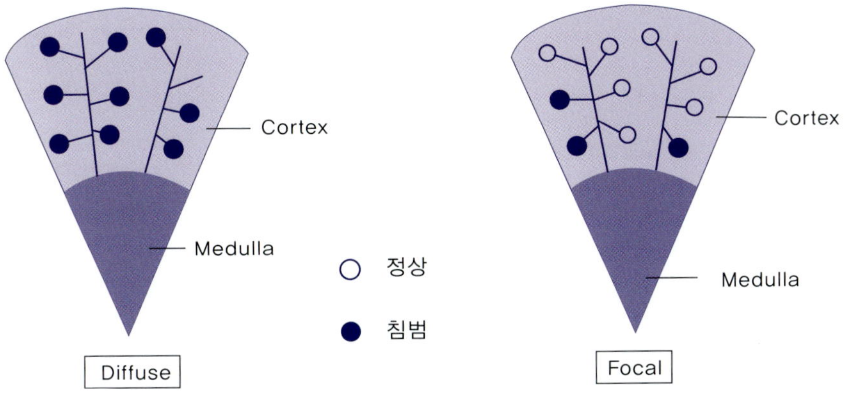

그림 8-3. 침범 사구체수의 비율에 따른 명명

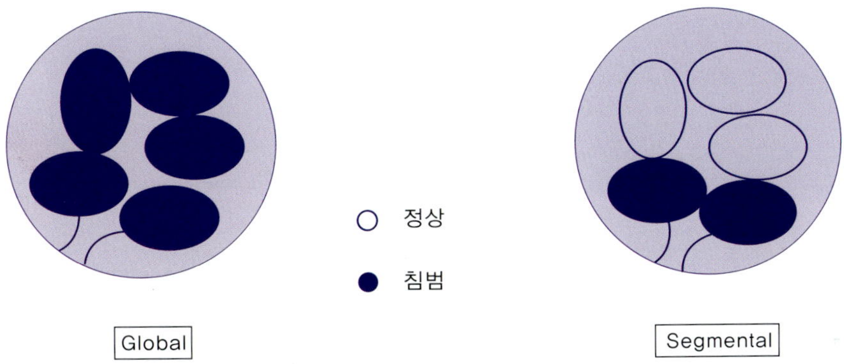

그림 8-4. 사구체내의 침범분절 비율에 따른 명명

(1) 병리조직상

광학현미경상에서는 일부의 사구체, 특히 피질심부, 방수질부에 여러 가지의 이상소견이 관찰된다. 그 대다수는 segmental의 초자양 경화로, 메산귬 기질의 증대에 의해서 메산귬 세포의 증식, 괴사상은 확인되지 않는다. 이 경화는 사구체 루우프의 기시부에서 말초신경 쪽으로 확대되는데,

경화가 한 분엽 에 머무는 것도 있다. 그 경우 경화된 분엽을 덮는 상피세포의 증식이나 보우만 낭과의 유착이 확인된다. 또 동일 생검 절편 내에서도 사구체의 경화가 한 사구체 루우프로 국한되는 경우와, 사구체 전체에 경화상이 나타나는 경우가 있다.

전자현미경 상에서 기저막의 두께는 불규칙하고 심한 비후 부와 얇은 부가 있어 족돌기는 융합한다. 메산귬 경화부에서는 기저막 비슷한 물질의 증가가 나타나고, 이것이 메산귬으로부터 사구체 기저막쪽으로 확장하여 심하면 모세혈관 내 주위로 확대된다. 또 보우만 낭과의 유착부에서는 동일 물질로 결합되어 있다.

형광 항체법에서 염색의 정도는 약해, 1gM, 보체가 국소적으로 경화부에 염색됨에 지나지 않는다.

(2) 임상소견

남성에게 많은 것으로 알려져 있다. 발생 연령은 소아에서부터 성인에 이르기까지 각 연령층에서 나타나는데, 20대에 절정을 이룬다. 약 2/3의 증례가 신증후군으로 발생하고, 그 이외의 것에서도 단백뇨를 가져오나 단백뇨의 선택성은 나쁘다. 70% 이상에서 현미경 내지는 육안적 혈뇨가 확인되고, 약 1/3DP 고혈압이 나타난다. 보체치는 정상이다.

(3) 치료 및 예후

현재까지 부신피질 호르몬, 면역 억제제가 사용되었는데, 그 성적은 기대할 수 있는 것은 아니다. 가장 성적이 좋은 Habib 보고에서도 부신피질 호르몬에 완전 관해가 엿보인 것은 불과 8%이고, 면역억제제에서는 23%이다. 약 1/3부터 1/2 이 5년 이내에 신부전에 걸리는데, 다른 사람도 대부분은 신증후군이 지속되어 신기능 저하 경향을 나타낸다. 또 이식 후에도 높은 빈도로 재발되어 신이식이 좋은 대안이라고는 할 수 없다.

4) 막성증식성신염(membranoproliferative glomerulonephritis : MPGN)

메산쥼 영역의 세포 및 기질의 증가와 GBM 비후의 양자를 나타내는 것을 막성 증식성 신염(MPGN)이라 부른다. 병변이 메산쥼과 사구체 모세관에 있기 때문에 mesagiocapillary(proliferative) glomerulonephritis, 또는 막성과 증식성의 혼합형(mixed membranous and proleferative glomerulonehritis)이라 부르기도 한다. 일찍이 분엽성 신염(lobular glomerulonephritis)이라 불리고 있던 것도 본 증상에 포함되는데, 모든 MPGN이 분엽형을 나타낸다고 한정해서는 안된다.

증상은 조직상에 따라 2군으로 분류된다. 전자현미경상에 진하게 염색되는 침착물이 사구체 모세혈관, 내피세포 하에서 확인되는 1형과 침착이 GBM 내로 국한되는 2형(dense deposit disease)이 있다

(1) 병인, 발생병리

병인은 불투명한데, 발생병리로는 면역기구의 관여가 의심된다.

1형 MPGN 발현에는 다음 이유에 따라 classical pathway 의 보체계 활성화의 관여가 추측된다.

① Immune complex disease 의 전형적인 루푸스 신염, 감염성 션트 신염으로 1 형을 취한다.

② 1형의 신 조직 형광 항체법에서 C_3뿐만 아니라 classical pathway의 early component 의 Clq, C_4침착이 증명되고 동시에 이들 혈중농도는 저하되고 있다.

③ 순환혈액에서 면역복합체가 증명된다.

한편 2형 MPGN 에서도 면역복합체나 alternate pathway 를 활성화하는 C_3- nephritic factor(C_3 NeF)가 혈중에 증명되고 있어 C_3의 농도도 저하되고 있기 때문에 보체계의 alternate pathway 활성화가 본증 발현에 관계한다. 그러나 면역 글로블린 침착은 거의 보이지 않으며 실험적 immune complex disease에서 2형 MPGN의 상을 얻을 수 없는 것에서부터 2형 발현으로 면역기전의 관여가 의문시기도 한다.

(2) 병리조직상

① 광학현미경 소견

메산쥼 세포 및 기질의 증식과 GBM의 비후가 병존한다. 메산쥼 기질의 증식이 두드러지면 사구체 루우프가 분엽상을 나타내, 분엽성 신염이라 불린다. 이것은 2형보다도 1형에서 나타나는 빈도가 높다. 또 증식한 메산쥼 기질은 사구체 모세 혈관벽으로 침입하고(mesagial interposition), GBM은 비후하여 은 염색에서 GBM의 분열(spletting), 중복상(double contour)으로 확인된다. 내피세포 하로의 침착(1형)과 GBM내의 침착(2형)은 모두 광학현미경상에 GBM 비후를 나타낸다. 10~20%의 증례에서는 반월체 형성이 나타난다.

② 전자현미경 소견(그림 8-2, D)

메산쥼 세포 및 기질의 증식과 GBM 내로의 메산쥼 기질양 물질의 침입이 나타난다. 진하게 염색되는 침착물이 내피세포 하에 나타나는 1형과, GBM 내에 농후한 침착물이 나타나는 2형이 있는데, 이런 구별은 전자현미경 에서만 가능하다.

③ 형광항체법

1형에서는 사구체 루우프의 주변에 과립상(granular)이나, 단열선상(interrupted linear)에 C_3 침착이 나타나고, 메산쥼 영역이 조잡한 과립상 침착을 동반하는 것도 있다.

(3) 임상소견

소아 및 젊은 성인에게 호발하고, 5세 이하에서의 발현은 드물다. 남녀 비에서는 여성 쪽이 약간 많다. 전 사구체 병변의 2~13%를 차지하고 그중 20~30%가 2형이다.

약 40%의 증례는 검진으로 발견되는바 그 중 약 50%가 신증후군, 30%가 무증후성 단백뇨, 20~30%가 급성 신염의 형태를 취해 발증하므로 전 경과 중에 80%가 신증후군을 나타내고 있다. 2형보다 1형 쪽이 급성 신염의 형태로 발증하는 경우가 많다. 발증의 여하를 막론하고 1 g/일 이상의 단백뇨, 현미경적 혈뇨가 지속하므로 단백뇨는 비선택성이다. 분엽성 신염의 형태를 취하는 것에서는 신기능 장애의 정도에 비교할 때 빈혈이 두드러진다.

CH_{50}, C_3이 지속적으로 낮은 치를 보이는 것은 진단가치가 높다. 1형에서는 early component

인 Clq, C_4의 낮은 치를 동반하는데, 2형에서 Clq, C_4는 정상 범위 내에, alternate pathway를 활성화시키는 C_3 NeF가 검출된다. C_3 NeF 와 C_3 농도저하는 평행한데, 그 정도는 신장 장애의 정도와는 상관이 없다.

만성 진행성의 경과를 취하기 때문에 50~70%의 증례가 10년 이내에 말기 신부전에 이른다. 분엽형과 비분엽형, 그리고 1형과 2형과의 예후사이에 명확한 차이는 없다. 또 보체값과 예후와의 사이에도 상관이 없다. 그러나 초진시보다 신기능 저하가 확인되는 것, 신증후군을 지속하는 것, 조직학적으로 반월체 형성을 동반하는 것은 예후가 불량하고, 혈뇨의 정도는 예후에 관계하지 않는다.

연쇄상구균 감염 후 신염에서는 발증 시에 보체가가 저하하는데, 보통 일과성이어서 3~6주 동안에 정상으로 복귀한다. MPGN에서도 발증 전에 상기도 감염을 가지므로 ASO 치가 상승하며, 병이 의심스러울 경우는 신생검으로 감별한다.

(4) 치료

수많은 약제가 시험되었는데, 오늘날 확실한 효과를 기대할 수 있는 약물요법은 확립되어 있지 않다. West팀은 소아를 대상으로 스테로이드의 대량 장기간 간헐요법을 실시해 1형에서는 신부전으로의 진행을 지연, 조직상의 개선을 확인하고 있다. 그러나 2형에서는 효과가 없었다. Kincaid-Smith 팀은 cyclophosphamide, dipyridamole, warfarin의 병용요법을, Michielsen은 indomethacin 요법의 유효성을 보고하고 있는데, 모두 uncontrol 된 연구결과이다.

말기 신부전에 이르면 투석요법이나 신 이식으로 치료되는데, 신 이식에서는 이식 신으로의 MPGN 재발이 보고되고 있으며 특히 2형에서 그 빈도가 높다.

(5) 기타

신증후군을 나타내는 기타 원발성 사구체 병변으로서 급속 진행성 신염 증을 들 수 있다.

5. 신증후군의 치료

1) 부신피질 호르몬

신증후군에 가장 폭넓게 사용되고 있는 약제로, 완전 관해에 이르는 것은 미세변화군이 가장 빈도가 높다. 기타 기초질환에 의한 신증후군이라도 완전 관해에 이르는데, 이 때 자연 관해와의 구별이 곤란하다. 본제에 의해 완전 관해에 이르는 것을 스테로이드 반응성(steroid responsive)이라 하고, 완전 관해에 이르지만 감량 중 또는 중지 후에 재연, 재발을 반복하는 것을 스테로이드 의존성(steroid dependent)이라 하며, 본제의 대량투여(예:prednisolone 60 mg을 6주간) 로도 완전관해에 이르지 못하는 것은 스테로이드 저항성(steroid resistant)이라 부른다. 당뇨병성 신증이나 아밀로이드시스에 의한 신증후군에는 부신피질 호르몬을 사용하는 것은 금기이다.

2) 면역억제제

Nitrogen mustard, 6-M. P, cyclophosphamide, azathioprine, chlorambucil, cyclosporine 등이 사용되고 있는데, 완전한 의미에서 그 유용성은 증명되어 있지 않다. Cyclophosphamide 는 미세변화군의 스테로이드 의존성의 빈도경감과 스테로이드 유지량의 감량을 가능하게 한다고 일컬어져 있으므로 실험을 해 보아야 할 약제로 생각된다. 출혈성 방광염, 성선기능 부전의 부작용이 있다.

3) 항응혈제, 항혈소판 응집제

사구체 장애에 혈액응고 기전이 관여한다는 실험적 견지에서 사용되고 있는데, 부신피질 호르몬이나 면역억제제와 같은 효과는 기대할 수 없다. 본제를 치료약제로서 평가하기 위해서는 앞으로 더욱 시일을 요한다고 생각된다.

4) 식이요법

대량의 요단백 상실에 의한 저단백 혈증이 신증후군의 공통적인 기본적 병태이기 때문에 고단백식이 치료식의 근간을 이룬다. 체중 1 kg당 1.5 g이상의 단백을 투여한다. 부종이 심하면 식염제한이 필요하다.

5) 부종에 대한 치료

이상의 치료로도 심한 부종이 지속할 때는 부종치료를 고려한다. 그러나 완전한 부종의 제거는 자주 순환혈액량의 극단적인 저하로부터 저혈성 쇼크나, 신기능 저하를 초래하기 때문에 피해야 하지만 하퇴부종이나 경도의 부종은 치료대상으로 하지 않는다. 그러나 탈수 및 흉수 등을 동반하는 전신성 부종은 치료대상이라 생각하고 있다.

6) 알부민 및 혈장제제

저단백증 → Na 재흡수 항진 → 저단백혈증의 악순환으로부터 심한 부종과 저혈압을 갖는데, 악순환을 개선할 목적에서 알부민을 투여하는 것은 유효하다. 그러나 투여 후, 소변 중에 대량의 단백이 손실되어 효과는 일시적이지만 병태가 비관적일 때는 시도해볼만한 요법이다.

7) 이뇨제

항 알도스테론제인 spironolactone은 필요에 따라 furosemide 를 소량 추가하여 사용한다. 이뇨제 사용으로 올 수 있는체액량 감소(hypovolemia)는 부종보다 좋지 않은 병태임을 인식해서 치료해야 한다.

6. 예후

예후를 규정하는 인자는 사구체 여과치로 대표되는 신 배설기능과 치료약제의 부작용 및 면역능 저하에 의한 감염증이다. 신기능 저하는 원 질환에 의해서 결정된다. 급속 진행성 신염이 가장 예후가 불량하며, 이어 당뇨병 신증, 국소성 사구체 경화, 막성 증식성 신염이 나쁘다. 또한 막성 신증은 비교적 양호하며 미세변화군은 예후가 가장 양호하다.

연 습 문 제

1. 신증후군의 진단에 가장 중요한 criteria 는?

1) 전신부종　　2) 혈청알부민 3 g/dL이하　　3) 24시간 단백뇨 3.5 g이상

4) 고코레스테롤 혈증　　5)혈액 응고력 항진

해설 신증후군의 발생기전은 단백뇨 상실로 일어나는 일련의 현상

2. 신증후군 시 고지혈증에서 다음 설명 중 옳은 것은?

1) 저알부민 혈증과 고콜레스테롤 혈증 간에 상관관계가 없다

2) 심한 저알부민혈시 HDL 증가

3) 신증후군환자의 혈청이 우유색갈이면 VLDL증가를 시사함

4) 심한 신증후군시 LDL증가

5) 죽상경화증의 악화가 확실시 된다.

해설 신증후군 시 혈청이 우유빛처럼 보일 때 그 원인은 VLDL 증가을 암시. HDL, LDL은 보통 심한 단백뇨 감소. 신증후군 시 죽상경화 악화는 확실치 않음.

3. 신증후군시 다음 어느 것이 일어나지 않은가?

1) Fanconi's 증후군은 세뇨관 손상이 원인이다.

2) 혈장 25-OH-Vit D는 증가

3) 혈장 T_4는 감소

4) 혈장 이온화 Ca^{++}은 감소

5) 임상적으로 euthyroid

해설 신증후군 시 25-hydroxy-vit. D는 감소

4. 다음설명은 신증후군시 혈액응고 결함에 관한 것이다. 해당사항이 아닌 것은?

1) 언재나 변화하지 않은 것은 fibrinogen 증가

2) plasminogen은 거이 항상 감소

3) Factor V는 증가

4) 혈소판 응집은 강화된다.

5) 혈장 fibrinogen치 및 turnover는 저알부민혈증 정도와 관계가 있다.

해설 신증후군시 실제로 plasminogen치는 증가한다.

5. 31세 남자,신증후군 환자로서 Hodgkin's 질환이 발견되었다. 신생검으로 다음과 같은 것을 증명할 수 있었다.

1) 막성신증 2) 막증식성 사구체신염 3) Ig 신증

4) 반월성 신염 5) 미소변화 신증

해설 미소변화 신증은 순환하고 있는 T-세포 lymphokine의 이상 때문이며, Hodgkin's질환 을 동반하고 있다. Hodgkin's 질환 치료는 신증후군의 관해를 초래한다.

6. 40세 남자, 전신 질환의 증후나 증상이 없이 신증후군이 있는 환자다. 이런 원인불명의 신증후군 원인은 무엇이냐?

1) 미소변화 신증 2)막증식성 사구체신염 3)막성신증

4) 아밀로이드 5) 국소성-분절성 사구체 경화증

해설 막성 신증은 성인에서 원인불명신증후군의 유일한 가장 흔한 원인이다.

7. 저보체혈증(hypocomplementemia)을 초래하는 질환은?

1) 막증식성 사구체신염 type I 2) cryoglobulinemia

3) PSGN 4) polyarteritis nodosa

4) Wegener's 육아종

해설 저보체혈증성신염은 루프스, cryoglobulinemia, PSGN, 막증식성 사구체신염을 동반하는 경우이다. polyarteritis nodosa,Wegener's 육아종 때는 보체치가 억제되지 않는다.

Chapter

9 간질성 콩팥염

사구체신염, 고혈압성 신경화증을 포함한 모든 신질환에서 간질의 병변이 다소나마 확인되는데, 간질 및 세뇨관 병변을 일차적으로 보는 것을 간질성신염이라 한다. 이는 본래 조직학적 진단명인데, 그 임상상이 사구체 병변, 혈관성 병변과 다르기 때문에 임상진단으로서도 사용된다. 간질성 신염은 크게 급성과 만성으로 구별된다.

(1) 급성 간질성 신염

급성 간질성신염은 간질의 부종, 림프구, 다핵백혈구, 대식세포 등의 간질에 대한 세포침윤을 특징으로 하고, 심한 급성 간질성 신염은 세뇨관 괴사를 동반한다.

임상적으로는 심한 요단백 배설, 특히 신증후군은 드물고, 일과성 배설기능의 저하, 요농축 저하를 특징으로 한다.

(2) 만성 간질성 신염

만성 간질성 신염은 간질의 부종이 두드러지지 않고, 오히려 간질의 섬유화가 주 병변을 이룬다. 간질에는 섬유소나 뮤코다당류 같은 물질이 있고 림프구나 형질세포 침윤이 확인된다. 세뇨관 상피세포는 위축되고, 세뇨관 강은 확대되며 가끔 갑상선 세포모양을 나타낸다. 세뇨관 기저막은 두껍다. 사구체에서는 보우만씨낭이 두껍게 진행하면 사구체 주위의 섬유화로부터 사구체 초자화가 나타난다. 말기에 이르면 사구체 병변 및 혈관성 병변을 주 병변으로 하는 것과 감별하기가 곤란해진다.

방사선 신 장애를 제외하면 급성과 마찬가지로 심한 요단백, 신증후군은 드물게 나타나는데, 신증후군이 있으면 본 질환을 부정할 수 있다. 배설 기능 저하의 소견으로서 BUN과 혈청 크레아티닌의 상승이 확인되는데, 배설 기능의 저하에 비해 요농축능력의 저하가 조기부터 확인되는 것이 특징이다. 이것은 간질, 세뇨관 장애에 의해 농축기전으로서의 countercurrent system 기능이 장애받기 때문이라고 생각된다.

1. 병인

병인으로서는 여러 가지를 들 수 있는데 표 9-1은 그 대표적인 것이다. 급성 및 만성 신우신염, 거부반응에 의한 간질성 신염은 별항에서 기술한다. 다음은 임상적으로 중요한 사항에 대해 기술하였다.

표 9-1. 간질성 콩팥염의 병인

급성 간질성 신염
- 급성 신우신염
- 약제에의한 중독성 신염; 메티실린 등
- 중증 감염에 따른것; 성홍열, 패혈증 등
- 급성 거부반응

만성 간질성 신염
- 만성 신우신염
- 중금속 만성중독; 납,카드뮴
- 약제; 진통제성 신염
- 대사이상; 고Ca혈증, 저Ca혈증, 고요산혈증, 아밀로이드시스, oxalosis
- 방사선 조사에 의한 콩팥장애
- 만성 거부반응
- 발칸 신염, Sjögren 증후군

2. 약제에 의한 급성 간질성 콩팥염

페니실린계 특히 methicillin, cephalosporin, 디페닐히던트인이 주요한 것으로, 과민성 반응(hypersensitivity)에 따른다고 생각된다.

1) Methicillin에 의한 신장애

페니실린계에서는 메티실린에 의한 것이 가장 잘 알려져 있다. 메티실린 대량투여 중에 약 38%에서 발열, 신기능 장애와 호산구 증가 있을 때 본 질환이 의문시 된다. 요단백, 혈뇨 외에 가끔 농뇨가 나타나기도 한다.

조직학적으로는 간질부종, 단핵구 침윤, 호산구 침윤을 주 특징으로 하며 비만성, 국소성 세뇨관 괴사가 나타난다. 그러나 사구체에는 병변이 나타나지 않는 것이 많다. 형광 항체법에서는 IgG,

C_3, dimethoxypenicilloyl(DPO), hapten 이 사구체 및 세뇨관 기저막을 따라 증명되고 있다. 메티실린 중지 후에는 개선되는 것이 보통이다.

2) 설파제에 의한 신장애

설파제에 의한 신장애도 대부분은 과민성 반응에 의한 것이라 생각된다.

조직학적으로는 소동맥의 섬유소 괴사, 혈관주위의 세포침윤을 동반한 혈관염, 간질부종, 간질로의 염증성 세포침윤, 세뇨관 상피세포의 공포화 및 증대, 국소성 육아종 등 다채로운 모양의 보고가 있다. 항생물질의 출현으로 설파제 사용 빈도는 오늘날 감소하였지만 주의를 요하는 질환이다.

3. 중증 감염증에 따른 급성 간질성 콩팥염

디프테리아나 성홍열로 사망하던 시대에는 부검의 신간질 조직에 염증성 세포 침윤이 자주 나타났고, 이를 급성 간질성신염이라 불리어 왔다. 그러나 근래 들어서 패혈증과 같은 중증 감염증에서도 동일한 소견이 확인되고 있다. 침윤세포는 다핵백혈구가 주류를 이루는 것도 있고, 림프구나 형질 세포가 주류를 이루는 것도 있다. 병인으로 세균이 어느 정도 직접적으로 관여하는지는 확실하지 않지만, 최근에는 세균 또는 그 요소에 대한 과민성 반응에 의한다는 생각이 우세하다. 이들 증례에서 각종 약제가 사용되고 있기 때문에 약제에 대한 과민반응과의 구별이 곤란한 점이 있다.

4. 진통제성 콩팥병(analgestic nephropathy)

1953년 Sphler와 Zollinger가 보고한 이래, 복합 진통제(페나세틴, 아스피린, 카페인)로 인한 신장애가 주목되어 만성 간질성신염의 전형이 되고 있다.

(1) 병인

진통제중 페나세틴이 병인물질로서 phenasetin nephropathy라 불리우는데, 아스피린, 카페인 등 약물의 관여도 부정할 수 없으며, 일반적으로는 analgesic nephropathy 라 불린다. 본증의 발증에는 페나세틴으로 최저 1일 1g을 1~3년 연용할 때 발생한다. 발생병리는 명확하지 않지만, 약제의 직접 작용으로 신장의 유두괴사가 일어나, 간질성 변화는 2차적으로 생각되고 있다.

(2) 조직소견

유도괴사와 괴사부에 해당한 신피질부의 간질성 신염상을 특징으로 한다. 유두괴사가 존재하지 않는 부위의 피질은 장애를 받지 않으며, 그 부위의 사구체는 대상성으로 비대를 나타낸다. 진행하면 신장은 위축신이 되어 비만성 간질성신염의 상을 나타낸다. 요로감염후의 유두괴사와 달리 화농성 병변은 확인되지 않는다.

(3) 임상상

본증은 호주와 북구에서 만성 신부전의 원인으로서 가장 빈번하게 나타나는 병변의 하나이다. 전형적으로는 신경증 또는 우울병의 중년여성에서 나타나는 경우가 많으며, 경제적으로도 하층 급에 속하고, 가정사정의 복잡 등 항상 억압된 조건하에 놓인 경우에 많다. 남성에게서 나타나는 경우는 의약업 관계자, 정신 및 심리적으로 문제를 갖는 사람에게 많다.

(4) 임상증상 및 소견

① 신외성 증상

환자는 두통, 신경증의 증상을 호소하는 것 외에 진통제 복용에 의한 소화기 증상 특히 소화성 궤양의 합병 빈도가 높다.

② 유두괴사

유두괴사가 일어나면 대부분의 예에서 요로감염증을 병발해 급성 신우신염의 증상을 나타낸다. 또 요관에 괴사조직이 막히면 요관결석 같은 증상을 나타낸다. 신기능은 요관 폐쇄에 의해 급속히 저하하고, 양측 요관 폐쇄가 일어나면 핍뇨, 무뇨를 초래한다. 요로감염증도 요로 통과 장애로 인해 난치성이 되며, 가끔 패혈증성 쇼크를 일으킨다. 유두괴사의 진단은 소변중에서 유두조직을 증명하므로서 의해 이루어지는데, 신우 조영으로도 특징적 상이 나타난다.

③ 간질성 신염으로서의 증상

만성화하면 조기부터 간질성 장애로서의 소변농축력 장애, 산 배설장애(고 Cl 혈성 산혈증)가 출현하므로 GFR은 계속 저하되어 신부전에 이른다. 임상증상으로서는 빈혈, 고혈압이 두드러지고, 동시에 염분상실의 경향을 갖는다. 농뇨를 나타내는 것이 많은데 그 중 약 50% 가 무균성 농뇨이다. 요단백은 1일 1 G이하로 거의 음성인 것도 있다.

(5) 진단

진단은 진통제 남용의 병력과 임상증상, 검사소견 특히 신우촬영에 의한 유두괴사상에 의한다. 전술한 환자의 상태에서는 요로 감염증, 신결석, 간질성 신염 증상, 신부전으로 본 증상을 의심하는데, 대부분의 예는 초기에 약재의 내복을 부정한다. 따라서 주의 깊은 병력의 청취가 필요하다. 약재 내복의 동기는 반드시 동통에 관한 것 뿐 아니라, 각성제와 진정제의 목적으로 사용되었다는 것을 알 수 있다. 그 중 두통으로 인한 복용이 가장 두드러진 남용목적으로 일단 연속 사용을 시작하면, 나중에 카페인 금단증상으로서 두통이 나타나는 일도 적지 않다.

(6) 치료 및 예후

진통제 중지와 요로 감염증, 고혈압, 소화성 궤양 등의 합병증 치료가 중요하다. 이들 치료에 의해 상당히 심한 신기능 장애가 있는 경우에도 개선되는 일이 많다. 요독증에 이르면 특히 세포외액의 감소와 탈수에 주의해야 한다.

Kincaid-Smith 팀은 170례의 본증 중 신 이식을 실시한 것은 불과 1례로, 비록 요독증에 이르더라도 적절한 치료를 실시하면 신기능은 회복이 가능하다고 하였다. 그러나 약재 복용의 중지가 매우 곤란한 경우, 계속 사용하면 신기능은 확실히 진행성으로 악화된다.

5. 만성 중금속 중독

납, 카드뮴, 수은, 금, 우라늄, 비스머스, 동, 탈륨, 비소, 철 등의 중금속의 만성 중독에서도 만성 간질성 신염이 나타난다. 이중 가장 심각한 것은 납, 카드뮴에 의한 중독이다.

1) 만성 납중독에 의한 신증(lead nephropathy)

납은 주로 소화관과 폐로부터 흡수된다. 과거에는 얼굴에 바르는 분의 원료로서 탄산납이 사용되어 화장품에 의한 납중독도 있었다고 생각되었는데, 오늘날에는 거의 보이지 않는다. 외국에서는 이식증(pica) 아이들이 벽에 바른 하얀 페인트 파편을 먹어, 페인트 속의 납에 의한 중독이 보고되었다. 또 증류 밀조한 술에 의한 납중독도 있다. 이것은 증류 시에 사용된 납관의 납이 증류수 속에 혼입된 것이다.

납중독에 의한 만성 간질성 신염은 다른 것에 비해 요산의 재흡수 항진에 의한 배설장애가 두드러져 조기부터 고 요산혈증을 동반한다. 다른 원인에 의한 신부전에서 통풍은 드문데, 환자의 약 50%에서 만성 납중독에 의한 통풍이 확인되어 saturnine gout 라고도 불린다. 진단은 주로 병력에 의한 EDTA 부하 후, 0.6 mg/일 이상의 납 배설증가가 있으면 만성 납중독을 생각할 수 있다.

치료는 구연산나트륨, EDTA 등을 사용하는데, EDTA 자체도 신독성임으로 주의를 필요로 한다.

2) 카드뮴에 의한 신 장애

카드뮴(cadmum)은 근래 들어 공해오염물질로서 주목되고 있다. 카드뮴 만성 중독에 의한 간질성 신염은 주로 근위세뇨관의 장애를 유발하므로 만성당뇨, 아미노산뇨, 군위세뇨관성 산혈증, 소변농축 장애 등 Fanconi 증후군을 나타낸다. 약 80%의 환자에게 세뇨관성 단백뇨가 확인되다.

세뇨관성 단백뇨는 소분자량 단백(분자량 15.000~40,000)으로, lysozyme, light chains, microglobulin 등이 포함된다. 정상에서 이들 단백은 사구체 여과를 받는데, 근위세뇨관에서 거의 재흡수 되어 소변중에는 나타나지 않는다.

소변침사는 정상이나 초자원주를 확인하는데 지나지 않는다. 사구체 여과율은 감소경향이 있으나 말기 신부전에 이르는 것은 드물다. 이 때 요산 클리어런스는 상승하고 저 요산혈증을 나타내는데, 고 요산뇨에 의해 요산 결석을 초래하는 일도 있다. 임상증상으로서 가장 두드러진 것은 골연화증으로 골 통증을 호소하기 때문에 『이타이이타이병』이라 불린다. 치료는 카드뮴 오염의 배설과, 골연화증, 세뇨관성 산혈증, 요산결석에 대한 대증요법이다.

6. 고칼슘 혈증성 콩팥염(hypercalcemic nephropathy)

각종 전해질 이상 중에서 고 칼슘혈증이 신기능에 미치는 영향이 가장 크다.

(1) 고 칼슘혈증의 원인 질환

고칼슘혈증의 원인 질환은 매우 다양하다. 대량의 경구적 칼슘 부하는 과잉분 만큼 배설되기 때문에 정상에서는 고 칼슘혈증을 일으키는 것은 없다. Epstein은 고칼슘혈증의 원인을 다음과 같이 분류한다(표 9–2).

표 9-2. 고Ca혈증의 원인질환

골 질환에 근거한 것
장기간 누워있을때, 암의 골전이, 갑상선기능 항진증, 부갑상선 기능항진증, 다발성골수종, Vit.D중독증, 이소성 PTH분비종양.
칼슘흡수 항진에 근거한 것
밀크-알카리 증후군, Vit.D중독증, sarcoidosis, 특발성Ca혈증(유아)

(2) 콩팥 조직학적 변화

각종 동물실험의 성적에 의하면, 고 칼슘혈증의 신조직학적 변화에서 처음으로 출현하는 것은 수질 세뇨관 상피세포의 국소성인 변성으로인한 괴사성 변화이다. 그러나 근위세뇨관에서 변화가 보인다. 전자현미경상에서의 초기변화는 미토콘드리아의 파괴, 미토콘드리아 내의 석회침착, 세뇨관 기저막의 파괴 등이다. 그 결과 세뇨관 상피세포막은 탈락하고, Ca 침착이 발생해 세뇨관을 폐쇄한다. 이것은 원위세뇨관, 집합관에서 많이 나타나며, 이어 근위세뇨관의 확대나 위축이 나타나고 그 부위에 간질성 신염의 소견이 생긴다.

변화는 국소성으로 정상조직과 반흔부가 혼재하고, 반흔부에서는 간질의 섬유화, 림프구 침윤이 나타난다. 사구체는 반흔부에 경화가 있고, 사구체 주위에 섬유화가 나타난다.

(3) 기능적 변화

소변농축력 저하는 가장 초기에 확인되는 변화이다. 고Ca혈증의 장애부위는 주로 신수질로, countercurrent system의 기능장애로 생각된다. 임상적으로는 다뇨경향이 있으며, 세포외액 저하를 초래하기 쉽다. 또한 사구체 여과치도 저하하는데, 사구체 자체의 장애이외에 세포외액 저하에 의한 신전성 인자, 세뇨관 폐쇄가 관여한다. 세뇨관 기능이상으로는 원위세뇨관성 산혈증, Na이나 K의 상실경향이 있다.

이들 기능적 변화는 일시에 Ca을 부화하였을 때도 확인되고 있으며, 고Ca혈증 교정에 의해 어느 정도 가역성이 있기 때문에 고Ca 혈증에 기인하는 신장의 조직학적 장애만으로 그 원인을 구하는 것은 문제가 있다.

(4) 임상증상

대부분의 증례가 중독한 원인 질환이 있기 때문에 임상증상은 원인질환과 고Ca혈증, 고Ca성 신증의 증상이 혼재하여 나타난다..

① 고칼슘에 의한 증상

중추신경 장애(혼미·기억력 저하), 무력감, 근육의 긴장저하, 식욕부진, 전신 소양감, 신장·폐·위점막·동맥벽·관절낭·각막·결막 등 각종 장기로의 Ca 침착(이 있다. 또 소화성 궤양, 췌장염의 합병률이 높다고 일컬어진다. 심전도상 QT 연장이 나타난다.

② 고칼슘 혈증성 신증에 따른 증상

탈수, 구갈, 다음, 다뇨가 주로오는 증상인데, 이것은 고Ca 혈증 자체의 중추신경 및 신장으로의 영향이 관여한다고 생각된다. 기타 심한 세포외액 감소에 의한 체액감소성 알칼로시스, 고 질소혈증 등이 확인된다. 요로감염증의 합병은 없으며, 일반적으로 단백뇨는 보이지 않으며 소변침사에서도 세포성분은 적다. X-선학적으로는 신석회화, 신결석을 확인할 수 있는데 그 빈도는 낮다. 기타 간질성 신염과 마찬가지로 요로감염증의 합병률이 높다.

(5) 치료와 예후

고 Ca 혈증이 심하면 그 자체가 치명적이 되는데, 각 장기의 장애도가 높기 때문에 조속하게 치료해야 한다. 치료법으로서는 다음과 같은 것이 있다.

첫째 원인인자 제거, 둘째 이뇨에 의한 Ca배설항진 목적으로 생리적 식염수 및 유산염 등의 수액, 강력한 이뇨제, EDTA, 부신피질 호르몬을 투여하는 방법. 셋째 칼시토닌, 미드라마이신, 인산염 정맥주사, 그리고 투석요법이 있다.

고Ca 혈증은 자주 세포외액의 감소를 동반하는 일이 있는데, 대량의 생리적 식염수보충으로 소변중 Ca를 배시킨다. 소변량은 최저 하루 2,500 ml 이상을 유지할 필요가 있다. 다량의 수액 공급을 보충해도 소변량 증가가 확인되지 않을 경우, furosemide 등의 강력 이뇨제 투여를 병용한다. 앞서 기술한 처리로 효과를 얻지 못할 경우, 부실피질 스테로이드나 미드라마이신을 병용한다.

악성 종양에 기인하는 것일때에는 유효하지만, 원발성 부갑상선 기능항진증은 외과적 치료가 필요하다. 칼시토닌 투여는 대부분 일과성으로 아직 확립된 투여법은 없다. 인산염 투여는 저Ca 혈증, 조직 내 Ca침착 등의 가능성이 있기 때문에, 긴박한 경우를 제외하고는 사용되지 않는다. 유산나트륨은 저Ca혈세포외액 과잉을 초래하기 쉬우며, 투여량의 모니터가 곤란하기 때문에 일반적으로는 사용되지 않는다.

고Ca 혈증이 교정되면, 대부분의 세뇨관 기능장애는 가역성이 되는데, 농축력 장애만은 장기간 남아 있다. 기타 신장기능 장애의 회복 정도는 고Ca 혈증의 지속기간, 요로 감영증을 비롯한 합병증의 유무에 의해 영향을 받는데, 고Ca 혈증 만으로 말기 신부전에 이르는 것은 거의 없다. 환자 자신의 예후는 원인질환에 따라 다르게 규정된다.

7. 저 칼륨 혈증 콩팥병(hypokalemic nephropathy)

저 칼륨 혈증(저 K 혈증) 에 따른 간질성 신염은 저 K혈증성 신증으로서 잘 알려져 있는데, 그 원인과의 관계는 명확하지 않다. 저 K혈증의 주요한 원인 질환은 표 9-3과 같다.

표 9-3. 저 K혈증의 원인질환

소변으로부터의 K배설항진

내분비성: 원발성 알도스테론증, 2차성 알도스테론증
Bartter증후군, 레닌분비종양, 부신피질 호르몬

신성: 신세뇨관성 산증, Fanconi증후군, 이뇨제, Amphotericin B투여

소화관으로부터의 K배설항진

설사, 구토, 설사제남용, 흡수불량증후군, 소화관루, 융모성 선종.

(1) 저 칼륨 혈증의 신장조직상

세뇨관 상피세포 특히 근위세뇨관 상피세포의 공포화가 특징적인 초기의 소견인데, 저 K혈증 전례에서 확인될 뿐만 아니라, 또 다른 간질성 신염에서도 확인되기 때문에 반드시 특징적인 소견은 아니다. 진행하면 세뇨관 위축과 확장, 간질의 섬유화, 세포 침윤 증이 국소성으로 보이기 때문에 만성 신우신염과 감별하기 곤란하다. 저 K혈증이 2차성 알도스테론증, 특히 장기 이뇨제 투여, Bartter 증후군이라면 macula densa의 과잉형성상이 나타난다.

저 K혈증에서 간질성 신염의 상을 나타낼 경우는 대부은 요로 감염증의 합병이 있다. 한편 조직학적으로는 저 K혈증성 신증과 만성 신우신염과는 감별이 불가능하기 때문에 저K혈증성신증이 저 K혈증자체에 의하는지의 여부가 문제가 된다. 이에 대하여는 여러 동물에 의해서 실험적 검색이 이루어지고 있는바, 조직상은 반드시 사람의 그것과는 일치하지 않는다. 현재는 저K혈증성 신증은 저K혈증 자체에 의한 것으로 보고 있다.

(2) 기능적 변화

다른 간질성 신염과 마찬가지로 농축력의 저하가 두드러져, 다뇨 및 야간뇨가 생기는데, 탈수를 가져 올수록 Na가 상실하는 경향이 되는 것은 드물다. 배설 기능은 반복성 요로 감염증에 의해 심한 조직장애가 없는 한 약간의 저하는 정상이며, 소변단백은 보통 음성이다.

8. 통풍 콩팥병(gouty nephropathy)

통풍에는 자주 요산결석과 신부전이 나타나며, 신장조직도 간질성 신염의 상을 나타내기 때문에 통풍신(gouty nephropathy)이라한다. 그러나 이것은 고 요산혈증에 유래하는 것으로 통풍 이외의 원인에 의한 고 요산혈증에서도 마찬가지의 조직학적, 임상적 신장애가 확인되기 때문에 urate nephropathy이라고도 한다. 통풍발생의 기초는 고 요산혈증의 대사장애를 반영 하는것처럼 총체내 요산저장이 계속증가함에 기인한것이다. 혈청 요산염치는 사춘기 까지 증가 하며,여자에서는 폐경기까지 비교적 안정하게 지속된다. 요산의 콩팥배설을 촉진하는 estrogen능력이 상실하면 혈중 요산은 증가한다. 고요산혈증은 혈청 요산치가 성인은 7.0 mg이상,폐경기전 여성은 6.0 mg/dL 일때를 말한다.남자성인의 통풍은 원인불명 또는 다발성인자로 50대에 절정에 이른다.

(1) 요산의 대사

요산은 인체에서 purine 중 산화과정이 가장 진행된 물질임과 동시에 프린체 대사의 최종 산물로, 생물학적 작용은 없다. 정상인의 요산 생합성과 배설량은 식이 중 프린체에는 거의 영향을 미치지 않고 프린환의 생합성 (de novo purine biosynthesis)의 정도로 좌우된다.

프린환 생합성의 전구물질은, ribose-5-phosphate와 ATP가 반응해서 생기는 α-D-pyrophosphate(PRPP)로, 그 후 몇 가지의 연속 반응을 거쳐 최초의 유도체인 inosinic acid(IMP)가 합성된다. IMP는 생물학적 활성의 AMP, GMP로 변환되어 핵산 합성으로 진행되는 한편, inosine, hypoxanthine, xanthine를 거쳐 요산으로서 배설된다. 이들 반응계에는 여러 가지의 억제기구가 관여하고, 여분의 프린체는 핵산합성으로부터 요산으로서 배설된다(그림 9-1).

(2) 요산의 배설

요산은 신장과 소장으로부터 배설된다. 요산염의 용해는 monosodium urate로 결체조직내에서 37℃에서 7 mg/dL 이 정상이다.체온이 낮은 말초로 갈수록 용해도가 감소한다. 건강 성인 남자에서 총체내 요산염 저장은 약 1.2 g(800~1600 mg)이고 남자에서 요산염 합성은 하루 평균 750 mg이다. 음식에 푸린 섭취는 요산형성을 자극하고 장내에서 세균의 요산염 산화로 요산의 배설로 매일 수백mg이 제거된다.푸린이 없는 음식을 섭취시 정상성인의 콩팥으로의 배설은 하루 약 400 mg이다. 장관으로부터의 배설을 추가하면 하루 600~1,200 mg이다.

사회적, 환경적 그리고 유전적 인자들이 요산형성과 배설에 영향을 주는데 이는 단일 또는 복합적인 질환으로부터 온다(표 9-4).통풍환자의 가장 흔한 결함은 요산염의 콩팥배설이 잘 안되어 오는 것인데 그기전은 최근 요산제흡수 수송체 URAT1에 집중되어 있는데, URAT1으로 야기되는 요산제 흡수는 세포내 유기음이온(산)을 자극한다. 애스트론겐(estrogen)은 URAT1 발현을 억제함

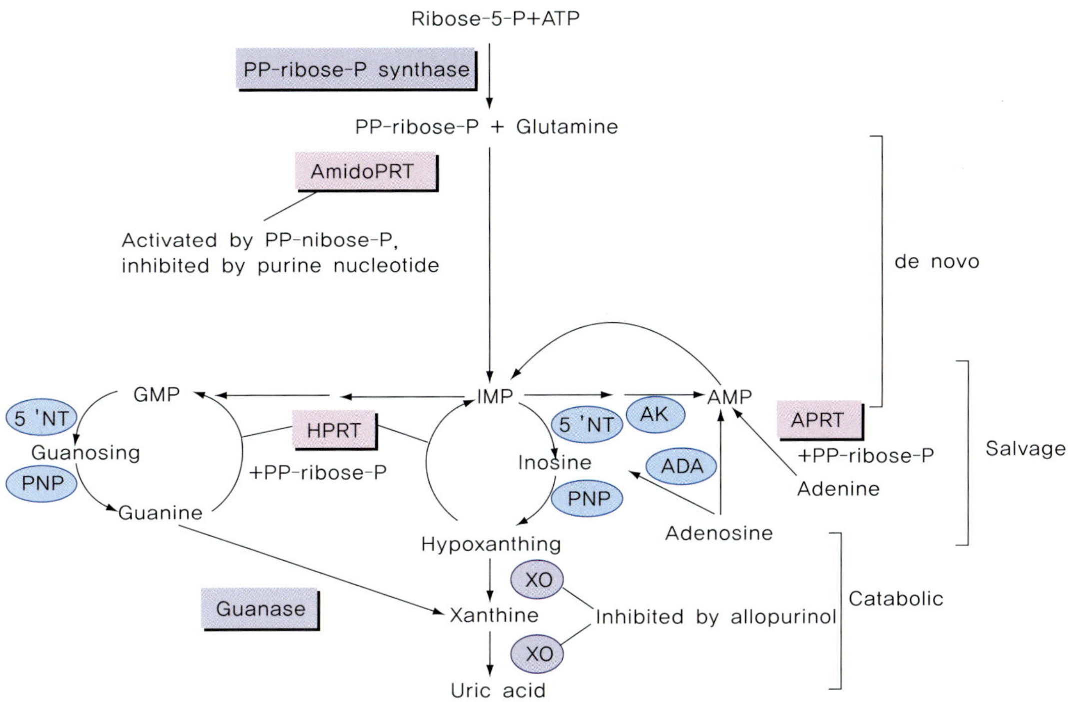

그림 9-1. 세포내 purine대사와 요산의 생성. PP-ribose-P(5-phosphoribosyl 1-pyrophosphate); IMP(inosine monophosphate); AMP(adenosine monophosphate); GMP(guanosine monophosphate); HGPRT(hypoxanthine-guanine phosphoribosyltranferase); APRT(adenine phosphoribosyltransferase); XO(xanthine oxidase); ADA (adenosine deaminase); AK(adenosine kinase); 5'NT(5'-nucleotidase); PNT(purine nucleoside phosphorylase).

으로서 애스트론의 uricosuric 효과를 초래하는 중심적 역할을 한다.

신장으로부터의 요산 배설에는 사구체 여과, 근위세뇨관으로부터의 재흡수와 분비가 관여한다. 요산은 다른 용질과 마찬가지로 쉽게 여과되기 때문에 여과량은 GFR 곱하기 혈청 요산치와 동일하다. 여과된 량의 약 98%는 근위세뇨관에서 재흡수 되고, 그 후 세뇨관으로부터의 분비가 추가되어 배설된다. 최종적으로 소변중 요산의 약 7~20%는 사구체 여과에서 유래하고, 나머지는 세뇨관의 분비에 의한다고 생각된다.

요산은 pKa이 5.75이며, 혈청 pH 7.4에서는 거의 이온화되어 가용성의 나트륨 염으로서 존재한다. 소변에서는 그 산도가 높아지면 난용성의 요산이 된다. 즉 pH 5.75에서 50%, pH 5.4에서 69%, pH 5.0에서 85%가 free 형의 요산이 된다.

Peters 팀에 의하면 37℃, pH 5.0에서 요산은 60 mg/1로 포화액이 됨에 비하여 pH 6.0에서 220 mg/1, pH 7.0에서는 1,580 mg/1로 포화액이 된다. 즉 요의 산도가 높을수록 free 요산의 비율이 커져서 결정화되기 쉽다. 그러나 정상인에서 소변 중 요산의 농도는 약 400 mg/1이기 때문에 소변 pH로부터 생각할 때 과포화상황이 될 것 같지만, 요산결석을 만들 확률은 희박하다. 그 이유는 명확하지 않지만, 소변pH는 하루 종일 변동이 있고, 하루 중 특히 식후 4시간에 소변 pH가 높아짐에 따른다고 생각된다. 요산 결석을 가진 환자에서는 이러한 하루 내 변동이 없는 경우다. 또, Tamm-Horsfall과 같은 뮤코단백의 존재가 과포화 된 요산을 용액 그대로 유지하게 하는 작용이 있다.

표 9-4. 고 요산혈증의 원인과 분류

요산의 과도한 생산

일차적인 고 요산혈증;

원인불명 고요산혈증, HGPRT결핍, PRPP synthetase superactivity,

2차적인 고 요산혈증;

음식에많은 푸린섭취, 증가된 nucleotide turnover(myeloproliferative 및 lymphoprolierative 질환, 용혈성 질환, 뼈에 Paget's 질환), 가속화된 ATP변성(에탄올남용, glycogen storage병(type I, III, V, VII), 과당섭취, 저산소혈증, 심한근육운동, 다량의 acetate대사로 고중성지방혈증.

요산 배설 장애

일차적인 고 요산혈증;

원인불명(성별, 민족), 가족성 청년 고요산혈증성 신병증

2차적인 고요산혈증;

사구체여과율감소, 신세뇨관에서요산염제흡수촉지(탈수, 이뇨제, 인슐인저항성(대사증후군); 신세뇨관에서요산염 분비억제; (경쟁적인음이온, 케토 및 젖산산증).기전불확실한경우; 고혈압, 부갑상선기능항진증, 갑상선 기능저하증, 약물(cyclosporine, pyrazinamide, ethambutol, low-dose salicylates).

납중독으로인한 신병증

+ATP; adenosine triphosphate, HGPRT; hypoxanthine-guanine phosphoribosyltranferase, PRPP;phos phoribosylpyrophosphate

(3) 통풍신의 신조직학적 변화

전술한 이유에 의해 신병변은 소변농축, 산성화에 관여하는 원위 특히 집합관에 요산, 요산염이 침착하는 것이다. 그 결과 세뇨관은 폐쇄되고, 폐쇄부보다 가까운 부위의 요세관의 확대나 위축이 확인된다. 간질에도 요산의 결정과 침착이 일어나 2차적으로는 림프구 침윤, 간질의 섬유화가 진행되어 간질성 신염의 상을 나타낸다. 이러한 요산의 결정은 보통 sodium biurate 이다. 이것이 세뇨관으로부터 수질 내에 침입한 것인지, 간질 내에서 결정화된 것인지는 명확하지 않지만, 이 결정의 존재는 다른 간질성 신염과의 감별점으로서 매우 유력하다. 사구체 병변이 적어 허혈성 변화를 보이고, 사구체 기저막의 섬유성 비후가 확인된다는 보고도 있다. 혈관병변은 다른 간질성 신염에 비해 두드러지며, 중소 동맥의 내막, 중막의 비후와 초자화가 확인된다. 특히 이것은 통풍에서 고혈압의 합병률이 높다는 것을 시사하는 것인지도 모른다. 또 세뇨관내 폐쇄나 요산결석은 요로감

염증 합병의 유인이 되어 신병변도 그에 따라 수반되는 일이 적지 않다.

(4) 병인

통풍신은 고 요산혈증에 의하는데, 요산결석을 갖는 것은 이중에서도 특히 요 중 요산 배설이 증가하는 것에 기인한다. 고 요산혈증을 초래하는 주요한 병은 표 9-4와 같다.

(5) 임상상

임상상은 원인 질환에 따라 다르다.

① 통풍에 의한 신장애

요산결석에 의한 증상이 없으면 그 진행은 서서히 온다. 수질, 방수질에 국소성 변화가 확인되는 시기라도 배설기능은 정상으로 농축력 저하를 보는데 지나지 않는다. 진행하면 계속해서 GFR과 GBF의 저하가 진행되어 신부전에 이른다. 이와 같은 증례에서는 고혈압의 합병이 많고, 신장의 혈관병변도 두드러진다. 통풍의 초기 단계에서 사인은 이와 같은 요독증에 의한 것이 적지 않다. 요소견은 특별한 것이 없지만, 자주 요산의 결정이 확인된다. 통풍의 정도와 신장 장애와는 일반적으로 평행한데 드물게는 신병변이 관절 증상보다 선행하기도 한다.

② 골수증식성 질환에 의한 신증

만성 골수증식성 질환에서 통풍, urate nephropathy가 합병하는 것은 오래 전부터 알려져 있고, 이는 골수세포의 turnover 항진에 의한 핵산대사 항진에 따른다고 여겨진다. 림프종에서도 마찬가지의 기전이 생각된다. 최근 이와 같은 질환에 대한 화학요업이 진보해 급성 urate nephropathy가 주목되고 있다. 치료에 의해 악성 유약세포로부터 대량의 핵산이 유출되어 두드러진 고요산 혈증을 초래하게 된다. 대량의 요산부하는 신수질의 세뇨관 특히 집합관으로의 요산의 석출과 폐쇄를 가져오고, 요 중에는 요산의 결정인 작은 결석의 배설이 있다. 그 결과 흔히 핍뇨 및 무뇨를 동반하는 급성신부전을 가져온다. 조기에 치료하면 가역성이 되는데, 방치하면 비가역성이 된다. 치료는 소변의 알칼리화, 고요산 혈증의 예방, 요량의 유지가 있다. 요알칼리화는 중탄산나트륨과 탄산 탈수효소 억제약인 acetazolamide를 투여한다. 고요산 혈증의 치료약으로서는 hypoxanthine의 analogue 인 allopurinol을 투여한다. 이것은 hypoxanthine로부터 xanthine, 요산으로의 산화대사 과정을 억제하고 고요산 혈증을 교정한다. 혈중과 요중의 hypoxanthine농도는 상승하는데, 물로의 용해도가 높기 때문에 장애가 되는 것은 적다. 탈수는 요 중 요산의 농도와 수소이온의 농도를 상승시켜 요산 결정화를 촉진시키기 때문에 충분한 수액을 주어 요량을 유지할 필요가 있다.

③ 약제에 의한 urate nephropathy

고요산혈증을 초래하는 약제로는 여러 가지가 있는데, 최근 inosine에 의한 신장애가 주목된다. Inosine는 대사약제로서 간질환에 사용되고 있는데, 요산의 전구물질이기 때문에 고 요산혈증을 일으킨다.

9. 방사선 조사에 의한 콩팥장애(radiation nephritis)

고환, 자궁, 난소, 후막복, 신장 등의 악성 종양에 대한 방사선 치료 후에 발증하는 간질성 신염에서 수 주 간에 걸친 2,500R이상의 조사량은 위험수준이 되는 것이다.

임상적으로는 급성형 acute radiation nephritis과 만성형 chronic radiation nephritis로 대별된다. 급성형은 조사 후 6~12개월에 부종, 단백뇨, 고혈압, 빈혈, 신기능 저하가 급성 발증의 형태로 출현하고, 자주 신증후군을 동반한다. 약 반수가 사망 내지는 말기 신부전에 이르며, 이들 대다수는 악성 고혈압, 신부전, 요독증을 동반한다. 나머지 50%는 가벼운 경우도 있지만 대다수는 고혈압, 단백뇨, 신기능 저하가 지속되어 만성형으로 이행한다.

한편 조사 후 1년 이상 경과하여 불현성 고혈압, 빈혈, 단백뇨, 신기능 저하로 발증하는 만성형이 있어 자주 본태성 고혈압과 감별하기 곤란하다. 만성진행성에는 경과 중에 악성 고혈압으로 이행하는 것도 있다.

신장크기는 초기에는 정상이지만, 만성화되면 위축신이 된다. 사구체에는 사구체 루우프의 섬유소 괴사, 국소성 경화, 소반월체 형성이 나타나고 동시에 사구체 초자화로 진행된다. 그러나 병변은 국소적이라서 정상에 가까운 사구체도 다수 존재한다. 한편 전자현미경적으로 막성 증식성 신염과 유사한 상을 나타낸다. 간질 세뇨관에는 초기에 간질의 부종, 경도의 단핵구 침윤이 나타나고 동시에 간질의 섬유화, 세뇨관 위축이 확인된다. 이들 변화는 초자화 된 사구체에 해당하는 부분에서 두드러지게 보이는데, 정상에 가까운 사구체의 영역에도 확인되는 일이 있다. 혈관계에서는 소동맥, 소엽간 동맥이 섬유소 괴사, 내막 비후를 나타내는데, 고혈압을 합병한 증례에서는 현저하다. 또 소엽간 동맥내막에서 foam cell을 볼 수 있다.

치료는 대증요법을 쓴다. 일측 신성 장애의 경우는 환신적출에 의해 고혈압의 개선을 본다. 예방으로서는 방사선 조사 시의 신장부에 차폐가 유효해서 이것이 보편화됨에 따라 최근에는 발증이 거의 없다.

10. 발칸신증(Balkan nephropathy)

발칸반도내의 Danubian Iron Gate 주변의 120×30 마일내의 지역에만 한정되는 질환으로 환경인자가 관여한다고 생각된다. 불현성으로 발증하고 진행성에서 위축신이 되어 요독증으로 사망한다. 초기 증상으로서는 농축력 저하와 세뇨관성 단백뇨, 아미노산뇨 및 저요산 혈증이 나타난다. 고혈압은 초기에는 드물지만, 말기가 되면 병발한다. 신조직은 국소성으로 세뇨관 위축, 간질 섬유화, 부종이 확인되나 림프구 침윤은 확인되지 않는다. 진행하면 병변은 비만성이 되어 위축신에 이른다. 혈관계와 사구체의 변화는 뚜렷하지 않다.

11. 사구체 신염과 간질성 신염의 비교

사구체 신염에서도 약간의 간질은 병변이 확인되지만, 간질성 신염과 사구체 신염은 보는 관점에서 일차적인 차이가 있다(표 9-5).

표 9-5. 사구체신염과 간질성 신염의 비교

특성	사구체신염	간질성신염
단백뇨	신증후군을 일으킬정도	많지않다
소변침사	적혈구 원주, 세포원주	거의정상
Na	정상	Na wasting
Cl	정상	고 Cl혈증
빈혈	중등도	신부전 정도에 비해서 뚜렷
고혈압	흔하다	흔하지 않다
요산	약간상승	뚜렷한상승
소변량	정상	증가

연 습 문 제

1. Fenoprofen 복용으로인한 nephrotic range 단백뇨는 다음중 신장에 병리조직으로 가장 흔한 변화는 무엇이냐?

1) 면역체 침착 없이 podocyte 융합
2) 면역체가 침착하고 podocyte 융합
3) 호산구 세포 침착
4) 증식성 사구체신염
5) 반월성 사구체신염

해설

penoprofen 및 NSAID약물은 미세변화신증후군처럼 nephrotic range 단백뇨를 동반한다. 간질조직에 침윤성 세포는 있으나 호산구 침윤은 없다.

2. 70세 남자, 심관상동맥 조영술 후 급성 핍뇨성 신부전이 발생하였고 호산구증가가 있었다. 7일후 신생검 하였다. 다음 중 무엇을 증명하였겠는가?

1) 급성 세뇨관괴사
2) 급성사구체신염
3) 급성 간질성 세뇨관신염
4) 사구체 경화증
5) 면역복합체 침착

해설

atheroemboli는 신장내 동맥을 막힐뿐아니라 호산구증가 및 소변 내 호산구 출현을 동반한 급성 간질성 세뇨관성신염을 유발한다.

3. 67세 남자, 심한 exfoliative rash가 있고, 혈청 creatinine 5 mg/dL로 입원하였다. 그 원인이 무엇이냐?

1) Cimetidine
2) Allopurinol
3) Methicillin
4) Hydrochlorothiazide
5) 납중독

해설

allopurinol은 급성 간질성 세뇨관신염을 일으키고, 때로 특징적인 심한 exfoliative rash 을 동반한다.

4. 40세 여자, 위궤양, 허리통증, 신장성선통 및 야뇨가 수년간 있었다. 혈청 creatinine 2 mg/dL 이다. 원인은 ?

1) 혈관염 2) milk-alkali 증후군 3) analgesic 신증
4) 루프스 5) 통풍

해설 통증이 문제되는 환자로 위궤양으로 가끔 오래동안 진통제를 사용햇을것이다. 진통제사용으로 특히 야간에 소변농축이 감소되고(야뇨), 또 떨어진 유두는 배뇨시 renal coic 유발한다.

Chapter

10 요로감염증, 신우신염

1. 요로감염증(Urinany tract infection)

신피질로부터 외부 요도구까지의 감염성 병변을 요로감염증이라 총칭한다. 병변 부위에 따라 신우신염, 방광염, 전립선염, 요도염으로 구별되고, 나중의 3자를 총칭해서 하부요로감염증이라 부른다. 그리고 장기장애를 나타내는 임상소견을 동반하지 않는 세균뇨를 무증후성 세균뇨(asymptomatic bacteriuria)라 부른다. 한편, 요로계의 구조상 또는 신경학적 이상이 따르는 것을 합병성(complicated)요로감염증이라 하고, 그렇지 않은 것을 단순성(simple 또는 uncomplicated) 요로 감염증이라 부른다. 또 2회 이상의 재발(relape) 또는 재감염(reinfection)에 의한 것을 반복성(recurrent)요로감염증, 치료를 지속하는 것을 지속성(persistent)요로 감염증이라 부른다.

1) 연령, 성별에 따른 빈도

남성에서는 유아 및 40세 이상에서 높은 빈도로 나타나고, 그 중간 연령층에서는 드물다. 유아에서는 선천성 요로이상, 40세 이상에서는 전립성 질환, 장관 카테테르 조작이 중요한 발생인자이다. 여성은 남성보다 높은 빈도로 발증하는데, Kunin은 아동기 여아의 1.2%와 남아의 0.04%에서 세균뇨가 나타난다고 보고하였다. 여성의 발증 빈도는 나이를 먹음에 따라 상승하고 노령자에서는 약 10%에 달한다. 성 활동이 활발한 시기의 소위 밀월방광염과 임신은 발생 빈도상승에 관여한다(그림 10-1).

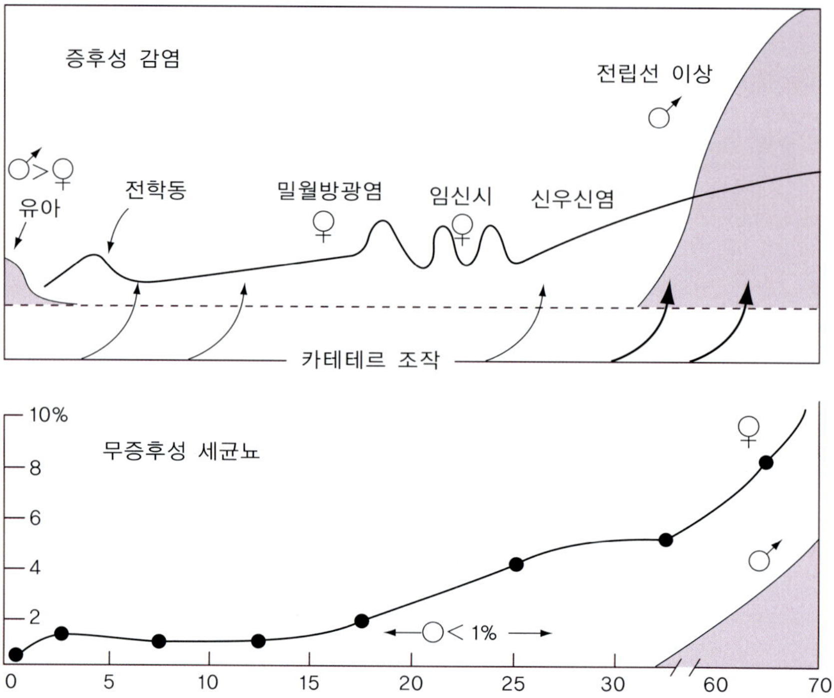

그림 10-1. 연령, 성별로 본 증후성 요로감염증과 무증후성 세균뇨의 빈도

기타 요로 감염에 관련하는 각종 조건에서의 세균뇨 빈도이다(그림 10-2)

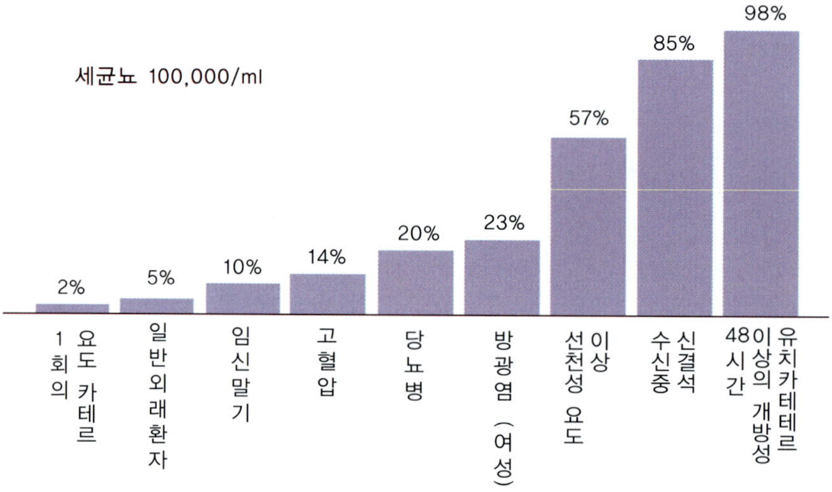

그림 10-2. 여러가지 병태에 의한 세균뇨, 신우신염의 빈도.

2) 원인

(1) 감염균

① 그람 음성간균

요로 감염증의 대부분은 그람 음성 간균에 의한 것으로 특히 젊은이의 단순성 요로 감염증의 90% 이상은 대장균에 기인한다. 대장균은 **그림 10-3**처럼 혈청학적으로 형결정이 가능한 3종의 항원(세균막에 O항원, 피막에 K항원, 편모에 H항원)을 갖는다. 각 항원은 50~150종의 형태로 분류된다. 요로 감염증에서는 O-1, 2, 4, 6, 75가 높은 빈도로 나타나는데, 각 항원체와 임상소견과의 상관은 불명확하다.

그러나 항원형을 알게 됨에 따라 재발 례가 재연 및 재감염의 어느 것이든 감별을 가능하게 한다(**그림 10-4**). Proteus의 검출은 신 내 감염을 나타낸다. 또 동일 균은 요소의 분해 및 암모니아 생성을 촉진해 소변 pH를 상승시키기 때문에 요로결석의 합병률이 높다.

② 장내구균(Enterococci, Group D streptococci)

그람 음성 구균은 실험적으로는 약한 독성이지만, 만성으로 경과하는 요로 감염증의 원인이 된다.

③ 포도상구균

표피 포도구균 (Staph. epidermidis) 은 가장 빈번한 외음부 및 요도로부터의 오염균이다. 황색 포도구균(Staph.aureus) 은 혈행성으로 신장에 전파되어 신농양의 원인이 된다.

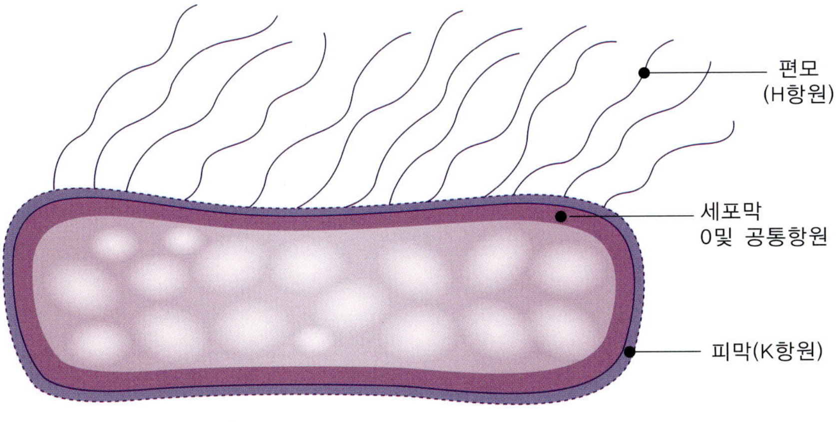

그림 10-3. 대장균의 각종 항원이 있는 곳

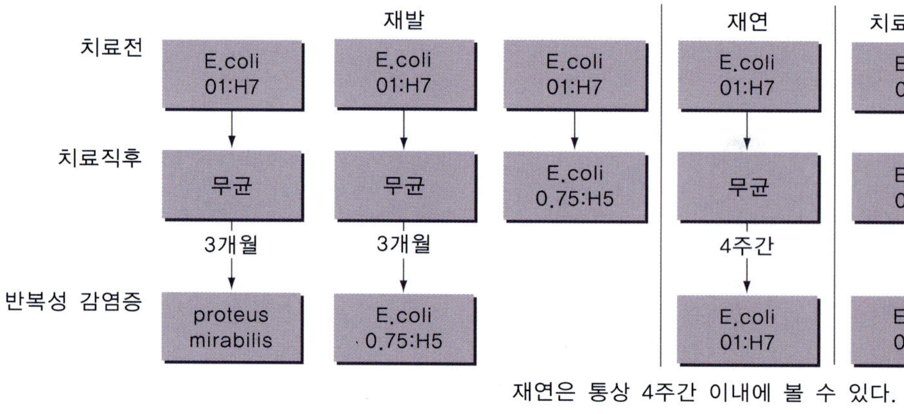

그림 10-4. 반복성 요로 감염증의 재발, 재연, 치료저항성과 혈청형

④ 혐기성균

유치 카테테르, 요로 이상자에서 드물게 검출되며, 신우신염, 신농양의 원인이 된다.

⑤ 진균

주로 혈행성 감염의 의해 신농양, 신경색, 유두괴사의 원인이 된다. 나중에 사구체 모세관으로의 진균 전색에 의한 사구체 내 농양이 나타나는 일도 있다. 전신성 진균증으로 나타난다.

⑥ 감염균의 분포, 빈도

제1선 진료시설의 외부환자에서는 90%가 대장균에 의한 단순성 요로 감염증을 호소한다. 그 serotype는 환자 및 주변 주민의 장내 대장균의 혈청형과 유사하다. 특히 입원환자 중에도 대장균에 의한 것이 제일 많은데 내성균의 비율이 높아진 것이다. 이는 합병된 요로 감염증의 비율이 높아지기 때문일 것이다. 반복성 요로 감염증에서도 마찬가지 경향이 나타난다.

⑦ 이형균(variant form)

치료 저항성 요로 감염증의 원인으로서 이형균이 주목되고 있는데, 만성 신우신염과의 관련은 불명확하다. 다수의 항생물질이나 항생 방어기전으로서의 항체 및 보체 그리고 리조자임계는 세균피막에 장애를 주어 저삼투압 하에서 세균을 붕괴시킨다. 신수질 내는 고삼투압 이어서 장애를 주고 있기 때문에, 페니실린 등 약제는 무효하다. 이들 피막에 장애를 준 세균을 형태학적으로 원형체(protoplast), 타원체 (spehroplast), L 형체 (L-form) 로 분류한다.

(2) 발생병리

① 감염경로

㉠ 상행성 감염

대부분의 요로 감염증은 외부 요도구로부터 오는 상행성 감염이다. 이는 직접적 감염 또는 세균의 자동운동에 의한 감염으로, 요로통과 장애, 연관 연동운동 감소가 감염을 조장한다. 요관 주위 림프계를 매개로 하는 상행성 감염의 설장애,는데 확립되어 있지 않다.

㉡ 혈행성 감염

황색 포도구균, 진균의 전신성 감염, 감염성 심내막염 등에 의해 속발한다.

㉢ 림프성 감염

장관과 신장을 연결하는 림프RP를 매개로 하는 감염경로를 생각할 수 있지만 확증은 없다.

② 생체측 인자

세균뇨를 온실방치하면 소변은 아주 좋은 배지로서 세균번식을 일으킨다. 한편, 인위적으로 정상 방광 내에 세균을 도입해도 요로 감염성을 일으킨다고는 한정할 수 없고, 임상적으로는 자연치유하는 일과성 방관염이 나타난다. 이런 사실은 생체 측에 방어기전이 있어 그 방어 기전이 파괴될 때 요로감염증의 원인이된다. 방어기전으로서는 배뇨에의한 기계적 세균 배제와 체액성 인자에 의한 살균작용 이라고 생각할 수 있다.

㉠ 요도

요도는 외부로부터의 세균 침입을 방지하는 관문이다. 여성의 외부 요도구는 남성보다 항문에 근접해 있고, 또한 외음부가 습윤해서 장내 세균번식 및 이행에 좋은 장소가 된다. 게다가 여성의 요도는 남성 요도보다 짧아서 외요도구 부근의 마사지만으로도 방광 내에 세균 침입의 중요인자가 될 수 있다. 남성은 해부학적으로 여성보다 세균침입에 대해 유리할 뿐만 아니라 전립선액이 살균작용을 하기 때문에 요로 감염의 발생 빈도는 여성보다 낮다. 배뇨장애에 의한 요도협착은 수신증(hydronephrosis), 수뇨세관증(hydroureter)은 요로 감염증의 원인이 된다.

㉡ 방광

방광에서는 방어기전으로서 방광 내의 백혈구와 대식세포에 의한 식균, 방광점막 자체의 식균작용, 방광점막으로부터의 살균물질 방출 기능이 있다고 생각되고 있지만 확실하지는 않다. 오히려 완전배뇨에 의한 세균배제가 중요하고, 10 ml이상의 잔뇨가 있으면 감염은 지속된다. 잔뇨의 원인으로는 하부요로의 통과 장애, 신경성 방광이 주류를 이룬다.

ⓒ 상부요로계

신우 내에 저류한 소변은 신우 수축, 요관 연동에 의해 방광으로 운반된다. 한편 방광-요관 이행부는 기능적으로 밸브의 역할을 담당함으로 방광으로부터 소변의 역류를 방지한다. 즉 요관 연동운동과 방광 요관벽에 의해 방광으로부터의 상행성 감염을 방어하는 것이다.

임신 시처럼 요관의 연동이 줄어들면 상행성 감염을 일으키기 쉽다. 방광 요관 밸브의 기능부전으로부터 배뇨에 따르는 방광내압 상승 시 방광뇨가 요관으로 역류하는 형상을 방광요관 역류현상(vesicoureteric reflux)이라 부른다. 이것은 상행감염의 원인이 될 뿐만 아니라, 요관 내 잔뇨가 반복성 요로 감염증의 요인이 되기도 한다. 그러나 역류현상을 갖는 것의 약 30%의 소변은 무균적이라고 한다. 이 현상은 선천성 기능이상, 지속성 방광내압 상승 등으로 나타난다. 요로 감염의 활동기에도 나타나는데 감염증의 치료만으로 정상화하는 것도 많다. 소아기에 높은 빈도로 나타내고, 성인이 되면 정상화하는 예가 많은데, 일부는 오히려 진행하여 수뇨관, 수신증으로 진전하기도 한다. 요관 폐쇄성 질환은 상행성 감염을 일으킨다.

ⓓ 신장의 내부환경

감염은 신피질에 비해 수질 쪽에 발생하기 쉽다. 이유는 ① 수질은 피질에 비해 혈류량이 적고, 감염에 대한 방어물질의 수송이 불충분하고, ② 수질의 고삼투압, 고Na, 고요소농도,그리고 암모니아 농도 상승, pH저하 등은 혈중 살균기구, 특히 보체계 활성화를 억제하기 때문이다.

ⓔ 전신성 요인

당뇨병, 면역이상, 항면역제 투여중인 환자에서는 난치성이며 중독한 요로 감염증을 볼 수 있다. 대개 신장으로의 혈행성 감염은 전술한 바와 같은 전신성 요인을 갖는 환자에게 국한되는 경우가 많다. 또 당뇨병은 신경성 방광의 합병률이 높고, 신유두괴사를 초래할 수 있다.

3) 요로 감염증의 진단

(1) 세균소변의 진단

요로 감염증은 세균뇨의 증명에 의해 진단된다. 따라서 요도 및 외음부에 상존하는 균의 오염을 최소로 하는 목적으로 중간뇨 또는 경피적 방광천자뇨를 세균 검사와 함께 실시한다.

중간뇨의 세균을 정량배양한 결과 코로니수가 10^3/ml 미만이면 오염되었다고 생각하고, 10^5/ml 이상이면 세균뇨라 진단한다. 10^3/ml 이상 10^5/ml 미만이면 재검사를 해야 하며, 매번 동종 세균이 배양되고 약제에 대한 감수성 시험도 동일 경향을 나타낼 경우에는 세균뇨라 진단한다. 중간뇨 채뇨는 감염을 방지하도록 주의해야 한다. 특히 여성의 경우는 음순을 벌린 상태에서 외부 요도구를 전방에서 후방으로 하이아민, 멸균수로 닦고, 요선이 음순과 접촉하지 않는 상태에서 채취한다. 채취된 소변은 신속히 검사해야 한다.

카테테르 채뇨는 요로 감염증 유발의 위험성이 있기 때문에 배뇨가 불가능한 증례로 한정해야 한다. 최근에는 치골위에서 방광천자가 권장되고 있다. 천자 된 소변에 세균이 확인되면 문제가 있다고 생각한다.

긴급한 경우는 신선한 중간뇨를 원침하지 않고 현미경하에서 검사하여 세균이 증명되면 문제가 있는 세균으로 보고 치료를 개시한다.

4) 감염부위의 진단

(1) 상부요로감염

① 요관 카테테르

요관 카테테르 채뇨에 의한 세균뇨의 증명은 직접적이지만, 감염 발증의 위험성이 커서 일상적으로 권장되는 방법은 아니므로 외과적 조치를 전제로 한 일 측 신성 감염증인 경우로 한정되어야 한다.

② Fairley법

방광내로 유치 카테테르를 삽입해 배뇨 후 0.1% 네오마이신액 50 ml를 방광내로 주입하고 60분간 저류한다. 그 후 2리터 이상의 멸균수로 방광 내를 닦고 10분마다 3회 채뇨한다. 이 소변으로부터 세균이 증명되면 상부요로 세균뇨라 진단한다. 단 멸균수로 세척한 최종액 중에 세균이 존재하지 않는다는 증명이 전제된다.

③ 신생검 조직 또는 생검침 배양

이 배양으로 세균이 검출되면 신 내 감염증이라 진단되는데, 신우신염은 국소적 병변이기 때문에 세균이 음성이라도 감염증을 부정할 수는 없다. 활동성 신 내 감염증이 의심스러울 때의 신생검은 금기이다.

④ 특이항체의 증명

신실질의 감염증에서는 소변 세균에 대한 특이항체가 혈청학적으로 검출되어 그 역가는 감염증의 활동성과 평행하게 상쇄 한다는 보고가 있다. 방광에 국한된 감염에서는 항체역가는 낮아 이러한 사실의 증명은 앞으로 검토되어야할 문제이다.

⑤ 소변농축 시험

콩팥 내 감염 시에 소변 농축력 장애가 출현하고, 치료 후에 정상이 되는 것으로 비 특이적 소견이다.

⑥ 소변침사 소견

농뇨는 요로 감염증의 존재를 나타내는데 병변부위의 진단표시는 되지 않는다. Glitter세포(변성한 백혈구에서 포체 내에 브라운 운동을 하는 과립이 확인된다)는 신우신염과 관계가 깊은 것으로 생각되는데, 이 세포는 저 비중 소변 중에서 확인되어 특이적으로 신 내 감염을 시사하지는 않는다고 생각된다. 한편, 백혈구 원주는 신 내의 활동성 염증을 나타내는 소견으로서 중요시된다. 농뇨의 소변에서 세균이 음성이면 요로 결핵이 의심된다.

(2) 하부요로 감염

유의한 세균뇨가 있어서 전술한 모든 검사가 음성으로, 전신증상, 신유래 증상, X-선상에서의 신 및 요관 형태 이상이 없는 경우에는 하부요로 감염이라 생각된다. 전립선 감염은 배뇨후의 전립선 마사지로 얻어진 전립선 액내의 세균 검출로 이루어진다.

(3) 유발인자의 진단

표 10-1의 유발인자의 존재는 요로 감염증을 난치 또는 중독하게 만들기 때문에 진단이 필요하다.

표 10-1. 난치성 요로 감염의 유발인자

요로폐쇄 : 결석, 종양, 후복막 섬유증, 전립선 비대, 요도협착, 방광경부 폐쇄, 요로계의 선천성이상, 이상혈관 부행기
요로내 이물 : 결석, 유치 카테테르, 빈번한 카테테르 조작
방광 요관역류 현상
신경성 방광
임신
당뇨병
면역부전 상태

(4) 잔뇨의 측정

배뇨 후 방광 카테테르에 의한 잔뇨의 측정은 직접적이어서, 감염의 원인이 되므로 주의해야 한다. 비카테테르 잔뇨 측정으로서 다음과 같은 방법이 있다.

① 배뇨 후 X-선 검사

신우촬영으로 방광상이 출현한 시점에서 배뇨시켜, 배뇨직후의 방광촬영을 실시해 잔뇨의 유무를 조사한다. 가장 임상적으로 쉽게 시행할 수 있다.

② ^{131}I-다이오드라스트법

^{131}I-다이오드라스트법를 정맥주사하면 소변중에 배설된다. 배뇨 후에 방광부에 잔존한 방사능 활성측정으로 잔뇨를 산정한다.

(5) 방광뇨관 역류현상의 진단

경정맥적 또는 방광 카테테르에 의해 방광조영을 실시하고, 배뇨 중에 방광요관 이행부를 촬영한다. Voiding urethrography 또는 Voiding cystograpy라 불린다. 조영제가 요관에서 역류하는 상이 확실하면 이 병변이 진단된다.

(6) 임상소견

① 하부요로 감염증

국소증상으로서의 배뇨통, 종말 배뇨통, 빈뇨, 잔뇨감이 주 증상으고 전신 증상은 거의 없다. 소변를 검사하면 농뇨, 혈뇨가 나타나는데, 백혈구 원주는 확인되지 않는다. 유아에서는 야뇨증의 병인이 되며, 단순성 요로 감염증은 자연 치유된다.

② 무증후성 세균뇨

경과 관찰 중에 중후성이 되는 것도 있는데, 장기간에 걸쳐 증상이 없는 것도 많다.

(7) 치료

모든 요로 감염증에서 충분한 수분섭취를 함으로써 매일 다뇨에 의한 요 내 세균 배설을 촉진하는 것이 치료의 제 1조건이다.

① 단순성 하부요로 감염증(uncomplicated UTI)

㉠ 첫 회 치료

설파제를 10~14일간 투여한다. 단, 임신 시에는 신생아에게 황달의 위험성이 있기 때문에 금지한다. 하부요로증상, 요소견은 3~4일내 개선된다. 개선이 없으면 세균감수성 시험에 따라 약제를 변경한다. 그래도 난치성인 경우는 합병성 감염증의 가능성을 고려해 표 10–1처럼 추가인자의 검색을 실시한다. 치료 후에 경시적 세균검사로 재발의 유무를 추적한다.

㉡ 재발 례

재발 례에서는 첫 회 감염 례와 마찬가지로 대장균에 의한 것이 많은데, 내성균의 출현율이 높아진다(그림 10–5). 세균 감수성 시험에 따라 약제선택을 하는데, 니트로플란토인, 앰피실린, 세파렉신, 나리딕식 산, 테트라사이클린 등을 14일간 사용한다.

ⓒ 합병성 요로 감염증

6회 이상의 반복성 요로 감염증에는 전술한 것처럼 초기 치료와 더불어 장기 예방적 치료를 실시한다. 소량의 니트로플란토인, 또는 만델산염이 사용된다. 만델산염 투여 중에는 소변을 산성으로 유지 것필요가럼 초기 급성 악화 시에는 세균 감수성에 따라 항생제를 단기 투여한다.

② 합병성 요로 감염증(complicated UTI)

표 10-1와 같은 병태를 동반하면 난치성이다. 이들 병태가 수정되지 않는 한 요로 감염증의 완치는 기대할 수 없다. 따라서 보통 감염의 활동기에 한하여 일반적으로 항생제를 투여한다.

③ 방광 카테테르를 갖는 환자의 요로 감염증

방광내로의 유치 카테테르를 갖는 환자에서는 반드시 요로 감염증을 일으킨다. 그러므로 카테테르의 무균적 조작과 외요도구 부근의 청결이 중요하다. 또 카테테르 폐쇄는 쉽게 전신성 감염, 폐혈증성 쇼크를 전하기 때문에 주의를 요한다. 단기간 카테테르를 갖는 환자에서는, 카테테르 삽입 후부터 요 검사를 실시하고, 카테테르에 앞서 몇 일 전부터 약제투여를 실시한다. 장기간 카테테르 유치를 요하는 것에서는 장기 약제 투여는 실시하지 않고, 감염의 활동기에만 2~3주간 항생제를 투여한다.

④ 폐혈증 쇼크

소변 세균 배양의 결과가 나오기 전이라도 치료를 개시한다. 앰피실린 또는 페파로신과 겐다마이신 또는 카나마이신을 조합하여 비경구적으로 투여한다. 한편 요로폐쇄, 당뇨병 등 모든 병인자의 검색을 실시한다.

⑤ 콩팥 부전에 따른 요로감염증

원칙적으로는 신기능의 정상 례와 동일한데, 신기능 저하에 따라 투여량, 투여횟수를 조작할 필요가 있다. 니트로플란토인은 분당 GFR 50 ml이하에서는 요중 유효농도를 얻을 수 없고, 혈청 농도 상승에 의한 말초 신경 장애, 폐섬유증과 같은 합병증이 있기 때문에 사용할 수 없다. 또 테트라사이클린계, 세파로리딘도 사용할 수 없다.

⑥ 무증후성 세균뇨

임상적 의의가 불명확하기 때문에 그 치료법도 확립되어 있지 않았는데, 임신과 관계될 때를 제외하고는 적극적 치료의 대상이 되지 않는다. 소량의 니트로플란토인, 만델산염 투여를 실시하는 일도 있는데 효과가 없으면 중지하고 경과를 관찰한다. 증후성이 되었을 때, 또는 신기능 장애가 출현하면 치료를 시작해야 할 것이다.

(8) 경과, 예후

요로 감염증의 종말상은 만성 신우신염에 의한 말기 신부전이지만, 요로 감염증, 특히 무증후성 세균뇨, 단순성 요로 감염증도 동일한 종말상을 취하는지는 불명확하다. 그러나 유아기, 소아기의 요로 감염증이나 합병성 요로 감염증은 높은 빈도로 말기 신부전으로 진행된다. 또 다른 신질환에 요로 감염증이 합병되면 신기능 저하를 촉진하기 때문에 모든 요로 감염증은 어느 조건하에서는 말기 신부전으로 진행된다고 생각된다. 그러나 그 대부분은 초기에 치료하면 가역성을 갖는다.

2. 급성 신우신염(acute pyelonephrits)

급성으로 발증하는 신우신배계와 신간질의 감염성 염증성 질환이다.

(1) 병리적 변화

동물실험에 의한 신우신염의 모델이 사람과 유사하시 때문에, 그 발생병리학적으로는 동물실험 성적을 기초로 설명되고 있다.

혈행성 감염에서는 신장 내 모세관으로부터, 상행성에서는 신우로부터 간질로 세균 침입에 있어 수질간질에서 세균번식, 지속적으로 급성 염증이 생긴다. 간질에는 부종, 다핵 백혈구 침윤, 섬유소 유출이 두드러진다. 염증은 세뇨관으로 확대되어 세뇨관 괴사를 초래하며, 세균이 관강내로 백혈구 원주, 상피세포 원주가 나타난다. 세균 감염은 파괴된 세뇨관을 매개로 해서 피질부로 확대되고 피질에 소농양을 형성한다. 그만큼 급성기의 신장은 종대하고 신 표면에 다수의 소농양이 나타난다.

회복기에 이르면 호중구 침윤은 대식세포, 형질세포, 림프구 등의 단핵구로 바뀌어 반흔을 남기고 치유된다. 반흔은 유두부 수질로부터 피질로 방사상으로 확대되어 피질은 함몰한다. 섬유화 된 간질변화는 현미경하에서 다른 병인에 의한 섬유화와 감별하기 곤란한데, 국소성인 점이 특징이다. 광범위한 감염, 진균증에 의한 것을 제외하고 사구체는 비교적 양호한 상태로 유지된다.

고도의 상행성 감염 특히 요로폐쇄, 신경화증, 당뇨병을 병발하는 경우는 유두괴사를 초래한다. 또 중독한 혈행성 감염에서는 신농양과 신주위의 농양을 일으키는 일이 많다.

(2) 빈도, 성별 차

유아에 많고, 1:4의 비율로 여자에게 많다. 소아기 부터 40세 이하에서의 급성신염 신증의 발증은 90%가 여성이며, 남성에서 발증하면 요로이상의 검색이 필요하다. 그 이상의 고령자에서는 남녀차가 없어진다.

(3) 임상증상, 검사성적

전신증상과 하부요로 감염증상으로 발증한다. 발령, 오한, 전율, 복통이 주요 증상으로, 가끔 급성 복증을 나타내기도 한다. 타각적으로 늑골 척추각에 두드러진 압통을 나타나며, 일측성이 되면 좌우차이가 나타난다.

적혈구 침강 촉진, 백혈구 증가가 나타나고, 신기능은 다른 신질환이나 요로이상이 없으면 정상인데, 약간의 농축력 장애가 나타나는 일도 있다. 단백뇨는 적어서 1일 2 g을 넘는 일이 드물다. 요침사에서는 농뇨, 백혈구 원주가 특징으로 적혈구도 중등도로 증가하고, 중간뇨의 세균 배양에서 10^5개/ml 이상의 콜로니가 검출된다. 신우촬영에서 단순성 요로감염이 속발한 것에서는 경도의 신종대, 조영제 배설의 지연 외에는 거의 정상인데, 그래도 신배의 미소한 둔화정도를 나타낸다. 단 특징적으로 유두괴사상이 확인된다. 신우촬영은 오히려 배설로서의 결석, 요로 폐쇄나 기존의 만도의 신종대 진단법으로서 유용하다.

(4) 치료, 경과

보통 2주간의 안정, 충분한 수분섭취, 적절한 항생제의 투여로 좋아지고, selflimited하다. 만성신우신염, 합병성 요로 감염이 합병된 것은 난치성으로 진행성 신장애를 초래할 수 있다.

3. 만성신우신염(chronic pyelonephrits)

콩팥의 감염성 질환으로 신우, 간질의 만성염증성 병변을 주체로 한 진행성 만성 신우신염이다. 이는 만성 간질성 신염의 가장 많은 빈도를 차지하고 있다.

1939년 Weiss, Parker가 간질로의 원형세포, 다핵백혈구의 침윤, 원주를 가지고 확장된 세뇨관, 사구체 주위 섬유화 등을 만성 신우신염의 특징적 조직학적 변화로 보고하였다. 그 후 이들의 변화는 본증의 특이적 소견이 아니라, 각종 간질성 신염, 고혈압성 신경화증 등에서도 확인되기 때문에, Heptinstall은 신우신배의 염증성 변화를 동반하는 것만을 만성 신우신염이라 칭해야 한다고 강조했다.

또 병인론적으로 모든 만성 신우신염으로부터 세균뇨가 검출되는 것이 아니기 때문에 세균성 신우신염과 비세균성 신우신염과를 구별하는 사람도 있는데, 여기에서는 만성 신우신염을 감염성 질환으로 논한다. 이유는 실험적 감염성 신우신염이 사람의 만성 신우신염과 유사하다는 점과, 비세균성 신우신염에서 신간질 내에 균체항원을 검출할 수 있다는 소견에 따른다. 또 일찍이 만성 신우신염으로 되어 있던 것은 다른 병인에 의한 신질환으로서 분류되고 있기 때문이다.

(1) 빈도

부검 진단과 임상진단에 의한 빈도에 차이가 있다. 부검 진단에서도 각각 진단기준에 차이가 있어 한 시기에는 전 부검례의 5~15%라 생각되었는데 현재는 1~2%로 신질환 중 가장 높은 빈도로 확인된다. 그러나 임상적으로는 말기 신부전의 10~20%로 확인되어 만성 사구체 신염의 50~80%보다 훨씬 낮은 율이다. 이 차이는 타 질환으로 사망한 증례 중 특히 노령자, 장기 와상환자에서 말기 신부전에 이르지 않고서도 만성 신우신염이 존재하기 때문일 것이다.

요로 감염증은 전체적으로는 여성에게 많은데, 40세 이하 성인에서 남녀 비는 약 1:2로 단순성 요로 감염증의 성별비보다 작다.

(2) 병인적 조직학적 소견

육안적 소견으로 신장 표면은 거칠게 과립상으로 반흔에 의한 변형이나 위축이 두드러진다. 병변은 양측성으로 좌우의 차이가 자주 확인된다. 피질은 불규칙하게 위축하고, 표면은 함몰에 해당하는 피질로부터 수질, 유두로 반흔이 나타난다. 동일부의 신배 및 신우에도 확대와 변형이 확인된다.

조직학적 변화는 국소성 만성 간질성 신염의 상을 나타낸다. 림프구, 형질 세포를 주체로 단핵세포침윤, 간질섬유화가 두드러져, 세뇨관은 위축 또는 확장한다. 확장된 세뇨관 강 내에 H-E 염색에서 호산성 균질로 염색되는 물질이 들어가, 갑상선 세포(thyroid-like picture)의 형태를 나타내는 것도 있다. 중소 동백은 비후하고, 사구체에는 반흔화, 허혈성 경화상, 사구체 주위의 섬유화가 나타난다. 병소는 국소성으로 비대한 사구체를 가지며, 거의 정상이라고 생각되는 조직이 산발적으로 존재한다.

(3) 임상소견, 진단

만성 신우신염의 임상증상은 매우 다양하며 공통으로 특이한 증상은 나타나지 않는다. 증상 없이 경과하고 부검으로 진단되는 예로부터 반복성 요로 감염증, 염류 상실성 신염, 진행성 신부전, 악성 고혈압의 형태로 발견되는 것까지 있다. 그러나 다음과 같은 소견이 진단 상 참고가 된다.

① 요로감염증의 병력

반복성 요로 감염증은 40세 미만 남성에서는 한 번의 요로 감염증에도 문제가 있다. 유아, 소아기에 요로 감염증은 성인기보다 중독한 장애를 일으킨다.

② 세균뇨

모든 예가 양성은 아닌데 양성이면 중요한 참고자료가 된다. International Comittee for Nomenclature and Nosology of Renal Disease 는 Fairley 시험 등에 의한 상부요로 세균뇨의 증명은 그

만큼 신우신염의 확진기준이 된다. 대장균 이외에 proteus, pyocyanus, klebsiella, aerobacter, enterococci 등 양성균의 출현률이 높고, 항생제 투여 후에는 protoplasts, L형균이 증명 되는 일도 있다.

③ 검사뇨

단백뇨는 하루 2 g 이하로 신증후군을 나타내는 일은 거의 없으며, 단백뇨가 대량으로 출현하는 경우에는 다른 기초적 신질환에 요로 감염증이 합병되었다고 생각해야 한다. 요침사는 매우 미세한 것도 있는데, 백혈구뇨, 백혈구 원주가 확인된다. 말기 신부전에 이르면 요침사 소견만으로 다른 신질환과 감별하기 어렵다.

④ 혈구검사

다른 신 질환에 비해 가벼운 신기능 장애라도 빈혈이 현저하다. 저색소 빈혈로 치료에 저항성이 있으며, 만성 감염증이 관여한다고 생각된다. 급성 신우신염의 합병이 없으면 백혈구 증가는 확인되지 않는다.

⑤ 세뇨관 기능장애

사구체 기능장애, 즉 혈청 크레아티닌이 상승되기 이전부터 출현할 수 있다.

⑥ 소변농축력 장애

증상으로서는 다음, 다뇨, 야간뇨, 신성 요붕증, 아동기에 이르기까지의 야간뇨가 나타난다. 수질, 유두부 장애에 따른 대항류계 기능이상에 의한다. 수질, 유두장애에 따른 대항유계 기능이상에 의한다.

⑦ 염류상실 경향

Na 재흡수 장애에 의한 염류상실의 경향을 나타내고, 가벼운 식욕부진이나 식염제한으로부터 중독한 세포외액 감소나, 신기능 저하를 가져오기 때문에 주의를 요한다.

⑧ 고 Cl 형설 산혈증

발증 요인은 명확하지 않다. 세뇨관성 산혈증과 같은 고 Cl 혈성 산혈증을 초래하는 질환과 달리 저 K혈증의 빈도는 낮고, 오히려 고 K혈증 경향을 나타내는 일도 있다. 산 부하후의 소변 pH는 5.4이하로 내려갈 수 있다.

(4) 고혈압

많은 신질환에서는 신기능 장애에 비례해서 고혈압 빈도가 상승하는데, 만성 신우신염에서는 그 관계가 명료하지 않고, 신기능 정상례에서 고혈압이 있는 한편, 말기 신부전에 이르기까지 정상 혈압으로 경과하는 것도 있다. 고혈압의 합병률은 20~70%로 나타나는데 고혈압과 만성 신우신염과의 합병률은 높지만 그 인과관계가 반드시 명확하지는 않다. 고혈압이 2차성이라는 증거로서 다음과 같은 것이 있다.

즉 혈압은 만성 신우신염의 급성 감염 시에 높고, 항생제 투여후의 관해기에 정상혈압으로 복귀한다. 그리고 일측성 신우신염 또는 수신증에 환측 신 적출 후에는 혈압이 정상화된다. 또한 만성 신우신염에서 병발한 고혈압은 다른 고혈압에 비해 악성 고혈압으로 이행하는 비율이 높다.

그러나 고혈압 환자에게 요로감염 합병률이 높은 것, 명확한 일측신성 신우신염에서는 신 적출에 따른 강압효과를 확인할 수 없는 쪽이 많다는 점 등에서 상기의 주장에 대한 반론도 있다.

일반적으로는 만성 신우신염은 고혈압의 요인으로, 고혈압이 합병된 례에서는 신기능 장애의 진전 속도가 빠르다고 생각된다.

(5) X-선학적 검사소견

① 복부 단순촬영

신음영의 좌우 차이와 결석을 검토한다. 만성 신우신염에서도 점상 신 내 결석이 나타나며, 요근 음영의 결손은 같은 부위로 염증의 파급을 시사한다.

② 경정맥적 신우촬영

신영상(nephrogram)에서는 표면이 부정확하게 변형하여 신장위축이 두드러지고, 보통 조영제를 통해 확인된다. 신우신배는 둔화, 확장하고, 변형된 신배부에 해당하는 피질이 희박해지고는 것과 반흔화가 특징적 소견이다. 이것은 상극 및 하극에서 두드러진다. 기타, 수신증, 방광 요관 역류현상이 확인되는 일도 있다.

이들 변화는 소아기까지 발증한 신우신염에 두드러지고, 성인에서 발생한 신우신염에서는 신배의 경도 둔화가 확인되는 정도로, 심한 신 변형을 초래하는지의 여부에 대해서는 명확히 알려진 바는 없다.

(5) 감별진단

① 만성 사구체 병변

원발성, 속발성을 불문하고 사구체 병변 말기는 신우신염 말기와 소변소견, 신기능으로는 감별이 곤란하다. 따라서 병력, 세균 배양, X-선 검사가 가장 중요하다. 신기능이 정상인 증례에서는 소변 단백량, 소변침사, 소변세균 배양, 소변 농축력, 신우촬영, 신생검으로 감별이 가능하다.

② 고혈압성 신경화증

소변단백이 아주 적어 고혈압 합병이 있는 것과 유사하다. 신경화에서는 신우신염보다 요농축력이 장기간 유지되며, 빈혈도 말기 신부전에 이르기까지 약하다. 신우촬영으로는 피질의 반흔에 의한 변형이 나타나는데, 이것은 신 경색에 의한 것으로 반흔부에 해당하는 신우신배의 변형확장은 확인되지 않는다. 고혈압에 관한 면밀한 병력청취가 중요하다.

③ 기타 간질성 신염

소변소견, 신기능 검사에서는 감별이 불가능이다. 소변세균 배양을 비롯한 병인검색과 신우촬영상이 감별하는데 중요하다.

(6) 치료

요로 감염치료에 대해서는 앞에서도 기술했지만, 합병성 감염의 형에서는 요인의 제거가 중요하다. 비폐쇄성인 것은 지속성 요로 감염의 형태를 취하는 것이 많고, 항생제 투여, 예방적 치료로 요세균이 감소하는 경우는 10%에 지나지 않는다. 또 장기간 항생제 투여가 신기능 장애의 진행을 억제한다는 확실한 근거는 없다. 그러나 급성 신우신염 합병 시에는 적절한 치료가 필요하다.

기타 일반대증요법에서 고혈압 치료와 소변농축 장애. 염류상실 경향 등에 대한 적절한 교육이 중요하다.

연 습 문 제

1. 요로감염에 대한 설명이다 사실이 아닌것은?

1) 신결석은 *E.coli* 감염이 흔하다.
2) Staphylococcus aureus 감염은 흔히 도뇨로부터 온 결과이다.
3) Proteus 요로감염의 빈도는 소녀 보다 소년사이에 많다.
4) antifungal 제재 투여는 candida 방광염때 항상 필요하다.
5) 정답없다.

2. 혈행성 요로감염에 대한설명이다. 정답은?

1) 신우신염은 폐혈증시 아주 흔하다.
2) 소변흐름의 폐쇄는 *E.coli* 요로감염이 잘 온다.
3) *E.coli* 요로감염은 일반적으로 혈행성으로 번진다.
4) 혈행성으로 번지는 것은 요로감염의 절반을 넘는다.
5) 신장은 혈행성 요로감염에 아주 감수성이다.

Chapter

11 폐쇄성 신증

정상 신장기능을 유지하기 위해서는 신장에서 생성된 소변을 요로(심재·신배·요관·방광·요도)를 통하여 각 장기의 기능에 따라 원활하게 운반시키고, 마지막에 배뇨기전(voiding mechanism)에 의해서 외부 요도구로 부터 밖으로 배설시켜야 한다. 즉 신장과 요로 각각의 기능이 일체가 되어야 비로소 신장기능도 정상으로 유지되는 것이다. 만약 일방적으로 요로 측에 무엇인가의 장애를 일으켜 소변의 원활한 운반에 장애가 되어 소변에 정체가 생기면, 정상 신장기능을 유지할 수 없게 된다. 이 상태를 신장의 기능 및 형태면에서 본 것을 폐쇄성 신증이라 부른다. 즉 폐쇄성 신증이란 요로 통과 장애에 의해서 그 부위로부터 콩팥 측의 요로에 소변의 울체가 생김에 따라, 형태적으로는 수신증(hydronephrosis)라 불리는 상태가 되고, 기능적으로는 사구체 여과, 신혈류량(renal blood flow), 농축력, 세뇨관 재흡수(tubular reabsorption) 등에 장애를 가져오는 질환이다.

따라서 폐쇄성 신증의 발생원인은 항상 요로 측의 통과 장애로, 그 결과 수신증이 되므로 이것을 폐쇄성 요로질환이라 부른다.

즉 수신증이란, 통과 장애의 부위로부터 신측의 요로에 소변의 울체가 생겨, 내압의 상승이 일어나고, 또 요로의 확장이라는 형태적인 변화가 추가되어 최종적으로 신배신우의 확장과 신실질의 압박이 초래된 상태의 총칭이며, 폐쇄성 요로질환이 원인이 되어 생기는 일종의 증후군으로 결코 단일 질환은 아니다. 예를 들면 신우요관 이행부협착(ureteropelvic junction obstruction)에서는 신배신우 만의 확장에 의한 수신증으로 요관결석(ureteral stone)이라 불리는 경우도 있는데, 이것도 모두 신수종이라 부른다.

폐쇄성 요로질환에는 사실 여러 가지의 질환이 포함되어 있어 신배로부터 외부 요도구까지의 요로 각장기의 어느 부위에서도 발생한다. 또 통과 장애의 원인이 선천성인지, 후천성인지 그리고 완전 폐쇄인지 불완전 폐쇄인지, 또 폐쇄의 지속시간이 장기간인지 단기간인지 등에 따른 감염의 정도에 의해서 신장에 부여하는 장애는 더욱 다양하며, 심하면 신부전에 빠질 수 있으므로 주의를 요한다. 요컨대 폐쇄성 신증의 발생은 폐쇄성 요로질환이 존재하고, 수신증을 초래함에 따라 일어나는 것이다.

1. 소변통로의 생리

사구체 여과에 의해서 분비된 소변은, 근위세뇨관, 원위세뇨관, 집합관을 통과하는 동안 분비, 재흡수를 받아서 신유두(renal papillae)에 모아지고, 신배로 흘러들어간다. 소변은 신배신우 접합부(caliceopelvic junction)에 의해 신우에 보내져 신우요관 이행부를 통하여 요관에 보내진다. 또 요관방광 이행부를 통해 요관구(ureteral orifice)로부터 방광으로 분출되고 여기에서 저류된다. 저류된 소변은 정상에서는 400 ml 전후가 되면 배뇨기구가 움직여 방광이 수축함과 동시에 방광경부(bladder neck) 처럼 외부 요도구 괄약근(external urethral sphinctor)을 이완시켜 방광내의 소변은 완전히 배출된다. 이런 소변운반의 기구는 상부요로(신배에서 요관구까지)에서는 주로 요로벽 평활근에 의한 연동운동에 따른 것이고, 하부요로(방광에서 외부 요도구까지)는 배뇨기구라는 방광괄약근(detrusor urinae)과 방광경부 및 요도괄약근과의 신경학적인 복잡한 기능의 협조운동에 따른 것이 어서, 상부요로와 하부요로 양자를 구별하는 것이 보다 이해하기 쉽다. 이들 두 요로에는 다음과 같은 해부학적 부위가 포함된다.

① 상부요로(upper urinary tract)

신배(calix), 신배신우 접합부(caliceopelvic junction), 신우(pelvis). 신우요관 이행부(uretero-pelvic junction), 요관(ureter), 요관 방광 이행부(ureterovesical juntion), 방광벽 내 요관(intra-vesical ureter), 요관부(ureteral orifice)가 여기에 속한다.

② 하부요로(lower urinary tract)

방광, 방광경부(bladder neck), 후부 요도(posterior urethra), 전부 요도(anterior urethra), 외부 요도구(external urethral meatus)가 여기에 속한다.

소변운반이 단순히 관강 내 중력 및 신장으로부터의 소변분비에 의한 압력에 의해서만 이루어진다고 생각하는 것은 잘못된 생각이다. 가장 중요한 인자는, 이미 기술한 것처럼 상부요로의 조영을 거꾸로 매단 상태로 실행해도, 소변의 울체는 요로의 어느 부위에도 일어나지 않고, 또 정상 배뇨도 가능해짐이 증명되었다.

2. 폐쇄성 요로질환

요로인 신배로부터 외부 요도구까지는 비교적 길어, 소변 운반에는 각 요로 장기의 협조가 필요하다. 또 선천성 이상의 발생빈도가 높은 것 등으로부터, 요로 통과 장애를 초래할 가능성은 요로의 어떤 부위에도 있을 수 있어서 여러 가지의 질환이 문제가 된다. 동시에 이들 질환은 연령, 성별 여하에 불구하고 발생한다.

소변 운반 기구를 생각한 경우, 방광을 경계로 상부요로와 하부요로로 대별한 쪽이 이해하기 쉽다는 것은 앞에서 이야기 하였다. 신장에 대한 영향을 고려한 경우, 폐쇄성 요로질환에서도 마찬가지이다. 이는 방광이 요로에서의 유일한 소변을 저류시키는 장기이기 때문이다. 예를 들면 통과장애가 요관에 존재하는 경우(상부요로 통과 장애)와 요도에 존재하는 경우(하부요로 통과 장애)에서는 전자 쪽이 신장기능에 장애를 미치는 정도가 훨씬 직접적이다.

기타, 폐쇄성 요로질환을 분류할 경우, 선천성인지 후천성인지 또는 그 기전이 기질성(organic)인지 기증적(functional) 인지, 또는 그 원인이 요로 내에 기인하는 내인성(intrinsic)인지 요로 외에 기인하는 외인성(extrinsic)인지 등에 의해서도 분류된다.

1) 상부요로 통과장애(upper urinary tract obstruction)

부위적으로 분류하면 신배신우 접합부협착(caliceopelvic juntion obstruction), 신우요관 이행부 협착(ureteropelvic junction obstruction), 요관 협착(ureteral stricture), 요관 방광 이행협착(ureterovesical junction obstrucction) 등이다.

발생 원인에서 보면 선천성 협착은 상기의 모든 원인이 될 수도 있다. 기타 선천성에서는 신우요관 이행부 협착을 가져오는 신 부동맥(aberrant artery), 요관변(ureteral valve), 좌측에만 나타나는 하대동맥후 요관(retrocaval ureter), 요관구에서 통과 장애를 가져오는 요관류(ureterocele), 방광외 요관 이소개구(extravesical ectopic ureteral orifice) 등을 들 수 있다.

결석도 상기 모든 부위에서 통과 장애의 원인이 될 수 있는데, 결석의 크기, 형태, 부위, 감염의 유무 등에 따라 크게 좌우된다. 예를 들면 동일한 신 결석이라도 하나의 신배신우 접합부에 들어박히면 하나의 신배만 확장시키고 신실질의 부분적 압박만을 발생하게 하는데, 만일 신우요관 이행부라면 모든 신배 및 신우의 확장, 신실질의 압박이 일어나 콩팥장애는 보다 심한 손상이 온다. 또 결석이 큰 것이 반드시 작은 것보다 폐쇄가 강하다고는 말할 수 없고, 녹각 결석(staghorn calculus)처럼 신배신우를 모두 차지하는 경우라도 통과 장애가 미미한 경우도 드물지는 않다.

이와 반대로 비록 작은 결석이라도 형태가 굽은 요관 결석은 폐쇄경향이 강하다. 그러나 신배 및 신우종양은 폐쇄를 일으키는 일은 드물다. 또 악성인 경우 폐쇄의 정도나 그 진행이 빠르고, 때로는 괴사조직, 혈액뭉치에 의한 일시적인 통과 장애를 초래하는 일도 있다.

요로결핵인 경우, 최근에는 감소하고 있지만 요로벽의 섬유화, 육아형성에 의해서 모든 부위에도 통과 장애를 가져온다. 이 경우 주의를 요하는데 결핵의 치료에 따른 병소의 치유과정에 의해 섬유화를 가져와서 통과 장애가 오히려 악화되는 경우가 있다는 점이다.

한편, 요로외의 질환에 의해서도 통과 장애를 초래한다. 예를 들면 부인과적 질환인 자궁암, 자궁근종, 혹은 요관에 근접한 난소정맥에 의한 경우(ovarian vein syndrome)의 통과장애도 있다. 기타 후복막 종양에 의한 압박, 요관주위염에 의한 유착, 후복막 섬유화증 등이 있다.

이상 기술한 것처럼 상부요로 통과 장애를 초래하는 부위 및 원인은 여러 가지이며 수신증의 정도, 즉 폐쇄성 신증의 정도와, 신장으로부터 그 부위에 이르는 거리, 지속기간 등에 영향을 받는다. 예를 들면 신우요관 이행부 협착에 의한 수신증(이것을 협의의 수신증이라한다.)인 경우 대다수는 선천성으로 지속기간도 길고, 때로는 내용이 1000 ml를 넘는 것도 있어 거대 수신증(giant hyrdonephrosis)이라 불린다. 한편 같은 선천성이면서 신우만의 확장에 머물러 신배신실질은 거의 정상으로 유지되는 것, 또는 이뇨상태로만 수신증을 나타내는 것이 있는데 이런 것을 간헐성 수신증(intermittent hydronephrosis)이라 부른다.

이상은 통과 장애의 정도차이에 의한 예로 같은 신우요관 이행부 협착이라도 신 내 신우요관 이행부협착과 신외 신우요관 이행부 협착의 경우에는 전자 쪽에 수신증이 강한 경우가 많다. 또 요관 방광 이행부 협착도 대개는 선천성인데 우선 요관에 확장이나 굴곡이 일어나 신배신우의 확장을 방지하고, 신장은 잘 유지되는 경우가 많아 통과 장애의 부위가 중요한 증례가 된다. 그리고 결석에 의한 통과 장애는 동통, 혈뇨 등의 증상에 의해서 조기에 발견되어 콩팥 보존적 요법이 이루어지는 것이 대부분이다. 그러나 때로는 무증상인 경우도 있어서 장기간 방치했기 때문에 신 보존이 곤란해진 증례도 있다.

어쨌든 이들 수신증의 발생에 관해서 흥미 있는 점은 소변이 다소나마 협착부를 통과하고 있는 불완전 폐쇄일 경우 다른 필요에 의하여 수술 중에 잘못해서 요관을 결찰한 경우에 오는 완전폐쇄시 신장은 오히려 위축해 버리는 경향이 강하다는 것이다.

그 밖에 상부요로 통과 장애 중에서는 중요한 질환으로, 기계적인 폐쇄가 존재하지 않음에도 불구하고 다른 통과 장애를 초래하는 질환과 마찬가지로 수신증을 초래하는 것이 방광요관 역류(vesicoureteral reflex)이다. 이것은 방광에 한 번 저류한 소변이 재차 요관구로부터 신장으로 역류하는 질환이다. 정맥성 신우요관 촬영에서는 수신증을 확인할 수 없지만, 방광조영, 혹은 배뇨성 방광조영 등에서 방광내압의 상승을 동반한 경우에는 역류한 조영제에 의해 두드러진 수신증을 확인하는 일이 자주 있다. 이와 같은 상태에서 신우내압은 방광내압과 거의 같은 정도로 상승해서 다른 통과 장애에 의한 소변의 울체, 신우내압의 상승 등, 수신증에 이르는 과정과 동일하다.

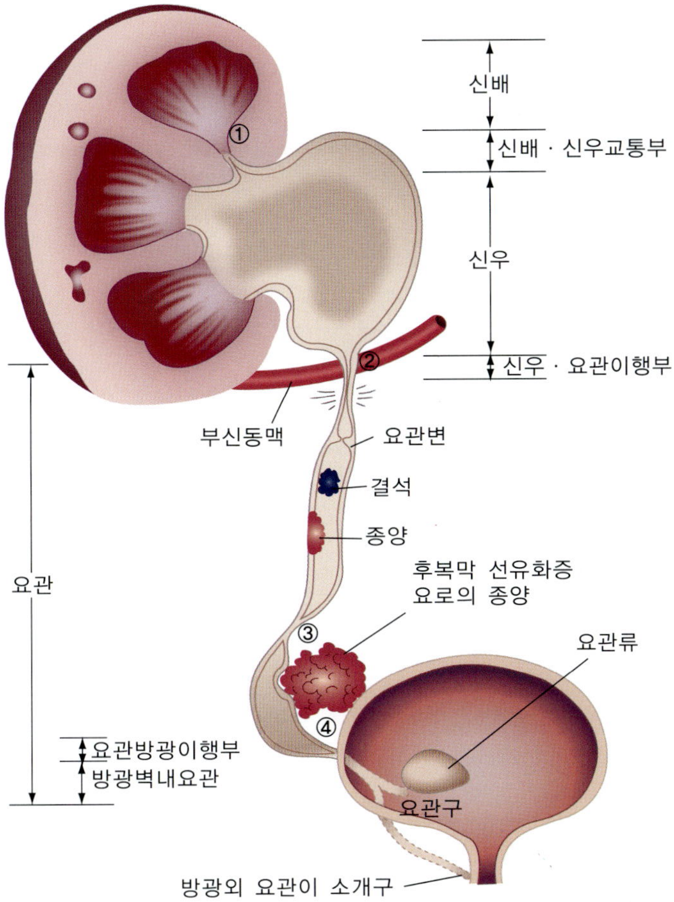

그림 11-1. 상부요로통과 장애의 여러가지 형태

2) 하부요로 통과 장애(lower urinary tract obstruction)

하부요로에서의 통과 장애를 분류하는 경우는 상부요로의 통과 장애로 분류한 것 같은 부위적인 분류보다도, 오히려 질환별로 분류한 쪽이 이해하기 쉽기 때문에 다음과 같이 기술한다.

하부요로 통과 장애를 질환별로 분류하면 신경성 방광(neurogenic bladder), 방광경부경화증(bladder neck contracture), 전립선 비대증(benign prostatic hypertrophy), 전립선암(prostatic carcinoma), 후부 뇨도변(poterior urethral valve), 전부 요도변(anterior urethral valve), 요도 협착(urethral stricture). 외요도구 협착(external urethral meatal stricture), 완전포경(complete phimosis) 등이다.

신경성 방광의 형태는 복잡하므로 여기에서는 생략하고, 통과 장애라는 관점에서 보면 과도한 긴장성 방광(hypertonic bladder)과 저긴장성 방광(hypotonic bladder)으로 대별된다. 그 결과 방

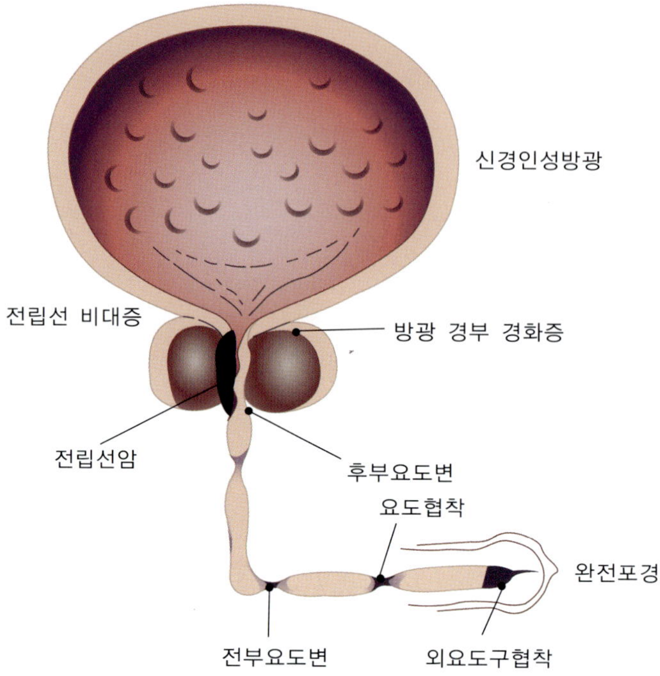

그림 11-2. 하부요로통과 장애의 여러가지 형태

광내압의 상승이 일어나고 상부요로 통과 장애의 원인이 된다.

과긴장성 방광에서는 방광벽이 과도하게 비대해지고, 또 섬유화를 초래하여 그 자체에 의한 요관 방광 이행부 협착이 생기는 일도 있다.

방광경부이하의 통과 장애에서는 방광경부 경화증은 소아 및 성인을 불문하고 나타나는데, 소아의 경우에 중요 증상인 것이 많고 남자에게 압도적으로 많다. 후부와 전부 요도변은 선천성으로, 소아에게서 증상이 발증하는 것이 대부분으로 특히 후부 요도변은 폐쇄정도가 강해 심한 폐쇄성 신증을 동반하는 일이 많다. 요도협착은 염증성, 외상에 의한 것이 많아 전자는 특히 과거에 임질병이 있던 경우가 대부분이다. 기타 요도협착의 원인으로서는 지속적 도뇨를 위한 카테테르의 유치에 의해서 발생한다. 결국은 상기 모든 질환은 방광의 상부요로 보호 장기의 실조에 의해서 일어난다. 또 상기의 하부요로 통과 장애 일 때에는 자주 방광요관 역류를 초래하고 콩팥기능 장애를 악화시킴으로 주의가 필요하다.

폐쇄성 요로질환은 상부요로와 하부요로로 나누어 기술하였는데, 모든 경우에도 감염의 합병이 특히 중요하다. 즉 감염에 의한 요로점막의 부종 및 근육층의 연동운동 저하는 보다 강하게 통과장애를 일으키는데다 감염을 조장하는 것처럼 양자는 악순환을 형성하며, 더불어 신우신염이 발생하면 신기능, 특히 세뇨관 기능이 급속히 장애되기 때문이다.

3. 폐쇄성 신증

1) 형태

폐쇄성 신증이 폐쇄요로질환에 의해서 일어난다는 사실은 이미 기술했다. 그 수신증이 폐쇄성 신증이라 불리는 신기능 장애를 초래하는 것은 신배신우의 내압이 상승함에 따라 계속 세뇨관 내압이 상승하기 때문이다.

한편, 생체는 이 내압의 상승에 대한 어느 정도의 조절 기구를 가져, 비록 완전 폐쇄를 초래한 경우라도 일정기간은 소변분비가 이루어진다.

이 조절 기구는 첫째, 신우로부터 정맥으로의 역류(pyelovenous back flow), 둘째, 임프관으로의 역류(pyelolymphatic back flow), 셋째, 집합관에서 세뇨관으로의 역류와 흡수(pyelotubular back flow) 의 세 가지로 이루어진다. 우선 신배신우 내압의 상승이 일어나 어느 일정압에 달하면 통과 장애를 이기고 소변이 흘러내린다. 동시에 조절 기구에 의한 소변의 역류, 흡수에 의해서 내압이 저하한다. 그에 따라 억제된 소변분비가 재차 왕성해져 내압이 상승한다. 이와 같은 경과를 반복하는 가운데 수질이 압박되고 유두의 평저화를 가져옴과 동시에 수질은 그 두께를 감소한다. 그에 따라 피질에 서서히 영향을 미쳐 점차 낭(cyst)상을 나타내기도 한다.

병리조직학적으로 처음에 발생하는 두드러진 변화는 세뇨관의 확장으로, 초기에는 주로 세뇨관 하부에 머물러 있는데, 서서히 세뇨관 상부에서도 변화가 나타나 세뇨관 상피의 편평화와 함께 간질자체에도 섬유 증식이 일어난다.

동시에 세동백의 변화도 특징적이며, 엽간동맥, 궁상동맥 등은 가늘어짐과 동시에 길이가 길어지고, 소엽간 동맥은 구부러진다. 이런 변화는 상향성으로 사구체는 마지막까지 보존하지만 결국, 위축, 초자화, 섬유화를 일으킨다. 그러나 이들 변화도 신우신염만 결국을 확인하는 경우에는 복잡한 양상을 나타내는 일이 많다.

2) 기능

(1) 사구체 여과

일반적으로 사구체 여과는 사구체 여과압 = 평균 수입동맥압 − (코로이드 삼투압 + 세뇨관 내압)이라는 압력차에 의해서 이루어진다. 실제로 콜로이드 삼투압(정상에서 약 25 mmgHg)은 일정하다고 생각되므로, 사구체 여과압은 평균수입동맥압(정상은 평균치의 약 60%)과 세뇨관내압(정상은 약 25 mmgHg)에 의존한다. 따라서 이 압차가 zero가 된 경우, 사구체로부터의 소변 분비는 정지한다고 생각되는데, 실제로는 세뇨관 재흡수, 분비능이 있기 때문에 압차가 zero가 되어도 소변 분비는 실시된다. 즉, 세뇨관강 내의 소변 중에 존재하는 용질이 세뇨관으로부터 재흡수 되고,

또 세뇨관으로부터 용질의 분비가 있는 것은 여기에 삼투압 기울기(osmotic pressure gradient)가 존재하기 때문이다. 이 삼투압 기울기가 zero가 되기까지 사구체 여과, 즉 소변 분비가 지속된다. 예를 들면 3% NaCl에 의한 재흡수와 함께 수분도 재흡수 되어 압 기울기는 여전히 존재하고, 사구체 여과가 지속됨에 따라 만니톨은 재흡수 되지 않는 용질이기 때문에 압 기울기는 조기에 zero가 되고 사구체 여과도 정지한다.

(2) 콩팥 혈류량

콩팥혈류량은 평균 수입동맥압에 영향을 미친다. 세뇨관 내압의 상승에 의해서 신혈류량은 매우 초기(요관 결찰로부터 60분 안팎 까지)에 수입동맥의 확장에 의해서 콩팥혈류가 오히려 증가하는데, 그 후로는 감소의 일로를 걷게 된다. ^{131}I-Hippuran 을 사용한 동물실험에 의하면 완전폐쇄로부터 3주일까지는 혈류의급속한 저하를 초래하여 약 20~30%로 잔존한다.

(3) 세뇨관 기능

임상적으로는 완전폐쇄라기 보다 불완전폐쇄인 경우가 많고, 세뇨관내압이 어느 일정 압으로 밖에 상승하지 않는 것이 많은데, 그렇다면 세뇨관 내압이 어느 정도 상승했을 때 중대한 장애를 가져오는 것일까. 이를 당 최대 흡수율(Tmglucose)로 살펴보면, 세뇨관 내압이 평균혈압의 30%로 상승하기까지 그 저하는 느리다. 그러나 그 이상이 되면 급속한 저하를 나타내 65%가 되면 68%의 사구체가 여과를 정지한다. 이 점에서 세뇨관내압이 평균혈압의 30%이상으로 상승하기까지는 세뇨관능은 잘 유지된다고 여겨진다.

(4) 농축력

농축력은 소변삼투압을 측정함에 따라 알 수 있다. 이 삼투압은 최종적으로 countercurrent system에 접하는 세뇨관을 통과하는 소변이 흐르는 량에 영향 받기 때문에 세뇨관내압의 상승에 따른 소변의 울체는 소변이 흐르는 량을 저하시키고, 초기에는 오히려 삼투압이 상승한다. 그러나 장기간이 되면 물론 세뇨관 기능의 장애에 의해 삼투압은 저하한다.

동물실험에서는 완전 폐쇄 후 40일 동안 신기능 회복은 불가능하다고 보고되었다. 그러나 인간의 경우 임상적인 경험으로는 일반적으로 완전폐쇄가 30일 이내 이면 콩팥기능은 거의 정상 회복을 기대할 수 있음이 알려지고 있다. 그러나 불완전 폐쇄 시 신실질의 두께가 1 cm 이상이면 일반적으로 회복이 가능하다.

4. 폐쇄 해제후의 콩팥기능

폐쇄해제에 따른 세뇨관내압의 저하는 신장기능을 회복시킨다. 일반적으로는 사구체가 잘 보존되는 경우 세뇨관 쪽에 장애가 강하기 때문에 회복과정도 그것을 잘 반영하고 있다. 즉 사구체 여과에 의한 소변량의 증가는 급속히 회복하는데 세뇨관기능인 재흡수, 분비, 농축력은 약간씩 밖에 회복되지 않는다. 그 좋은 예가 폐쇄 해제 후 이뇨(post obstructve diuresis)이다. 예를 들면 전립선 비대증에 의한 폐쇄성 신증이 일어난 경우는 양측성으로 혈중 요소질소(BUN)의 상승, 핍뇨, 부종 등 전형적인 신부전의 증상을 나타낸다. 그러나 수술 또는 지속적 도뇨 등에 의해 폐쇄해제가 이루어진 후에는 다뇨가 되어, 1일 10 리터를 넘는 경우도 있다.

그 기전은 일반적으로 BUN이뇨, Na 이뇨, 수분이뇨의 세 가지가 있다. 즉 BUN은 사구체 여과되어 세뇨관에서 재흡수 되는데, 세뇨관 재흡수 기능장애에 의해 BUN은 소변 중에 다량으로 배설됨과 동시에 수분도 BUN의 삼투압 이뇨에 의해서 배출되어 다뇨가 되고, 혈중 BUN이 정상화될 때까지 지속한다. Na 및 수분이뇨도 마찬가지로 체내의 과잉 Na및 수분이 사구체에서 여과되는데, 세뇨관에서 재흡수를 받지 않기 때문에 다뇨가 되어 체내의 Na, 수분이 정상화할 때 까지 지속한다. 때로는 세뇨관 기능장애가 강해, Na^+ 소실성 신염 또는 신성 요붕증과 유사한 증상을 나타내는 것이 있다. 어쨌든 적절한 전해질, 수분의 보급이 없으면 전해질 불균형, 탈수, 저혈압, 때로는 죽음에 이르므로 주의가 필요하다.

5. 증상, 진단 및 치료

1) 증상

폐쇄성 신증의 임상증상은 그 원인, 정도, 그리고 부위에 따라 다양하다. 일반적으로 신기능 장애의 증상이 표면화함에 따라 그 원인인 폐쇄성 요로질환에 의한 증상도 표면화되는 일이 많다.

상부요로 통과 장애에서는 수신증이 비교적 조기에 발생하므로 신배신우 내압의 상승에 따른 동통과 확장이 두드러져 신장종대가 일어나면 복부종물로서 촉지 된다.

동통은 내압의 급격한 상승에 의한 증상으로 신장기능 장애가 두드러지면 소변분비가 정지하기 때문에 소변분비량과 통과 장애 부위를 흐르는 소변량과의 균형이 취해지는 경우에는 내압이 일정하게 유지되기 때문에 동통은 일어나기 어렵다. 예를 들면 요관 결석에 의한 통과 장애에서는 초기에 급격한 내압의 상승에 의해서 산통발작(colic pain)이라 불리는 심한 통증을 동반한다. 그러나 일정한 균형을 유지하게 되면 동통은 없어지고, 오히려 불쾌감 또는 둔통을 호소하는 일이 많아진다. 또 악성 종양에 의한 요관 폐쇄의 경우는 폐쇄가 서서히 진행하기 때문에 급한 내압상승은 일어나지 않고 동통이 없는 경우도 많다. 실수로 수술 중에 요관을 결찰 한 경우도 갑작스런 완전폐쇄에 의해서 신장종대가 일어나기까지 소변분비 기능이 정지해 버리기 때문에 동통은 약해지고, 앞에 기술한 것처럼 신장은 오히려 수축하게 된다. 한편, 선천성 신우요관 이행부 협착이나 요관 협착에 의한 수신증에서는 복부종물이 유일한 증상이기도 하다. 기타, 동통 중에서도 술, 커피 등의 이뇨효과가 있는 것을 마셨을 때에만 동통을 호소하는 경우가 있다. 이것도 일시적인 소변분비의 급증에 의한 통과 장애와의 균형이 무너져 일어나는 내압의 급격한 상승이 원인으로 수신증에 특유한 증상이다. 또한 유아에서 복부종물은 특히 중요하며, 폐쇄성 신증은 그 중에서도 가장 빈도가 높은 질환의 하나이다.

하부요로 통과 장애에 의한 증상은상부요로 통과 장애의 증상과 달리 주로 배뇨 곤란, 빈뇨, 잔뇨, 요폐 등의 배뇨이상이다. 그러므로 비록 수신증을 가져와도 앞에 말한 상부요로 통과 장애 증상은 거의 없고, 오히려 신장기능 장애에 의한 전신증상이 표면화하는 일이 많다.

감염의 합병은 신장기능 장애를 보다 악화시킬 뿐만 아니라, 증상도 두드러지게 한다. 즉 발열, 압통, 방광자극 증상, 배뇨통이 오며, 무증상으로 경과한 상부 요로 통과 장애가 하부요로의 증상으로서 발현하여 발견되는 일도 드물지는 않다.

소화기 증상(구역질·구토·설사 등)이 신우내압 상승에 수반된 신경반사로써 두드러지는 일도 자주 있으며, 특히 유아기에는 폐쇄성 신증의 유일한 증상인 것도 있기 때문에 주의가 필요하다.

기타 증상으로서 고혈압이나 드물게는 적혈구 과다증이 있다.

2) 진단

폐쇄성 요로질환의 유무에 관해서는 앞서 말한 증상에 잘 주의하면 추측할 수 있다. 바꿔 말하면 폐쇄성 신증의 진단은 그 원인인 폐쇄성 요로질환의 진단과 신장기능장애의 정도를 아는 것이 중요하다. 따라서 그 원인, 부위, 정도를 정확하게 파악함으로써 적절한 치료로 연결할 수 있는 것이다. 또 신기능 장애의 정도에 관해서는 보존수술이 가능한지의 여부, 또는 그 시기가 언제인지를 결정하는 것이 중요하다. 다음은 진단법에 대해 간단히 기술한다.

(1) 콩팥, 요관, 방광 단순촬영(kidney-ureter-bladder : KUB)

간단해서 부담 없이 많은 정보를 얻을 수 있는 검사로, 예를 들면, 신장크기, 결석, 음영 등이 이것이다. 그러나 절대 소홀히 해서는 안 된다.

(2) 정맥성 신우조영(IVP)

가장 주요한 검사로, 반드시 실행해야할 정도로 중요한 것이다. 신장으로부터 방광까지 요로의 형태적 변화와 통과 장애의 부위, 정도, 원인 등의 판정과 함께 조영제 배설속도에 의해 어느 정도 신장기능을 아는 것도 가능하다. 그러나 신장기능 장애가 중등도 이상인 경우, 혹은 폐쇄에 의한 신우내압의 상승이 강한 경우 등은 조영제의 배설이 거의 없어, 확장된 신배 밖에 조영되지 않고 폐쇄성 요로질환의 실체를 알기란 불가능하다. 그 경우 조영제를 증량해서 점적 정맥주사하고, 1시간 이후 촬영을 해도 좋다(점적성 신우조영 : DIP).

(3) 역행성 신우조영(RPG)

IVP, DIP에 의해서 통과 장애 부위를 판정할 수 없는 경우에 실시한다. 방광경에 의해 요관구로부터 요관 카테테르를 삽입하고 신우 요관을 조영하는 방법인데 부담이 약간 크고, 감염되는 경우도 있기 때문에 충분한 주의가 필요하다.

(4) 방광조영(cystography), 배뇨성 방광조영(voiding cystography)

방광조영에 의하여 방광의 형태, 용량, 게다가 방광요관 역류가 있음이 예상외로 많이 알려지고 있다. 또 신경성 방광의 진단에서도 중요하며, 방광 이하의 통과 장애 정도의 판정에도 도움이 된다.

(5) 배뇨성 방광요도조영(voiding cystourethrography),
역행성 방광요도 조영(retrograde cystourethrography)

방광경부 이하의 통과 장애 진단에 사용된다. 양자가 가장 다른 점은 전자가 보다 생리적인 상태에서의 통과 장애를 알 수 있는 것이고, 기계적인 폐쇄는 후자 쪽이 잘 표현된다.

기타 경피적 신우조영은 IVP, DIP에서 신우가 조영되지 않고 RPG가 시행불능인 경우에 직접 경피적으로 신우를 천자해서 조영제를 주입하는 방법이다.

또, 복부 대동맥 조영(abdominal aortography), 선택적 신동맥 조영(selective renal arteriography) 등은 통과 장애의 원인이 부신동맥에 의한 것인지의 여부, 또는 신장기능 장애의 정도와 동시에 폐쇄 해제후의 회복정도를 추측하는데 유효하다.

이상의 X-ray학적 진단법 외에 ^{131}I-Hippuran을 사용하는 레노그람(renogram) 또는 ^{203}Hg-chlormerodrin, 테크네시움을 사용하는 신티그람(renoscintigram) 이 있다.

3) 치료

폐쇄성 신증 치료의 목적은 신장기능의 회복 또는 보존에 있다. 그러므로 원인인 폐쇄성 요로질환의 통과 장애를 제거하고, 요로의 형태적 변화를 시정하는 것이다. 실제로는 각 질환에 따라 원인, 상태는 다양하며 그 치료 방법도 다른데 중요한 것은 그 시기와 방법이다.

시기에 대해서는 신장애가 가역성이라서 회복능력이 높은 시기에 실시해야 함은 말할 나위도 없다. 또 감염을 동반한 경우는 우선 감염을 조절해서 다음 치료를 실시하는 것이 원칙으로 사실 신우신염을 합병하고 있는 경우는 감염의 조절만으로 상당한 신장기능 회복을 확인할 수도 있다. 반면에 통과 장애 이외에 그 조절이 곤란한 경우도 적지 않고, 또 농신증 중에서 패혈증의 위험이 있는 경우는 조급한 콩팥 적출술이 이루어지기도 한다. 또 요로의 폐쇄나 양측 요관 결석 등에 의한 가성 무뇨(pesudo anuria)를 가져온 경우에는 긴급처치가 필요함은 물론이다.

원칙적으로 콩팥기능 장애가 심하더라도 가능한 콩팥 보존적 요법을 실시해야 한다. 일반적으로 신장 실질이 1 cm이상이면 콩팥보존 수술을 해야 한다. 그러나 신장 실질이 1cm이하라도 신장 수술의 시행으로 예상이상의 회복을 확인하는 것도 있으며, 특히 소아인 경우 신장 적출술은 마지막의 수단으로서 강력히 절제해야 한다. 신장 결석 특히 녹각 결석에서는 일찍이 쉽게 콩팥 적출술이 실행된 경향이 있었다. 그러나 최근에는 콩팥절제술 등에 의해서 콩팥보존 수술을 실시하는 것이 일반적이다. 이미 기술한 것처럼 요관 완전 폐쇄라도 30일까지인 경우는 비록 X-ray 적으로 콩팥의 기능하지 않더라도 콩팥보존 수술을 시도해야 한다. 그에 따라 상당한 콩팥의 기능 회복이 임상적으로 확인되고 있다.

가짜 무뇨의 경우에 우선 도뇨, 혹은 RPG가 실행되어야 한다. 불가능한 경우에는 방광천자, 방광류술, 신류술 등을 실시해야 한다.

기타, 폐쇄성 신증에서는 전신성의 변화, 예를 들면 전해질의 불균형, 소화기증상에 의한 탈수, 산혈증 등이 다소나마 존재하므로 그 관리도 잊어서는 안 된다.

연습문제

1. 만성폐쇄성 신질환을 가진 60세 남자, 다음의 조건을 가지고 있다. 해당되지 않은 것은?

1) 저K혈증　　2) 저Ca혈증　　3) 대사성산증
4) 고P혈증　　5) type IV 신세뇨관산증

해설 폐쇄성신증은 때로 고K혈증을 동반한다. 이는 체내 총Na이 증가하기 때문이고, 또 typeIV 신세뇨관 산증 때문에 최대로 K분비가 신장에서 안된다. 저Ca혈증과 고P혈증은 흔하다.

2. 폐쇄 해제에 따른 이뇨현상에 기전은?

1) azotemic osmotic diuresis
2) Na wasting diuresis
3) Water diuresis
4) 이상다 맞다.

Chapter 12 혈관성 질환

1. 콩팥경화증

콩팥경화증(nephrosclerosis)이란 콩팥동맥 경화에 기인하는 신장질환을 의미한다. 보통, 동맥성 콩팥경화증(arterial nephrosclerosis), 악성 콩팥경화증(malignant nephrosclerosis) 으로 대별된다. 그러나 이들은 동일한 증상 례 중에서 혼재되어 나타나는 것이 적지 않다.

또, 콩팥경화증은 순수하게 형태학적인 소견에서 그 자체에 의한 임상증상이 뚜렷하지 않은 경우가 많으므로 임상적으로 신경화증을 진단하는 것은 거의 없다고 해도 좋다. 다만 고혈압 내지는 고령화 또는 전신의 죽상(atheroma) 경화의 부분현상으로서 그 병태가 논해진다.

(1) 동맥경화증(죽상 경화증)

콩팥의 주 동맥 또는 분지의 죽상 경화에 의한 것으로 동맥성 신경화증(arterial nephrosclerosis) 또는 노인성 콩팥경화증(senile nephrosclerosis)이라 불린다. 전신 죽상 경화의 부분현상이다.

콩팥동맥의 주간이 죽상 경화 때문에 협착하면 그쪽의 신장은 위축지만 그렇지 않을 때의 신장 크기는 두드러지게 변화하지 않는다. 동맥 병변이 진행되면 신장의 표면은 울룩불룩해진다. 현미경적 소견은 다른 부위의 동맥 죽상경화 시의 소견과 마찬가지다. 동맥이 폐쇄되면, 말초의 콩팥조직은 빗장(wedge)모양으로 반흔화하고 사구체는 경화하고 세뇨관이 섬유조직으로 치환한다.

(2) 세동맥성 콩팥경화증

양성 콩팥경화증(benign nephrosclerosis)이라고도 하며, 본태성 고혈압증과 매우 관련이 깊은 콩팥병변이다. 병변이 심하지 않을 때 보통 콩팥은 경도 내지 중등도로 위축한다. 그러나 병변이 고도인 경우에는 말기의 사구체 신염 내지 신우신염의 소견과 유사하다. 신장의 표면은 신실질의 위축된 부분과 정상 내지는 비대한 부분이 함께 존재하기 때문에 미세과립상을 나타낸다. 현미경적 소견에서 사구체는 정상인 것에서부터 완전하게 초자화 된 것까지 여러 가지의 변화가 혼재해서 나타나며, 세뇨관은 위축해서 소실되거나 대상성으로 확장되는 것도 있다. 간질에는 여러 가지의 섬유증식이 나타난다. 중요한 변화는 신세동맥의 병변으로 특히 사구체의 수입세동맥에 세동맥성 초자양 변화(arteriolar hyalinization)가 높은 빈도로 출현한다. 수출 세동맥에는 당뇨병의 합병이 없는 한 거의 병변이 나타나지 않는다. 이 때 나타나는 초자양 물질의 유래에 대해서는 확실하지 않다.

(3) 악성 콩팥경화증

악성 콩팥경화증은 악성 고혈압증에 자주 나타나는 신장병변이다. 그러나 전자는 병리형태학적인 소견이며, 후자는 임상적인 질환으로, 양자가 항상 대응한다고는 할 수 없다.

이 때 신장의 육안적 소견은, 급속히 경과한 예와 비교적 만성으로 경과한 예에서 약간 다르게 나타난다. 전자에서는 신장의 크기가 거의 정상으로 울혈소가 산재하거나, 피질에 세동맥 병변의 파열에 의한 점상출혈이 나타나기도 한다. 후자에서는 표면이 미세과립상을 나타내고, 양성 신경화증과 구별이 곤란한 점도 있다. 조직학적인 특징은 1) 괴사성 세동맥염(necrotizing arteriolitis) 2) 증식성 동맥 내막염(proliferative endarterits) 3) 괴사성 사구체염(necrotizing glomerulitis)이다. 특히 1)의 경우는 수입세동맥에 나타나며, 피브린(모양의) 물질이 동맥벽에 침착한다. 2)는 세동맥이나 소엽간동맥에 나타나고, 내막의 비후가 두드러져 때로는 양파껍질(onion skin)의 외관을 나타낸다. 이것이 급속히 진행되면 동맥내강은 좁아지고, 신실질의 허혈성 변화를 가져온다. 3)은 수입세동맥의 괴사성 병변이 사구체에 파급된 것이라 해석된다.

종래 악성 신경화증의 병리학적 소견으로서 1)을 가장 중시하는 학자가 많았는데 2)를 중시해야 한다고 주장하는 학자도 있다. 어쨌든 1)과 2)의 특징이 가장 보통으로 나타나는 두드러진 일반적인 소견이다. 3)은 사구체의 세포증식을 동반하고 만성 사구체신염의 소견과 혼동하기도 한다.

(4) 고혈압과 콩팥경화증

콩팥경화증의 병인 내지 병태는 고혈압과의 관계를 빼놓고서는 논하기 어렵다. 고혈압 일 때는 신경화증이 높은 율로 합병한다. 그 때문에 본태성 고혈압증의 병인을 신경화증에서 구하는 학자도 있었는데, 본태성 고혈압증의 모든 예에 신경화증이 있다고는 단정할 수 없다. 그러나 고혈압의 경고와 예후에 신장은 매우 중요한 역할을 담당하고 있다. 그 근거는 첫째, 고혈압은 그 원인여하를 불문하고, 높은 비율로 세동맥성 신경화증을 합병한다. 둘째, 고혈압이 지속되면 신경화증으로 진전된다. 셋째, 신경화증이 어느 정도 진전되면 그 자체가 고혈압을 유지하거나 조장한다. 이런 상태에서는 고혈압의 1차적 원인인 일측 신동맥의 협착, 갈색 세포종, 대동맥협착증, Cushing 증후군 등이 제거되어도 고혈압은 지속된다. 넷째, 악성 고혈압과 악성 신경화증이 거의 동시에 발증하는 증례가 있다.

(5) 콩팥경화증의 임상증상

죽상 경화증은 그것이 신장동맥 주간에 발생해서 동맥내강을 협착하면 신혈관성 고혈압의 원인이 된다. 때로는 혈전의 형성, 박리성의 혈종(dissecting hematoma)을 일으키는데 이 경우는 내강이 완전히 폐쇄되고, 신장의 위축이 일어난다. 때로는 미소한 단백뇨를 동반하는 것도 있는데 다른 경우의 임상 증상은 뚜렷하지 않는 일이 많다.

세동맥성 신경화증은 본태성 고혈압의 신장 소견으로서 매우 중요하고, 임상증상은 고혈압증과 불가분의 관계에 있다. 이 때 단백뇨를 동반하는 것도 있는데 동반하지 않는 것도 적지 않다. 보통 소변침사에서는 이상을 확인할 수 없다. 신장 기능은 정상범위거나 혹은 저하한다. 그러나 만성 신부전을 일으키는 일은 드물다.

악성 신경화증은 악성 고혈압증의 임상증상을 동반한다. 신장의 소견으로서는 급속하게 발생하는 중등도 이상의 단백뇨와 때로는 혈뇨, 소변침사에 적혈구 초자양 원주, 과립원주 등이 확인된다. 방치하면 신장 기능 장애가 신속하게 진행되고, 신부전으로 사망하는 경우도 적지 않다. 전신증상으로서는 두통, 시력장애, 식욕부진, 구역질, 구토, 복통, 체중감소 등이 있다. 혈압은 두드러지게 상승하여 확장기 혈압이 보통 130 mmHg을 넘어, 자주 심음영대의 증대, 심부전, 고혈압성 뇌증 등의 소견을 나타낸다. 안저에는 유두부종, 망막에 연성 혈반, 출혈(Keith-Wagner IV)소견을 보인다. 혈구침강은 자주 촉진되고, 혈장 레닌활성도의 상승, 말초혈액에는 적혈구의 fragmentation, 세포성 면역 장애성 용혈성 빈혈, 혈청 LDH의 상승 등이 일어날 수 있다. 악성 고혈압증의 진단은 두드러진 확장기 혈압의 상승(130 mmHg 이상)과 안저의 Keith-Wagner IV군의 소견, 그리고 진행성 신장애에 의해서 이루어진다.

(6) 치료

죽상 경화증은 죽상 경화촉진인자 고혈압, 당뇨병, 고지혈증, 비만 등에 대한 예방과 치료를 해야 한다. 외과적 치료는 협착이 두드러지고, 그로 인한 고혈압, 신위축의 원인이 되는 경우에 실시한다.

세동맥성 신경화증과 악성 신경화증의 치료는 고혈압의 치료에 귀착한다. 악성 신경화증(악성 고혈압증)으로 진단이 되면 응급환자로 취급하고, 가급적 신속하게 입원, 강력한 강압치료를 한다.

2. 콩팥 고혈압

(1) 원인질환

신성 고혈압이란 신장질환 내지는 신장의 기능이상이 원인이 되어 일어나는 고혈압의 총칭이므로, 이를 질환명이라 생각해서는 안 된다. 일반적으로 노령자보다 젊은 층과 장년자에게 빈도가 높다. 신성 고혈압의 원인은 신실질성 질환과 신장동맥 질환으로 대별되며, 신실질성 질환은 그 종류의 여하를 불문하고 그것이 진행하면 고혈압의 원인이 될 수 있다(표 12-1).

일측 신성 고혈압은 신성고혈압 중에서 한 쪽 신장의 기능이상이 고혈압의 원인이 되는 경우를 말한다. 신실질성 질환과 신동맥 협착에 의한 것이 있으며(표 12-2), 자주 외과적 치료의 대상이 된다.

표 12-1. 신장성 고혈압의 원인

콩팥 실질 장애에 의한 것:
- 급성사구체 신염, 만성 사구체신염
- 만성신우신염, 낭(cyst)신
- 콩팥기형 또는 형성이상
- 폐쇄성신증, 간질성신염(진통제, 통풍, 고Ca)
- 당뇨병, 교원병(전신성 홍반성 낭창, 다발성 결절성 동맥염, 경피증)
- 콩팥종양(Wilms 종양, 레닌 분비성 콩팥종양), 방사선 신염
- 아밀로이드 신증, 유전성 신염

콩팥동맥 협착에 의한 것(신장 혈관성 고혈압)

표 12-2. 일측 신장성 고혈압의 원인

콩팥 실질 장애에 의한 것
- 신우신염, 신수증, 요로폐쇄, 결핵, 외상, 종양(Wilms 종양, 레닌분비성종양)
- 콩팥형성부전, 콩팥주위염, 방사선 신염

콩팥 동맥 협착(콩팥 혈관성 고혈압)

(2) 병인과 병태생리

신장성 고혈압의 병인에 관해서는 불명확한 점이 많다. 여기에는 배설장애에 의한 Na과 수분의 저류(체액량 증가), 신장성 승압인자(레닌·안지오텐신계)의 증가, 신장성 강압인자(프로스타글란딘, 브라디키닌)의 감소 등이 관여하고 있는데, 기초 질환에 의한 것이거나 동일 질환군 중에서도 증례에 따라 반드시 같지 않음을 생각할 수 있다.

체액량의 증가는 심박출량의 증가를 가져와 이것이 말초혈관 저항의 증가를 초래하는 혈행 역학적 기전이 된다. 레닌·안지오텐신계는 안지오텐신 II의 혈관 수축작용 외에 알도스테론 분비의 증가, 교감신경을 자극하는 작용을 가져 그 증가로 혈압을 상승시킨다.

만성 신부전 시의 고혈압은 투석요법에 의해서 혈압을 쉽게 조절할 수 있는 것과 조절할 수 없는 것이 있다. 전자는 용량 의존성 고혈압(volume dependent hypertension), 후자는 레닌 의존성 고혈압(renin dependent hypertension)이라 부른다. 전자에서는 Na^+과 수분의 저류, 후자에서는 레닌 분비의 증가가 병인에 관여하는데 그 발생 빈도는 전자 쪽이 높다.

(3) 진단과 치료

콩팥질환과 고혈압이 공존하는 경우에는 그 가능성을 강하게 생각할 수 있다. 신이환전에 고혈압이 없었던 것을 확실히 해두면 그 가역성이 매우 높다. 말초혈액의 혈장 레닌 활성 측정이 진단에 도움이 된다.

치료는 원인질환에 대한 치료를 실시함과 동시에 강압요법을 실시한다. 외과적 요법의 대상이 되는 질환에서는 외과적 치료, 신부전의 경우는 투석요법 등이 필요하다.

강압요법은 이뇨제(사이어사이드, 푸로세미드), β-수용체 차단제(프로프라놀롤 등), 혈관확장제(하이드라라딘 등), α-메틸도파, 구와네시딘 등을 단독 또는 병용하여 투여한다. 사이어사이드는 중등도 이상의 신장기능 장애가 있을 때에는 사용하지 않는다. 식사는 일반적으로 저염식을 하는데, 혈장 레닌 활성이 두드러지게 높은 증례에서는 고도의 저염식은 좋지 않다.

3. 콩팥 혈관성 고혈압

(1) 원인질환

신장 동맥의 주간 또는 그 분지의 협착에 의해서 발생하는 고혈압을 신장 혈관성 고혈압(renovascular hypertension)이라 한다.

원인 질환은 신장 동맥 주체의 병변과 주위조직으로 부터의 압박 의한 것이 있다(표 12-3).

표 12-3. 신장 동맥 협착의 원인

신장 동맥의 병변
- 죽상경화증, 섬유근성 이형성,
- 동맥염(특히 대동맥 염증 증후군, 드물게 Burger's thromboangitis, 또는 매독성 동맥염)
- 동맥류, 혈전 내지 색전, 동정맥류, neurofibromatosis, 선천성 협착 또는 형성부전

신장동맥 이외의 병변
- 신장동맥 기시부의 협착을 동반하는 대동맥 협착증, 대동맥류
- 대동맥 박리 시 신동맥(특히 좌측)으로 파급
- 종양, 혈종, 이물 등에 의한 신동맥의 압박,
- 유주신장, 또는 아래로 쳐진 신장, 외상

(2) 병인

신장 동맥이 협착하면, 협착신의 신혈류와 신관류압이 저하하기 때문에 레닌분비가 자극받는다. 레닌분비의 증가는 안지오텐신 II의 증가를 가져오고, 그 결과 혈압이 상승된다고 생각된다(그림 12-1).

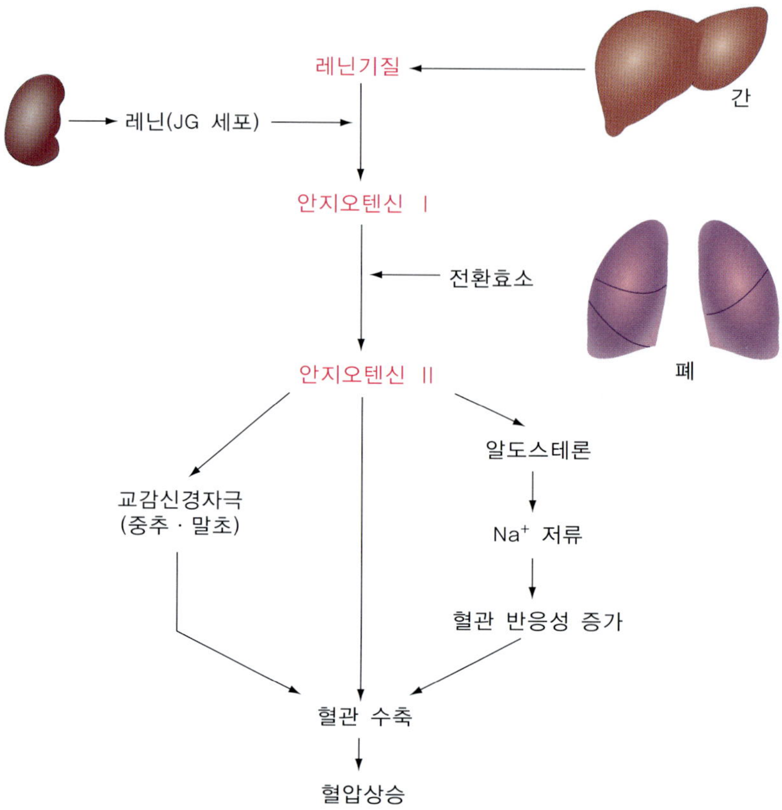

그림 12-1. 레닌-안지오텐신계에 의한 혈압 상승작용

(3) 진단

콩팥 혈관성 고혈압의 증상은 본태성 고혈압, 때로는 악성 고혈압과 거의 구별할 수 없는 것이 많다. 따라서 본증의 가능성을 염두에 두고 검사할 필요가 있다.

(4) 어떤 경우에 의심 하는가

연령, 성별, 자각증상, 과거의 고혈압 유무, 가족 구성원의 고혈압유무 등에 특징이 없는 것이 많다. 신체적 검사는 50~60%의 증례에서는 복부의 혈관잡음이 들리므로 진단에 참고가 된다. 다음과 같은 경우에는 본증을 염두에 두고 검사를 하는 것이 좋다. 즉 상복부의 혈관잡음, 젊은층(특히 여자)에서 고혈압의 가족력이 없을 때, 급격하게 발증 또는 악화의 경과를 취하는 고혈압, 대동맥증후군, 외상, 수술, 요로감염 등의 병력이나 증상이 있을 때, 그리고 다른 원인으로 설명할 수 없는 부위의 동통이 있을 때, 또 치료저항성의 고혈압 등이다.

(5) 검사소견

정맥성 신우촬영, 라디오 아이소톱 및 레노그람, 콩팥 신티그람, 신동맥 활영, 혈장 레닌 활성(또는 농도) 혹은 안지오텐신 II 농도의 측정, 안지오텐신 II 저해제의 주입시험, 부신기능 검사 및 신생검 등이 이루어진다.

① 정맥성 신우촬영

스크리닝 검사로서의 의의가 크기 때문에 신속하고 연속적인 신우촬영(RSP)이 권장된다. 신동맥 협착에 특징적인 RDP의 소견은 ㉠ 신음영의 축소, ㉡ 조영제 출현시간의 지연, ㉢ 신우상의 농도 변화, ㉣ 신우 혹은 상부요관의 변형 등이다.

신음영의 크기는 좌우신의 세로 직경에 1.5 cm 이상의 차이가 있으면 의의가 있다. 조영제 출현시간의 지연은 조영제 주입 후 5분이내의 필름에 나타난다. 신우상의 농도 변화는 건강한 측에 비해 농도가 옅은 경우와 짙은 경우가 있다. 농도가 짙은 경우는 환측 신장의 수분 재흡수 증가에 의한 것으로 조영후기에 나타난다. 이것을 기이성 농축(paradoxical concentration)이라 한다. 신우와 상부요로의 변형은 부혈관행로가 발달해, 그 압박에 의해서 생기는 것으로 절흔상의 변형(notching, indentation)이다(그림 12-2). 기타 소견으로서 허혈의 정도가 심할 때는 70% 내지는 그 이상의 빈도로 이상이 나타난다. 본태성 고혈압에서는 양성소견을 나타내는 것(false positive)의 빈도는 10%이하이다.

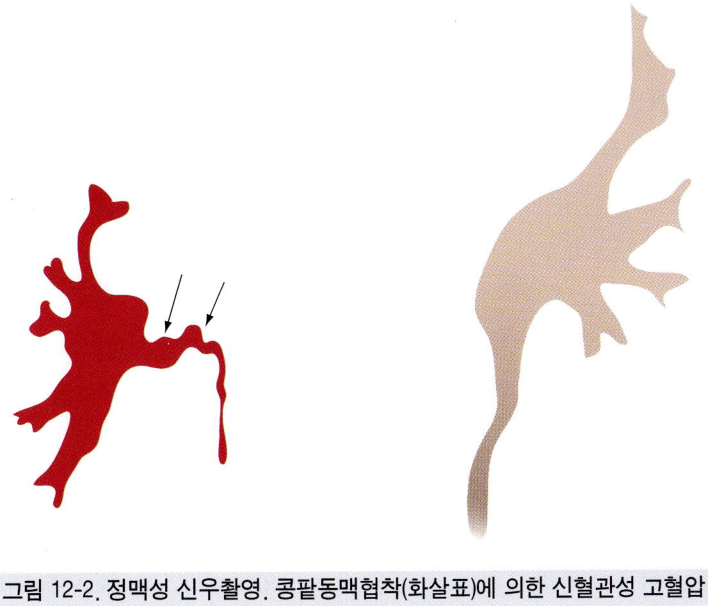

그림 12-2. 정맥성 신우촬영. 콩팥동맥협착(화살표)에 의한 신혈관성 고혈압

② 레디오 아이소톱(radioisotop) 및 레노그람(renogram)

A부분에서 C부분까지 모든 부분에도 이상이 나타날 수 있다(제 3장, 그림 3-3 참조). 패턴위에서 신실질성 질환과 구별하는 것은 곤란하다. 정맥성 신우촬영이 양성일 때는 실시할 필요가 없는데, 환자에게 주는 부담이 적어 간단하게 시행할 수 있으므로 스크리닝 검사로서의 의의는 크다.

③ 신티그람

콩팥혈류의 상태를 잘 반영하므로 환측 신장이 작고 축적이 적다

④ 콩팥동맥 촬영

콩팥동맥 협착의 유무를 확인하는데 꼭 필요한 검사이다. 스크리닝 검사가 반드시 적합하지 않더라도 의문이 생긴 경우에는 반드시 실시한다. 대동맥 촬영과 선택적 신동맥 촬영이 있는데 후자쪽이 진단적 가치가 크다.

신동맥 촬영에서 신동맥 협착의 유무와 그 정도, 부위, 병변의 성질, 부혈관 행로의 상태를 알 수 있다. 빈도가 높은 세 가지 병변의 특징을 나타낸다(그림 12-3).

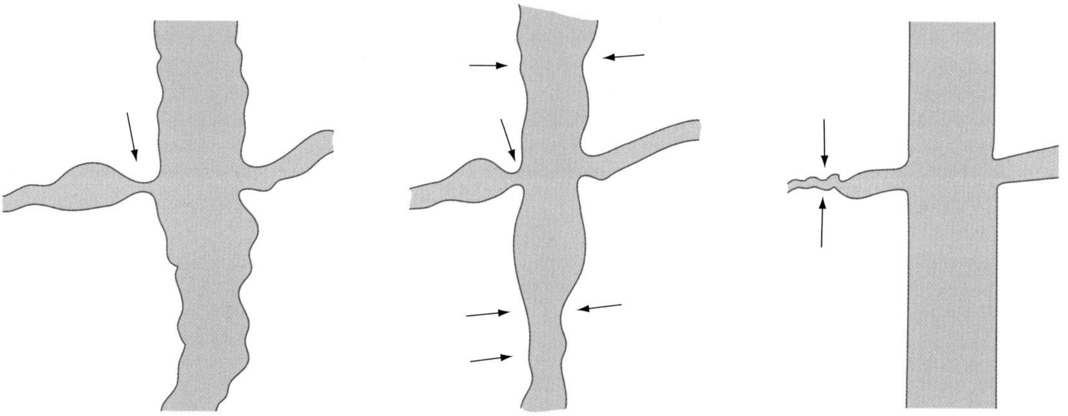

그림 12-3. 신동맥협착의 동맥촬영

⑤ 혈장 레닌 활성 혹은 안지오텐신 II 농도의 측정

말초혈액 또는 정맥혈액에서 측정한다. 대부분 방사 면역학적 방법(RI법)을 사용한다.

㉠ 말초혈액을 사용하는 경우

레닌·안지오텐신계는 식염섭취량, 체위(입 위에서 증가한다), 약제(특히 각종 강압제)에 의해서 영향 받기 때문에 조건을 일정하게 해서 측정할 필요가 있다. 저염식, 푸로세미드 투여, 선 자세에

서 분비가 증가하므로 말초혈액에서 측정하는 것이 권장된다.

신혈관성 고혈압에서는 증가하는 것이 많은데, 정상 범위라도 결코 신혈관성 고혈압이 아니라고 부정할 수 없다.

㉡ 신장 정맥혈을 사용하는 경우

신장 정맥혈을 사용한 측정은 말초혈액을 사용하는 경우보다 진단적 가치가 높다. 그리고 신혈관성 고혈압의 확정 진단과 수술적응의 결정에 매우 유용하다.

환측 신장에서 정맥혈의 레닌 활성이 건강한 측의 1.5배 이상이 되는 경우는 유의하다.

⑥ 안지오텐신 저해제의 주입시험

본증의 진단에는 최근 안지오텐신II에서 2개 아미노산을 치환한 안지오텐신II아날로그가 합성되어 이것이 안지오텐신II의 작용을 경쟁적으로 저해하는 성질을 이용하여 진단에 응용하고 있다.

임상적으로 사용되고 있는 것은 1-sarcosine, 8-isoleucine angiotensin II와 1-sarcosine, 8-alanine angiotensin II (saralasin)에서 이들 물질을 정맥주사 한 후 혈압이 내려가면 그 고혈압은 안지오텐신II 의존성이라 판단되며 진단적 가치가 높다.

⑦ 비뇨기과적 분비기능 검사

㉠ Howard 시험

좌우의 요관에서 소변을 전량 체뇨하고 다음 소견을 양성으로 한다. ⓐ 환측 신장의 소변량이 건측 신장의 소변량보다 60%이상 상승, ⓑ 소변 Na농도의 15% 이상 감소, ⓒ 소변 크레아티닌 농도의 50% 이상 상승, 분절성 신허혈인 경우는 소변량의 감소가 33~50%, 소변 크레아티닌 농도의 20~50% 증가를 문제 삼는다.

㉡ Repaport 시험

Howard 시험은 요관뇨의 전량을 채취 할 필요가 있으므로 기술적인 곤란함과 함께 환자에게 미치는 부담도 크다. 본시험에서는 소변 내 크레아티닌과 Na농도를 측정해, 세뇨관으로 부터의 Na 제거율(TRFNna)을 측정한다.

$$TRFNa = \frac{UNa \cdot V}{PNa \cdot GFR}$$

(단, UNa: 소변중 Na 농도, PNa: 혈장 Na 농도, V:단위시간 소변량, GFR: 사구체 여과치)

GFR은 내인성 크레아티닌·클리어런스와 거의 같으므로

$$GFR = \frac{Ucr \cdot V}{Pcr}$$

(단, Ucr : 소변중 크레아티닌 농도, Pcr : 혈장 크레아티닌 농도)

따라서

$$TRFNa = \frac{UNa \cdot V}{PNa \frac{Ucr \cdot V}{Pcr}} = \frac{UNa \cdot Pcr}{PNa \cdot Ucr}$$

이것을 좌우의 신장에 대해서 비교한 것이 tubular rejection fraction ratio(TRFR)이기 때문에

$$TRFR = \frac{L \cdot TRFNa}{R \cdot TRFNa} = \frac{L \cdot UNa}{L \cdot Ucr} / \frac{R \cdot Ucr}{R \cdot UNa}$$

이것이 0.5 이하 또는 2.0 이상인 경우를 생각한다. 본 시험은 허혈신에서 소변중 Na의 농도 저하와 크레아티닌 농도의 상승(세뇨관에서의 수분 재흡수 증가에 의한다)을 살펴 본 것이다.

⑧ 콩팥생검

이환콩팥과 건전한 측 콩팥 조직의 소견을 알고자하는 목적으로 실시하는데 생검 후의 출혈 때문에 부득이 하게 이환 신을 적출하게 되는 일도 있으므로 매우 신중해야 한다. 수술시의 open biopsy가 수술 후 경과와 신 조직 소견을 대비하는 목적에서 보다 많이 이루어진다.

(6) 진단

스크리닝 검사로서는 정맥성 신우촬영, 레노그람 등이 진단적 의의가 크다. 말초 혈액의 혈장 레닌 활성이 높은 경우에도 본증을 의심한다. 신동맥 촬영에서 협착이 있으면 본증은 더욱 의심되는데, 그 협착이 고혈압의 원인인지 아닌지의 판단에는 신정맥혈의 레닌 활성도 측정이 가장 도움이 된다. 비뇨기과적 신기능 검사는 환자에게 미치는 부담이 크고, 감염의 위험도 있어서, 상기의 방법으로 측정할 수 없는 경우에만 실시한다.

신장동맥의 협착이 단순히 고혈압과 공존하는데 불과한 것도 있으므로 그 협착에 병인적 의의가 있는지의 판정이 확정 진단과 수술의 적응에 관한 열쇠가 된다.

(7) 치료

내과적 치료와 외과적 치료가 있다. 외과적 치료는 연령, 허혈성 심질환이나 뇌순환 장애의 유무, 당뇨병의 유무, 신동맥 협착의 원인질환, 내과적 치료에 대한 반응 등을 참고해서 결정한다. 일반적으로 연령이 젊을수록, 심혈관 합병증이 경미할수록, 반대 측의 신 기능이 잘 유지될수록 수

술의 결과가 좋다.

외과적 치료는 신혈행 재건술을 제1선택으로 하고, 부득이 할 때는 신장 적출을 실시한다. 외과적 치료에 의한 혈압의 정상화 내지 호전은 약 50~90%이다.

내과적 치료는 본태성 고혈압 치료에 준해서 실시하는데, 레닌 분비를 억제하는 방법과 수용체 차단제의 사용으로 좋은 효과를 나타낸다.

4. 콩팥 경색

(1) 병인

신동맥 또는 그 분지의 폐색에 의한 것(동맥성 신경색)과, 신정맥 혈전에 의한 것이 있다. 전자는 신동맥의 색전, 혈전, 협착, 쇼크에 따른 혈압저하에 의한 것이다. 심내막염, 심판막증, 심장 수술 후, 동맥경화성 혈전, 폐쇄성 혈전성 동맥염, 결절성 동맥주위염, 동맥류에 의한 폐쇄 등이 있다.

(2) 병리학적 소견

피막에 저변을 갖는 노란색을 띤 쐐기 모양의 괴사층을 만들고 경계에는 백혈구와 출혈증이 나타나서 오래되면 반흔화 한다. 심장질환에 기인하는 경우는 자주 새로운 것과 오래된 경색소가 혼재하는 것을 볼 수 있다.

(3) 임상증상

적은 경색의 경우는 특별한 증상이 나타내지 않는 일이 많다. 중요한 증상은 콩팥산통과 비슷한 측복통 또는 요통으로 구역질, 구토, 발열을 동반하는 경우가 있다. 소변소견으로서는 소변단백, 혈뇨, 농뇨가 있는데 육안적 혈뇨는 적다.

혈압은 몇 일 후에 상승하며 2~3주후에는 정상화하는 일이 많다. 혈장 레닌 활성도 일과성으로 증가한다. 또 혈장의 oxaloacetic transaminase(GOT), lactic dehydrogenase(LDH)도 일과성 상승을 나타낸다. 큰 경색일 때는 신장 기능도 저하한다.

(4) 진단과 치료

신경색이 의심될 때에는 소변소견과 혈압을 체크하고 정맥성 신우촬영을 실시한다. 환 측 콩팥의 조영이 장애되거나, 그것의 영상을 얻을 수 없을 때는 더 의심스럽다. 역행성 신우촬영 소견은 이상이 없다. 진단의 확정을 위하여는 콩팥동맥 촬영을 실시한다. 혈청 GOT, LDH, 레닌 활성의 경과를 보는 것도 진단에 도움이 된다.

치료는 대부분 대증적으로 이루어지는데, 동맥촬영에서 신동맥의 폐쇄가 나타난다. 신부전의 진행이 우려될 때에는 조기에 외과적 치료를 한다.

5. 콩팥정맥 혈전

(1) 병인

신생아 또는 소아에서 설사나 구토에 따른 심함 탈수 시에 발생하는 일이 많고, 성인에서는 기존의 질환에 속발하는 것이 많다. 하지 또는 골반의 혈전성 정맥염의 파급, 종양이나 대동맥류에 의한 주위로부터의 압박, 하대정맥의 협착, 혈액질환(혈액 응고능의 항진, 다혈증, sickle cell disease), 외상, 심각한 사구체 신염, 만성 신우신염, 당뇨병성 신증, 신경화증, 루푸스 신염, 신장암, 신장 주위 농양, 이식 신장 등이다.

(2) 병리학적 소견

일 측 보다도 양 측인 경우가 많다. 성인에서는 신장 정맥 주간에서 분지에 걸쳐 발생하는 것이 많은데 소아에서는 신장 내정맥에서 발생하는 것도 적지 않다.

신정맥이 급속하고 완전하게 폐쇄되면 신장은 종대하고, 출혈성 경색을 일으킨다. 폐쇄가 서서히 발생하든가 완전하지 않을 때는 측 부 혈관행이 발달해서 신장 기능이 유지된다. 이 경우 간질의 부종과 섬유화, 세뇨관의 변성과 위축, 사구체 모세혈관 기저막의 비후가 일어난다. 전자는 소아, 후자는 성인에 많이 나타나며 신증후군을 합병한다.

(3) 임상증상

급격하게 발증한 경우는 신생아, 소아에 많다. 이때 허탈, 요통 내지 복통, 핍뇨, 혈뇨, 신장종대, 발열이 나타나고 급성신부전으로 사망하는 일도 많다. 그 밖의 경우는 신증후군에 합병, 혹은 신증후군의 원인이 될 수도 있다.

(4) 진단과 치료

임상증상에 주의하고 본증이 의심되는 경우는 우선 정맥성 신우촬영을 실시한다. 신장정맥이 급성으로 완전히 폐쇄된 경우는 조영이 얻어지지 않고, 콩팥음영의 종대가 나타난다. 일측성 신장정맥 폐쇄가 계속 되면 신장은 위축한다. 그러나 서서히 발생한 경우는 신장의 크기에 두드러진 변화가 없다. 진단을 보다 확실히 하고 싶을 때는 정맥 촬영 또는 동맥촬영을 한다.

치료는 일측성인 경우 신장적출을 고려한다. 혈전은 자주 양측성으로 발생하고, 신장 내 소정맥에 미치고 있는 경우가 적지 않으며, 신피막을 매개로 하는 중요한 측부 혈관행로에 상처를 입히지 않아야하기 때문에, 외과적으로 혈전을 제거하기에는 곤란한 점이 많다. 그러나 조기에는 혈전제거가 시도되기도 한다. 내과적으로는 항 응혈 요법, 혈전 용해제(우로키나제) 등이 사용되고 있다.

Chapter 13 전신성 질환에 따른 콩팥장애

1. 당뇨병에 따른 콩팥장애

현재 세계적으로 말기신부전 질환(end stage renal disease, ESRD)의 주원인이 되고, 그 빈도는 아직도 증가추세에 있는 당뇨병은 많은 신체 장기조직을 침습하여 심한 미세혈관병증(microangiopathy)을 초래한다. 이러한 문제점이 많음에도 불구하고 그의 병인에 대한 것은 아직도 많은 부분 확실히 모르고 있다.

당뇨병에 따른 신장애를 당뇨병성 신증이라고 하며, 여기에는 당뇨병에 특이적인 당뇨병성 신증과 그 이외의 장애로 나눈다.

1) 당뇨병성 콩팥병(diabetic nephropathy)

당뇨병에 속발하는 신 장애에서 단백뇨, 부종, 고혈압 및 진행성 신기능 저하를 주 특징으로 하는 콩팥의 병변을 당뇨병성 신증이라 부른다. Kimmelstiel과 Wilson이 부검에 의한 결절성 사구체 병변을 intercapillary glomerulosclerosis로서 보고한 이래, Kimmelstiel-Wilson's disease 또는 diabetic glomerulosclerosis 라 불리는데, 이들은 병리학적 명칭이기 때문에 임상적으로는 당뇨병성 신증이라 고 부른다.

2) 콩팥의 조직학적 변화

표 13-1 처럼 콩팥에 여러 가지의 병변이 확인되는데 이를 당뇨병성 신경화라 부른다.

(1) 사구체 병변

① 결절성 병변

사구체 루우프 말초부의 중앙에 구상의 균질인 에오신호성 병변이 확인된다. 주변부에 세포성분을 갖는 것도 많다. 이는 Kimmelstiel, Wilson에 의해 최초로 기재된 병변으로 당뇨병성 신경화의 약 50%에서 나타나는 특이적 소견이다.

② 미만성 병변

메산쥼 기질의 증식과 GBM의 비후가 비만성으로 나타나는 당뇨병성 신경화의 기본형으로 비특이적이다. 전술한 결절성 병변을 동반하는 경우와 그렇지 않은 경우가 있는데, 일반적으로 결절성 병변만을 나타내지는 않는다. 결절성 병변은 비만성 병변의 진전된 상이라고도 생각되지만 확실한 것은 아니다.

③ 삼출성 병변

강한 에오신호성을 나타내는 균등한 반월모양의 구조물로, 결절성 병변과 달리 세포핵은 포함되지 않는다. 사구체 모세혈관 측에 나타나는 것은 fibrin-cap이라 불리는데 이는 진행된 당뇨병성 신경화이다. 마찬가지의 소견은 동맥경화성 신경화, SLE에서도 나타나는데 비 특이적이라 생각된다. 보우만낭 측에 나타날 때는 capsular cap 이라 불리며, 이것은 당뇨병성 신경화의 특이적병변이라고 생각되는 것이다.

(2) 혈관 병변

대부분의 증례에서 동맥경화와 세동맥 경화가 확인된다. 가장 두드러진 소견은 수입세동맥과 수출세동맥의 초자양 비후이다.

(3) 세뇨관

근위세뇨관에 공포화, 지방침착이 나타난다. 사구체 병변, 혈관 병변의 진행에 따라 세뇨관 위축이 있다. 반세기전에는 근위세뇨관 직부로의 글리코겐 침착이 당뇨병의 특이한 소견이었다.

(4) 간질

사구체 병변, 혈관 병변의 진전과 함께 간질의 섬유화, 염증세포 침윤이 나타난다. 이들의 병변은 당뇨병으로 병발하기 쉬운 신우신염, 유두괴사에 의해 더욱 악화된다.

표 13-1. 콩팥의 조직학적 변화

사구체 병변	: 결절성 병변(Kimmelstiel-Wilson) 미만성 병변, 미세 동맥류, 삼출성 병변
동맥 병변	: 세동맥 초자화(수입 · 수출 세동맥), 중소동맥 경화
세뇨관	: 글리코겐 침착(Armanni-Ebstein)
간질	: 신우신염, 유두괴사

3) 당뇨병성 신증 병태생리

당뇨병성 신증은 제 1형 당뇨병 시 40~50%에서, 제 2형 당뇨병 시는 10~20%에서 발생한다. 그러나 제2형 당뇨병의 유병률이 제 1형보다 더 높기 때문에 각각에서 말기신부전이 발생하는 환자의 절대적인 수는 거의 동일하다. 당뇨기간이 10년이 되기 전까지는 지속적 단백뇨가 잘 오지 않으나 20년째부터는 지속적 단백뇨가 아주 잘 발생한다. 당뇨기간이 25년 이상이 된 경우에는 지속적 단백뇨의 누적 발병률이 46%로 증가한다. 당뇨환자에게 지속적 단백뇨의 출혈은 위험 신호이다.

4) 실험적 증거

당뇨병 시 사구체 손상의 예방을 위한 계획된 전략은 당뇨병이 활성화되지 않은 시기(silent year)에서 수립되어야만 한다. 만일 엄격한 혈당과 혈압의 조정을 늦게 시작한다면 기능하고 있는 사구체들을 보존할 수가 없어 당뇨병성 신증으로부터 보호할 수 있는 가능성이 적어진다.

1952년에 Fiaschi 등은 당뇨병 환자에서 안정된 대사조절 하에서 정상보다 높은 사구체여과율(supernormal GFR) 을 보고하였는데 이 현상을 초여과(hyperfiltration) 라 한다. 또 Mogensen은 11명의 젊고, 최근에 발견된 제 1형 당뇨 환자들에서, 비슷한 연령을 가진 정상인에 비해 40%의 GFR 증가를 보고하였다. 제 1형 당뇨병에서는 신장의 크기, 사구체의 직경, 세뇨관의크기 및 사구체의 모세혈관 여과 표면적들이 모두 약 1/3 정도 증가되어 있었다.

Streptozotocin 으로 유발한 당뇨병 rats에서, 고혈당 시 사구체 비대가 발생하는데, 인슐린 치료로 고혈당을 교정하면 신장과 사구체에 오는 변화를 예방할 수 있었다. 당뇨병 시 사구체 손상에 대하여는 2개의 다른 기전이 있다. 즉 고혈압으로 인한 단백질변성과 사구체내의 고혈압(intraglomerular hypertension)이 나쁜 영향으로 일어난다.

당뇨병에서 초여과와 그와 관련된 신장 내부의 고혈압은 지속적으로 사구체에 병적 손상을 일으키는 원인이 된다. 이런 소견을 지지하는 것은 정상 rats에서 5/6이 신장 절제 후 잔여 콩팥에서 보이는 보상적인 변화가 streptozotoxin으로 유발한 당뇨병 rats에서 관찰된 소견과 아주 비슷하다는 것이다. 이들 rats 에서는 증가된 single nephron glomerular flow와 압력을 보이는데 이런 증가된 flow와 압력이 사구체의 선택적 투과성(permselsctivity)에 변화를 초래하여 초기에 단백뇨의 증가를 초래하고 나중에는 형태학적 변화를 야기한다고 주장하고 있다. Streptozotocin 유발 당뇨병 rats의 신장은 mesangium이 팽창되고, 사구체기저막(GBM)은 두꺼워진다. GBM 비후와 여과 표면적의 감소가 종국에는 국소성, 분절성의 사구체 경화로 진전된다.

Streptozotocin 유발 당뇨병 rats에서 인슐린으로 고혈당을 조절하면 일련의 사구체 병변을 억제할 수 있다. 즉 고혈당증은 초여과를 야기하기 때문에 사구체 병변을 유발할 수 있는 것이다. 그러므로 정상 혈당을 유지하는 방법으로 신병변의 진행을 막아야만 한다. 고혈당 또는 고단백 섭취로 인하여 만들어지는 GFR의 증가는 정상 사구체에 손상을 주기 때문에 고단백 섭취의 제한은 당뇨병 환자나 콩팥기능 감소가 예견되는 다른 질환 환자에게는 현명한 조치가 될 수도 있다.

5) 당뇨병성 신증의 발생기전

당뇨병성 신증으로의 발생과 진행에 고혈당과 인슐린 부족이 단순한 결정인자가 아니고, 사구체 내 혈역학의 변화가 중요한 기여를 하는 것 같다. 현재 임상적 및 실험적 증거를 종합해 볼 때 사구체 관류압 증가가 점진적으로 사구체의 경화를 일으키는 원인으로 시사되고 있다. 이런 관점에서 Hotetter 등은 조기 당뇨병 시 정상 이상의 GFR은 신병증으로의 진행에 중요한 역할을 한다고 제시하였다. 즉 당뇨병 시 혈역학적 변화는 신병증 발생에 기본적인 결정인자라기 보다는 사구체를 변조하는데 영향을 주는 것 같는 것이다. 그림 13-1은 당뇨병성 신증의 발생기전의 가설을 종합한 것으로써, 당뇨병 상태에서 동반되는 어떤 호르몬 또는 대사결합, 예컨대 인슐린 결핍상태나 고혈당증으로 GBM의 점진적인 비후, 혈관 간 기저물질의 팽창 그리고 단백여과의 증가를 초래하게 된다. 신병증 초기에는 미소알부민뇨가 선택적으로 증가하지만, 병이 진행될수록 단백뇨가 출현하고, 사구체 경화가 발생함으로써 심한 단백질뇨로 인하여 신증후군이 발생하게 된다.

표 13-2. 당뇨병성 신증의 진행

단계별 병기	질병계시(년) 병기	사구체여과율	단백뇨	고혈압	조직학적 소변
1	진단시	심히 증가	없음	없다	사구체 비후
2	2~3	증가	간혹 미세단백뇨	없음	초기GBM두꺼움
3	10~15	증가~정상	지속적 미세단백뇨	경계선	메산지움 평창
4	15~20	감소	신증후군 초래	있다	사구체 폐쇄
5	25~30	심히감소	말기 신부전	있음	사구체 파괴

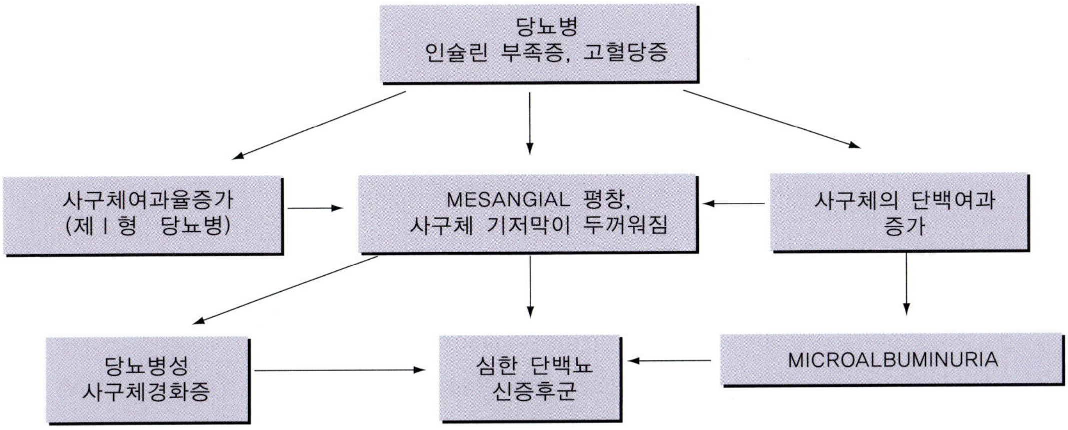

그림 13-1. 당뇨병성 신증 발생의 기전

(1) 당뇨병성 신증의 임상상

당뇨병성 사구체질환 특히 사구체 경화가 가장 특징적 변화인데 당뇨병성신증은 표 13-2 에서와 같이 임상적으로 5단계로 나누며, 신장 손상의 형태학적 소견은 수년간 임상적 증상 이전에 현저한 변화를 초래한 것이다.

① 제 1단계

진단 시 심한 신장비대와 기능항진이 있고, 신장이 현저하게 커져 있으며, 그림 13-2에서 보는 바와 같이 사구체 여과율은 정상보다 증가되어 있는 단계이다. GFR을 혈당조절로 감소하지만 정상보다는 높은 상태로 남아있다.

② 제 2단계

당뇨병성 사구체 질환의 조직학적 변화가 진단 후 2~3년에 시작되나 보통 이상적 증후는 나타나지 않는다. GFR는 증가되어 있고, 혈당조절이 안 되는 기간 동안에는 microalbuminuria가 가끔 출현한다. 이 단계는 가끔 10년 또는 그 이상 지속된다.

③ 제 3단계

이 단계는 초기 당뇨병성 신증으로써 진단 후 10~15년간에 일어난다. 형태학적 변화는 더욱 진행되고, microalbuminuria가 지속적으로 나온다. 심한 운동 후 혈당 조절이 안 되는 기간을 제외하고는 일반적 소변검사 상 소변단백은 없다. 심한 운동 후 혈당이 조절 안 되는 기간을 제외하고는 일반적으로 소변 검사상 소변단백은 없다. 이 단계에서 엄격한 당뇨 조절이 이루어지면 microalbuminuria는 가역적이다. 따라서 당뇨조절이 엄격히 이루어지면 당뇨병성 신증의 예방의

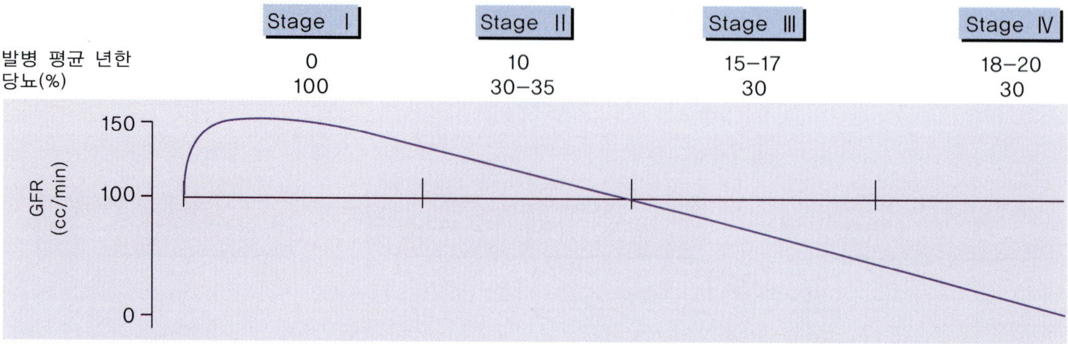

그림 13-2. 제1형 당뇨병성 신증의 임상경과(GFR증가는 단백뇨가 출현하기 전에 있고, 단백뇨는 고질소혈증전에 전형적으로 출현하며 인슐린이 필요로 하는 최초의 시기와 말기신부전 발생시기와의 기간은 20년이 된다).

가능성을 내포하고 있다. GFR은 약간 상승되어 있는 상태이나 전신혈압이 가끔 증가하기 시작하는 단계이다.

④ 제 4단계

이 단계는 임상적 신증으로써 당뇨병발생 15~20년 후에 환자의 30~50%에서 발생한다. 단백뇨가 흔히 나타나고 또 심하게 증가하여 신증후군을 유발시킬 수도 있다. GFR은 감소하기 시작하는데 정상적으로 1개월에 약 1 ml/min 의 속도로 감소한다. 이때는 엄격하게 당뇨를 조절하여도 신병증의 진행을 억제할 수 없다. 이때는 현저한 신병증과 망막증의 발생이 밀접한 상호관계를 가지게 된다.

⑤ 제 5단계

이 단계는 말기신부전으로써 당뇨 진단 후 25~30년에 발생하는데, 신장이외의 다른 합병증도 흔히 발생한다.

(2) 당뇨병성 신증의 진행과정

제 1형 당뇨병 환자의 조직학적 소견은 동일하나 당뇨병성 신증의 임상적 경과는 서로 다르다. 제 2형 당뇨 환자는 제 1형과 비교했을 때 단백뇨의 출현이 일찍 발생하나 신증후군의 발생이 적고, 신부전으로의 진행이 보다 서서히 온다. 당뇨병성 신증의 자연경과는 제 1형 당뇨에서 발병이 시작되는 단계라는 진단의 결정이 쉽기 때문에 제 1형 당뇨병 환자에 대하여 주로 논하겠다.

① 미소알부민뇨의 초기의 신증

당뇨병 시 소변 내 알부민이 소량 발견되는 것을 미소알부민뇨(microalbuminuria)라고 하는데,

이는 단백 배설량이 15~150 μg/min(25~250 mg/24 hr)로서 일반 소변 검사 상으로는 단백이 검출되지 않으나 radioimmunoassay나 ELISA로 검출되고 임상적으로 신병증의 발생을 예측하는 유일한 지표이다. 총 소변 내 단백 배설이 정상의 3~4배로 증가되었을 때는 표준검사에 양성으로 나타나는데, 이는 24시간에 250 mg 이상이 배설됨을 의미하고, 그 중의 당뇨병성 신증 시는 배설된 소변의 50%가 알부민이다. 당뇨병 경과 중 어느 때건 소변 내 알부민 배설이 증가한다는 것은 신병증으로 진행이 되는 가능성의 신호라는 것을 염두에 두어야 하는데, 신부전으로 발전할 위험성은 소변 내 알부민 배설이 없는 당뇨병 환자보다 소변 내 알부민 배설이 소량이라도 있는 당뇨병 환자에서 20배나 된다. 미소알부민뇨가 발생하여 신증후군이 발생할 때까지 소변 내 알부민 배설은 점진적으로 그리고 꾸준히 증가되어 나타난다.

처음 발견된 제 1형 당뇨병 환자는 신장의 기능적 이상은 소변 내 알부민 배설이 증가하는 것인데, 보통 혈당 조절을 잘하면 정상으로 된다. 즉, 초기 당뇨병의 기능적 소변단백은 GBM의 electrical charge의 변화 때문이라고 설명하고 있는데, 양으로 하전 된 입자들인 양이온은 사구체 모세혈관벽을 쉽게 통과하나 음이온 입자들은 같은 크기의 중성 입자들보다 쉽게 통과하지 못한다.

이병 기간이 짧은 제 1형 당뇨병에서는 사구체 pore radius가 54~55 Å의 크기인데, 이는 비당뇨병의 pore크기와 비슷하다. 인간에서 알부민 분자의 크기는 사구체 모세혈관벽의 pore 크기보다 더 작으나, 알부민이 음으로 하전 되어 있고, GBM이 정상적으로 음으로 하전 되어 있으므로 정전기적으로 서로 반발하게 된다.

Heparan sulfate proteoglcan이 GBM의 음 전하를 형성하므로 이 물질의 감소가 GBM의 정전기적인 성질의 변조를 야기하여 단백뇨를 일으킬 수 있다. 실험적으로 rat GMB으로부터 heparinase로 heparan sulfate를 제거했을 때 알부민의 투과성을 증가시킨다. 당뇨병성 신증에서는 조기에 GMB의 음전하 입자들이 감소하거나, 없어지고 후기에는 물리적 손상이 겹치게 되어, GMB에서 알부민이 빠져 나온다. 당뇨병성 신증 시 사구체벽이나 mesangium내에 큰 분자량의 물질, 면역글로부린, 면역성 순환응집 물질들이 쌓인다. 이런 혈장 조성물의 침착은 혈관 간 기저물질(mesangial matrix)의 생성을 자극하여 diffuse 혹은 nodular 한 모세혈관 간 사구체 경화를 유발하는 것으로 생각된다. 당뇨병성시 메산쥼은 신경말단, 평활근, 그리고 angiotensin II 수용체를 가지고 있기 때문에 평활근의 현저한 증가로 인하여 점차 확장된다. 당뇨병 신장의 기능적 및 혈역동학적 변화의 일부는 mesangial의 수축력 때문이며, 이는 angiotensin 및 prostaglandin 분비와 대사에 영향을 미치기 때문이다. 정상적으로는 mesangium은 macromolecules를 청소하는데, 이는 mesangium의 말초에서 juxtaglomerular 기구 및 원위세뇨관 세포로 intercellular channel이 되어 통과하기 때문이다. Mesangium에서 macromolecule의 청소에 장애가 오는 것은 당뇨병 유발 rats에서 증명된 사실이다.

② 명백한 단백뇨

Dipstick 검사로 발견되는 단백뇨는 당뇨병이 10~15년 경과된 경우 일상의 소변에서도 알아 낼 수 있다. 계속해서 나타나는 소변단백은 인슐린 치료 20년째까지 당뇨병 환자의 약 50%에서 출현한다. 제 1형 당뇨 환자에서 지속적인 소변단백은 1~5년 사이에서 출현한다. 지속적으로 소변단백이 있는 것은 azotemia가 임박했다는 예고로서 나쁜 징조이다. 그러나 제 2형 당뇨병 환자에서는 지속적으로 소변단백이 발견되는 것에 대하여 명확하게 설명하고 있는 것이 적은데, 이는 제 2형 당뇨병 환자들 대부분이 나이가 많기 때문이며, 나이가 많은 사람의 신경화증은 그 자체가 소변단백의 원인이 된다. 즉 500 mg 이상의 알부민이 매일 배설되는 것은 사구체의 경화와 밀접한 관계가 있다.

③ 신증후군

제 1형 또는 제 2형 당뇨병시 사구체 경화가 진행하여 24시간 동안 3.5 g 이상의 소변단백이 배설되고, 저알부민혈증이 동반될 때를 당뇨병성 신증후군이라고 규정한다. 염분과 수분의 저류 때문에 10~20 kg의 체중이 점차 증가함으로써 체액량이 증가한다. 당뇨병성 신증이 있으면 90% 이상에서 망막증이 있으므로 망막증이 발견되지 않으면 당뇨병보다는 다른 신장질환의 원인을 의심하게 한다. 따라서 신생검은 안저소견이 정상일 때, 또는 소변 검사 상 적혈구 원주세포가 발견될 때 고려해야 한다.

④ 콩팥부전

제 1형 당뇨병은 GFR이 첫 10~15년간은 정상보다는 높다가 평균 3~5년 기간이 넘으면 감소하게 되고 결국은 요독증으로 발전한다. 제 1형 당뇨병에서 신장이 그 기능을 상실하는 비율에 변화가 많기 때문에 개개 환자의 GFR 감소를 시간의 경과에 따라 creatinine 치의 역수치(1/cr)로 하여 도표로 나타낼 수 있다. 이런 방법으로 제 1형 당뇨병 시 azotemia가 발생할 때까지는 평균 17.3년이 걸리고, 이때는 신장 reserve의 75%가 최소한 상실된 상태이다. 첫 10년간의 당뇨병성 콩팥손상은 임상적으로 사구체 초여과나 신증후군을 일으키는 단백뇨가 없는 정적기간이다. 당뇨병성 신증후군 시 전형적으로 매일 4~8 g의 단백이 배설되는데, 소변 단백량이 20~30 g 정도로 증가할 수도 있다. 당뇨병성 신증후군 시 체내의 수분 저류는 때로 심각하게 많을 때도 있다. 이때 10~30 kg의 수분 저류가 나타나면 하지부종, 복수 및 늑막삼출액이 발생한다. 이와 같은 심한 수분 저류는 중증의 고혈압과 호흡곤란을 발생시킨다. 이 때 강력한 이뇨제를 사용하는 치료는 혈관 내 순환량이 적어지기때문에 azotemia가 발생하고, 남아 있는 신장 기능마저도 더욱 악화될 수 있다. GER이 20 ml/min이하로 감소된 당뇨병 환자는 이화작용이 심해지고, 여러 가지 다른 질환에 이환이 잘 된다. 당뇨병성 신부전시는 비당뇨병 때보다도 조기에 혈액투석요법을 실시해야 한다. Creatinine 청소율이 10 ml/min 로 하강된 당뇨병성 신증 환자들은 직장에서나 집에서 생활하는데 혈액투석의 도움 없이는 지탱하기가 어렵기 때문이다.

주의해야 할 것은 제 1형 및 제 2형 당뇨병 시 신장에서 인슐린의 이화작용이 감소되어 있기 때문에 인슐린 주사 후에 심한 저혈당증이 발생하는 원인이 된다는 점이다. 그리고 신부전으로의 진행을 막기 위하여 먼저 고혈압과 고혈당을 조절해야 하는데 이때 환자 자신이 적극적으로, 그리고 꾸준하게 참여해야 만이 소기의 목적을 달성할 수 있을 것이다.

결론적으로 Friedman이 제시한 제 1형 당뇨병성 신증의 임상적 경과의 특성을 보면, 정상보다 높은 GER이 장기간 잠복기로 있다가 비교적 빠른 속도로 발생하는 단백뇨 → 신증후군 → azotemia → 말기신부전으로 진행하는 경과를 밟는다. 대개는 명백한 단백뇨 발생 후 약 2년 만에 조기 신부전증이 오고, 5~6년 내에 말기 신부전이 발생하게 된다.

(3) 진단

당뇨병성신증의 처음 증상은 단백뇨이다. 성인형 당뇨병은 보통 당뇨병 발증 20년 이후에 당뇨병성 신증후군이 나타난다(그림 13-2).

(4) 예후

당뇨병성 신증의 발생빈도는 약년성 당뇨병에 많고, 신증의 합병을 갖는 것은 갖지 않는 사람보다 예후가 불량하다. 신장병으로 인한 사인 중 약 2/3는 당뇨병성 신증에 의한 것으로 약년성의 당뇨병 중 약 30%는 본증으로 사망한다. 제 1형 당뇨병의 이병기간과 단백뇨 및 고 질소혈증 발생빈도를 그림 13-3에 나타내었다.

(5) 치료

현재까지는 병인이 명확하게 밝혀지지 않아 콩팥병변의 진전을 확실하게 저지하는 방책은 없다. 그러므로 대증적 요법에 의지할 수 밖에 없는 형편이다.

당뇨병의 조절과 콩팥병변의 진전과의 사이에 명확한 상관관계는 나와 있지 않지만, 현재의 당뇨병 치료법에서는 항상 혈당을 정상으로 유지하기란 불가능하다. 그런 의미에서 인공췌장 내지는 췌장이식으로 완전한 혈당의 정상화를 기함으로써 해결될 문제이다.

말기신부전시에는 혈액투석, 복막투석, 신장 이식이 시행되고 있는데, 혈액투석은 고도의 혈관합병증으로, 복막관류는 단백누출과 쉬운 감염 때문에, 그리고 신장 이식은 부신피질 호르몬 장기간 투여를 필요로 하기 때문에, 이러한 치료가 불리한 점이 되기도 한다. 이 3자 요법 중에서는 CAPD의 예후가 비교적 양호한 편이다.

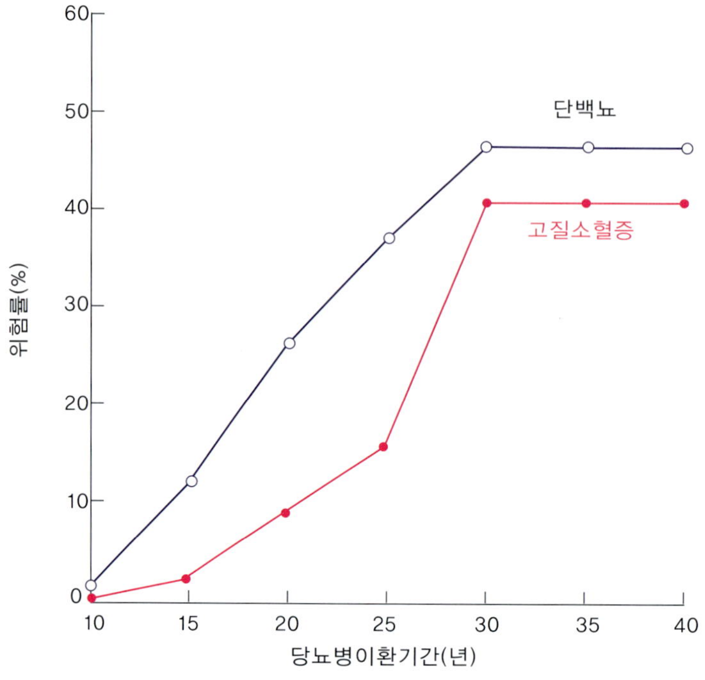

그림 13-3. 젊은층 당뇨병 환자의 신증발생 누적위험률

6) 당뇨병성 신증이외의 콩팥

(1) 신우신염(요로감염증)

당뇨병에서 신우신염 합병은 높다. 합병이 높은 빈도로 나타나는 이유는 ① 당뇨병에 따른 쉬운 감염성, ② 당뇨가 세균번식에 대해 양호한 배지가 될 수 있음, ③ 당뇨병성 신경화에 의한 신혈류의 감소, ④ 당뇨병성 신경장애로 신경인성 방광(neurogenic bladder)에 의한 하부요로 통과 장애 등을 들 수 있다.

치료는 당뇨병을 완전하게 조절하여 당뇨를 감소시키는 것과, 세뇨관 배양을 지표로 한 적절한 항생물질의 투여이다. 신경인성 방광을 포함한 하부요로 통과 장애에는 충분히 유의할 필요가 있다. 신경인성 방광이 있으면, 치골상부 압박에 의해 완전배뇨를 시행해야 한다.

(2) 유두괴사

유두괴사는 신수질 및 유두의 허혈성 괴사이다. 당뇨병, 신우신염, 폐쇄성 신증, 진통제 남용(특히 페나세틴), 겸상 적혈구빈혈, cyclophosphamide 중독 등에서 발생한다.

요통, 신선통, 배뇨 시 통증, 오한 등의 증상이 발현된다. 소변검사에서는 적혈구, 백혈구가 나타나고, 요로 감염증의 합병이 있으면 세균뇨이다. 유두조직이 확인되는 것도 있으며, 콩팥기능은 급

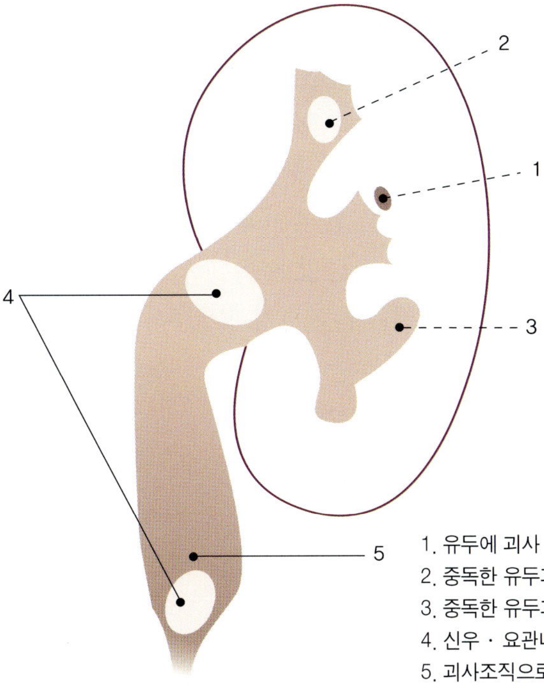

1. 유두에 괴사 형성 초기상
2. 중독한 유두괴사, 괴사조직은 원래위치로 간다(ring sign)
3. 중독한 유두괴사, 신배는 파괴, 변형확대가 두드러짐
4. 신우 · 요관내에 잔존하는 괴사조직
5. 괴사조직으로부터 가져온 요과폐쇄와 요관확장

그림 13-4. 유두괴사의 신우 촬영상

속도로 저하된다. 중독한 경우는 처음부터 무뇨가 된다. 경정맥 신우촬영에서는 유두의 결손, 유두부의 해리, 신우 및 요관 내에 괴사조직의 존재가 나타난다(그림 13-4). 시간이 지나면 괴사부는 석회화된다.

치료는 요로감염증이 합병되고 있으면 조기에 신속히 치료한다. 괴사조직에 의한 요로 폐쇄가 있으면 외과적으로 처리한다. 조기에 치료 하지 않으면 말기 신부전으로도 진행한다.

2. 아밀로이드시스에 따른 콩팥장애

(1) 발생병리

아밀로이드시스(amyloidosis)에는 여러 가지 기초질환에 속발하는 2차성 아밀로이드시스와 원발성 아밀로이드시스 그리고 특수한 것으로서 다발성 골수종에 합병한 것과 가족성 아밀로이드시스가 있다. 일반적으로 2차성 아밀로이드시스에서는 간, 비장, 부신 등 실질장기로의 아밀로이드 침착이 두드러지고, 1차성 아밀로이드시스에서는 결합조직(심장·소화관·혀·비장)으로의 아밀로이드 침착이 주류를 이룬다. 그러나 1차성에서도 신장, 간으로의 침착이 35%이상에서 나타난다. 골수종에 합병한 아밀로이드시스의 아밀로이드 침착은 1차성과 유사하다. 2차성 아밀로이드시스는 폐결핵, 만성 류마티스 관절염, 기관지 확장증, 골수염, 궤양성 대장염, Crohn씨병 등의 광범위한 만성 질환에 속발한다.

콩팥은 아밀로이드 침착에 의해 커지게 되는데 말기에는 정상 내지는 축소하는 경향도 있다. 아밀로이드 침착은 주로 사구체 및 소동맥에 나타나고, 세뇨관에서 확인되는 것은 적다. 사구체 병변은 초기에 메산지움으로의 미만성, 결절성 침착과 GBM으로의 약간의 침착이 나타난다. 진행하면 당뇨병성 신경화와 유사한 결절성 병변을 나타내는데, 결절성 병변주위의 세포성분은 적다. Congo red, methyl violet, thioflovin T 로 염색된다. 아밀로이드 침착기전은 불명확하다.

(2) 임상상

① 빈도

신장애 아밀로이드시스는 젊은 층에서 고령자까지 광범위하게 나타나며, 특히 40~50세에 자주 발생한다. 평균 호발 연령은 가족성, 2차성, 1차성의 순으로 높아진다. 성별차이는 없다.

② 임상증상

원인질환에 의한 증상은 2차성 아밀로이드시스에 의하며 신외성 증상은 심장, 소화관 등이 있다.

콩팥병변에 의한 증상으로는 소변 단백량이 많고, 자주 신증후군을 나타낸다. 혈뇨는 적다.

세뇨관 기능장애는 소변 농축력 저하, 산배설의 저하(RTA)가 조기부터 확인된다. 그리고 종래에는 고혈압 합병률은 적었는데 최근에는 많아졌다.

만성으로 경과하여 말기 신부전에 이르고 신동맥 혈전증의 합병률이 높고 합병하면 급성 핍뇨성 신부전이나 신증후군의 악화를 초래한다.

(3) 진단

표 13-3은 아밀로이드시스에 의한 신장애의 진단기준이다.

(4) 치료 및 예후

아밀로이드시스에 대한 특이적 치료법은 없다. 부신피질 호르몬은 효과가 없고, 사구체 경화를 촉진시킴으로 사용을 금지하고 있다. 2차성원인에 대해서는 원인질환의 치료를 실시한다.

가끔 자연히 좋아지는 증례가 있으나, 다수는 수 년 안에 사망한다. 직접 사인은 말기 신부전, 심부전 및 원인질환에 의한다.

표 13-3. 콩팥장애 아밀로이드시스의 진단기준

확정: 지속적인 단백뇨
　　신생검상 특징적 전자현미경상 또는 아밀로이드 염색상
가능성이 높다 :
　　원인질환의 존재
　　단백뇨, 또는 소변농축력 저하
　　콩팥이외의 장기로부터의 조직학적 아밀로이드 증명
가능성이 있다 :
　　원인질환의 존재
　　고혈압
　　콩팥이외의 장기로부터의 조직학적 아밀로이드 증명

3. 악성 종양에 따른 콩팥장애

악성 종양에 공통으로 나타나는 콩팥장애 발생기전은 표 13-4와 같다. 다음은 각 종양에 비교적 특이적으로 생각되는 사항에 대해 기술한다.

표 13-4. 악성종양에 따른 콩팥장애의 원인

종양자체에 의한 영향:
　　신후성 폐쇄
　　신동맥 압박, 폐쇄
　　콩팥조직내로의 전이, 침윤
신장 아밀로이드시스의 합병 :
요산결석, 고 요산혈증성 콩팥장애(특히 백혈병의 치료에 따라)
고Ca혈증성 신증(골수종, 신장암, PTH생성 종양 등)
전해질 이상, 특히 ACTH생성 종양에 의한 저K혈증
면역복합체 질환 : CEA 등
치료에 따른 영향 :
　　방사선 치료 후 신장장애(radiation nephritis)
　　항암제 사용 후의 고요산혈증
　　남성 호르몬 사용 후의 고Ca혈증

(1) 악성 림프종(malignant lymphoma)

악성 림프종에서는 종양세포가 콩팥으로 직접 침윤이 되는 일도 있다. 일반적으로 종양세포 침윤은 간질에 국한하여 신부전을 일으킨다. 또 Hodgkin 병에서는 신장 아밀로이드시스의 합병 외에 미세변화군과 유사한 신증후군의 합병이 보고되었다. 이것은 Hodgkin 병의 병세와 상관하여 Hodgkin 병의 관해(remision)에 따라 신증후군도 관해된다.

(2) 골수종(myeloma)

골수종은 신증후군, 신부전을 초래하는데 표 13-4처럼 신장 아밀로이드시스, 고Ca 혈증성 신증에 의한 것이 많다. 신장 아밀로이드시스는 골수종의 6~15%로 합병하여 골수종 사구체 병변의 원인이 된다. 이때의 단백뇨는 Bence Jones 단백이 아니다.

간질병변으로서 myeloma kidney 라 불리는 특이상이 자주 관찰된다. 세뇨관은 위축하고 세뇨관강에 상피성 다핵세포(syncytium)나 큰 세포로 둘러싸인 에오신 호성의 원주형성이 나타난다. 이들 원주는 형광항체법으로 kappa, lambda, Bence Jones 단백이 증명된다. 간질에도 큰 세포의 침윤이 증명된다.

임상적으로는 간질장애로서의 농축력 저하, 근위형 세뇨관성 산혈증이 나타나고, 때로는 신부전을 가져온다. 이것은 원주에 의한 신내성 폐쇄도 그 원인의 하나라고 생각된다. 경정맥 신우촬영 후에 급성 핍뇨성 신부전을 가져오는 경우가 있다. 당초에는 조영제와 Bence Jones가 응집하여 발증하는 것이라고 추정되었는데 확증이 없으며, 오히려 고Ca 혈증이 관여한다고 일컬어진다. 따라서 신우촬영 전에 충분히 수액을 투여하는 것이 바람직하다.

(3) 암(carcinoma)

암 특히 복강내암에 따른 장애는 원발소 또는 전위소로부터의 신후성 폐쇄, 수술후 합병증에 따른 신후성 장애가 주요하다. 신장으로의 전이는 드물며, 기관지암, 직장암, 대장암, 갑상선암 등이 보고되고 있는데, 신부전을 초래하는 것은 드물다. 직장암, 위암, 간암 등 각종 암에 막성 신증과 유사한 조직상을 갖는 신증후군이 있다. 암과 관계한 immune complex disease 라 생각되어 항원으로서 CEA(carcinoembryonic antigen)가 증명되기도 한다.

4. 이상 단백혈증에 따른 콩팥장애

(1) 매크로글로블린 혈증(macroglobulinemia)

림프계 세포증식과 IgM의 증가를 주 특징으로 하는 질환으로, 사구체 병변을 병발한다.

소변단백은 높은 빈도로 나타나는데 Bence Jones 단백과 관계한다. 신증후군과의 합병도 가능하며 이때는 신부전과의 병발이 많다.

사구체 병변에는 조직학적으로 빈도는 낮으나 특이적으로 루우프 내 침착이 나타난다. GBM의 내피 측에 균등한 에오신 호성물질로서 확인되며, 심하게 되면 모세관강을 폐쇄한다. 드물게는 아밀로이드시스 합병이 확인되는 것도 있다. 간질조직에는 단핵구 세포침윤이 두드러진다.

치료로서는 plasmapheresis, 면역억제제가 사용된다.

(2) 양성 단크론성 면역 글로블린 혈증(benign monoclonal gammopathy)

임상적으로는 건강인과 변함없이 IgG, IgA, IgM 등 단크론성 면역 글로블린의 혈중농도 상승을 초래하는 질환이다.

약간의 단백뇨, 혈뇨가 나타나고 가끔 신증후군도 나타난다. 신부전으로 진행하는 것은 드물다. 그러나 Verroust 팀은 7례 중 4례에서 신증후군, 5례에서 만성 신부전을 확인하였다.

사구체 병변은 일반적으로 미소해서 혈중에 상승한 면역 글로블린에 상당하는 것이 GBM하에 침착한다. 보체계의 관여는 없으며, 신장 아밀로이드시스가 나타나는 것도 있다.

(3) 본태성 크리오글로블린혈증(essential 〈mixed IgG-IgM〉 cryoglobulinemia)

SLE, 다발성 동맥염, 만성 감염증, 골수종, 매크로글로블린 혈증 등에서 한랭노출 시 응집하는 면역 글로블린이 출현할 수 있는데, 원인 질환이 없이 그와 같은 면역 글로블린이 출현하는 것을 원발성 크리오글로블린 혈증이라 부른다. 이때의 면역 글로블린으로서는 여러 가지가 존재할 수 있는데 IgG와 IgM의 혼합이 가장 많다.

이 외의 증상으로서는 자반병, 관절통, 레이노 현상, 용혈성 빈혈, 다발성 신경염, 간비대 등이 있다. 신장 증상은 다채로워서 무증후성 단백뇨, 신증후군부터 급성 핍뇨성 신부전까지 있다. 후자는 한랭으로 노출한 후에 발현된다. 신장애는 크리오글로블린 농도가 1 g/100ml 이상일 때에 빈발한다. 사구체의 조직학적 병변은 미만성 내피성 신염의 상을 나타내고, 심하게 되면 상피성 증식, 반월체 형성을 본다. 형광항체법에서는 크리오글로블린에 상당하는 면역글로블린과 C3가 GBM을 따라 과립상으로 침착한다. Plasmaphersis으로 크리오글로블린 혈중농도를 저하시킴으로써 임상적 관해를 얻을 수 있다고 일컬어진다.

5. 간장질환에 따른 콩팥장애

간장과 콩팥이 관련된 병변은 표 13-5처럼 다양하며, 종래부터 이들 일부 또는 모든 것을 포함해서 간장콩팥 증후군(hepatorenal syndrome)이라 불리었다. 그러나 학자에 따라 정의가 달라지고 있으나 여기서는 중증 황달과 간경변 말기에 따른 간장애에 대해 기술한다.

표 13-5. 간 및 신장이 관련된 병태

간 및 신장이 동시에 장애된 전신성 질환:
장티푸스, 급성전염병, 급성췌장염, Weil병, 중독증(사염화 탄소, 인, 클로로 포름).

간질환에 속발하는 신장애 : 간경변 말기,전격성 간염

간 및 담도계의 수상 및 외상 후의 급성 신부전

(1) 중증황달에 따른 콩팥장애

급성 간염 특히 전격성 간염이나 폐쇄성 황달로 황달의 정도가 현저(혈청 빌리루빈치 20 mg/100 ml이상)하면 자주 급성신부전을 가져온다. 이때 황달의 개선이 없으면 급성신부전의 회복은 바랄 수 없다.

조직학적으로 사구체 변화는 없든가 약간의 메산지움 증식이 나타나는 정도로 세뇨관 상피의 빌리루빈 침착, 종창, 변성과 담즙원주가 확인된다. 소위 biliary nephrosis의 상이다.

치료로서 대량의 부신피질 호르몬, 혈액 투석, 교환수혈이 시도되고 있는데 효과는 정확하지 않다. 흡착제를 사용한 혈액관류(hemoperfusion)가 유효하다는 보고가 있다. 결국은 가역성 여하에 따라 예후는 결정된다.

(2) 간경변 말기의 콩팥장애

간경변 말기에 원인 없이 신부전을 가져오는 경우가 있다. 협의의 hepatorenal syndrome 이다. 또 소화관 출혈이나 복수 천차 후에 발현하는 경우도 있는데 반드시 저혈압이나 급성 빈혈을 동반해 발증 한다고는 볼 수 없다.

발생기전은 명확하지 않은데 간경변 말기, 보상하지 못하는 시기에는 유효 순환혈액량의 저하, 레닌·안지오텐신계의 활성화, GFR, RBF 저하가 확인된다(그림 13-5). 이 시기에 부주의한 이뇨제 투여, 수술, 복수천자, 소화관 출혈 등은 신장 순환을 더욱 악화시켜, 신부전을 초래한다. 이 신부전으로 사망한 사람의 신장을 가지고 이식했을 때 이식직후부터 양호하게 기능하기 때문에 신부전 발증은 체액성 요인이 크다.

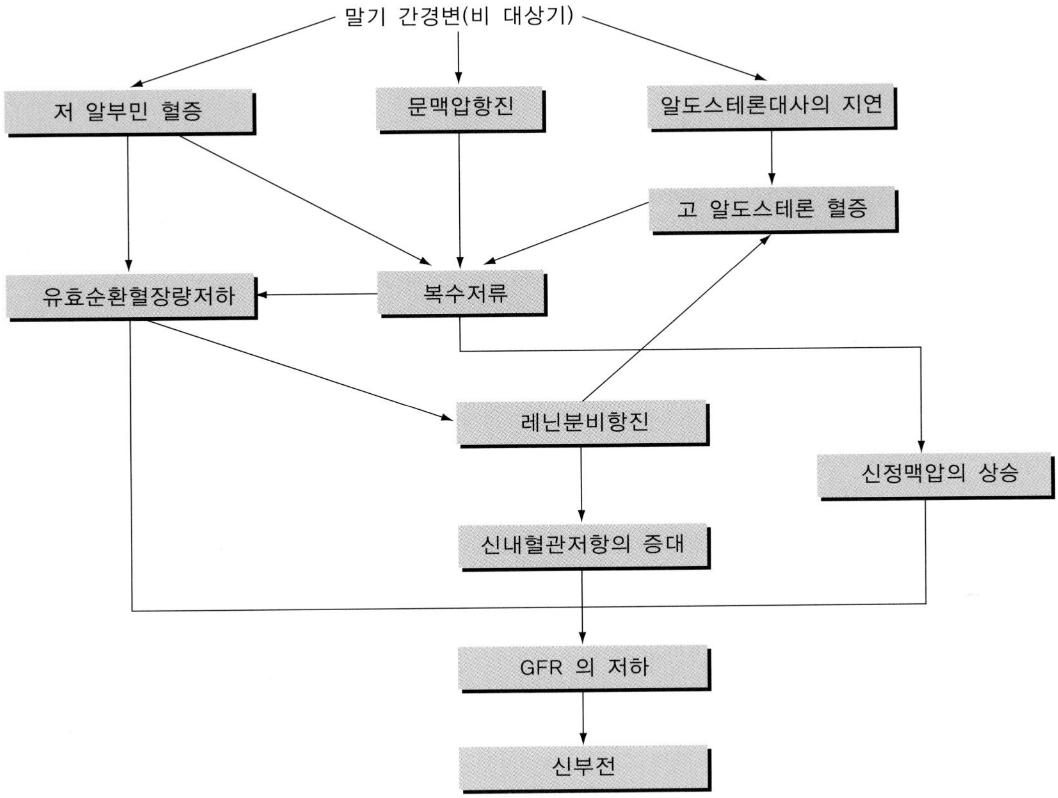

그림 13-5. 말기 간경변에 의한 신부전 발생기전

조직학적 변화로서 GBM의 비후, splitting 이나 세뇨관 상피의 빌리루빈 침착, 변성이 나타나는데, 이는 신부전 발증과는 상관없다.

임상소견으로서는 보상하지 못하는 간경변은 부종, 난치성 복수 및 황달의 정도가 반드시 심하지 않으며, 혈청 총 빌리루빈 2.0 mg/100 ml이하인 것도 있다.

저단백 혈증, 수분, 전해질 이상으로 저 Na 혈증, 저칼슘혈증, 대사성 알칼로시스를 볼 수 있다. 진행성 고질소혈증, 소변소견으로는 단백뇨는 약간 있거나 음성이고 소변침사는 가끔 세뇨관세포원주를 주로한 급성신부전시의 소변과 유사한 소견을 볼 수도 있다. 소변 Na 농도저하가 특징적으로 10 mEq/L 이하로 저하하고, 소변 K/Na 비는 상승한다.

치료저항성에서 혈장성분 보충, 이뇨제(주로 스피로노락톤), 전해질 보충 등으로 소생할 수 있는 것이 있다. 무분별한 이뇨제 남용(푸로세마이드, 사이어자이드계)은 저 K혈증, 대사성 알칼로시스를 가져오고, 간 혼수의 주요한 원인이 된다.

신부전 자체는 기능적 변화로 가역성이 있는데, 간경변은 자체가 비가역성 병변이기 때문에 불량하다.

6. 아급성 심내막염에 따른 콩팥장애

감염증에 따른 신장애로서는 패혈증성 쇼크 후의 급성신부전, 만성 감염증에 따른 아밀로이드시스, 이상 단백혈증 등이 있다. 여기에서는 특수한 신장애로서 아급성 세균성 심막내염(subacute bacterial endocarditis, SBE)에 속발하는 것에 대해 기술한다.

(1) 감염균

녹색 연쇄구균을 비롯해서 각종 연쇄구균, 포도구균, 대장균, 프로테우스, 녹농균, 칸디다 등이 있다. SBE의 신장애로서는 다음 3형이 있다.

① 콩팥농양, 콩팥경색

혈행성 감염과 신내중동맥으로의 전색에 의한 것으로 항생물질 출현 후에는 드물게 나타난다.

② 국소성 신염

소혈전 특히 infected micro-emboli 의 사구체 루우프 내로의 파급으로 발증 한다고 생각된다. 신부전으로 진행하는 것은 드물다.

③ 미만성 신염

신염증후군의 형태를 취해 급성 신염과 감별하기 곤란한 경우도 있다. 소변단백, 현미경적, 혈뇨, 진행성 신부전을 주 특징으로 한다. 혈청 보체 치는 초기에 저하되고, 항생제 투여에 의한 개선과 함께 정상화된다. 류마티스 인자가 높은 빈도로 양성이다.

조직학적으로는 미만성 증식성 신염의 상으로 심하게 되면 반월체 형성을 동반한다. 형광항체법에서는 IgG, C3가 메산지움, GBM 에 불규칙하게 침착하는 상이 확인된다. 전자현미경에서는 각종 면역복합체 침착이 나타난다. 특히 포도상 구균에 의한 SBE에서는 hump가, 혈액배양 음성의 SBE(항생물질 투여에 의한 치료적 진단)에서는 GBM 내 또는 내피세포 하에 침착을 관찰한다.

신조직상 조직학적 소견과 혈청보체가의 변동으로 SBE 에서의 미만성신염은 immune complex disease라 생각된다.

(2) 치료

페니실린을 투여한다.

(3) 신장의 예후

적어도 어느 정도 가역적이라 생각된다. 그러나 환자예후의 최대인자는 SBE의 영향이다.

연 습 문 제

1. 당뇨병성신증 초기에 나타나지 않은 소견은 다음 중 어느 것인가?

1) microalbuminuria 2) 신장비대 3) GFR감소
4) 여과분획 증가 5) 포도당 제흡수을 위한 세뇨관 최대능력 증가

해설 당뇨병신증 초기에 GFR는 증가한다.

2. SLE시 활동성 사구체질환 이라는 증후들이다 해당되지 않은 것은?

1) ANA치가 높다.
2) double-stranded DNA에 대한 항체가 있다.
3) 보체치가 감소
4) 혈청내 면역복합체가 있다.
5) cryoimmunoglobulinemia

해설 처음 ANA titer와 활동성 루프스 신염과의 상관관계는 없는듯하다.

3. 루프스 신염형태 중 예후가 가장 나쁜 것은?

1) mesangial 2) focal segmental 3) diffuse proliferative
4) membranous 5) interstitial

해설 diffuse proliferative 루프스 신염이 가장 예후가 나쁘다. 5년 생존율이 25%밖에 안 된다.

4. 40세 여자가 관절통, 손가락이 붓고, Raynaud's 현상이 있고, 단백뇨가 있다. 이환자에서 가장 높은 역가가 나타나는 것은 다음 중 어느 것인가?

1) 항Sm 항체
2) saline-extractable ribonuclear 단백에 대한 항체
3) single-stranded DNA항체
4) double-stranded DNA항체
5) 항핵 항체

해설
mixed-connective tissue질환 환자는 saline-extractable ribonuclear 단백 항원에 대한 항체의 역가가 아주 높게 나타나는 경향이 있다.

5. 다음은 Goodpasture's 증후군의 특징 이다. 해당되지 않은 것은?

1) 심한 단백뇨와 신증후군
2) 순환 면역복합체 및 cryoglobulins가 없다.
3) 진행성 신부전
4) 폐 침윤성
5) 사구체 반월상

해설
신질환의 진행이 아주 빨으기 때문에 드물게 심한단백 상실이 일어난다.

6. 신장에 아밀로이도시스시 다음 중 일어나지 않은 것은?

1) HCO_3소실 2) 오줌에 포도당 3) 신부전
4) 신증후군 5) 부적합한 항이뇨

해설
집합관 주위에 아밀로이드 침착으로 신장성 요붕증이 발생한다.

7. Polyarteritis nodosa의 사구체내 가장 흔한 소견은?

1) fibrinoid necrosis
2) immune deposit침착
3) elastic lamina의 reduplication
4) 반월상 형성
5) 간질 염증

해설 fibrinoid necrosis는 사구체와 arcuate 및 interlobar arterries 에서보는 특징적인 소견이다.

8. 51세 당뇨병환자, 당뇨병성 케토산증 및 저Na혈증이 발생하였다. 혈장 포도당은 800 mg/L, 혈청Na 129 mEq/L이다. 저Na혈증에 대한 처음치료를 어떻게 하면 좋을까?

1) 고장성 식염수
2) 정상식염수 및 lasix
3) 수분 제한
4) 음식에 염분 증가
5) 인슐린

해설 증상이 없는 심한 고혈당을 동반한 저Na혈증은 인슐린로 처음 치료한것이 가장좋다.

9. 당뇨병은 다음 원인으로 요로계에 영향을 준다.

1) neurogenic 로 방광폐쇄
2) 유두부괴사
3) 신증후군
4) type IV 신세뇨관산증
5) 요로결석

해설 당뇨병성 신증은 가끔 신증후군을 동반하고 성인에서 신부전의 가장 흔한 원인이다. 당뇨병은 type IV 신세뇨관산증, 유두부괴사, 신경성 방광 폐쇄를 유발한다.

10. anti-GBM antibody 병인은 임상적으로 다음 어느 것과 관련되는가?

1) Goodpasture 질환
2) SLE
3) Henoch-Schönlein purpura
4) PSGN
5) essential mixed cryoglobulinemia

해설 신장과 폐질환 양자에 anti-GBM항체로 인해 조정된다.

Chapter

Nephrology

14 콩팥 세뇨관 이상

세뇨관에서의 소변은 사구체 여과, 세뇨관 재흡수, 세뇨관 분비에 따라 생성된다. 사구체 여과액 속에 포함되는 많은 물질이 세뇨관강에서 재흡수 되어 체내에 유지되는 한편, 불필요한 대사산물은 세뇨관벽 세포로부터 분비되어 소변 중에 배설되고 있다. 따라서 세뇨관 이상을 가져올 경우 정상인의 소변 중에는 확인되지 않은 물질이 소변에 배설되어 있거나 또는 정상 소변에도 확인되지 않는 물질이 대량으로 소변 중에 배설되어 체액 항상성의 유지가 곤란해진다.

세뇨관 이상의 경우에 초기에는 사구체 여과량이 정상이든가, 저하하는 경우라도 그 정도는 매우 근소해서 혈액 요소질소(blood urea nitrogen, BUN) 등이나 Hartnip 병처럼 한정된 장애에서 단일 물질의 전송장애와 같은 경우, 단백뇨를 확인할 수 없는 것이 보통인데, Fanconi 증후군이나 세뇨관성 산혈증(renal tubular acidosis : RTA) 처럼 광범위한 장애가 확인되는 경우는 초기부터 소변단백을 확인할 수 있다.

1. 세뇨관 이상의 원인

대다수의 경우 원인은 불명확한데, 일반적으로 다음 두 가지로 대별된다.

유전적 결손에 의한 것과 중독물질에 의한 것(내인성 및 외인성)이 있다. 세뇨관 장애가 중독물질에 의한 경우는 자주 다른 장기도 장애되는데 원인이 되는 물질이 요로로부터 배설되어 콩팥조직 내에 심하게 축적되는 일이 많아 높은 빈도로 신장이 장애된다. 사염화탄소, 염화수은, 에틸렌글리콜 등의 신독성 물질이 다량으로 섭취된 경우, 중독한 세뇨관 괴사를 가져와 급성신부전을 일으키는 것은 잘 알려지고 있으며, 또한 카드뮴등에서도 광범위한 세뇨관 장애를 일으킨다. 기타 대사성 질환인 다발성 골수종에서의 Bence Jones 단백, Wilson 병의 동(cupper)이 내인성 중독물질로서 세뇨관 장애를 일으킨다.

유전성인 것은 거의 상염색체 열성 유전인데, 가끔 우성 유전의 형식을 취하는 질환도 있다.

2. 세뇨관 이상의 분류

세뇨관의 기능을 근위세뇨관에 의한 것과 원위세뇨관에 의한 것을 엄밀하게 구분하는 것은 곤란하다. 임상적으로 편의상 세뇨관 이상을 근위세뇨관 이상과 원위세뇨관 이상으로 분류한다. Bartter 증후군이나 원발성 고수산요증에 대해서는 병인론적으로 문제가 있어 세뇨관 이상으로서 취급하는 것은 적절하지 않을지도 모르지만, 임상상 세뇨관 이상에 의한 질환으로서 기술하였다(표 14-1).

근위세뇨관에서는 사구체에서 여과된 모든 당, 아미노산, 대부분의 인이나 요산의 재흡수가 이루어지고, 근위세뇨관 이상을 가져온 경우에는 당뇨, 아미노산뇨 및 인의 클리어런스 증가에 의한 구루병이나 골연화증, 요산의 클리어런스 항진 등이 혼합해서 확인되는 것이 특징이다. 한편 H^+의 배설에 의해 체액 pH를 조절하는 기능은 주로 원위세뇨관에서 이루어지고 있으며, 세뇨관성 산혈증은 원위세뇨관 이상으로서 오는 경우가 많다. 그러나 표 14-2처럼 이 가운데는 근위세뇨관성이라 생각되는 것도 많이 포함되어 있다.

표 14-1. 세뇨관이상을 가져오는 질환

<table>
<tr><td rowspan="5">근위세뇨관이상</td><td rowspan="3">아미노산 전송장애</td><td>특정 아미노산 전송장애</td><td>시스틴 요증(cystinuria)
Hartnup 병
아미노글리신 요증
(aminoglycinuria)</td></tr>
<tr><td>비특정 아미노산 장애</td><td>Lignac-Fanconi 증후군
성인형 Fanconi 증후군
Lowe증후군</td></tr>
<tr><td>중독물질에 의한 아미노산뇨</td><td></td></tr>
<tr><td>신장성 당뇨</td><td></td><td></td></tr>
<tr><td>인의 전송장애</td><td>비타민 D저항성 구루병
가짜 부갑상선 기능저하증
저 포스파타제 혈증</td><td></td></tr>
<tr><td rowspan="3">원위세뇨관이상</td><td>세뇨관 산혈증</td><td>원발성, 속발성</td><td></td></tr>
<tr><td>신장성 요붕증</td><td></td><td></td></tr>
<tr><td>Liddle 증후군</td><td></td><td></td></tr>
<tr><td rowspan="2">기타 질환</td><td>원발성 고 수산요증</td><td></td><td></td></tr>
<tr><td>Bartter 증후군</td><td></td><td></td></tr>
</table>

표 14-2. 세뇨관성 산혈

원발성	성인형	근위세뇨관성 원위세뇨관성
	유아(일과성)형	
속발성	근위세뇨관성 (Fanconi 증후군)	Lignac-Fanconi 증후군 Lowe 증후군 플락토오스 요증 갈락토오스 요증 티로딘 혈증 Wilson 병 신증후군 카드뮴 중독 테트라사이클린(유효기한 초과)
	원위세뇨관성	이식상태 영양실조 비타민 D결핍 비타민 D중독 갑상선 기능항진증 부갑상선 기능항진증 간 경변 특발성 고Cl혈증 Wilson 병 Sjögren증후군 급성 세뇨관 괴사 암포테리신 B신증.

3. 근위세뇨관 이상(proximal tubular syndromes)

1) 아미노산 전송장애

사구체 여과액 속의 아미노산 농도는 트립토판 이외는 혈장 속의 농도와 같다.

정상에서는 근위세뇨관에서 거의 완전하게 재흡수 되어, 소변 중에 배설되는 것은 여과되지 않는 것의 1% 정도에 지나지 않으며, 이중 글리신, 히스티딘, 메틸히스티딘의 4가지가 70%이상을 차지한다.

2) 특정 아미노산 전송장애

근위세뇨관의 광범위한 장애에 의한 것과 기본적으로 다르다. 특이적인 아미노산의 전송장애에 의한 것으로 다음 세 가지가 있다. 즉, 시스틴 뇨증, Hartnup병, 그리고 아미노글리신 뇨증이다.

(1) 시스틴 뇨증

상염색체 열성유전의 형식을 취한다. 2염기의 아미노산인 시스틴, 라이신, 아르기닌, 오르니틴의 근위세뇨관에서의 전송이상에 의한 것으로, 공장에서의 이들 아미노산 전송 이상도 있다고 알려졌다. 초기에는 소변단백, 소변당, 요산이나 인 등 소변 중으로의 과잉배설은 확인되지 않으며, 다른 근위세뇨관 기능은 정상으로 유지된다. 형태학적으로는 근위세뇨관에 병리학적인 이상은 확인되어 있지 않고, 병인론적으로 어떤 효소계 관여가 추론되고 있다.

임상증상으로서는 아미노산뇨, 시스틴 결석, 요통, 신선통, 그리고 신우신염 등이 있다.

아미노산뇨가 가장 중요한 소견이다. 과잉으로 배설된 아미노산 중, 본래 의미에서의 필수 아미노산은 라이신 뿐인데, 성장기에는 아르기닌도 필수아미노산 이라 생각된다. 그러나 이들도 보통 음식섭취로 충분히 보충되기 때문에 발육장애 또는 영양장애는 동반하지 않는다. 시스틴은 물에 불용성이기 때문에 결석을 만들기 쉬우므로 시스틴 뇨증의 약 3%는 결석이 된다. 전 요로결석 중에 차지하는 비율이 약 1%이다. 보통 20세대에서 요로결석의 증상이 많이 나타나며, 약 20%는 양측성이 출현하며, X-선 비투과성이다. 시스틴 결석은 급속히 형성되는 것이 특징으로 6개월 내지 1년 정도의 간격으로 신우조영을 실시해서 관찰할 필요가 있다. 대다수의 경우 요통이나 신선통이 확인되어 신우신염의 증상을 가져오는 일이 적지 않다.

치료의 원칙은 수분섭취에 의한 소변량의 유지, 소변의 알칼리화, D-penicillamine을 투여한다.

치료 상 가장 중요한 것은 대량의 수분섭취로 충분한 소변량을 유지하여 결석의 형성을 예방하는 것이다. 여기에서 야간의 수분섭취가 중요하기 때문에 취침전의 수분섭취와 취침 후 배뇨시마다 수분섭취가 필요하다. 소변의 알칼리화에 대한 평가는 정해져 있지 않은데, 야간소변의 pH가 7.5 이상으로 유지되지 않을 경우는 중조를 1일 약 10 g 투여한다. 많은 수분 섭취가 불가능한 경우는 D-penicillamine을 투여한다. D-penicillamine은 디메틸 시스틴으로 시스틴과 반응해서 수용성 물질을 만든다. 보통 1일 2 g의 투여로 효과를 발휘하는데, 발진, 발열, Vit B_6 결핍, 신사구체 장애에 의한 단백뇨나 신증후군을 야기하는 등의 부작용이 있다.

(2) Hartunp병

근위세뇨관과 공장에서의 아미노산 전송이상에 의해 페라그라(pellagra)와 소뇌 실조 증상이 확인된다. 상염색체 열성유전의 형식을 취해 지금까지 20 예의 보고가 있는데, 1956년 Baron에 의해 보고된 예의 가족명을 취해서 Hartnup병이라 하였다. 다른 많은 유전성 질환과 달리, 악화와 관해를 반복한다. 소아기에는 여러 번의 중증발작을 반복하는데, 사춘기 이후에는 증상의 개선이 확인되고, 예후는 나쁘지 않다. 본증은 드문 질환으로서, 예후가 좋기 때문에 충분한 검사가 이루어지지 않았으며, 따라서 아직 확실하지 않은 점이 많다.

정상 성인의 니코틴 아마이드의 1일 필요량은 약 20 mg 이다. 이중 절반이 비타민에 의해 공급되며, 트립토판이 소변 중에 과잉으로 배설되는 데다 공장에서 흡수되지 않고 대변에 배설된다. 또 일부 장내 세균에 의해 인돌이나 인돌산으로 분해된다. 소뇌실조의 원인은 명확하지는 않지만, 증상이 일시적인 것 등에 의해 중추신경계로의 중독물질의 관여가 시사되며, 중독물질로서는 인돌, 트리브타민, 페닐알라닌, 타이라민 등이 추정된다.

임상증상으로서는 페라그라 및 소뇌성 실조가 있다. 페라그라는 식이(음식)성인 것과 유사한 임상 증상을 나타내는데 안면 및 사지의 노출부에서 보이며, 사지에서는 glove 및 stocking 형이 되어 직사광선 하에서 악화된다. 식이성 페라그라와 마찬가지로 니코틴아마이드의 투여로 아주 좋아진다. 소뇌증상의 지속은 보통 2~3일 이내로 2~3개월 이상 지속하는 것은 드물다. 실조성 보행, 손의 진전이 섬세한 협동운동을 해야 할 때 증가된다. 기타, 사지의 무도병양운동, 복시, 면진 등이 있다. 돌연 전신의 탈력을 가져오고, 의식장애 없이 전도하는 falling attack 는 특징적이다. 이학적으로는 소뇌기능의 장애가 주체를 이루는데, 중증 예에서는 단백증가를 확인할 수 있다. 지능은 거의 장애받지 않고, 발작이 없는 시기에는 신경정신적인 이상 징후는 확인되지 않는다.

생화학적 특징으로서 다음과 같은 것이 있다. 시스틴, 아르기닌, 오르니틴, 프로린, 글리신 이외 거의 모든 아미노산의 소변 내 배설 증가가 확인되고, 특히 글루타민, 아스하라긴, 히스티딘, 셀린, 스레오닌의 배설이 많아, 정도는 경하지만, 페닐알라닌, 치로딘, 트립토판의 배설도 증가한다. 신장에서 이들 아미노산의 크리어런스는 항진되어 가장 두드러진 것에서는 근위세뇨관에서의 재흡수율이 사구체에서 여과된 것의 30~50% 정도이다. 공장에서도 아미노산 전송장애가 있다고 생각되는데, 이 부위에서 트립토판 이외의 전송이상은 증명되지 않고, 진단으로는 소변내 아미노산의 정량으로 한다.

치료는 직사일광을 피하고, 니코틴 아마이드의 투여, 장내세균의 이상번식 방지를 위하여 간성혼수치료에 준하여 네오마이신, 카나마이신의 투여를 실시해야 한다.

(3) 아미노글리신 혈증

상염색체 열성유전에 의한 선천성 질환으로 유리형 프로린, 하이드록시프로린, 글라이신의 전송이상에 의한 것이라 생각된다. 동형 접합체의 예에서는 세뇨관으로부터 이들 아미노산의 유지가 잘 이루어지기 때문에 세뇨관 이외의 부에서 전송이상의 가능성이 추측되는데, 소장에서의 전송이상이 있는지에 대해서는 명확하지 않다. 프로린, 하이드록시프로린, 글아이신의 혈장치는 정상으로 유지되는데, 클리어런스는 항진하고 있어 소변내 배설은 이상하게 증가한다. 이형접합체의 예에서는 프로린, 하이그록시프로린의 클리어런스는 정상인데 글리신의 클리어런스가 항진하고 있다고 생각된다. 지능장애 및 신경성 난청을 동반한다.

3) 비 특성 아미노산 전송장애

(1) Lignac-Fancini 증후군(Fanconi syndrome with cystinosis)

X-연쇄열성 유전에 의한 선천성 질환으로, 남아에서 나타난다. 세뇨관 기능의 광범위한 장애에 의해 신장을 비롯해 각 장기에 시스틴 침착이 두드러져 난장이(dwarfism), 구루병 증상이 나타낸다. 병인론적으로는 어느 종류의 효소 결핍 내지 결손이 추정되고 있다. 세뇨관 이상은 시스틴 뇨증이나 Hartnup 병과 달라서 전반적인 이상이 확인되며, 증례별로 다양한 병태가 확인된다. 그리고 임상경과는 급성형과 만성형으로 분류된다.

임상증상은 구토, 발육장애, 다뇨, 입이 마르고, 다음, 당뇨, 아미노산뇨, 구루병, 간과 비장비대 등이 있다.

급성형은 생후 6개월~1년으로 구토, 음식거절, 변비, 발육장애 등으로 나타난다. 구토, 음식거절 등에 의해 탈수상태에서 기아성 케토아시드시스를 가져온 경우 당뇨와 합해서 당뇨병이라 진단된다. 각막이나 결막으로의 시스틴 침착에 의해 조기에 수명이 나타난다. 급성형은 신부전보다도 산혈증, 탈수, 저칼륨혈증 등의 대사이상으로 사망하는 일이 많다. 만성형은 2세 이후에 진단되는 것이 많고, 비타민 D 저항성의 구루병을 동반하여 골격이상이 명확하다. 점차 사구체 장애가 진행하고, 사춘기 전에 신부전에 빠지는 일이 많다.

치료는 대증요법 만으로 예후를 개선하는 유효한 수단은 아니라서, 적극적으로 신장 이식을 해야 한다. 산혈증이나 탈수에 대해서는 중탄산염($NaHCO_3$) 등 알칼리제나 수분을 투여한다. 골병변에 대해서는 비타민D_2 나 D_3, 25-hydroxycholecalciferol의 투여가 유효하다.

(2) 성인형 Fanconi 증후군

평균 30세경에 발증하는 근위세뇨관 장애로서 아미노산뇨(주로 글루타민·아스파라긴·알라닌·글라이신), 신장성 당뇨, 인산 재흡수 장애 등이 있다. Lignac-Fanconi 증후군과 달리 시스틴 침착은 발생하지 않으며, 진행성이 아니라서 일반적으로 예후는 좋다.

임상증상은 아미노산뇨, 신장성당뇨, 인산 재흡수 저하가 있으며, 세뇨관성 단백뇨가 나타나는 일이 많다. 또 칼슘 배설 증가가 나타나며 장기간 계속해서 칼슘과 인을 곱한(Ca×P) 것이 저하되어 골연화증으로 발전한다. 초발증상은 30세경에 많고 복부, 골반, 대퇴, 하퇴의 동통을 호소해 부수근의 근력저하를 동반한다. 칼슘이나 칼륨 배설 증가에 따른 소변농축력의 저하, 저칼륨혈증도 나타난다.

치료는 Lignac-Fanconi 증후군의 치료에 준하는데, 치료에 대한 반응은 양호해서 일반적으로 신부전에 빠지는 일이 없다. Calciferol 투여로 혈청인치도 신속하게 상승하고, 골연화증도 개선된다.

(3) Lowe 증후군(oculo-cerebro-renal syndrome)

세뇨관 장애, 지능장애, 선천성 안증상(녹내장 및 백내장)을 나타낸다.

1952년 Lowe의 보고에 이어 1968년에는 70례에 대해서 분석이 이루어졌다. 유전형식은 반성 열성유전으로 남성에 많다. 세뇨관 장애는 비만성으로 세뇨관성 단백뇨, 신장성당뇨, 아미노산뇨, 인 클리어런스의 항진에 따른 혈청인치의 저하, 소변의 농축, 산성화 장애 등의 원위세뇨관 장애도 따른다. 아미노산뇨는 Lignac-Fanconi 증후군의 배설형태와 유사한데, 라이신, 티로딘 등의 배설증가가 특징적이다. 생후 3개월까지의 신장조직에서는 이상이 확인되지 않지만, 그 이후에는 원주를 포함하는 세뇨관의 이상은 확장이 확인되어 5세 이후가 되면 진행성 세뇨관 위축이나 기저막의 비후를 동반하는 사구체의 섬유화 내지는 초자화가 확인된다. 또 뇌는 위축으로 수종, 뇌실의 확장을 동반한다.

임상증상은 눈증상으로 선천성 녹내장, 백내장, 우안, 안진, 수면과 지능장애, 근긴장의 저하로 관절이나 근육의 과도한 신장, 탈장 등이 있다.

각막이나 정맥동의 기형, 홍채와 수정체의 유착에 의한 선천성 녹내장이 대부분이며, 양측성 백내장이 출생 시에 나타난다. 일반적으로 심한 시력장애를 동반하며, 그 정도가 가벼운 예에서는 안진이나 수명이 나타난다. 전신성으로 근육의 긴장은 저하하고 관절이나 근육의 과도한 신장이나, 복벽 탈장이 오고, 전신에 지방침착이 나타나는 일이 적지 않다. 생후 1년 반이 지나고부터 구루병 증상이 나타나는데 이것은 calciferol 투여에 반응한다.

구루병에는 calciferol 투여가 유효한데, 중추신경증상, 눈 증상에는 유효한 치료가 없고, 신기능 장애도 진행성이기 때문에 신부전으로 사망하는 일이 많다.

4) 중독물질에 의한 아미노산뇨

각종 중독물질에 의해 근위세뇨관 장애를 초래하며, 아미노산뇨를 일으키는 것도 있다. 중독물질로서는 내인성인 것과 외인성인 것이 있는데 내인성 중독물질에 의해 아미노산뇨를 일으키는 질환에는 갈락토오스 혈증, 플루토오스 혈증, Wilson 병, 타이로신 혈증, 선천성 신증후군 등이 있으며, 외인성 중독물질로서는 동, 납, 우라늄, 카드뮴, 수산, 마레인산, 테트라사이클린 등의 중금속이나 약제가 알려지고 있다.

5) 기타

비타민 D나 비타민 C 결핍 등 일때 근위세뇨관 장애를 가져오기도 한다. 신장질환은 질환이라고는 할 수 없는 전신성 아미노산 대사장애에 의해 측정 아미노산이 혈중에 증가하고, 근위세뇨관에서 재흡수 될 수 없게 되었으므로 아미노산을 소변중에서 확인하는 소위 over flow 형이 있다. 이 형태에는 페닐 케톤 요증, 고바린혈증, 트립토판 혈증, 메플실롭병, 히스티딘혈증, 호모티스틴

뇨, 고라이신혈증, 아르기노삭신산요, 고글리신혈증, 사르코신혈 등이 있으며, 신장성인 것과의 감별이 필요하다.

6) 신장성 당뇨

사구체 여과액 중 포도당, 아미노산, 유산, 인산염, 황산염, 아스코르빈산 등은 1분간 재흡수 되는 양이 거의 고정되어 있으며, 재흡수에 의한 한계가 있다. 이 한계가 Tm(maximal transport)으로, 이 이상의 양이 여과액 속에 나타나면, 재흡수 되지 않고 소변 중에 배설된다. 네프론에 따라서는 포도당 재흡수에 차이가 있어, 이것은 적정 곡선상의 분산(spray)으로서 나타난다. 신장성 당뇨라 불리는 것에는 포도당 최대 재흡수량 TmG가 저하되어 분산이 정상범위에 있는 것과, TmG는 정상이지만 분산이 큰 것이 있으며, 어떤 경우 혈장 포도당 농도가 정상이라도 소변 중에 당이 출현한다.

전자의 경우가 일반적인 형태로 우성 유전이며, 당뇨이외의 이상은 없어서 예후는 좋다. 후자의 경우는 근위세뇨관의 전반적인 장애에 의한 일시적 증상으로 나타나며, Fanconi 증후군이나 기타 유사질환에 나타난다.

또 만성 사구체 신염이나 만성 신우신염 등의 콩팥실질 장애에 의한 신부전 일 때도 신장성 당뇨가 확인된다.

7) 인의 전송장애

근위세뇨관에서의 인의 전송은 순환 유혈속의 부갑성선 호르몬(parathromome, PTH)에 의해 조절되며, PTH의 영향 하에서 인의 재흡수는 억제됨으로서 소변중 배설이 증가하여 혈청인치는 감소한다

(1) 비타민 D저항성 구루병(vitamin D resistant rickets)

현재는 거의 볼 수 없게 된 식이성 비타민 D결핍에 의한 구루병 외에 보통 비타민 D투여에 반응하지 않는 것이 있다. 인의 재흡수 부전을 나타내기만 하는 것과, Lignac-Fanconi 증후군 등의 일시적 증상으로서 나타나는 것이나, 신부전에 의한 것 등이 있다. 또한 비타민D에 대해 저항성을 나타내는데, 비타민 D_2나 D_3의 대량 투여나 25-hydroxycholecalciferol 의 투여에 반응하는 것이 있다. 선천성인 것은 유아가 기립하거나 보행하는 것처럼, 시기(생후 6~18개월)를 알게 되어 내반 무릎이나 외반 무릎 등이 나타난다. X-선상에서는 골단선의 변화가 선명해져 방치해 두면 병의 증상이 두드러진다. 성인이 되면 골의 변화는 고정되어 소체증이 되고, 골연화증을 합병해서 골통증이나 골석을 일으킨다. 인의 클리어런스는 항진하고 저인혈증이 나타난다.

(2) 가짜 부갑상선 기능 저하능(pseudohypoparathyroidism)

콩팥에서 인의 클리어런스가 저하하면, 고인산혈증을 가져온다. 이는 PTH가 세뇨관이 반응하지 않기 때문에 일어나는 것이라 생각된다. 보통 난장이를 동반한다. 저칼슘혈증에 의한 테타니(tetany)증상 외에 지능저하를 본다. 비타민 D_2나 D_3의 대량 요법이 반응한다.

(3) 저 포스파타제 혈증(hypophosphatasis)

저 알칼리성 포스파타제 혈증과 포스포에타노라민의 소변에 배설증가를 특징으로 한다. 혈중 칼슘, 인의 농도가 약간 증가하고, 발육장애를 나타낸다. 알칼리성 포스파나제가 저하하면 포스포에타놀라민이 세포외로 나와서 소변중 배설량이 증가한다, 알칼리성 포스타파제는 골의 화골억제 물질인 피로인산을 체액으로부터 제거하는 작용이 있어서 골의 화골이상을 억제하는 역할을 한다.

4. 원위세뇨관 이상(distal tubular syndromes)

1) 세뇨관성 산혈증(renal tubular acidosis)

세뇨관에서의 H^+ 배설장애(산성뇨 생성장애), 또는 중탄산염($NaHCO_3$)재흡수장애에 의해 전신성 산혈증을 일으킨다. 근위세뇨관에서의 중탄산염 재흡수 최대량 $TmHCO_3$가 낮아 중탄산염의 재흡수가 장애받는 것(근위세뇨관형 : proximal type)과, 원위세뇨관에서의 H^+ 배설이 장애되어 산성뇨의 생성이 장애되는 것(원위세뇨관형 : distal type)으로 구분된다.

근위세뇨관형에서는 산혈증이 심하게 되면 소변의 pH 저하를 볼 수 있는데, 원위세뇨관형에서는 H^+의 배설장애가 있기 때문에 소변의 pH가 저하하여 소변의 pH는 6 이하가 되지 않는다. 염화암모늄을 부하해서 혈액의 pH를 저하시켜 소변의 pH를 검사해서 양자를 감별한다. 신석회화는 원위세뇨관형에서만 확인되는데, 병인론적으로는 원발성과 속발성으로 구분된다(표 14-2).

2) 원발성 세뇨관성 산혈증

(1) 성인형 세뇨관성 산혈증

대사성 산혈증과, 그에 따른 전해질 이상에 의한 제증상이 나타난다. 유아기에 일과성으로 나타나는 것과 구분해서 생각할 수 있으며, 임상증상이 나타나는 것은 2세 이후이다. 유아기에는 구토, 식욕부진, 다뇨, 탈수, 발육부진이 확실해서 소아기가 되면 발육장애, 구루병, 요로감염을 가져오게 된다. 근위세뇨관형에서는 특별히 저칼륨혈증의 정도가 강해, 탈력, 보행장애 등으로 인하여 신경질환으로서 대처되는 경우가 있다. 저칼륨혈증이 지속하면 세뇨관 상피세포에 공포변성이 생기고, 세뇨관은 항이뇨 호르몬(antidiuretic hormone : ADH)에 반응하지 않아 신장성 요붕증을 가져와 다뇨다식을 보게 된다. 대사성 산혈증, H^+ 배설장애 때문에 칼륨이나 칼슘의 소변중 배설이 증가하고, 체조직별로 뼈는 빠져나와서 사지통, 보행장애를 일으킨다.

검사소견에서는 대사성 산혈증, 저칼륨혈증, 저나트륨증, 고Cl혈증, 저인혈증 등이 나타나며, 골병변이 나타나면 혈청 알칼리성 포스파타제가 높은 수치를 나타낸다.

치료는 구연산나트륨 또는 기타 나트륨염으로 산혈증을 교정하고, 저칼륨혈증에 대해 충분한 량의 칼륨을 보급해, 평형을 유지한다. 조기에 진단하여 체액이상을 조절하면 신장에 비가역성 변화를 일으키지 않고 끝나는 것도 있는데, 결국 예후는 치료 전 신장애의정도와 치료 후 신장애의 회복 정도에 따라 좌우된다.

(2) 유아의 일과성 세뇨관성 산혈증

생후 18개월 이내에 발생하며, 세뇨관성 산혈증으로서 전형적인 생화학적 이상을 가져온다. 근위세뇨관에서의 중탄산 재흡수 장애에 의한 것이라 생각되며, 혈장속의 중탄산 농도저하, 고Cl성 산혈증을 나타낸다. 유전적인 원인, 약물이나 중독물질의 관여 등은 없기 때문에 유아기에 세뇨관기능이 미숙하기 때문에 일어난다고 생각된다. 초발증상은 변비, 식사부진, 구토, 발육부전 등이 있고, 자주 흔적정도의 소변단백을 확인할 수 있다. 약 5%에서 고질소혈증이 확인되는데, 거의 가역성으로 수액공급 등으로 개선한다. 약 1/3에서 신수질에 석회화가 확인되고, 구루병은 드물게 나타난다.

3) 속발성 세뇨관성 산혈증

약물이나 중독물질에 의해 야기되거나, 전신성 질환에 따른 속발성 세뇨관성 산혈증에 대해서는 종래 많은 보고가 있었다. 병인은 분명하지 않지만 대부분의 경우 원위세뇨관에서의 소변의 산성화 기전이 장애되기 때문에 일어난다. 표 14-2는 각각의 질환에 대해서 설명하는 것이다.

4) 신장성 요붕증(nephrogenic diabetes insipidus)

요붕증 중에 바소프레신의 투여해도 반응하지 않는 것을 바소프레신 저항성 요붕증(vasopresin-resistant diabets insipidus), 또는 신장성 요붕증이라고 한다. 선천성인 것과, 신우신염이나 저칼륨성 신증이나 고칼륨성 신증 등에 의한 후천성인 것이 있다. 소변의 삼투압은 혈장의 삼투압보다 낮고, 1일 3.0 L 이상의 소변량을 나타낸다. 혈중 항이뇨 호르몬은 정상으로 외인성에 바소프 레신을 투여해도 반응하지 않는다. 선천성인 것은 남성에 많이 나타나기 때문에 반성열성유전의 형식을 취하는 것이라 생각되며, 원위세뇨관 및 집합관이 항이요 호르몬에 대해 불응성이 있기 때문에 일어난다고 생각된다. 다뇨 다음을 가져오고 탈수나 대사이상을 가져온다. 사이아자이드(thiazide)제나 에타클린산(ethacrinic acid)의 이뇨제 투여로 소변량을 감소시킬 수 있으며 탈수나 대사이상에 대한 조치가 예후를 좌우한다.

5) Liddle 증후군

고혈압, 저칼륨혈증, 알칼로시스를 나타내는 질환으로 체질적으로 원위세뇨관의 ENaC 활성화에 의해 부적절하게 Na 재흡수가 일어나고 칼륨분비의 증대로 세포외액량이 증가하여 저레닌성 고혈압이 발생한다. 알도스테론의 분비가 억제되는 상동염색체 우성으로 유전되는 질환이다. 염분섭취를 제한해서 직접세뇨관 세포에 작용해 Na 운반을 억제하는 트리암테른(triamterene)과 칼륨제를 투여하면 조절된다.

5. 기타질환

1) 원발성 고수산요(primary hyperoxaluria)

대량의 수산(oxalate)이 소변에 배설하여 진행성 수산 칼슘결석 형성으로 조기에 신장 석회화를 유발하는 선천성 질환이다. 병인론적으로는 수산의 대사에 관여하는 효소결핍에 의해 대량의 수산이 생성되고, 소변 중에 배설된다. 수산의 소변 내 배설은 1일 100~400 mg(정상 45 mg 이하)이나 되어, 수산칼슘결석을 생기게 하고, 특히 소아기에는 진행성으로 신장의 섬유화, 신우신염, 고혈압, 요로폐쇄 등에 의해 신부전에 빠진다. 부검소견에서는 2차성 섬유화를 동반한 세뇨관 세포의 광범위한 파괴, 신장 전체에 걸친 수산 칼슘의 침착이 확인된다.

2) Bartter 증후군(Bartter's syndrome)

1962년 Bartter에 의해 기재된 것으로, 혈장 레닌 활성화의 증가가, 안지오텐신II의 높은 수치, 알도스테론 분비 과잉과 저칼륨성 알칼로시스를 나타낸다. 신장의 방사구체(juxtaglomerular apparatus)의 두드러진 증식과 비대를 나타낸다. 그리고 정상혈압을 나타내는 것을 특징으로 하고 있으며, 외인성 안지오텐신II주입에 대한 승압반응성은 저하한다.

병태적으로는 세뇨관성 알칼로시스라 할 수 있는 양상을 나타낸다. 병인에 대해서는 Bartter 팀이 생각하고 있던 말초세동맥의 승압반응이 없는 것은 선천성 장애를 제 I 로 생각할 수 있는 설, 네프론에 의한 Na재흡수 장애설, 신장내에서의 프로스타그란딘 과잉생성설 등이 있다.

신장의 병변은 방사구체 장치의 두드러진 증식과 비대가 일차적인 것으로, 기타 근위세뇨관 세포의 공포변성, 세동맥의 비후 등을 확인할 수 있다.

임상증상은 다뇨, 다음, 식욕부진, 구토, 변비, 야윔, 테타니 발작, 뼈의 발육 장애가 확인된다. 신경성 식욕부진, 만성 구토, 설사, 이뇨제 상용 등에 의한 유사 병태를 나타냄이 알려져, 소위 가짜 Bartter 증후군(pseudo Bartter's syndrome)이라 하는데 감별이 필요하다.

치료는 지금까지 레닌생성의 억제(나트륨 부하 · β-차단제의 투여), 알도스테론 분비억제(부신적출술 · 알도스테론 길항제의 투여), 칼륨보급, 프로스타글라딘 합성저해제의 투여 등이 있다. 이 중 프로스타글란딘 합성을 저해하는 인도메타신(indomethacin)의 투여로 많은 증례에서 비교적 양호한 결과를 얻을 수 있으며, 알도스테론 길항제나 칼륨제제 등과 함께 폭넓게 사용되고 있다.

연습문제

1. 아미노산소변, 소변에 당, 인산소변, 그리고 심한 osteomalacia는 다음 중 어떤 때 보는 소견인가?

1) methoxyflurane
2) cadmium(Cd)
3) gold(Ag)
4) ammoniated Hg
5) aluminum(Al)

해설 만성적인 cadmium중독증은 환경오염으로부터 일어난다.

2. 저K혈증성 신증 시 소변농축 장애는 무엇 때문인가?

1) 감소된 GFR
2) 근위세뇨관 Na재흡수 증가
3) 헨레루프에서 Na재흡수 감소
4) ADH 에 반응 않음
5) 원위만곡 세뇨관 손상

해설 저K혈증시 수질내에 간질조직에 Na농도가 낮은 것이 원인이 되고, 결과적으로 집합관에서 수분재흡수 장애를 초래하여 발생한다.

3. K상실성 신염(K-losing nephritis)은 저K혈증성이 다음 중 무엇을 동반할 때 의심하는가?

1) 고Cl혈증성 산증
2) spironolactone에 완전히 반응할 때
3) 알카로시스를 동반할 때
4) 혈장 aldosterone이 높을 때
5) 세뇨관성 단백뇨가 동반될 때

해설 K^+상실이 유일한 결합일 때 고Cl혈증성 산증은 그원인으로서 신세뇨관성산증을 강력히 암시한다.

4. 다음은 저레닌성, 염분감수성 고혈압발생의 경우이다. 해당되지 않은 것은?

1) Liddle 증후군
2) AME(apparent mineralcorticoid excess)
3) GRA(glucocoticoid remediable hyperaldosteronism)
4) Bartter 증후군

5. 집합관에 ENac(epithelial sodium channel)을 차단하는 항생제는?

1) Trimethoprim 2) Pentamide 3) Penicillin
4) Chlorampenicol 5) 이상 다 맞다.

6. 40세 남자, 당뇨병환자로 혈청creatinine 2 mg/dL이고 고K혈증이다. 다음 중 원인은?

1) type IV 신세뇨관산증 2) type I 신세뇨관 산증 3) 부신부전증
4) 신부전 5) 과량 K섭취

해설

typeIV 신세뇨관 산증은 K배설이 잘 안 된다. 이현상은 당뇨병시 흔하다.

15 콩팥의 기형과 유전성 질환

콩팥질환 중에 유전성이 포함되어 있음은 19세기경부터 알려졌다. 이중 유전성 신장염이라 불리는 것은 낭포성 질환, 세뇨관 이상 등이 있다. 한편 요로계의 발생과정은 복잡해서 태생기의 여러 가지 요인에 의해 기형을 발생하는 빈도가 높다. 유전성 세뇨관 이상에 대해서는 14장에서 기술하였다.

1. 콩팥의 발생

비뇨기계, 생식기계의 발생은 중배엽을 기원으로 초기단계에서는 배설관이라 불리는 공통 강으로 연결되어 있다. 신장의 원기는 신절로, 체절과 측판사이의 중간 중배엽 속에 나타난다. 척추동물에서는 최초로 전신이 나타나며, 칠성장어에서는 이들이 영구신으로서 역할을 하는데, 사람에서는 점차 퇴화해 그 꼬리부에 중신이 나타난다. 그 후 중신의 퇴화로 꼬리부에 후신이 생기고 연구신장으로서 기능한다. 후신발생세포의 대다수는 세뇨관 세포로 분화하는데 소수는 후신의 간질세포로 변한다(그림 15-1). 사람의 네프론 형성은 발생하지 않는 것으로 알려지고 있다.

후신은 최초 대동맥 분기부의 꼬리부에 위치하는데 최종적으로 발생초기의 위치에 의해 상부에서 제 1요추에 해당하는 부위에 위치하게 된다.

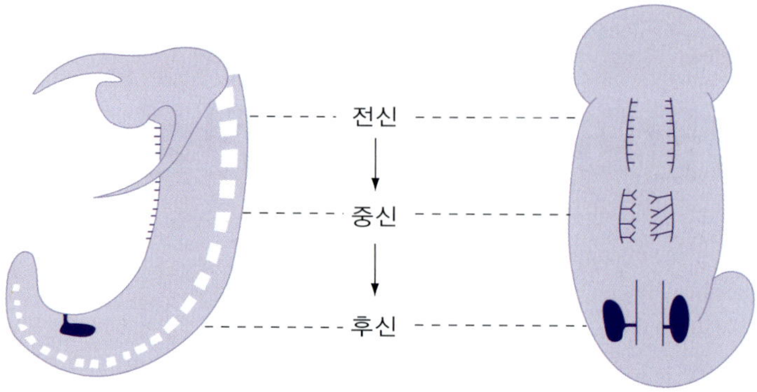

그림 15-1. 신장의 발생 모식도. 고등 포유동물에서는 계통발생을 반복한다. 우선 전신이 나타나지만 점차 퇴화해서 그 꼬리부에 중신이 출현한다. 그 후 중신의 퇴화에 따라 더욱 꼬리부에 후신이 생겨 영구신으로서 기능한다.

2. 콩팥의 기형

1) 수의 이상

개체발생, 발육 과정에서 장기조직의 원기가 형성되어도 그 후 발육이 멈추어 원시 상태에 머무르는 것을 무형성(aplasis)이라 하고, 처음부터 원기가 형성되지 않는 것을 무발성(agenesia)이라 한다.

(1) 양쪽콩팥 무발생(bilateral agenesis)

양측콩팥과 요관의 완전결손으로 요관아 또는 조신배종질이 형성되지 않기 때문에 발생한다. 발생과정에서 이들 조직으로의 혈액공급이 이루어지지 않거나 임신 중에 어떤 유해인자가 작용하거나 해서 발생한다고 생각된다. 모체 내에서의 배뇨가 없어 고도의 양수과소증이 된다. 거의 사산되는 일이 많고, 태어나도 단시간 내에 사망한다.

(2) 일측콩팥 무발생(unilateral agenesis)

양 콩팥 무발생보다 빈도가 높고 단일신장 및 다른 장기에 이상이 없으며 수명을 완수할 수 있는데, 다른 장기의 기형을 합병하는 일이 많다. 남아에서는 상당한 빈도로 환측의 정류고환을 확인한다. 약 10% 미달인 채 맹단이 되고 있는 요관이 존재하여, 요관구가 있어도 본증을 제외할 수 는 없다. 단일신은 대상성에 비대하여, 전체적으로 신장기능은 정상으로 유지되기 때문에 알 수 없고, 외상 등을 입었을 때, 부주의로 단일신이 제거되어 위험에 빠지는 일도 있다.

(3) 과잉콩팥

부분적인 중복과 달리 동측의 본래 신장과는 다른 피막과 혈관을 갖는 신장, 신우, 요관이 중복하고 있다. 보통 본래 신장의 꼬리부에 위치하는데, 횡격막 헤르니아가 없는 경우라도 복강 내에 위치하는 것이 많다. 요관은 일반적으로 본래의 신장에 의해 나오는 요관과 결합해서 1개가 되어 개구하는데, 독자적인 요관구를 가지는 것도 있다. 좌우의 발생빈도는 같아서 양측성이라고도 한다.

2) 크기의 이상

발육부전신(renal hypoplasia)은 선천적인 왜소콩팥으로 네프론이나 요관은 정상인데, 네프론의 수가 적고, 전체적으로 작은 신장을 나타낸다. 중추배종질, 중신간의 정상 발육이 장애되거나 혈액공급이 불충분한 경우에 발생한다. 형성은 어느 정도 진행되어 발육의 결여는 부분적인 것이라 생각되고 있다. 극단적인 경우는 신장무형성(renal aplasis)이 되어 이 경우 임상적으로 신장무발생과 같은 의의를 갖는다. Ask-Upmark가 신장과 핍네프로제성 신장발육 부전은 신장발육부전의 특수형이라 여겨진다.

(1) 양측성 콩팥 발육부전(bilateral renal hypoplasis)

생후 몇 주 내지 2~3년 안에 신부전에 빠진다. 소변농축 장애, 소변산성화 장애, 신성 골이영양증을 가져와, 발육장애가 나타난다.

(2) 일측성 콩팥 발육부전(unilateral renal hypoplasis)

요통을 호소하는 일도 있는데 대부분의 경우 무증후로 경과하고, 비뇨기질환이나 고혈압 등의 정밀검사 시 우연하게 발견되는 일이 많다. 신우조영 소견에서는 신장은 작고 요관은 짧으며 신배의 수도 적다. 혈관촬영 소견에서는 신장의 크기에 따라 가는 동맥이 나타난다. 신분엽의 수는 감소하는데 조직소견은 거의 정상이다. 요로감염이나 고혈압을 일으키기 쉬운데 증상이 없으면 방치되는 경우가 많다.

(3) Ask-Upmark 콩팥

Juxtamedullary nephron 형성 후 콩팥의 발육부전이라 생각되어 일측성으로 나타난다. 콩팥은 작고, 표면은 정상부와 형성부전부의 경계가 홈으로 구분된다. 영양동맥은 가늘고 형성부전부에는 위축된 갑상선양의 세뇨관과 초자화 된 사구체가 나타난다. 보통 고혈압을 동반하며 타측신장에 고혈압성 병변이 미치지 않는 경우는 병이 있는 쪽 신장의 적출에 의해 혈압은 정상화된다.

(4) 핍네프로제 콩팥 발육부전

네프로제수의 감소와 잔존 네프론의 비대가 있으며 신장은 매우 작아 추체의 수는 적다. 초기에 사구체는 크고 세뇨관의 비대화 과형성이 나타나는데 말기에는 잔존조직으로의 장기간에 걸친 과도한 부담에 의해 간질의 섬유화, 세포침윤, 사구체의 초자화, 세뇨관 위축 등이 나타난다.

3) 형태이상

(1) 콩팥 형성이상(renal dysplasia)

신장조직의 분화과정에서의 이상으로 조직학적으로는 원시관 및 그에 따른 원시 소관이 나타나고 거기에 미성숙한 원시사구체 및 그에 따른 원시세뇨관이 나타난다. 이처럼 각 부분의 성숙한 분화구조가 보이지 않으며 대부분은 확장된 세뇨관에 상당한다고 생각되는 여러 가지 크기의 낭포와 신장내 연골화성이 주체를 이루고 있다. 신장의 외관은 작아서 보통 신장 형태를 이루지 않고, 포도알을 모은 것 같은 형태를 하고 있다. 보통 요관은 확인되지 않고 타 장기의 기형을 동반하는 일이 많다. 임상적으로는 신장무발생과 같은 의미를 가지며, 타 장기의 기형을 동반하지 않는 일측성 형성 이상 례의 예후는 좋은데 양측성인 경우 생명유지는 어려운 편이다.

(2) 태아성 분엽유잔(fetal lobulation)

신장은 발생과정에서 분엽상으로 발육하기 때문에 그 표면은 태아기 및 소아기까지는 분엽상을 나타낸다. 보통 이 분엽은 4~5세까지로 소실하는데, 약 3~4%의 빈도로 성인이 되어도 남아있다. 기능적으로는 이상을 나타내지 않고 다수로 분엽한 신장이 서로 닿아 있거나 X-선상의 이상한 신음영으로부터 낭포신이라 오진되는 일이 있다.

4) 위치의 이상(congenital renal ectopia)

위치이상이 혈관계에 지배되면 태생의 신장은 이상한 위치에 머무르며, 골반강내로부터 복강내까지 어느 부위에서도 위치할 가능성이 있다. 남성에 많고, 좌측에 많으나 양측성인 것도 있다. 보통 신장은 작고 분엽해 있는 것이 많으며, 요관의 길이는 신장이 위치하는 장소에 따라 다르다. 태생기의 상승부전(골반신), 과도상승(흉부신), 반대측으로의 교차(crossed ectopia) 등이 있다. 이중 골반신이 가장 많이 보이며, 혈관, 신경, 장관 등을 압박해서 하복부통, 완고한 변비 등을 가져오는 일이 있다. 정상인 것에 비해 폐쇄, 결석형성, 감염 등을 일으키기 쉽고 요관도 길어 감염이나 폐쇄를 일으키면 흉부증상이 출현한다. 교차신에서는 태생 초기에 정상 위치로 발육하는데, 상승하는 시기에 일측신이 반대 측으로 이동하여 양측신장이 일측으로 기운다. 양쪽 신장이 융합하는 경우도 있다. 교차신장의 요관은 정중선을 넘어서 교차하고, 정상 방광 본래의 위치에 개구한다. 일반적으로 교차신은 아래쪽으로 위치하여 정상보다 작고 혈관계의 위치이상을 가져오는 일도 많다.

5) 콩팥융합

조기에 신배종질이 복강으로 상승하는 과정의 초기에 융합해 버리는 것으로 여겨진다. 신장기형증에서는 비교적 잘 나타나는 것으로, 형태나 위치에 비해 마제신장(horseshoe kidney). 케이크모양신장(cake kidney), S자형 신장(sigmoid kidney)이라 불리는 것이 있다. 이중 가장 많이 나타나는 것이 마제신장으로 양측신장이 정중선을 넘어서 융합하여 지부를 형성하는 것이다. 지부는 신장조직을 포함하는 것과 단일하게 섬유성 조직에 의한 것 등이 있다. 보통 하극이 대혈관의 전부에서 융합하고 있다. 정상보다 정중선 집합상태에 아랫방향으로 위치하여 여러 가지 회전이상을 동반하는 일이 많다(그림 15-2). 케이크 모양 신장은 양측신장이 상극에서 하극까지 완전하게 융합한 것으로, 골반강 내 또는 하복부의 종양과 차이가 나는 것이 많다. S자형 신장은 한쪽의 신장이 다른 쪽 신장의 하극과 정중선에서 교차 융합하고 있는 것이다. 융합신은 무증상인 것이 많은데 신수증, 감염, 결석형성 등을 일으킨다.

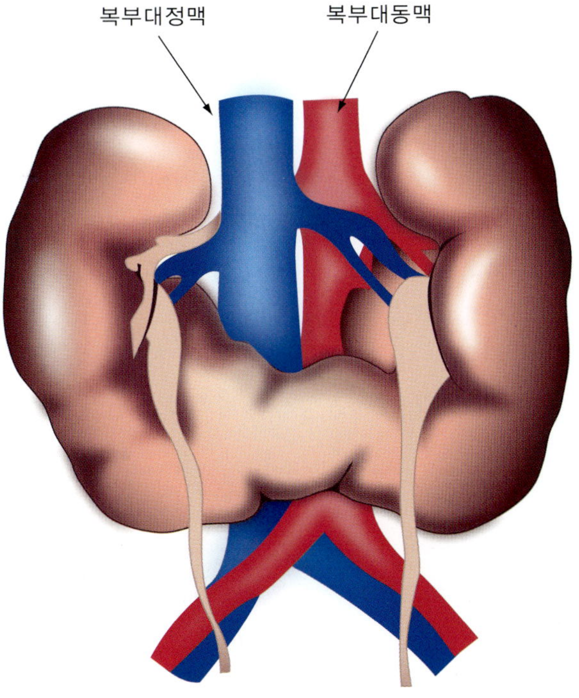

그림 15-2. 마제신장의 모형

3. 유전성 콩팥염(hereditary chronic nephrits)

콩팥의 선천성 질환 중에 가족성·미만성 사구체 신장염의 상을 나타내는 것이 있으며, 난청을 동반하지 않는 것과 난청이나 눈의 이상을 동반 하는 것이 있다. 눈의 이상은 선천성 백내장, 녹내장, 근시, 전방원추 수정체, 구상수정체 등이 확인된다. 1960년대에 이르러 처음에 Guthrie, Hurst, Herz 팀이 familiar hematuria를 보고한 가계에 대해서 Alport 가 검토한 결과 그 중 난청을 동반하는 것이 있음을 확인했다. 이후 가족성 신장염에 신경성 난청을 동반하는 것을 Alport 증후군이라 불리게 되었다. 기타 신장염의 선천성 장애를 초래하는 것으로 Fabry 병, nail patella 증후군 등이 있다.

1) Alport 증후군

본증은 신경성 난청을 동반하는 가족성 선천성 신장염(familiar hereditary nephrits with nerve deafness)이라 불리우며, 유전형식은 상염색체 우성유전의 형식을 취한다. 신장과 내이의 구조, 기능상의 관련성이 시사되고 있는데, 난청과 신장애가 동일한 인자에 의하는지의 여부에 대해서는 명확하지 않다.

임상증상은 초기에 단백뇨, 혈뇨, 원주뇨 등 신장염양 소변소견을 보이면서 대부분의 예에서 무증상으로 경과한다. 소아기에는 상기도 감염이 잇달아 간헐적 혈뇨를 보게 되는데, 산통발작을 가져올수록 대량의 출혈이 없는 것이 보통이다. 기타 간헐적으로 요로 감염을 일으키기도 한다. 남성에서는 여성에 비해 보다 진행성으로 중증의 경과를 가져오는 일이 많고, 대개 40세까지 콩팥부전에 빠진다. 여성의 예에서도 콩팥부전에 빠지는 일이 적지 않다. 대개 고혈압은 따르지 않는데 콩팥부전이 되면 고혈압이 나타나 결국 요독증 증상이 발생하게 된다. 난청은 신경성 난청으로 고음성(4000~8000 Hz)장애를 나타낸다.

콩팥의 조직소견은 병기에 따라 다른데, 현미경상 초기에는 거의 정상이나 진행할수록 메산지윰세포증식, 사구체 및 세뇨관 기저막이 두꺼워지고 찢어지며, 보우만스낭도 두꺼워지고 ,간질에 섬유화 및 포말세포가 있다. 전자현미경소견은 사구체 및 세뇨관 기저막이 얇아지고 불규칙하게 두꺼워진 소견이 있다. 또 lamina densa가 찢어진 소견이 있다.

Alport증후군 원인과 병인은 불명하나 기저막의 콜라젠양 또는 비 콜라젠양 물질이 유전적으로 결핍되어 온 것으로 생각된다.

육안적 혈뇨는 운동후 또는 상기도감염 후 60%가 어린애에서 발생한다. 6세쯤에 이 질환의 70%가 발견되고 지속적인 혈뇨가 특이하다. 단백뇨는 70%가 발생하는데 30~40%가 nephrotic range이다. Sensorineural hearing loss는 고음성장애가 40~60%되는데, 특히 남성에게 있다. 만성콩팥부전으로 진행하면 고혈압이 발생한다.

혈액소견은 혈소판감소(거대한 혈소판)로 코피나 위장관 출혈이 있다.

치료는 특이한 방법이 없고 진행성 콩팥질환에 대한 대증요법이 중요하다. 콩팥이식후 청각결손은 개선되었다는 보고가 있다.

2) Fabry 병(angiokeratoma corporis diffusum universale)

본 질환은 α-galactosidase A의 결핍으로 인해 glycosphingolipid 분해 과정에서 중간대사 산물인 ceramide trihexoside가 만들어 지는데, 이를 분해하는 효소인 cermide trihexosidase의 선천적 결핍으로 의해 ceramide triheoside가 콩팥, 심장, 폐, 중추신경계, 피부, 안구 및 기타 다른 전신장기에 축적됨으로서 임상증상이 발현된다. 특히 콩팥조직에서 현미경상 확장된 족세포의 세포질내에 수많은 포말세포가 확인되고, 전자현미경상 세포질내의 봉입체(inclusion body)가 층판구조(laminated body)를 보이는 얼룩말 무늬(zebra body)가 특이하다.

Fabry병은 비교적 드문 질환이고 1998년까지 우리나라에 6예가 보고되었다. 본질환은 대부분 40~50대에 뇌혈관질환, 폐전색증, 콩팥부전 그리고 심부전으로 사망하게 되며, 콩팥부전의 경우 신체요법으로 혈액투석이나 콩팥이식을 시행할 수 있지만, 콩팥이식후 치명적인 감염으로 사망하는 경우가 많고 ceramide trihexoside의 재축적에 따른 이식콩팥의 실패 등으로 콩팥이식이 상대적인 금기로되어 있음에도 불구하고 세계적으로 50예의 콩팥이식 보고가 있고 우리나라에서도 1례가 있다.

3) Nail-patella 증후군(arthro-onychodysplasia)

상염색체 우성으로 유전하는 mesenchymal 조직이상 질환 이다. 손가락의 손톱결손이나 형성부전, 무릎개골(patella)의 결손, 장골이나 팔꿈치부의 이상 등이 확인되는 증후군으로서 알려졌고, 약 40%에서 콩팥에 이상이 초래되어 점차 단백뇨, 결국 콩팥 부전으로 진행된다.

콩팥조직의 현미경적 소견은 사구체 세포증식, 메산지움 의 sclerosis, GBM 두꺼움이 관찰되고, 전자현미경 소견은 GBM의 lamina densa가 없고 섬유로 차 있다.

치료는 신장 이식을 권장하고 있다.

4. 낭포성 질환

신낭포성 질환은 다음과 같이 분류된다.

다발성 낭포신 :
- 성인형
- 유아형

콩팥수질의 낭포성 질환 :
- 콩팥수질 낭포
- 해면신

1) 다발성 낭포신장(polycystic kidney disease)

콩팥실질에 다수의 낭포 형성이 나타나는 경우이다. 유아형(Infantile type)과 성인형(adult type)으로 분류된다. 기타 소아의 신장낭포성 질환에는 일측성 다낭포신장이 있는데, 소아에는 측복 부에 거대종물이 만져지는 경우는 본증일 가능성이 크다. 거대한 단일 낭포에서 내부가 다방성으로 분획되고 있는 다방성 낭포(multilocular cyst)는 편측성 다낭포신이다. 신장암과 다른 점이 있다.

(1) 성인형 다낭포신장(adult polycystic kidney disease : APKD)

낭포신장의 유전형식은 상염색체 우성유전이라 생각되며, 우성 유전자를 갖는 경우, 80세까지는 거의 100%로 발현한다. 발육은 서서히 진행되기 때문에 대개 사춘기 전에 명확해지는 것은 없다. 낭포는 양측에서 거의 동시기에 발생하고, 동일 속도로 발육한다. 약 1/3로 타장기의 기형을 합병하는 것이 알려지고 있으며, 간장에 낭포와 뇌저동맥의 동맥류를 합병하는 것이 있다. 기타, 난소, 자궁, 식도, 뇌에 낭포가 확인된다.

임상경과는 잠복기, 신종물이 커지는 시기, 요독증기에 따라 다른데, 일반적으로 다음과 같은 증상이 나타난다. 즉 요부의 동통, 단백뇨과 혈뇨, 다뇨와 입마름, 복부종괴 및 고혈압, 그리고 요독증 증상 등 이다.

단백뇨가 있어 정밀검사를 받는 것이 많지만, 조기에는 진단되지 않는 것이 많다. 신장의 종대에 따른 배부, 복부, 외음부에 방산하는 동통이 상당히 조기에 확인된다. 동통은 요부불쾌감으로부터 중등도의 동통까지 매우 높은 빈도로 출현하는데, 산통발작을 초래하는 것도 있다. 더욱 신장이 종대하면 확실한 복부종물로서 만져지게 되고, 고혈압도 높은 빈도로 확인되며, 심장비대를 동반한다. 진행하면 말기에는 신부전에 빠져 여러 가지의 요독증 증상이 출현한다.

진단은 복부종물로서 만져지면 비교적 쉬운데, 일반적으로 가족력으로부터 의심되는 것은 있어도 임상증상의 발현은 성인 이후가 되기 때문에, 잠복기의 진단은 곤란한 것이 많다. 요통, 단백뇨, 혈뇨, 고혈압 등을 주로 호소하여 요로계의 정밀검사를 통해서 진단하는 일이 많다. 신장 초음파, 신우조영, 신장 신티스캔, 신혈관 촬영으로 확진을 얻을 수 있다. 신우조영 소견으로서는 통상, 커다란 신음영으로 주변이 부정확한 소견을 나타낸다. 세부소견은 대신배의 연장, 부정, 확장, 모양이 변하고, 또 낭포의 다소에 따라 좌우신의 크기가 다르다. 근접하는 낭포를 압박하면 소신배의 삼일월형 변형 및 신실질 내의 다수 낭포 존재를 위한 반점상의 음영을 확인한다. 그리고 실질성 종양에 비해 신우는 변형하지 않는 것 등의 소견이 특징적이다(그림 15-3). 신장 신티스캔에서는 신장의 크기 증대, 변연의 부정, 좌우 비대칭의 상이 확인된다. 신종양, 만성 신우신염 등과의 감별이 필요하다. 최근에는 신장초음파로 간단히 진단할 수도 있다.

합병증으로서는 신우신염이나 낭포 내 감염, 낭포의 파열에 의한 출혈, 낭포에 의한 요관압박, 요로변경 등에 의한 수신증 등이 많이 확인되어 이들의 예후를 좌우한다. 합병증을 동반하지 않는 것도 낭포성 변화는 진행하며 신실질 조직은 점차 감소해서 말기 신부전으로 이행한다. 치료는 원칙적으로 내과적, 보존적으로 실시하고, 합병증의 예방 및 제거에 의해 예후를 개선한다.

가장 중요한 합병증은 감염이기 때문에 반드시 감염을 일으키지 않도록 하는 것이 중요하다. 빈번하게 감염을 일으키는 도뇨나 요로 내시경 검사는 절대로 피하고, 감염이 확실하지 않은 경우는 강력한 항생제를 투여한다. 순환기계의 합병증으로서 고혈압이 높은 비율로 나타나는데, 중등도의 고혈압에 대해서는 경과를 관찰하면서 강압제를 투여한다. 심한 고혈압에 대해서는 적극적으

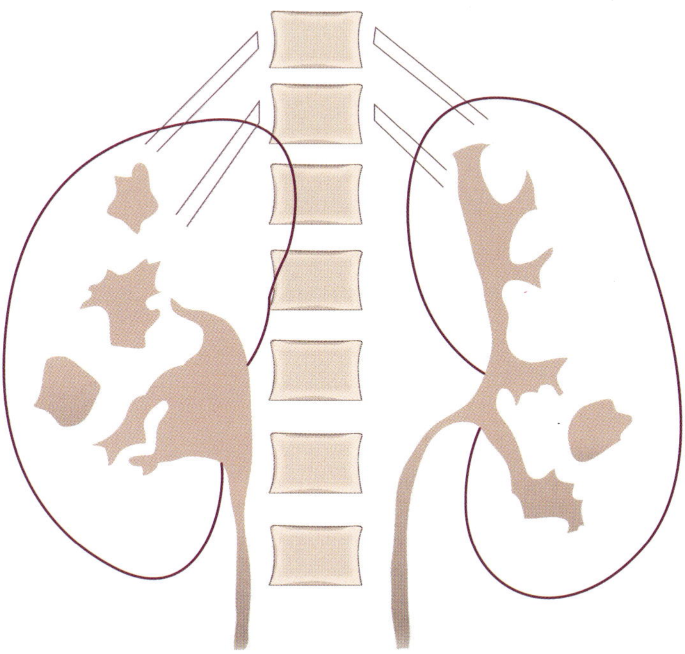

그림 15-3. 다발성 낭포신장의 신우조영 소견

로 강압을 할 필요가 있다. 다발성 낭포신에서는 신장에서의 Na유지능이 저하하는 일이 많고, 특히 신장기능이 저하하고 있는 예로 극단적으로 식염을 제한하는 경우에는 두드러진 Na상실을 일으켜 신장기능의 악화를 가져올 수 있으므로 주의를 요한다.

항생제의 투여로 저항하는 것 같은 중증의 감염(신우신염 · 낭포 내 감염 · 신주위염 등)을 일으킨 경우나, 심한 지속성 혈뇨에 대해서는 신장적출술을 실시해야만 하며, 낭포에 의한 심각한 통증에 대해서는 낭포를 천자해서 그 내용물을 배제하는 Rovsing 수술을 실시한다. 말기 신부전에 빠진 경우는 투석요법을 실시하는데, 폭넓게 복부 전체를 덮은 것 같은 낭포를 형성하는 일이 많기 때문에 복막투석을 실행하지 않는 것이 보통이므로 처음부터 혈액투석을 실시한다.

2) 콩팥수질의 낭포성 질환

(1) 콩팥수질의 낭포(medullary cystic kidney)

대부분의 경우 서서히 진행하는 빈혈(정구성·정색소성)이나 다뇨, 다음으로 발견된다. 진행성의 신장기능 장애가 있으며 10~20세대에 요독증에 빠진다. 병인 및 유전형식에 대해서는 확실하지는 않다. 신장의 크기는 정상이나 약간 작은 것이 많고, 피질·수질경계부(cortico-medullary junction)에 국한된 다수의 낭포가 확인된다.

(2) 해면신(medullary sponge kidney)

수질 집합관의 비폐쇄성 다발성 낭상확장을 나타내는 선천성 질환으로, 병인은 불명확하다. 2배 이상의 빈도로 남성에 많고, 약 3/4의 예에서 양측성이다. 30세대이후에 신선통 발작, 배뇨장애, 혈뇨 등을 호소하고, X-선 검사로 발견된다. 자주 소변 농축력 장애가 확인되는데, 일반적으로 신장기능은 정상으로 유지된다. X-선 소견은 단순촬영으로 다수의 공동이 신추체부에 나타나는 일이 많고, 경정맥성 신우조영에서는 우선 낭포가 조영된다. 그 소견은 유두부의 괄약근이 조영제의 역류를 방지하기 때문에 역행성인 경우는 조영되지 않는다. 병리학적으로는 집합관의 확장과 구형 또는 부정형의 낭포가 나타나며, 낭포 내에 박리세포, 석출한 칼슘염, 결석이 나타나는 것은 Caroli 증후군으로서 알려지고 있다.

연습문제

1. 다음중 sex-linked dominant로 유전하는 것은?

1) Wilson's 병　2) Cystinuria　3) Cystinosis
4) Hartnup 병　5) 비타민D-저항성 리켓

해설
sex-linked dominant 유전은 heterozygous인 여성 및 homozygous인 남성으로서 vit-D저항성 리켓에서 일어난다.

2. Autosomal dominant 특성으로 유전하는 것은?

1) Lowe's 증후군　2) Wilson's 병　3) 원발성 신세뇨관 산증
4) 신장성 뇨붕증　5) Fanconi's 증후군

해설
원발성 신세뇨관 산증은 autosomal dominant로 유전한다.

3. Fanconi's 증후군에서 오줌단백의 주로 구성은?

1) globulins　2) albumin　3) albumin + globulin
4) alpha-2 globulin　5) macroglobulins

해설
Fanconi's 증후군 시 오줌단백구성은 globulin들의 혼합물로 구성되어 있다. 그리고 단백뇨는 사구체 질환 시 보는 것 보다 많지는 않다.

4. Hartnup 병에서 다음 아미노산중 오줌에서 발견되지 않은 것은?

1) Histidine　2) Tryptophan　3) Phenylalanine
4) Asparagine　5) Arginine

해설
arginine은 cystinuria에서 발견된다. 다른 4개 아미노산은 Hartnup's 질환 때에 없는 운반기전이다.

5. 근위 신세뇨관 산증에서 산성소변을 가지는 경우는?

1) 혈장 중탄산이 낮을 때
2) 혈장 Cl가 낮을 때
3) 혈장 K치가 낮을 때
4) 혈장 Na치가 낮을 때
5) 정답 없다.

해설 여과된 HCO_3 가 신세뇨관 threshold 보다 낮으면 완전히 HCO_3을 재흡수 할 것이다.

6. 다음중 Ceramide trihexosidase 결핍이 발견되는 질환은?

1) 유전성 신염
2) 가족성 고proline혈증
3) Fabry's 병
4) Fanconi's 증후군
5) Oxaluria

해설 Fabry's 병은 glycolipid 축적으로 오는데 이는 ceramide trihexosidase효소 결핍 때문에 발생한다.

7. 신장성 요붕증이 발생하지 않은 것은?

1) 폐쇄성 신증
2) 만성 신우신염
3) 수질내 낭성질환
4) nephrocalcinosis
5) 급성사구체염

해설 오줌은 지속적으로 혈장에 비해 hypotonic하고 vasopressin에 반응하지 않는다는것은 신세뇨관에 손상을 주는 질환을 생각할수 있다. 즉 폐쇄성신증, 만성 신우신염, 수질에 낭성질환, amyloidodsis, nephrocalcinosis등이다.

Chapter

16 임신과 콩팥

1. 정상임신에 따른 콩팥 및 요로계의 변화

1) 형태학적 변화

정상 임신에서 신장은 약간 커지는데 조직학적으로는 정상이다. 요로계는 임신초기에는 정상으로 중기에 이르면 거의 전례에서 요관·신문·신우·신배의 확대 및 확장이 나타나고, 분만 후 12주 동안 대부분이 원상태로 복귀한다. 이 요로확장은 우측에 두드러지게 나타난다.

요로확장의 원인이 호르몬 작용(프로제스테론)과 요관으로의 기계적 폐쇄의 양자가 관여한다고 생각된다. 산후 프로게스테론을 투여함에 따라 요로 확대가 확인되는 것은 호르몬이 확대에 일익을 담당하고 있음을 나타낸다. 또 기계적 폐쇄는 커지는 자궁으로 장골동맥, 난소정맥 등이 요관을 압박하므로 골반 상협부연에 의해서 가장 두드러진다.

요관협착부로부터 상부에 약 200 ml의 소변이 저류 되는 경우가 있으며, 정확한 분 및 시/소변량을 필요로 하는 각종 신장 기능 검사일 때에는 주의를 요한다. 검사 전 1시간에 대량의 수분섭취와 폐쇄를 경감시킬 목적으로 옆으로 누운 자세로 해서 안정 후 채뇨시켜야 한다. 요관 확장은 산후 2주에 약 60%, 6주에 94%, 12주에 대부분이 정상으로 복귀하는데 2년에 걸치는 것도 있다. 이들의 변화는 정상 임신에 따른 것으로 산후 신우조영 시에 병적 소견과 혼합하지 않도록 주의를 요한다. 또 임신 중에는 신우 및 요관의 연동운동이 미약화 되는 것도 알려져 있다. 요관 확장과 함께 임신 중에 높은 빈도로 확인되는 신우신염 발증의 한 요인이라 생각된다.

2) 기능적 변화

(1) 사구체여과율과 콩팥혈장량

정상 임신시의 GFR은 비 임신 시에 비해 30~50% 상승하고 중기에는 최고의 수치를 나타내고 분만 시에는 하강하는 경향을 보이는데 비 임신 시보다 높은 치를 나타낸다. 이 GFR의 상승은 매우 흥미 있는 현상으로 근대 신장 생리학의 아버지인 Homer Smith가 "임산부는 매우 흥미로운 현상을 보인다. 임신기간 동안 여과율은 50%이상 증가 한다"라고 말할 정도였다. 한편 RPF도 임신 중에 약 25% 상승하는데, 분만 시에는 거의 임신전치로 복귀하든가 낮은 치를 나타낸다. 그러나 임신 말기에서는 RPF 하강경향은 체위에 의한 영향을 받아 그림 16-1처럼 누운 위치에서는 옆으로 누운 자세에 비해 확실히 낮은 치를 나타낸다. 이것은 증대된 자궁에 의한 대정맥의 압박으로부터 심박출량의 저하를 초래하여 2차적으로 신혈류량이 저하하기 때문이라 생각된다.

GFR, RPF의 상승은 내분비인자와 순환인자가 관여한다고 생각된다. 내분비 인자로 태반으로부터 대량으로 분비되는 태반성 락토겐을 들 수 있다. 락토겐은 성장 호르몬과 같은 작용을 가지며, 성장 호르몬은 GFR, RPF를 증가시킨다. 순환인자로서는 임신에 따른 Na^+ 및 수분저류를 들 수 있다. Na^+ 및 수분저류는 순환혈장량을 증가시키고, 심박출량의 증가로부터 RPF를 상승시킨다. 또 Na^+ 및 수분저류는 혈장단백을 저하시키므로 혈장 교질삼투압은 저하하고 사구체 여과압은 상승하여, 심박출량의 증가와 함께 GFR은 상승한다.

GFR, RPF의 상승에 불구하고 임신체내에서의 크레아티닌, 요소 생성량은 거의 불변하므로 혈청 크레아티닌, BUN은 각각 낮은 치를 나타내는 경향이다. Sims 팀에 의하면, 비 임신에서의 혈청 크레아티닌과 BUN은 평균 0.6±0.07 mg/100 ml, 13±3.0 mg/100 ml 인데 비해, 정상 임신에서는 각각 0.46±0.06, 8.7±1.5 mg/100 ml라고 한다. 그런 까닭에 Lindheimer 팀은 임신에서의 혈청 크레아티닌, BUN의 정상 상한을 0.8 mg/100 ml, 13 mg/100 ml로 해서 그것을 초과할 경우는 신장기능 장애를 나타내며, 따라서 엄격한 경과 관찰과 정밀한 검사를 필요하다고 하였다.

앞에서 말한 바와 같이 GFR과 RPF는 모두 상승하는데, 그 정도는 GFR쪽이 두드러져 여과분획(filtration fraction)이 높은 치를 나타내며, 임신 말기에는 40% 증가한다.

(2) 소변 포도당

임신 중 소변에 당이 확인되는 빈도는 5~40%로, 1일 100 mg이상의 소변에 당을 양성이라고 하다면, 약 70%까지가 양성이다.

정상에서는 여과 포도당(혈당×GFR)이 1분에 180~250 mg 이하이면, 포도당은 세뇨관에서 완전하게 재흡수 된다. 1분에 180~370 mg사이에서는 재흡수, 소변중 배설이 함께 상승하고, 재흡수능력은 약 1분에 370 mg으로 최대치가 된다. 그 이상의 여과포도당 부하가 있으면, 소변중 배설량이 증가한다. 1분에 180~250 mg을 GFR로 제거한 혈당치를 역치(theshold)라 부르며, 370 mg을 세뇨

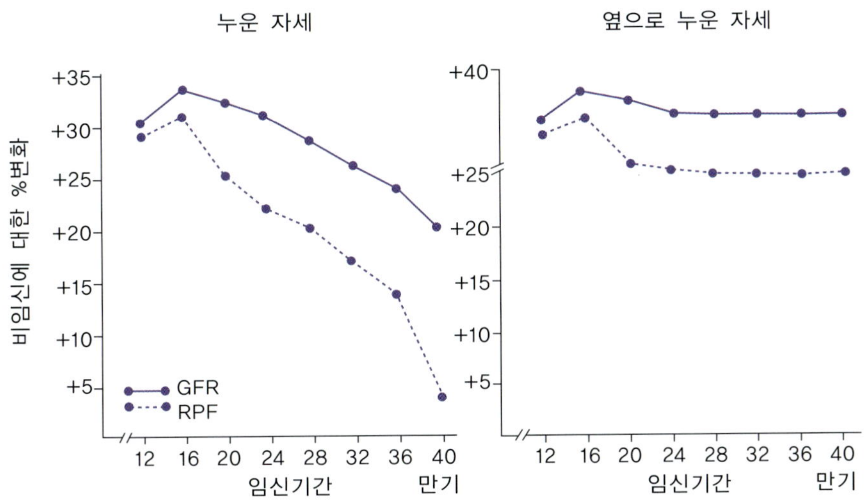

그림 16-1. 임신각기에서의 체위가 사구체여과율, 신장혈장량에 미치는 영향

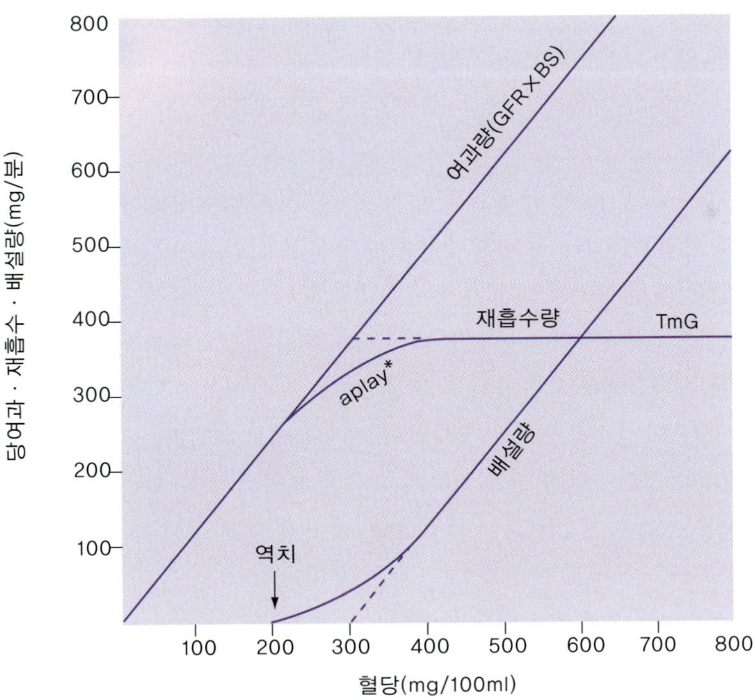

그림 16-2. 신장의 당에 대한 여과 곡선

관 당재흡수 극치(TmG)라 부른다(그림 16-2).

임신에서 소변에 당 출현의 기전으로서 TmG의 저하, 여과 포도당의 증가 및 세뇨관의 당재흡수 곡선의 splay* 〔* 이론상 신장의 당에 대한 역치(TmG/GFR)와 실제 역치와의 틈을 splay라 부른다. 이는 각 네프론간 TmG, GFR 의 차이에 따라 발생한다.(그림 16-2)〕 의 증가 등이 고려된다.

Sims 팀은 임신시의 GFR은 소변에 당의 유무에 의한 차이는 없고, 소변에 당양성 임신에서 TmG의 저하를 확인하였는데, TmG의 차이를 확인할 수 없다는 보고도 있다. 한편, 동물실험에서 세포외액량 증대가 재흡수곡선의 splay를 증가시키는 것이 보고되고 있어, 수분 및 Na 저류경향에 있는 임신에서도 마찬가지로 splay의 증가가 고려된다. 이들 모든 인자의 상호작용으로서 소변에 당이 높은 빈도로 확인된다고 생각된다.

(3) 요산(uric acid)배설

임신 시 혈청요산치는 임신말기를 제외하고 자주 낮은 치를 나타내며, 이는 요산 클리어런스의 증가에 의한 것이다. 이것은 GFR로 보정해도 증가하며, GFR 상승에 의한 사구체 여과량의 증가와 분비항진에 의한 것이라 생각된다. 분비항진에서는 세포외액량 증가가 관여하는 것 같다. 임신말기에서 요산치가 정상치로 복귀하는 것은 반듯이 누운 자세의 요산 클리어런스가 GFR에 비해 두드러지게 저하하고 있기 때문이라고 여겨진다.

(4) 수분 및 나트륨

임신 중 체중증가는 12~14Kg에 달해 이중 6~8Kg, 즉 50~57%가 수분저류이다. 동시에 520~ 850 mEg의 Na^+ 저류가 확인된다. Na^+에 비해 수분저류가 상대적으로 크기 때문에 저Na 혈증을 나타내는 일이 많아. 이런 상대적 수분과잉의 기전에 대해서 항이뇨 호르몬을 조절하는 osmoreceptor의 감수성 항진이나, 신장자체에서의 수분 배설능력 저하 등이 고려되는데 확실한 설명은 아직 없다.

Na^+ 저류에 의해 순환혈액량도 증가하고 임신 28~34주에 최고에 달해 정상의 30~50%의 증가를 나타낸다. Na^+ 저류의 증상으로서 정상임신의 약 35%에서 하지 또는 전신성 부종이 확인된다. 흥미 있는 것은 부종임신으로 출생한 신생아의 체중은 부종이 없는 임신으로 출생한 신생아보다 크며, 미숙아 발생률도 낮고 생후발육도 양호하다. 따라서 임신 중의 부종은 임상적 예후의 지표는 되지 않는다.

임신 중에서는 세포외액량이 크기 때문에 급성 Na^+ 부하에 대해서는 신속하게 반응해 Na배설을 실시하고, 체액량 조절 기전이 높은 곳에 세트되고 있는 것처럼 보인다. 그러나 Na 제한에 대한 Na 유지능은 장애되어, 이것도 세포외액 증가에 의한 것이라 해석된다. 즉 임신에서는 일반적으로 부종 형성경향과 Na^+ 상실경향의 양면성을 갖는다.

① 나트륨(Na^+) 저류 촉진인자

Na^+ 저류에 관여하는 인자는 내분비적 인자로서 혈장 알도스테론 농도는 상승한다. 상승하는 기전에는 태반성 프로게스테론에 의한 Na^+ 이뇨의 R-A 계 항진, 레닌 기질의 상승 그리고 신외성 레닌 분비 등의 인자가 관여한다.

알도스테론은 2차적으로 상승하고 Na^+ 저류를 초래하는데, 어느 단계 이상에서 escaped phenomenon이 생긴다. 그러나 그 Na 저류 단계는 정상인으로의 알도스테론 부하보다 높은 곳에 세트되어 있어 Na^+ 저류를 알도스테론만으로는 설명할 수 없다.

알도스테론이나 코르티졸 혈중농도도 임신 중에 상승한다. 이와 함께 Na^+ 저류작용을 하는 것이 알려졌는데, 부종 형성 기전으로의 명확한 역할은 불명확하다. 한편으로 물리적 인자(physical factor)로는 다음의 인자가 Na^+ 저류에 관여하는데, ㉠ 세포외액 증가 → 저단백혈증 → 사구체 여과압 상승 → filtration fraction 증가 → 근위세뇨관 Na 재흡수가 증가 한다. ㉡ 커진 자궁에 의한 요관협착 → Bowman강 내압상승 → GFR이 감소한다. ㉢ 서 있을 때의 대정맥 환류 저하 → 심박출량 저하로 GFR이 감소한다.

② 나트륨이뇨 촉진인자

Na^+ 이뇨에 작용하는 인자로서는, GFR의 상승은 앞서 말한 바와 같이 임신에서는 GFR 이 30~50% 상승하는데, 그에 상당한 세뇨관에서의 Na^+ 재흡수가 이루어지면 Na^+ 상실을 가져온다. 또 프로게스테론(progesterone)은 임신 중에는 태반으로부터 분비되어 임신말기에는 두드러지게 상승하고, 그 혈중 농도는 월경주기의 황체기의 약 10배에 달한다. 이 호르몬을 비임신부에게 투여하면 Na^+ 이뇨효과가 있으며, 원위세뇨관에서 알도스테론에 대한 길항작용을 갖는다. 프로게스테론이 또 알도스테론 분비항진을 초래한다고 생각된다. 또 한편 Na^+ 이뇨인자 및 물리적 인자는 세포외액의 증대로 근위세뇨관에서의 Na 재흡수를 억제하고 Na^+ 이뇨를 가져온다. 거기에 관여하는 것이 체액성(humonal)인지, 물리적인지의 결론은 나와 있지 않지 않다. 기타 임신에서 나타나는 혈청 알부민 농도, 교질 삼투압의 저하, 신장 내 혈관확장도 Na^+ 이뇨는 초래한다.

이처럼 임신에서의 Na^+ 조절 기구는 아직 불투명한 점이 많고, 최적의 생리적 세포외액량에 대해서도 일정한 견해는 없다. 그런 까닭에 임신 시 부종이 있을 때 이뇨제 투여는 충분한 주의가 필요하며, 강력한 루우프 이뇨제 투여는 세포외액량의 저하를 가져와 경우에 따라서는 GFR의 감소, 혈청요산의 상승 등 자간전기와 매우 유사한 병상을 나타낸다. 고혈압을 갖지 않는 부종 임신 개선에는 식염제한과 옆으로 누운 자세의 안정으로 충분하다.

2. 임신중독증·자간전증·자간

임신 중에 고혈압, 단백뇨, 부종의 세 가지 징후를 나타내는 것을 일반적으로 임신중독증(toxemia of pregnancy)이라고 하며, 그 병인적 분류는 일정하지 않다. 그 중에는 기초질환으로서 본태성 고혈압이나 각종 신장질환을 갖는 임산부도 포함되는데, 최근에는 이들 기초질환 없이 임신만의 영향에 의해서 초래되는 앞서 말한 전기의 세 징후를 갖는 병태를 자간전증(preeclamlsia)라하고 여기에 전신경련이 추가된 것을 자간(eclampsia)이라 부르는데, 임신중독증이라는 명칭은 점차 사라져가고 있다. 또 자간전증, 자간에는 특이적 신장조직 병변이 확인된다.

1) 발생병리 및 병인

(1) 태반기능 부전

본 증후군이 임신 시에만 확인되는 병태인데, 포상기태라도 나타나면 반드시 태아의 존재를 필요로 하지 않아서, 태반에서 그 원인을 구할 수 있다. 태반 호르몬의 이상분비, 태반으로부터의 독소분비 등이 사료되었는데, 현재는 거의 부정되고 있다. 태반, 태아에 대한 거부반응으로서 면역기전의 관여, 신장장애나, 사구체의 피브린 침착이 확인되는데, 면역 글로불린, 보체 성분이 발견되지 않아서 의문시 되고 있다.

(2) 나트륨 과잉

임신 중에 확인되는 세포외액량의 증가를 기초로 하는 병태라는 점에서 생각할 수 있으나. 자간전증 임신에 대한 식염섭취는 반드시 병태의 악화를 유도하지는 않는다. 또 자간전증의 빈도는 비교적 식염섭취가 많은 임산부, 부종이 있는 임산부 쪽이 낮다는 점에서 부정되고 있다.

(3) 응혈이상

최근 혈액응고와 자간전증에 관련이 주목되고 있다. 자간전증의 부검소견에서 신장, 간, 뇌를 비롯해 전 장기의 혈관 내 응혈이 확인되며, 또 자간전증 임신에서 혈소판 감소, 혈중 및 소변중 피브린 분해산물의 상승, 혈소판 응집능력의 상승, 사구체 내 피브린 침착이 확인된다.

McKay에 의하면 태반허혈 등에 의해 장애를 받은 트롬보블라스트로부터 조직 트롬보블라스틴이 유출되어서 태반 내에 국소적 혈관 내 응혈을 가져오고, 임신의 진행에 따라 그 응혈과정은 진행하고, 자궁 외로의 응혈촉진인자가 유출해 만성 DIC의 상태를 가져온다고 한다. 신장에서는 내피세포내로 피브린 침착을 가져와 자간전증이 된다. 이것이 진행하면 급성 전신성 혈관 내 응혈상태(DIC)가 되어 자간에 이른다. 자간전증 임산부의 자궁정맥혈중에는 비 중독증 임산부에 비해 태반성분과 응혈촉진인자가 대량으로 나타난다. 이런 소견은 McKay의 가설을 지지하고 있다. 또한 임상적으로 자간 전증임산부로의 헤파린 요법이 효과가 있다는 점을 강조하고 있다.

2) 임상상 및 진단

초산부, 다태, 양수과다증, 포상기태일 때에 높은 빈도로 나타난다. 소변단백, 고혈압이 흔한 증상이며, 부종도 확인된다. 안저는 망막부종, 세동맥의 국소적 연축이 나타나며, 때로는 울혈 유두가 확인된다. 진행해서 자간에 이르면, 전신경련을 동반하는 뇌증, 시력장애를 생기게 한다. 극기에는 응혈이상에 의해 DIC의 증상을 나타낸다.

보통은 30주 이후의 임신말기에 발생하는데, 임신 20주 이후라도 발생할 수 있고. 드물게는 20주 이전에도 발생하기도 하는데, 이때에는 포상기태에 의한 것이 많다. 본증은 태반의 존재 하에서만 발생하는 것으로 산후 급속도로 회복하는 것이 특징이다.

기초질환으로서 본태성 고혈압이나 신장실질성 질환을 갖는 것과의 감별은 곤란한데, 병력, 소변검사의 소견과 혈청 요산치가 유일한 소견으로, 때로는 신증후군을 나타낸다. 그러나 소변침사는 거의 정상이어서, 신장 실질성 질환과 감별할 수 있다. 정상 임신에서는 낮은 치를 나타내는 요산은 오히려 상승하며, 요산 클리어런스도 저하한다. 신장기능 장애를 갖는 신질환에서도 요산치의 상승이 확인되는데, 자간전증, 자간에서의 C요산/Ccr 비는 낮은 치를 보이고, 요산/BUN비는 높은 치를 나타낸다. 요산 클리어런스 저하는 세뇨관에서의 요산분비 저하에 의한 것으로, 여기에는 자간전증에서 확인되는 혈중 요산치의 상승이 관여할 가능성이 있다. 요산의 상승정도는 자간전증의 중증도나 신장의 조직학적 변화와 상관한다고 일컬어진다. 표 16-1는 임신중독증의 진단기준이다.

표 16-1. 자간, 자간전증의 진단기준

확실한기준 : ① 고혈압성 또는 콩팥실질성 질환의 기왕력이 없을 것
② 임신각기에 BUN, S-Cr 정상치에 상관없이 요산이 이상치를 나타내는 것
③ 지속적 또는 간헐적 고혈압(〉120/90 mmHg) 또는 부종 및 단백뇨
④ 망막부종 및 울혈성 유두 및 국소적 세동맥 수축을 동반한 안저 소견
⑤ 특이적 콩팥생검 소견

가능성이 상당히 높은 것:
* ① ③과 같다
*요산, BUN, Cr의 상승, 중증 자간전증 인지, 기초 콩팥질환이 있는 소견

가능성이 있다:
*고혈압 또는 부종 및 소변단백

3) 콩팥의 조직학적 변화

자간에서는 전신성 혈관 내 응혈의 표현으로서 간·신장·뇌·폐·심장·부신 등에 소혈전으로부터 전색이 확인되는데, 여기에서는 신장병변에만 국한해서 기술한다.

(1) 자간전증

자각전증 시 신장에 형태학적 변화가 전자간으로 진행하는 것과 관계있는 것은 DIC이다. 신장은 정상 또는 약간 커진다. 주 병변은 사구체에 있고, 사구체는 증대(swelling)한다. 광학현미경 소견에선 내피세포의 증대, 사구체 기저막 비후에 의해 세포혈관강은 협소화하고 핍혈(ischemia)의 상태가 된다. 전자현미경 및 형광항체법에 의하면 기저막 비후소견은 원래의 기저막 비후가 아니라 기저막·내피세포간의 피브리노겐 유래 물질 침착이 확인된다. 내피세포 내에 독물질이 확인되는 것도 있다. 이 피브리노겐 유래 물질침착은 산후의 임상적 개선과 함께 사라진다. 기저막 비후 및 상피세포의 족돌기 융합·반월체 형성·함프(hump) 등의 존재가 없는 것은 이들 변화가 사구체 신염과 다른 것으로 다핵 백혈구 침윤이 확인되는 것은 피브린 유래 물질이 염증성이 아님을 나타낸다.

(2) 자간

자간의 조직변화는 보다 다양해서 대다수는 자간전증과 거의 동일한 소견이다. 때로는 세뇨관주위 모세혈관의 소혈전이 동반되고 국소성 요관세포 괴사가 나타나며, 가끔 사구체 모세관, 전사구체 세동맥, 궁(arch)동맥의 피브린 혈전과 양측피질괴사가 나타나는 것도 있다. 자간전증과 자간의 조직학적 변화의 차이는 본질적으로 동일한 과정에 의한 중증도의 차이에 따라서 규정되어 임상적 중증도와도 평행하다.

4) 병태생리

(1) 콩팥기능

정상 임산부에 비해 GFR, RPF의 중등도 저하가 확인되며, GFR의 저하 경향이 RPF보다 심한데, 비임산부의 정상 영역에 있다. Chesley 팀의 성적에 의하면 자간전증 임산부의 GFR GPF는 비 중독 임산부의 각각 32%, 22% 감소치를 나타낸다. 이들 변화는 사구체 내피세포 증대, 모세혈관 협소에 의한 것이다.

(2) 수분 및 나트륨 대사

자간전증 임산부는 비 중독 임산부에 비해서 Na저류 경향을 나타낸다. 부종이나 교환성 Na 의 증가가 있으며 순환혈액량은 낮은 치를 나타내고, Na의 체내 분포 이상이 있다. 또, Na 부하에 대한 신장으로부터의 Na배설능도 저하하고 있다. 그러나 극단적인 Na제한이나 강력 이뇨제 사용은 세포외액 저하로부터 자간전증을 악화시키게 된다. 이들 Na대사 이상이 자간전증의 원인인지 결과인지는 명확하지 않다.

(3) 고혈압

고혈압의 원인으로서 Na저류, 레닌-안지오텐신계가 주목되는데 명확한 설명은 없다. 자간전증 임산부의 혈장 레닌활성, 레닌 농도, 알도스테론 분비량은 정상 보다 높은 치를 나타내는데, 동일 임신기의 비중독 임산부와 차이가 없고 오히려 낮은 치를 나타내기도 한다. 그러나 비 중독 임산부에 비해 안지오텐신에 대한 승압반응은 증가한다는 보고가 있어, 만약 레닌-안지오텐신계가 자간전증의 병인에 관여한다면 혈관의 반응성에 문제가 있을지도 모른다.

5) 치료

자간, 자간전증의 병인, 병태생리에는 미해결된 점이 많아 적합한 치료지침이 확립되어 있지 않다. 임신초기의 주의 특히 과도한 체중증가의 예방 등이 중요하다. 그러나 임신초기부터의 주의는 조기발견, 조기치료에 유익하다.

발생하면 침상안정을 해야 하며 이것만으로 이뇨가 되어, 임상적 개선을 보는 일이 적지 않다. 식염제한, 이뇨제 투여는 문제가 많은데, 필요에 따라 약간의 식염제한과 사이어자이드계 이뇨제를 사용한다. 고혈압은 고혈압 뇌증에서부터 전신경련으로 유인되기 때문에 극적으로 치료해야 한다. 이런 조치로 개선하지 않고 진행하는 경우, 출산유도 또는 임신중절이 최대의 조치이다. 헤파린에 의한 항응혈 요법이 효과가 있다는 보고가 있는데 이는 앞으로 기대할만한 요법이 될 것이다.

6) 예후

자간전증 자체의 예후는 양호하지만 전신경련을 동반한 자간에 이르면 예후가 불량하고 약 10%가 사망하게 된다.

자간전증 후유증으로서의 지속적 고혈압, 신장애의 발생빈도는 동일한 견해는 아니다. 고혈압의 빈도는 약 20~50%로, 이에 대하여는 기저질환으로서의 고혈압 문제도 있어, 자간전증의 진단기준을 통일해 prospective 로 검토할 필요가 있다.

자간전증의 재발은 약 35%라는 높은 빈도로 나타난다. 또 자간전증의 임산부로 부터 출산된 사람은 자간전증이 발생하는 비율이 높다

3. 임신 중 합병증으로서의 콩팥질환

1) 요로감염증

임신 중에 급성 신우신염을 비롯한 요로 감염증은 드물지 않다. 임신 중 세균뇨 양성률은 초기 1~1.5%인데 말기까지 5~6%가 양성이다. 또 임신초기에는 무증후성 세균뇨를 갖는 임산부의 약 40%가 증후성 신우신염으로 발증한다. 그 요인으로서는 요관확대와 연동운동의 미약화, 소변에 당, 임신 입덧에 의한 탈수와 저칼슘혈증 등을 들 수 있다.

Kass에 의하면 치료를 받은 무증후성 세균뇨의 임산부에서는 신우신염이 발생하지 않았다. 그래서 보다 조기진단, 조기치료가 필요하다. 그런 까닭에 임신초기부터 소변검사, 혈압측정과 함께 소변세균 배양을 실시해야 한다.

치료는 임신 전 기간에 걸쳐서해야 하며, 설파제, 플란토인제가 중심이 되는데, 설파제는 임신말기에 사용하며, 신생아 황달의 원인이 되므로 주의해야 하고, 말기에는 플란토인제, 합성 페니실린을 사용하는 것이 바람직하다. 요로 감염증과 자간전증이나 미숙아 출생 빈도와의 관계는 확실하지 않은데, 그 빈도가 높다는 보고도 적지 않으므로 무증후성 세균뇨라도 적극적으로 치유해야 한다. 임신 중 요로 X-선 검사는 예외적으로 필요성이 없는 한 시행하지 말아야한다.

2) 급성콩팥부전

어떤 경우에는 급성신부전은 임신 시에 높은 빈도로 발생하게 된다. 그 빈도를 임신기간과의 관계로 살펴보면 그림 16-3 처럼 2봉성이다.

임신초기의 급성신부전은 유산, 자궁외 임신에 따른 것이 대부분이다. 대량출혈, 쇼크, 패혈증, 신독성 약제 투여 등이 원인으로 보통 가역성이다.

임신말기에 나타나는 것은 자간에 의한 급성신부전이나 태반 조기박리에 따른 DIC로부터의 신장 피질괴사, 출산시의 대량 출혈에 의한 것 등이다. 피질괴사를 가져오는 것은 신장 기능 회복을 기대할 수 없다.

정상 출산 후 제1~5주 후에 급성신부전의 형태로 발증하는 비가역성 신부전이 보고되어 이를 postpartum nephrosclerosis라 불린다. 고혈압은 존재하나 적으며, 신장조직은 악성 신경화증과 감별이 곤란하다. Kincaid-Smith 팀은 자간전증의 신장조직과 비교해서 사구체 병변이 매우 유사한 것도 있다고 보고 하였다. 보통 부신피질 호르몬, 항응혈 요법에서도 비가역적인데 Kincaid-Smith 팀은 헤파린 5주간 투여로 개선된 예를 보고하였다.

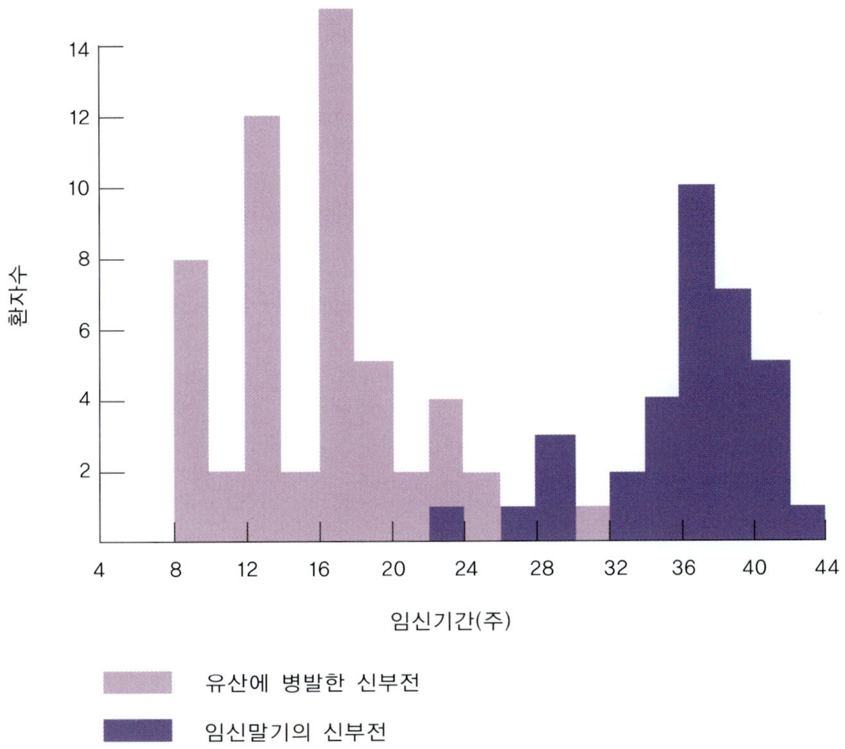

그림16-3. 임신에서의 급성콩팥부전 발증의 2개 분포

4. 임신중 요붕증

요붕증은 바소프레신(vasopressin)의 분비나 작용이 감소하여 다뇨(polyuria), 다음증(polydipsia) 및 과도한 갈증이 특징인 질환으로, 중심성, 신장성 및 임신성 요붕증으로 분류한다. 임신성 요붕증은 임신중 태반에서 생산되는 vasopressinase활동의 증가에 의해 바소프레신의 빠른 파괴로 유발된다.임신성 요붕증은 임신중에 발생하는 드문 내분비 질환으로 100000 임신당 약 4의 빈도를 갖는다. 임신성 요붕증은 출산후에도 지속되거나 출산 후 회복되는 일시적 형태일수 있으며, 전자간증, 임신중 급성 지방간 혹은 HELP증후군과 연관될수 있다. 태반에서 생성되는 vasopressinase는 cysteine-aminopeptidase로 아미노산 말단에서부터 순차적으로 아미노산을 제거하여 vasopressin의 이화작용을 4배 증가시킨다. 이 효소는 혈중 순환옥시토신(oxytocin)을 파괴하여 조기 자궁 수축의 예방을 위하여 정상적으로 태반에서 생산된다. 바소프레신과 옥시토신의 구조적 유사성 때문에 이 효소는 2 펩티드를 모두 퇴화시킨다. 정상적인 임신에서는 바소프레신의 합성증가로 극복될수 있다. 바소프레신아제는 임신 4주에서 38주까지 활성도가 1000배까

지 증가하며 분만후 하루에 25%씩 활성이 감소하여 분만 12일째에는 약 3% 정도로 활성도가 거의 사라진다.

요붕증의 치료는 DDAVP로 아르기닌 바소프레신은 cysteine-aminopeptidase이지만 DDAVP는 다른 아미노-말단부를 갖는다. 바소프레신아제는 cysteine-aminopeptidase로 DDAVP를 퇴화시키지 못한다. DDAVP는 V2수용체에 작용하여 소변농도를 증가가시키고, 소변량을 감소시키는 지속적인 항이뇨작용을 가지며 항이뇨효과는 8~24시간 지속된다.

5. 콩팥질환 환자의 임신

임신 중 본태성고혈압이나 콩팥실질성 질환과 자간전증과의 감별은 곤란하다. 본태성고혈압은 임신초기부터 확인되는데 보통 망막부종이나 고 요산혈증은 존재하지 않고, 소변단백은 음성이거나 또는 미약하다. 사구체 신염에서는 소변 중에 적혈구나 각종 원주가 확인되고 ,요산상승은 요소질소의 상승과 평행하다.

임신자체가 기초 신장병변의 예후에 영향을 미치는지 또는 신장병변이 임신경과에 악영향을 미치는지는 논의할 점이다. McKay 팀은 약 25%가 신장질환 환자로 임신 중에 신장기능의 저하를 확인했으며, Kaplan 팀은 만성 사구체 신염의 경과에 임신이 관여하지는 않는다고 했다.

일반적으로는 급성 신장염의 경험이 있는 임산부는 임신에 대해 특별한 위험성은 없다. 그러나 급성 신염 후 3년간은 그 활동을 완전하게 종식하는 것을 확인하는 의미에서도 임신을 연기하는 것이 바람직하다. 혈액 투석환자에서도 출산의 보고가 있는데, 말기 신부전에서는 임신능력이 저하해, 수태해도 조기 유산하는 일이 많다. 소변단백이 유일한 신장질환의 소견으로, 고혈압, 신기능 저하가 확인되지 않으면, 임신해도 위험성은 적다고 생각된다. 임신이 신질환에 대해 악영향을 미칠 가능성은 부정할 수 없지만 임신이 불가능하다고도 결정할 수도 없다. 혈압이 정상으로, Ccr이 1분에 50 ml 이상으로, 세뇨관 배양은 음성이며 또 신장기능이 과거 2년간 안정되어 있으면 임신이 가능하며 그 이외에서는 임신은 피하는 쪽이 좋다.

신증후군 자체로는 임신은 금기라고 생각되지 않으며, 그 기초질환에 의해 규정된다. 당뇨병은 임신 중에 자간전증이이나 요로 감염증을 야기하는 비율이 높은데, 당뇨병 자체로의 임신의 영향은 불명확하다. 그러나 당뇨병성 신증이 합병되면 태아의 사망률은 높아진다. 루푸스 신염은 임산부에서는 루푸스 신염이 개선되었다는 보고가 있다.

그러나 이들 기준도 가족의 자손 요망 정도에 따라 달라 이미 아이를 갖고 있는 엄마에게는 반드시 임신을 권장하지 않는다. 비록 임신을 허가해도, 임신경과 중에 발생할 수 있는 합병증, 신생아·기초질환에 대한 악영향을 충분히 설명해 줄 필요가 있다. 임신경과 중에는 혈압측정, 소변검사, 세뇨관 배양, 신기능 검사를 자주 실시하여 합병증의 조기 진단 및 조기 치료에 유의한다.

만약 고혈압, 활동성 신병변, 진행성 신기능 장애의 징후가 생기고, 임신 입덧에 의한 세포외량 저하나 요로 감염증과 같은 급성 악화인자가 존재하는 경우 그 인자가 조절 불가능 할 때는 임신 중절을 한다.

연습문제

1. 임신 시 급성신부전 발생은 16주 와 38주의 두 가지 형태(bimodal)의 돌출부로 분포한다. 다음은 임신초기 및 후반부에 발생하는 급성신부전에 관한 설명이다. 옳지 않은 답은?

1) 첫 3개월 동안에 폐혈증은 급성신부전의 대부분의 기초질환 원인이다

2) 신피질괴사는 첫 3개월 내, 유산으로 인한 흔한 후유증이다.

3) 남아있는 콩팥기능장애는 임신초기에 발생하는 급성신부전보다, 임신후반부에 발생하는 급성신부전이 더 흔하다.

4) patchy한 피질괴사 시 신기능이 돌아오는 것은 1년 이상 지연 된다.

5) 조기분만은 임신 후반기의 급성지방간이 동반된 급성신부전 과정을 개선시킨다.

해설

① 임신초기의 급성신부전은 유산의 합병증 때문에 대부분 발생하는데 가장 중요한 인자는 폐혈증이다. 피질괴사는 유산과 관련된 급성신부전은 2%밖에 안 된다(임신후반부에 발생한 급성신부전은 10~30%).임신 초기에 발생한 급성신부전후의 남아있는 신기능장애는 더 낮은 빈도이다. 임신 후반부에 피질괴사는 50%가 patchy하다. 신기능 회복의 지연은 1년 이상이 걸린다. 임신 중 급성신부전시에 급성 지방간을 보였을 때 예후는 좋지않고, 조기분만하고 결과에는 변함이 없다.

② 임신 합병증으로 급성신부전이 12~18주와 35~40주에 2상분포(bimodal distribution)로 나타난다(그림 16-3 참조).

2. 정상임신기간에 혈압의 반응이 정확하게 설명된 것은?

1) 전 임신기간 동안에 점차 증가.
2) 전 임신기간 동안에 점차 감소
3) 임신중반기까지 감소하고, 그 후 점차증가.
4) 임신중반기까지 증가하고, 그 후 점차감소
5) 일정하다.

해설

임신 중반기까지 혈압은 분만 후 혈압보다 때로 10~15 mmHg이하로 된다. 그리고 서서히 증가한다. 분만 때 까지 임신 전 혈압으로 완전히 도달하지는 않는다.

3. 정상 임신시 나타나는 첫 번째로 유문운동 감소와 신장 집합관계 확장은 어느 때 볼 수 있는가?

1) 첫 3개월
2) 두 번째 3개월
3) 세 번째 3개월
4) 이런 변화는 어느 때나 일어난다.
5) 이런 변화는 비만여성 또는 자궁이 큰 여성에 일어난다.

해설 임신 중에 신집합관계 변화는 calyces, pelves, ureter의 확장을 일으키고, ureteral평활근의 비대 및 과증식을 일으킨다. 확장은 우측 요로계가 현저하다.

4. 분만 후 수뇨관 확장이 정상적으로 얼마나 오래 동안 지속되는가?

1) 분만 후 7일째
2) 2주 동안
3) 4주 동안
4) 12주 동안
5) 6개월간

해설 임의적으로 시행한 신우조영상 12주째 후 까지 지연된다.

5. 정상임신 중 콩팥 혈역학에 대하여 다음중 가장 정확하게 설명된 것은?

1) GFR 증가, 신혈장량 감소, 여과분획 증가
2) 유효신혈장량 증가, GFR감소, 여과분획 감소
3) 유효혈장량 증가, GFR증가, 보통 여과분획 증가
4) GFR, 유효신혈장량 및 여과분획 감소
5) GFR과 유효신혈장량은 감소, 여과분획 증가

해설 GFR은 임신 후반기에 약간 감소하나 이런 효과는 체위 때문이라고 대부분 믿는다. 정상인에서는 전임신기간에 신장 혈역학은 증가하는 경향이다.

6. 임신에 따른 혈장 creatinine과 BUN치가 어느 정도 이상이면 기저 신질환이 있다는 것을 암시하는가?

1) BUN 25 mgldl, creatinine 1.8 mg/dl
2) BUN 20 mg/dl, creatinine 1.6 mg/dl
3) BUN 18 mg/dl, creatinine 1.4 mg/dl
4) BUN 13 mg/dl, creatinine 1.2 mg/dl
5) BUN 13 mg/dl, creatinine 0.8 mg/dl.

해설 혈청 creatinine과 BUN 정상치는 임신 때는 정상치와는 다르다. GFR과 신혈장량은 전임신기간에 40~50%증가 한다 따라서 BUN과 creatinine은 낮다. 그 결과 임신전 creatinine과 BUN치와 비교 시 낮다.(임신시 평균 BUN은 9~13 mg/dl, creatinine은 평균 0.5 mg/dl).

7. 임신 시 신장에서 요산 handling은 어떻게 되는가?

1) 혈청 요산치가 더 높아지기 위해서는 요산 생산 증가, 배설증가
2) 생산에는 변화가 없고, GFR이 높기 때문에 배설이 증가하고, 혈장치는 낮다.
3) 요산 생산이 낮아 요산염의 세뇨관조절에 변화가 없고 또 혈청치는 낮다.
4) 요산 생산이 증가, 배설은 감소, 혈청 요산염치는 높다.
5) 정답이 없다.

해설
GFR 높기 때문에 임신부의 소변에 많은 요산염이 발견될 뿐만 아니라 요산의 분획 배설이 임신 시는 증가하기 때문이다(아마도 세뇨관 영향).

8. 정상 임신 시 산-염기변화는?

1) 안정 상태에서 혈장 HCO_3와 PCO_2치는 감소
2) 혈장 및 소변 pH는 임신전보다 임신 시 낮다.
3) 혈장 HCO_3는 높고, PCO_2는 보상을 위해 높다.
4) 신세뇨관 산증이 있어 보통 HCO_3치료가 필요하다.
5) 증가된 음이온격차산증이 있고, 보통 HCO_3치료가 필요하다.

해설
임신시 정상 pH범위는 7.44로, 혈액 pH에 순수한 변화가 적어 HCO_3와 PCO_2는 감소한다. 임신동안에 HCO_3감소는 보통 가볍고, HCO_3치료를 필요로 하지 않는다.

9. 임신으로 인한 K handling?

1) K낭비는 음식에 K공급을 증가 시킬 정도다.
2) K저류가 일어난 것은 혈액 내 mineralocorticoid치 낮기 때문이다.
3) K 낭비가 일어난 것은 혈액 내 mineralocorticoid가 높기 때문이다.
4) K저류는 혈액 내 K가 낮아 소변 내에 HCO_3이 빠져나가고 mineralocorticoid치가 증가함에도 불구하고 일어난다.
5) 정확 답이 없다.

해설
K저류의 원인은 mineralocorticoid 로 인한 kaliuresis progesterone의 효과이다.

10. 정상 임신 시 수분조절은?

1) SIADH
2) 중추 요붕증
3) reset osmostat
4) 신장성 요붕증
5) 신경성 polydipsia

해설 수분보존 및 희석은 정상 임신부에서는 정상 법위주위로 새롭게, 낮은 혈장 osmolality로 된다.

11. 다음 요인으로 임신 시 소변으로 Na배설이 증가하는 경향이 있다. 옳지 않은 것은?

1) GFR증가
2) progesterone 생산 증가
3) ADH치 감소
4) 혈장 oncotic pressure감소
5) ANP

해설 임신 시 ADH생산은 증가한다. 이는 Na배설을 조장한다. 임신 시 Na배설을 촉진시키는 것을 반대하는 요인은 개체의 Na을 저류하려는 힘으로: 혈장 aldosterone농도, estrogen, cortisol, DOC 그리고 여과분획의 증가 등이 있다. 결과적으로 임신동안에 Na의 누적 저류된 순수한량은 약 950 mEq이다.

12. 임신 동안에 24시간 배설되는 단백량은 얼마가 정상이냐?

1) 50 mg
2) 100 mg
3) 150 mg
4) 200 mg
5) 300 mg

해설 매일 단백 배설량은 임신동안에 증가 한다. 때로 건강한 임신부는 24시간에 단백배설량이 300 mg 이상이다.

13. 다음은 임신 시 콩팥피질 괴사에 관한 설명이다. 해당되지 않은 것은?

1) 피질괴사는 임신 시에 일어난다. 그러나 산과적이지 않은 조건에서 더 흔하다.
2) 폐혈성 유산 시 및 DIC에 일어난다.
3) 전치 태반 시 일어난다.
4) 임신후반 혹은 산후에 즉시 일어나는 경향이 있다.
5) 임신 중독 임부보다 비임신중독 임부에서 흔하게 일어난다.

해설 급성 피질괴사의 대부분은 산과적인 문제로 발생한다.

14. 임신 고혈압 치료제로 절대 사용해서는 안 되는 것은?

1) methyldopa　　2) hydralazine　　3) clonidine
4) ACEI　　5) 이상 모두 정답이다.

15. 다음은 임신 시 일어나는 현상이다. 해당하지 않은 것은?

1) 총체액량 증가　　2) 혈액량 감소　　3) 심박출량 증가
4) 신장혈류량 증가　　5) GFR증가

해설
혈장량은 약 50%까지 증가. 심박출량은 30~40%증가. GFR은 40~50% 증가.

16. 다음 어느 것이 임신동안에 Na재흡수 증가를 못하게 하느냐?

1) 증가된 여과 분획　　2) 알도스테론　　3) 프로제스테론
4) 에스트로겐　　5) 코르티솔

해설
progesterone은 Na을 저류시키는 aldosterone의 작용을 억제하여 Na이뇨를 유발시킨다.

17. 임신동안에 증가되는 이온농도는 ?

1) 칼슘　　2) sulfate　　3) Na　　3) HCO_3　　5) Cl^-

해설
임신 시 호흡성 알카로시스을 보상하기위해서는 chloride가 상승. 일반적으로 다른 이온들은 임신동안에 감소한다.

18. 임신 시 Na저류는 다음중 무엇 때문에 오는가?

1) 증가된 GFR　　2) 프로제스테론　　3) 알도스테론
4) 감소된 심박출　　5) 낮은 혈청 단백

해설
알도스테론은 임신시 아주 대량 분비된다.

19. 임산부의 대부분 하지다리부에 부종이 발생하는 원인은?

1) 염분저류 2) 저알부민혈증 3) 모세혈관 투과력 증가
4) 증가된 정맥압 5) 증가된 혈압

해설 서있는 것은 자궁에 의해 vena cava에 압력을 주기 때문이다.

20. 정상 임신부에서 발생하지 않은 것은?

1) 증가된 심박출 2) 감소된 혈장알부민농도
3) 감소된 요산clearance 4) 감소된 혈청 creatinine치
5) 증가된 insulin clearance

해설 임신 시 요산clearance는 증가되는데 이는 세포외액량 확장 때문으로 생각된다.

21. 임신으로 인한 고혈압의 치료에 선택해야할 약물은?

1) diazoxide 2) furosemide 3) hydralazine
4) hydrochlorothiazide 5) Losartan

해설 hydralazine을 정맥주사 하는 것이 좋다. Diazoxide는 갑자기 저혈압을 일으킬 위험이 있다. 이뇨제는 세포외액량을 위축 시킬 수 있고 태반에 혈류를 약화시킨다. ACE억제제는 태아 발달을 억제시킨다.

22. 분만 후 임신으로 인한 functional hydronephrosis는 얼마동안 지속되는가?

1) 48~72 시간 2) 2~4주 3) 6~8주 4) 12~16주 5) 8개월

해설 수뇨관 확장은 분만 후 12~16주 동안 지속된다. 이는 소변 저류가 오고 임신부 세균뇨 경향이 있어, 신우신이 발생한다. 따라서 증상이 없는 세균뇨는 적극적으로 치료를 해야 한다.

23. 임신 첫 달 기간에 사구체증가율이 몇 %이냐?

1) 10% 2) 20% 3) 30% 4) 40% 5) 50%

해설
사구체의 증가(50%)가 기대한 만큼 증가가 없다는 것은 기저신장질환이 있다는 것이다.

24. 25세 여성, 급성 고혈압과 무뇨가 쌍둥이를 순산한 후 3주 만에 발생하였다. 이환자의 신부전에 원인에 가장 적합한 것은?

1) 급성 세뇨관 괴사 2) 신피질괴사 3) 폐쇄성신증
4) 급성 간질성신염 5) 임신 중독증

해설
분만 후 3주에 무뇨를 동반한 산후 급성 신부전은 양측 신피질 괴사 때문이라고 생각된다. 무뇨시 임상적으로 매우 제한된 감별진단이 되고 급성세뇨관 괴사를 동반하지는 않는다.

Chapter

17 콩팥 결석

일반적으로 콩팥결석이란 신장배결석, 신우결석 및 요관결석을 포함하는 상부 요로결석의 총칭이다.

대부분의 요로결석은 콩팥에서의 소변성분으로 인하여 형성된다. 형성된 결석은 요관과 함께 요로를 하강하는데 결석이 있는 부위에 따라 신결석(신배결석, 신우결석), 요관결석, 방광결석 및 요도결석으로 구변된다. 드물게는 전립선 비대증이나 요도협착 등의 하부요로 통과 장애에 의해서 발생하는 방광의 원발성 결석도 있다.

콩팥결석은 결정성 구성요소와 유기성 모체로 되어 있는, 신장에서 일어나고 있는 비정상적인 결석이다. 이들은 전형적으로 신배(calix) 또는 신우에 자리 잡고, 이들이 떨어져 나와 요관이나 방광에 들어가 박히기도 한다. 신장결석은 신석회화증과 감별해야만 하는데, 신석회화는 신실질에 칼슘 침착을 말한다. 방광에서 발생하는 방광결석은 산업화된 나라에서는 드물게 발생한다고 하나, 아직도 동남아시아에서는 흔하게 관찰되는 결석이다. 신결석은 인구의 1~5%에서 발생하고 재발률은 50~80%이다.

1. 콩팥결석의 구조

콩팥결석의 최소 단위는 유기물질에 의해 이루어지는 기질(matrix)과 이것과 결합상태에 있는 비교질 물질(crystalloid)로 이루어진다. 이 최소 단위는 직경 5~50μ의 매우 작은 것으로, 근위세뇨관 상피세포 및 그 기저막에서 발생한다. 기질과 결합상태에 의한 비교질물질(crystalloid)은 다수가 융합 증대하여 직경 40μ정도로 되는데 이를 spherolith라 칭해지고 있다. 소변성분이나 pH의 변화에 의해 모든 물질이 침착하며, 층상 구조를 나타내 비로소 육안적으로 확인할 수 있는 microlith라 불리는 소결석이 된다.

표 17-1, 그림 17-1에서 보는 바와 같이 칼슘 신장결석은 전 결석의 80~95%나 되는데, 대개 혼

합형태로 일어나며, 수산염칼슘(calcium oxalate), 인산칼슘(calcium phosphate)이 주를 이룬다. 나머지 결석은 요산, cystine, 인산 암모니아 · 마그네슘 이고, 드물게는 xanthine 이 있다.

표 17-1. 신장결석의 구성

결석형태	%
수산염 · 칼슘(calcium oxalate)	70
인산 · 칼슘(calcium phosphate)	10
Hydroxyapatite	
Brushite	
Tricalcium phosphate	
Carbonate apatite	
인산 · 암모니윰 · 마그네슘(struvite)	5~10
요산	〈 5
Cystine	1
Xanthine	〈 1

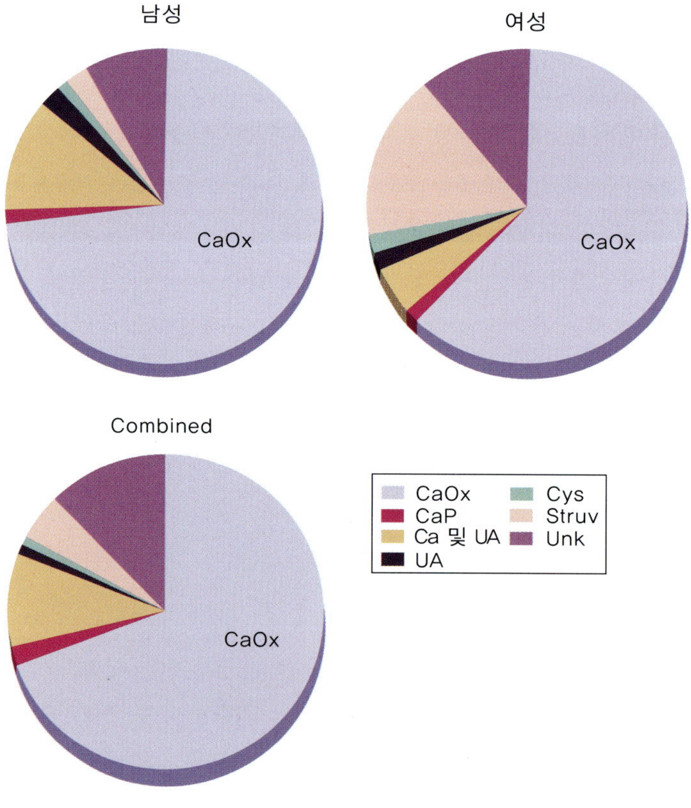

그림 17-1. 결석의 형태와 빈도. Ca 및 UA ;calcium및uric acid, Ca0x ; calcium oxalate, CaP; calcium phosphate, Cys: cystine, Struv; struvite, UA; uric acid, Unk; unknown.

2. 콩팥결석의 원인 및 병인

1) 소변중 결석형성 억제인자의 감소 발생원인

콩팥결석의 발생원인은 과포화 된 소변에서 병소(nidus)가 처음 결정화됨으로써 형성되는데, 이 결정체는 계속 커지고, 육안적 크기의 결석으로 병소가 집합체가 된다. 신장결석은 단순한 결정체의 덩어리는 아니다. 이는 보통 어떤 형태를 만들고, 점착력이 있고 때로 굉장히 규칙적인 구도를 만드는 유기적인 기질을 가지고 있다. 현재까지 결석기질(matrix)양 또는 구성의 이상으로 인하여 결석이 만들어진다는 병인에 대해서 결정적으로 증명된 바는 없다. 증류수 1 혹은 2리터에 정상소변에 존재하는 칼슘, oxalate, 및 인산을 다량 녹인다는 것은 불가능하다. 따라서 분명히 정상적인 소변에는 결정화를 방해하는 물질들이 있고, 과포화상태를 유지하는 것이 있다. 정상소변에는 특이한 것이라고 하지 않지만 결석의 형성을 억제하는 물질들로써는 pyrophosphate, citrate, magnesium 그리고 분자량이 큰 어떤 유기물질(glycosaminoglycan, glycoprotein) 들이 있는 것이 알려졌다. 결석을 가진 모든 환자에서 3%는 최근까지 생리학적으로 이상을 증명하지 못하고 있지만, 아마도 결석의 형성이 잘되도록 어떤 생리적 흐트러뜨림이 있는 것 같다. 이러한 흐트러뜨림은 결석을 형성하는 구성 요소의 소변내 농도의 변화와 과포화를 못하도록 하는 억제인자의 변화가 결정체를 만드는데 용이하게 한다. 이런 결정화에는 3단계를 거치는데, 즉 nucleation(nidus 형성), 결성체 성장(결정체 크기가 커지는 것), 그리고 결정체가 덩어리로 되는 과정이다. 이 과정에서 소변의 과포화와 소변 내 억제 물질의 감소가 필요하게 된다.

Crystalloid 의 과포화는 소변농축으로 소변량이 너무 적게 배설됨에 따라 결석형성 요소인 칼륨, oxalate, 요산 등이 일정시간 이상배설이 절대적으로 증가하거나 소변 pH가 변화할 때 일어날 수 있다. 특히 소변의 낮은 pH(pH 〈 5.5) 인 경우는 요산의 소변 내 농도는 증가한다. 반면에 소변 pH가 높을 때는 인산칼슘, magnesium ammonium phosphate 가 증가한다.

소변 내 결정화를 억제하는 물질의 농도가 감소하는 것은 결석의 병인에 아주 중요하다. Citrate 같은 억제물질은 직접 소변 내에서 측정하여 진단목적으로 이용된다. 기타 glycoprotein과 같은 억제물질은 분석이 어렵다.

(1) 요로감염

포도상구균, 연쇄상구균 및 변형균(proteus)에 의한 요로감염은 결석발생을 촉진한다. 이들 세균은 모든 요소를 분해하는 성질을 가져 urea splitting bacteria 라고 칭한다. 분해된 요소는 암모니아와 탄산가스가 되고, 여기에서 탄산암모니아가 형성되는데, 또한 알칼리성 소변에서는 마그네슘이나 무기인산과 결합해서 불용성의 인산 · 마그네슘이 형성되어 결석이 발생한다. 인산 · 마그네슘 · 암모니아 결석은 커지는 속도가 빠르고, 자주 녹각결석으로 발달한다.

(2) 요로 통과장애

요로의 어딘가에 기질적으로 또는 기능적 통과 장애가 있는 경우에는 그 부위로부터 상부에 소변의 정체가 발생한다. 소변의 정체는 염류 석출의 좋은 조건이 되고, 또 요로감염이나 염증에 의한 염증성 세포 또는 상피세포의 탈락에 의해 결석의 핵을 제공하게 된다.

(3) 식이성 인자

① 수분섭취량

소변의 농축상태는 소변중 화학물질의 결정화, 석출, 침착, 증대로부터 결석을 형성한다. 한번 형성된 결석도 1일 수분섭취량이 3.5 리터를 넘을 때에는 그 성장이 정지하는 것으로 수분섭취량과 결석의 관계는 확실하다.

② 식이내용

동물식 특히 육류를 다량 섭취하면 프린체의 과잉섭취로부터 소변 중으로의 요산배설량 증가가 있다. 또 우유를 비롯해 유제품 애호가에서는 과Ca소변증이 일어난다. 이상과 같이 편식경향이 강한 사람은 소변의 pH에 대한 영향도 커지고, 수분섭취량, 소변중의 화학물질 농도 및 소변 pH의 3가지 인자는 서로 관련하여 신장결석 발생과 관계가 깊다.

(4) 약제의 영향

① 비타민 D 과량투여

대량의 비타민 D을 지속적으로 투여하는 것은 과Ca소변증의 원인이 되어 신실질 석회침착증이나 신장결석 발생의 원인이 된다.

② Acetazolamide의 투여

acetazolamide(Diamox)는 녹내장 치료약으로서 일반적으로 사용된다. 이것은 탄산탈수효소의 억제제이기 때문에 세뇨관 세포에서의 $CO_2 + H_2O \rightarrow H_2CO_3$ 반응이 저해되어 혈중으로의 HCO_3^-재흡수 및 소변중으로의 H^+ 분비가 방해를 받는다. 즉 소변의 산성화 능력을 대상으로 하기 때문에 Ca등 2가의 이온이 다량으로 배설된다. 또 소변중 구연산 농도의 저하도 초래한다. 그 결과 신장결석을 합병하는 빈도가 매우 높다.

③ 대사길항제의 투여

백혈병이나 악성종양에 대해서 사용되는 모든 종류의 대사 길항제 투여는 핵산 생성장애를 야기하고, 고요산혈증이나 과요산혈증을 가져와 결과적으로 요산결석이 발생하게 된다.

④ 알칼리제의 투여

위궤양의 치료로서 다량의 우유를 마시거나 알칼리제의 투여를 장기간에 걸쳐 실시하는 경우 고 Ca 혈증, 신기능 장애, 신석회 침착, band keratosis, 및 알칼로시스를 동반하는 소위 "milk alkali 증후군"을 가져오게 된다. 원발성 부갑상선 기능항진증과 유사한데, 대사성 산혈증을 동반하지 않는 것, 그리고 milk 및 알칼리제의 투여를 중지하면 증상의 개선이 나타나는 점이나 과Ca 혈증이나 저인상혈증을 동반하지 않는 점 등으로 감별할 수 있다.

⑤ 내분비 및 대사 이상

내 분비 이상이나 대사 이상 중에서도 Ca, 수산, 요산 및 아미노산(특히 시스틴)의 배설이상을 초래할 때는 요로결석의 합병빈도가 매우 높다. 또 요로결석증 환자를 주의 깊게 관찰하면, 그 중에는 내분비질환이나 대사 이상증을 발견할 수 있다. 그 빈도는 요로 결석증의 약 20%나 된다.

2) 고 칼슘소변

신장결석의 80~95%인 고칼슘소변의 구성요소는 칼슘이다. 결석소인을 가진 환자는 고칼슘뇨가 가장 흔한 이상으로 발견된다. 일반적으로 정상적인 소변 내에서 최대로 배설되는 칼슘은 하루에 음식에서 1000 mg 칼슘을 섭취할 때 최대로 배설되는 칼슘은 300 mg이다. 그리고 하루에 칼슘 400 mg 와 Na 1000 meq을 음식에서 섭취할 때는 소변 내 칼슘은 200 mg이 배설된다(소변 내 칼슘은 소변 내 Na과 평형적으로 나오기 때문에 Na 섭취를 조절해야 한다).

(1) 고칼슘소변의 기전

정상상태에서 혈청 칼슘 농도는 아주 좁은 범위에서 유지되고 있다. 혈청 칼슘 농도의 조절은 부갑상선 호르몬과 1.25$(OH)_2D_3$로서 이루어지는데, 생리적으로 골격, 소장 및 신장에서의 상호작용은 그림 17-2과 같다. 혈청칼슘이 감소하는 상태 하에서 순환하고 있는 이온화 칼슘이 감소하면 부갑상선 호르몬을 자극한다. 순환 부갑상선 호르몬 농도가 증가하면 혈청칼슘이 증가하는데, 신장세뇨관에서 칼슘 재흡수가 증가하고 뼈에 골수형성 세포를 자극하여, 골격의 칼슘을 혈액으로 운반한다.

그리고 신장에서1.25$(OH)_2D_3$생성을 자극한다. 증가된 1.25$(OH)_2D_3$는 부갑상선 호르몬과 서로 협력하여 작용함으로써 골격에서 칼슘의 이동을 촉진한다. 그러나 1.25$(OH)_2D_3$의 가장 중요한 작용은 장에서 칼슘흡수를 자극하는 점이다. 결국에는 혈청 칼슘치를 정상 범위로 높인다. 정상 상태에서 음식내의 칼슘이 매일매일 변화 하는 것이 혈청칼슘에 유의한 변화는 없으나, 소변 내 칼슘 배설에는 영향을 준다. 따라서 고칼슘소변은 장에서 칼슘 흡수 증가, 뼈에서 칼슘의 동원이 증가하나 칼슘의 신장에서 보전 장애 때문에 칼슘의 사구체 여과가 증가하여 발생하게 되는 것이다. 혈청 인산염 감소는 2차적으로 1.25$(OH)_2$ D3가 합성되고, 결국 장에서 칼슘흡수를 증가시키도록 자극하

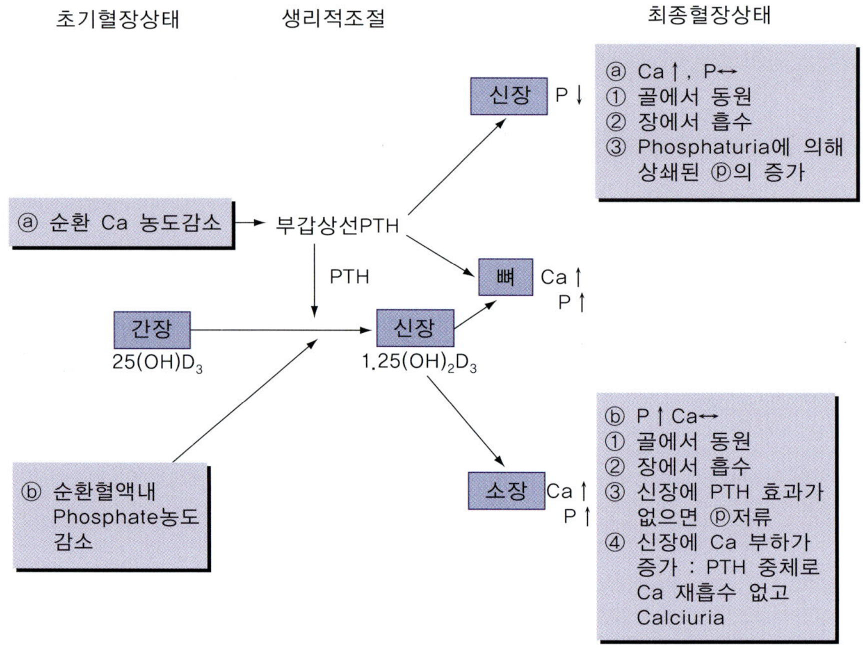

그림 17-2. Normocalcemia 와 normophosphatemia을 유지하기 위하여 부갑상선홀몬과 Vitamin D축을 형성하는 혈장 Calcium 및 Phosphate의 상호작용

고, 고칼슘뇨를 일으킨다. 이런 기본적인 칼슘 항상성을 이해함으로써 고 칼슘뇨의 병인을 관련시켜 여러 원인을 검사해 낼 수 있으므로 absorptive 및 신장성 고 칼슘소변 인자가 첫째 증거가 된다.

(2) 흡수성 고칼슘뇨(Absorptive hypercalciuria)

신장결석이 있는 환자의 30~40%는 이처럼 흔히 있는 absorptive hypercalciuria의 이상에 마주친다. 음식 내 Ca 의 흡수 증가는 우유를 많이 마시거나 비타민 D를 많이 복용한데서 일어나는 경우는 드물다. Absorptive hypercalciuria는 보통 Ca장내 흡수가 원인불명으로 증가하는 것이며 혈장 Ca의 장내 흡수가 원인불명으로 증가하는 것이다. 계속해서 혈장 Ca 농도의 증가는 부갑상선 호르몬을 억제하며, 고칼슘소변은 Ca의 사구체 여과량을 증가시키고, 부갑상선 호르몬의 분비가 억제된 상태에서는 신세뇨관에서 Ca재흡수가 감소하게 된다. 혈청 Ca 는 보상적으로 고칼슘소변 때문에 정상범위로 특이하게 유지하고 있다. Absorptive hypercalciuria 는 가족성으로 발병하는 경향이고, hypophosphatemia 또는 비타민 D 대사의 변화와 무관하게 발생하는 것 같다. 흡수성 고칼슘뇨는 2가지 형태가 있는데, 제 1형은 소변 내 칼슘이 많은 것으로 음식 내 칼슘섭취가 낮거나 또는 많거나 간에 발생하고, 제 2형은 고칼슘뇨가 칼슘을 많이 섭취할 때만 나타낸다. 그래서 dietary 고칼슘소변라고 한다(그림 17-3).

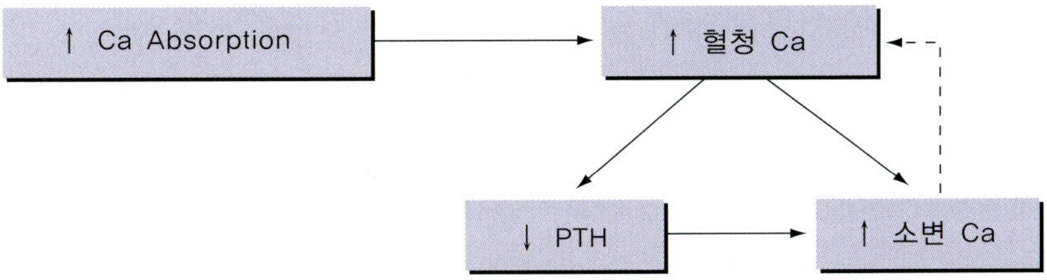

그림 17-3. 흡수성 고칼슘소변(absorptive hypercalciuria)

(3) 신장성 고칼슘소변(Renal hypercalciuria)

이는 흡수성 고Ca소변 보다는 흔하지 않지만 원인불명의 고Ca소변의 형태로서 칼슘의 세뇨관에서 재흡수장애(renal leak)에서 기인한 질환이다. 혈청 Ca 이 감소하면 2차적으로 부갑성선 기능항진의 원인이 되고 1.25$(OH)_2D_3$의 신장에서 합성이 자극된다. 그리하여 골격에서 Ca이 동원되고, 장에서 흡수가 증가하게 된다. 그 결과 혈청Ca 농도는 정상으로 되고 고칼슘소변도 더한층 진행된다. 근위세뇨관 기능의 전반적인 기능장애가 되는 것은 thiazide 에 대한 natriuretic한 반응이 강화되고 탄수화물 부하에 대해 calciuretic라 한 반응이 과민하게 나타난다(그림 17-4).

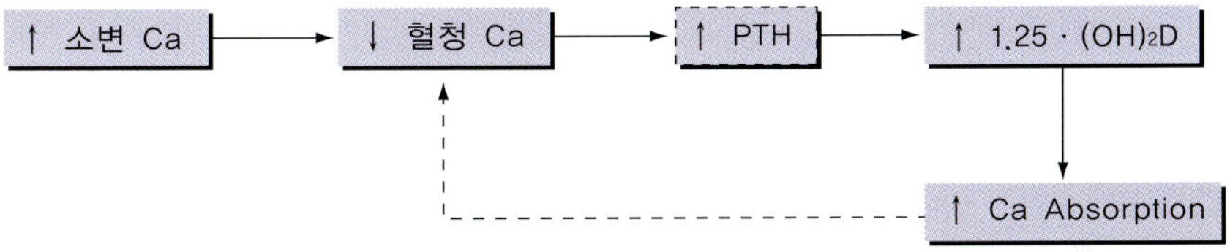

그림 17-4. Renal Hypercalciuria

(4) Resorptive Hypercalciuria

원발성 부갑상선 기능항진증시 PTH 과량분비로 인하여 뼈에서 Ca재흡수가 과량으로 발생하는데서 기인한다. 이것을 흡수성 또는 고칼슘소변과 구별하기 위해 resorptive hypercalciuria 라고 한다(그림 17-4). 모든 신장결석의 3~5% 는 일차적인 부갑상선 기능항진이 원인이 되고 있다. 반대로 일차적인 부갑상선 기능항진증 환자의 10~30%는 신장결석이 있다. 부갑상선 기능항진은 칼슘의 사구체 여과를 증가시킴으로써 고칼슘소변 원인이 된다.

장내 칼슘흡수는 부갑상선 호르몬에 의존해서 1.25$(OH)_2D_3$의 합성의 자극으로 증가하기도 한다. 그 결과 칼슘흡수가 증가함으로써 고칼슘소변을 더욱 악화시킬 수 있다. 골에서 칼슘 재흡수로 오는 고칼슘소변은 thyrotoxicosis, 다발성골수종, 악성 종양의 pseudo-hyperparathyroidism, 골에 전이성 질환, 급성 골다공증, Cushing's 증훈군 때에도 볼 수 있다.

(5) 혈청 PTH가 정상이면서 공복 시 지속되는 고칼슘뇨

이는 absorptive 고칼슘소변이나 신장성 고칼슘소변도 아니고 다만 신체장애에서 발생할 수 있다. 즉 원발성으로 1.25$(OH)_2D_3$의 합성이 과량으로 증가하는데서 올수 있는 데, 부갑상선이 억제된 상태에서 공복 시 소변 내 칼슘이 많이 나갈 수 있고, 장내 칼슘이 과량 흡수할 때 올 수 있으며, 신장으로 Ca 누출이 원인이 되기도 한다. 또 renal phosphate leak는 hypophosphatemia를 가져와서 1.25$(OH)_2D_3$의 생성을 촉진시킨다. 그리하여 장내 칼슘흡수를 증가시킨다. 그리고 combined proximal tubule 의 손상으로 원인불명의 고칼슘소변은 근위 신뇨관 기능장애로 설명하고 있는데 이런 칼슘누출, 인산염 수송장애 그리고 1.25$(OH)_2D_3$합성의 촉진 등 정도의 차이는 있으나 결과적으로 Ca소변을 일으킨다. 이론적으로 신장에서 칼슘과 인산염 누출 또는 1.25$(OH)_2D_3$ 합성이 증가하면은 부갑상선을 자극하지 않음에도 불고하고 fasting hypercalciuria의 양상을 만들 수 있다(그림 17-5).

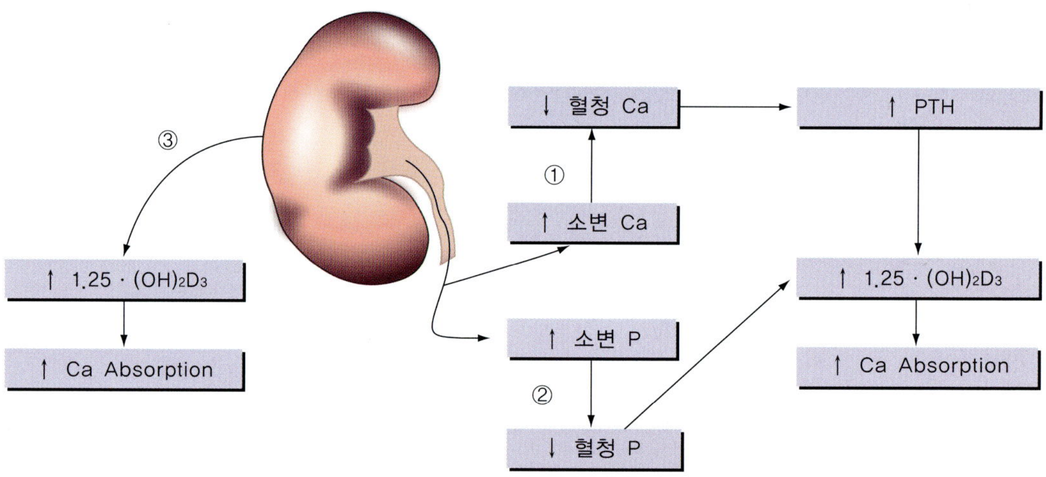

그림 17-5. 고 칼슘소변이 발생하는 combined proximal tubule의 기능이상이 발생하는 기전. 신장에서 Ca이 빠져 가는 것은 ① 2차성 부갑상선 기능항진 ② 신장에서 phosphate수출이 증가하여 흡수성 고 Ca소변을 초래한다 ③ 신장에서 1.25(OH)2D3 합성이 독자적으로 증가. ① 과 ② 또는 ③이 발생하는 것은 PTH가 정상이면서 fasting hypercalciuria가 올수 있다.

3. 고칼슘소변이 아닌 콩팥결석

(1) 고수산소변(hyperoxaluric) 칼슘 콩팥결석

Oxalic acid 는 탄소가 2개 있는 dicarboxylic acid 이며, 잎파리 푸른 야채 및 식물에 많다. 사람에서 주산염(oxalate)는 요산처럼 체내 불필요한 최종대사의 산물이며, 생화학적 기능이 없이 그대로 소변에 배설된다. oxalate는 음식을 통해 장에서 흡수되는 경로와 체내 대사과정을 통해서 만들어지며, 정상인에서는 하루 40 mg이 반드시 신장을 통하여 소변으로 배설된다.

그림 17-6에서 보는 바와 같이 oxalate의 체내 생합성은 ascorbic acid와 glyoxylate의 2경로로 수산염이 만들어지며, 이들의 40%는 수산염의 전구물질이 된다. Glyoxylate는 세포질 내에서 LDH 및 NAD 에 의해서 oxalate 로 산화된다. Glyoxylate는 주로 glycine 의 아미노산에서 유래하는데 이때 Co-factor 로써 pyridoxine이 필요하다. 또한 glyoxlate 대사의 중요한 경로 α-hydroxy-β-ketoadipate 를 만든다. 만일 glyoxylate carboligase가 선천적으로 부족하면 oxalate 가 많이 만들어지는데 이를 primary hyperoxaluria, Type I 이라고 한다.

Serine 은 glycine 으로 전환되어서 또는 glycolate 로 만들어진 후 oxalate로 된다.

한편 음식물을 통한 수산염의 장내 흡수는 소장과 대장에서 단순한 수동적 확산에 의해서 전적으로 흡수된다. 성인에서 수산염은 위장관에서 흡수가 잘 이루어지지 않는 이유는 장내에 비교적 녹지 않은 상태의 수산화칼슘(calcium oxalate)의 형태로 존재하기 때문이다.

Oxalate 의 동위원소 검사에 의하면 공복상태에서 동위원소의 약 12~15% 를 흡수한다. 따라서 음식물에서의 oxalate는 투여한 양의 2~3% 만이 흡수하고 있음을 시사한다. Oxalate 는 사탕무우머리, 쵸코렛, 코코아, 호도, 미나리, 시금치 그리고 찻잎에 많이 포함되어 있는데, 특히 시금치는 hyperoxaluria의 원인이 된다는 보고가 있다.

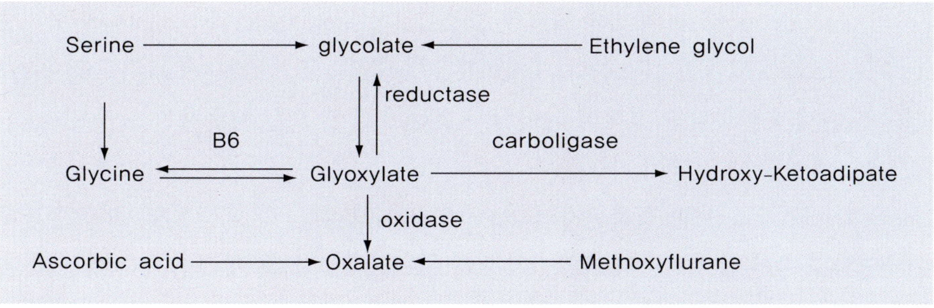

그림 17-6. Oxalate 의 체내 생합성의 경로

(2) 고 수산뇨(Hyperoxaluria)의 원인

수산화칼슘은 용액에 녹지 않아 소변 내 포화도가 증가하므로 신장 결석 형성에 중요한 위험인자가 되고 있다. 표 17-2 에서 보는 바와 같이 hyperoxaluria 는 2가지 기전에 의해서 발생하는데 oxalate의 체내 생성이 증가된 것과 장내 흡수 증가에 기인한 것으로 구분된다.

체내 oxalate 생성증가는 첫째 전구물질을 섭취함으로써 수산염의 생성이 증가하는 것으로 ethlene glycol은 체내에 들어오면 alcohol dehydrogenase 에 의해 glycolate로 산화되어 oxalate로 최종대사 된다. Ethylene glycol는 부동액 성분이고, 과거 알콜 대용품으로 사용하는데, 이것을 먹었을 때 hyperoxaluria가 대량 발생하고, 급성 신세뇨관의 괴사가 발생할 수 있다. 또 불소가 들어있는 마취제 methoxyflurane는 간장에서 oxalatet로 바뀌어 진다. 따라서 이 마취제를 사용 시는 hyperoxaluria 가 발생하여 신세뇨관에 oxalate가 침착되어 급성신부전이 발생할 수 있다. Ascorbic acid의 산화는 체내 oxalate 생성을 유의하게 자극하는데, ascorbic acid을 하루 2 g 이상 복용하면 oxalate 생성이 증가하고 hyperoxaluria가 발생한다. 둘째 pyridoxine는 glyoxylate가 glycine 으로 바꾸어지는데 필요한 조효소이다. 만일 pyridoxine 이 부족하면 oxalate 생성은 증가하고 소변 내 배설이 증가하게 된다. 따라서 pyridoxine를 투여하여 glyoxylate 를 glycine으로 바꾸어지도록 시도해야 하며, 이로 인하여 glyoxylate 가 oxalate 로 바꾸어지는 것을 감소시켜야 한다. 셋째, oxalate 합성의 경로에는 유전적 결합이 있다. Primary hyperoxaluria(Type I)는 glycolic aciduria 로 autosomal recessive trait 로 유전한다. 이는 carboligase 결합 때문에 발생하는데, glyoxylate에서 α-hydorxy-β-ketoadipate로 대사되는 과정에 필요한 효소이다. 이 효소결합으로 glyoxylate 가 축적되어 glycolate,oxalate 그리고 glycine의 생성과 배설이 증가된다. 임상적으로 Type I hyperoxaluria는 6세 전에 재발성 수산화칼슘 신결석이 나타나고, 연부조직(soft tissue) 즉 심근, 혈관, 중추신경계, 골수 및 신장에 oxalate 침착(oxalosis)이 나타난다. 치료하지 않으면 대부분 결석의 합병증, 감염 등으로 신부전에 빠져 사망하게 된다. 다음으로 Type II hyperoxaluria는 1-glyceric aciduria 로서 d-glyceric dehydrogenase 의 결핍으로 온다. 이 효소는 serine 대사의 gluconeogenesis 경로에 필요한 효소로 1-glyceric acid 과 oxalate 배설이 증가하고 glyoxylate 와 glycolate 배설이 감소한다. Type II 증후군은 autosomal recessive 로 유전하며, 생후 얼마 되지 않아서 수산화칼슘 결석이 나타난다. Type I 및 II는 지속적인 hyperoxaluria 가 하루 100 mg 이상 배설될 때 진단이 가능하다.

또한 Enteric hyperoxaluria는 결석환자의 2% 정도로 회장질환, 즉 회장절제, 회장-공장우회수술 등으로 수산염의 흡수가 증가하는데, 이는 지방의 흡수장애로 인하여 칼슘과 지방산의 결합으로 칼슘과 결합하지 못한 장내 흡수의 증가, 특히 대장에서 흡수증가로 hyperoxaluria 가 오는 것이다.

표 17-2. 고 수산뇨(Hyperoxaluria)의 원인

Oxalate의 체내 생성증가
- Oxalate 전구물질 섭취를 많이 했을 때:
- ethylene glycol, methoxyflurane, ascorbic acid.
- Pyridoxine(Vit. B6)부족.
- Primary hyperoxaluria, Type I 및 II.

Oxalate 섭취증가 또는 장내 흡수증가 :
- dxalate 과량 섭취, enteric hyperoxaluria,
- 칼슘의 장내흡수 증가 또는 칼슘 섭취가 적을 때.

4) 요산 콩팥결석

요산결석은 중년 남자에 잘 오고, 서구에서는 결석질환의 5~8%이다. 이스라엘에서는 요산결석이 임상적으로 결석질환의 40% 이상을 차지하고 있다. 요산 콩팥결석 형성의 원인은 다양하고 복잡하다. 선천적으로 발생하는 것은 요산대사 또는 콩팥세뇨관에서의 요산염 운반에 영향을 미쳐서 온다. 후천적으로 발생하는 원인은 소변배설량, 소변의 pH, 그리고 소변의 요산농도에 영향을 주는 원인이 많다.

요산콩팥결석 발생 기전에 가장 중요한 원인으로는 낮은 pH소변, 적은소변량 그리고 소변 내 많은 요산량 등 3가지 중요 소변의 이상을 지적하고 있다(그림 17-7). 이 3가지 중 소변pH가 낮은 것은 오랫동안 콩팥결석의 발생에 가장 중요한 영향을 주는 요소이다. 그 근거로는 소변 내 요산과다라는 위험인자를 가진 요산콩팥결석 환자들의 대부분이 낮은 pH의 소변을 보여주고 있으며, 소변 내 요산배설량이 정상 이면서도 원인불명의 요산결석 환자의 대부분은 낮은 pH의 소변을 보여준다. 요산은 37℃에서 소변 내 해리상수(pKa)는 5.35이고, 5.35 pH에서 소변 내 요산이 가장 잘 녹는다. 만일 소변pH가 5.0 이거나 그 이하일때 요산의 90%가 해리되지 않으며, 소변pH6.5 또는 그 이상에서는 90%이상이 요산염 형태로 존재한다.

요산콩팥결석 환자에서 과도한 산성뇨가 만들어지는 기전은 정상인에서 보는 소변pH의 낮 동안 편차(일중변동)가 있는 것인데 이것이 없어진 탓이다.

Bence Jones는 식사 후 알칼리 소변이 발생한다는 것을 알고 소변pH가 낮 동안 변동이 있음을 증명하였다. Leathes는 아침소변은 야간에 만들어지는 것보다 더 알칼리 소변이여서 이 현상을 아침 알칼리 조수(morning alkaline tide)라고 명명하였다. 혈장과 소변에 pH의 일중변동, 특히 소변 pH의 증가 또는 하강은 위산분비 현상과 관계가 있다. 아침 알칼리 조수 현상은 위벽에서 산(H^+)이 분비될 때 위벽세포에서 HCO_3^-가 생성되는 결과이며, 이는 일시적으로 혈액의 HCO_3가 증가되어 알칼리화 되기 때문이다. 그림 17-8에서 보는바와 같이 이때 소변은 알칼리성이 된다.

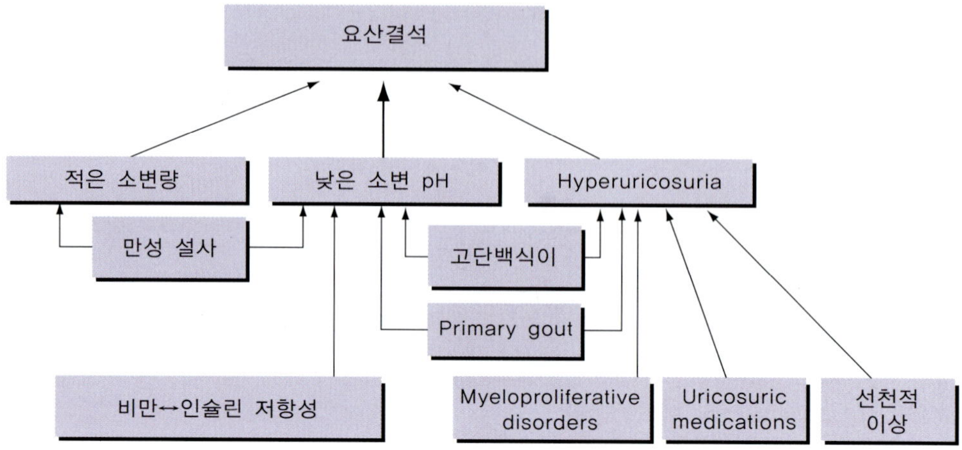

그림 17-7. 요산결석 발생기전에 가장 중요한 낮은 pH, 적은 소변량 그리고 소변내 다량의 요산배설량이 관여한다.

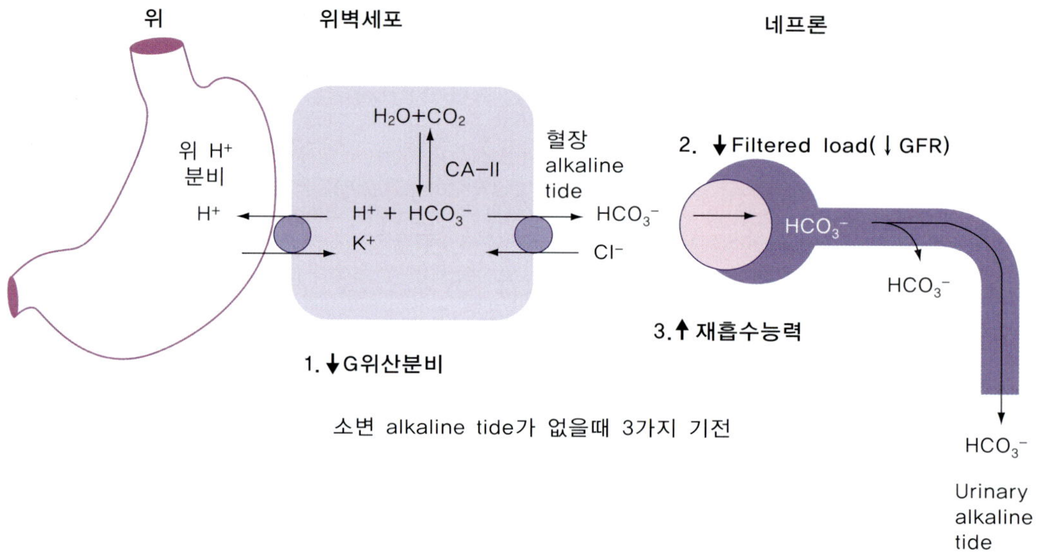

그림 17-8. 아침 식사 후 알카리 소변이 발생하는 기전(morning alkaline tide 현상)

요산은 인간에서 purine 대사의 최종산물로 요산을 파괴하는 효소는 없다. 요산생성의 대사경로는 그림 17–9에 나타내었는데, 음식물과 체내에서 만들어지는 purine이 purine 대사에서 pool이 되는데 정상 상태에서 체내에서 만들어지는 purine의 대사는 비교적 일정하다. 그러나 음식에서 purine섭취의 변화가 요산 생성률에 변화를 줄 수 있다. 즉 음식 내 핵산 purine의 50%는 마지막에 요산으로 바꾸어지기 때문이다.

요산은 2가지 방법으로 처리되는데 매일 만들어지는 요산의 1/4은 장내로 분비되어 장내세균에

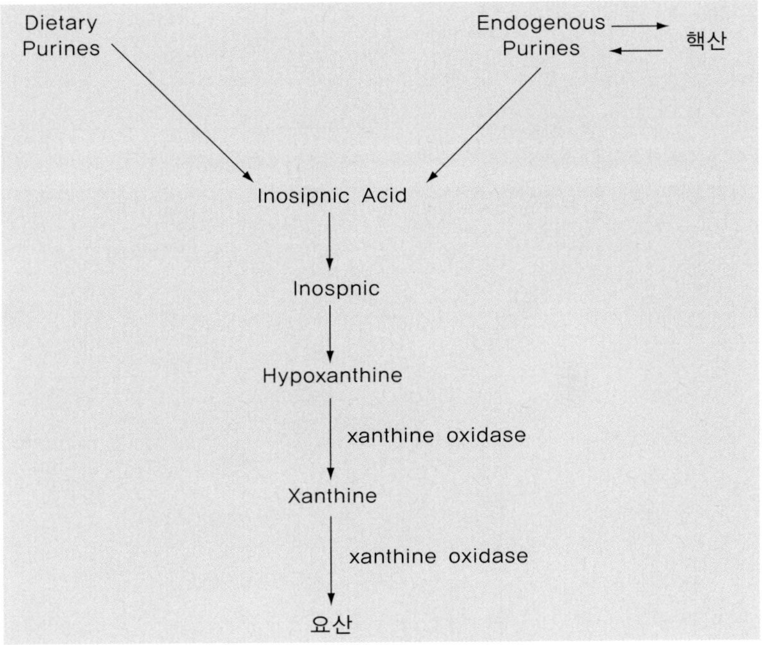

그림 17-9. Purine 대사에서 요산 형성까지 경로

의해서 파괴되고 나머지 3/4은 소변내로 배설된다.

요산염의 신장에서 handing은 그림 17-10 에서 보는 바와 같이, 3가지 운반기전이 있어서 근위세뇨관 재흡수, 세뇨관 분비 그리고 분비 후 재흡수 과정을 밟는다. 요산은 혈액의 pH7.4에서 전적으로 일가 음이온으로 순환하고 있다. 요산염과 단백의 결합 형태는 무의미하며, 혈장 urate의 96% 이상이 사구체를 여과하며 여과된 90% 이상을 근위세뇨관에서 재흡수 한다. 그리고 그 재흡수량의 90%를 분비를 하는데 이 분비장소가 인간에서는 확실치는 않지만 근위 세뇨관으로 생각하고 있다.

Pyrazinamide 나 salicylate 적은 양으로도 이 부위의 urate 분비를 차단하기 때문에 urate 저류의 원인이 된다. 이때 pyrazinamide 을 전처치하면 probenecid나 chlorothizide의 acute uricosuric effect를 무디게 한다. 이는 이런 uricosuric agent 는 정상적으로 분비된 urate의 대부분이 재흡수하는 것을 억제하기 때문이다.

(1) 높은 요산 소변, 수산염칼슘 결석

칼슘결석과 과요산뇨를 동반한 상태를 고요산 소변 수산염칼슘(hyperuricosuric Ca oxalate) 신장결석 또는 hyperuricosuric 칼슘 요로결석이라 한다. 수산화칼슘 또는 인산칼슘신장 결석은 과요산뇨와 소변 pH가 5.5이상이라는 점이 필수적으로 동반된다. Hyperuricosuria와 칼슘결석과의 상호관계가 있다는 것은 Hyperuricosuria가 있는 환자에서 수산화칼슘결석 형성의 예방을 위해서

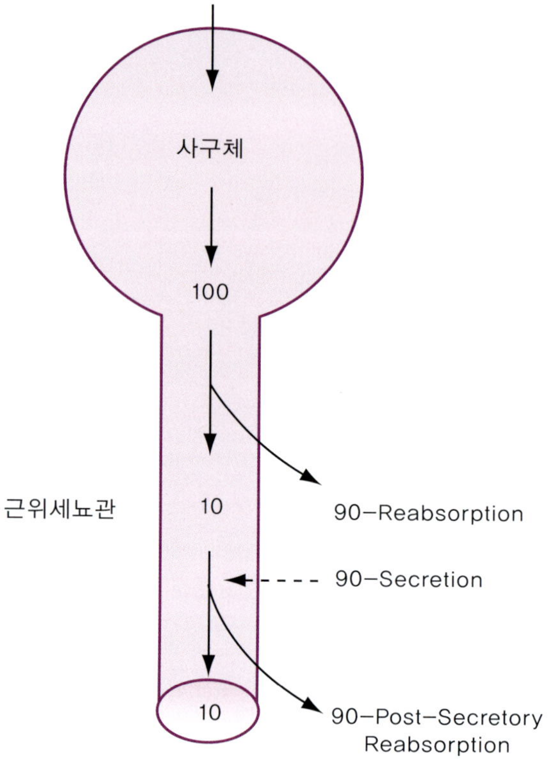

그림 17-10. 인간 콩팥에서 요산염 운반경로(숫자는 총 여과된 요산염 %)

는 allopurinol을 사용하여 그 효과가 있는 점으로 뒷받침이 된다. 과요산뇨는 보통 음식으로부터 유래하는데 흔하지는 않지만 요산이 원인불명으로 과량 생산되어 오는 경우가 있다. 소변 pH5.5 이상이면 요산보다는 요산염이 해리된다. 그리하여 해리된 요산염은 직접적으로 heterogenous nucleation 을 하고, 간접적으로는 분자량이 큰 억제인자들을 제거함으로서 수산염칼슘의 결정화를 용이하게 한다.

(2) 낮은 구연산 소변 칼슘 신결석

정상 pH에서 혈청 구연산(cirate)는 전적으로 결합하지 않은 상태로 순환하며, 사구체에서 자유롭게 여과하고 근위세뇨관에서 재흡수 하는데 인간에서는 사구체에서 여과된 구연산의 10~35%는 배설한다. 근위세뇨관에서 재흡수 된 citrate는 mitochondria에서 CO_2와 물로 대사된다. 표 17–3에 표시한 바와 같이 citrate 의 renal handling 의 정확한 기전은 알려지지 않았지만, 신장에서의 배설에 여러 가지 인자가 영향을 주고 있다.

표 17-3. 신장에서 citrate 배설에 영향을 주는 인자

양이온	Citrate 배설을 강화	Citrate 배설을 감소
산 염기 상태	알카로시스	산혈증
체내 K	부족	부족
호르몬	PTH, Vit. D Estrogen, 상장호르몬	Androgen
음식	식물성 단백	동물성 단백
기타	임신	Mg 부족, 심한운동, 기아, 요로감염

첫째, 산-염기 상태에서 hypocitraturia가 발생하는 것은 대사성 알카로시스에서는 소변 내 citrate 배설이 증가하기 때문이다. 사구체에서 여과된 citrate 60%는 alkalosis 가 발생하면 소변 내에 나타난다. 대사성 알칼로시스 시 소변 내 citrate 배설이 증가하는 기전은 ① 신피질세포에서 citrate 합성이 증가하고 ② citrate 이용이 감소하며 ③ citrate의 신세뇨관에서 재흡수가 감소하기 때문이다. 한편 대사성 산증 시에는 citrate 배설이 감소한다. 이 기전은 citrate 합성이 감소하고, 이용이 증가함에 따른 신세뇨관에서의 재흡수가 증가하기 때문이다.

Citrate 배설에 대한 alkali 또는 산 투여의 영향은 신세뇨관액의 pH 또는 HCO_3 농도에 의해서라기 보다는 산-염기 평형의 전신 상태에 따라 좌우된다. 예를 들면 acetazolamide 투여로 소변은 alkali 배설의 원인이 되나 전신적인 대사성 산증이 발생한다. 즉 acetazolamide 치료 후 지속적인 hypociturturia가 발생하는 것은 근위세뇨관 세포가 전신적인 대사성 산증에 반응하고 있기 때문이다. 이런 hypociturturia는 $NaHCO_3$ 투여로 교정이 된다.

둘째, 칼륨부족증시 citrate 배설이 감소하는데 이는 신피질 세포에 세포내 산증 때문이다. 특히 thiazide 투여로 citrate 배설을 감소시키는데 이는 hypokalemia가 세포내 산증을 발생시키기 때문이다.

셋째, 호르몬 인자로는 Vit-D가 소변 내 citrate 배설을 증가시키는 것으로 알려졌는데, 이는 신장 내 citrate의 mitochondrial oxdation을 억제함으로써 이루어진다. 반대로 부갑상선 호르몬 억제는 소변내 citrate 배설을 조장하는데 이 기전은 아직 모르고 있다. 성호르몬은 citrate 배설이 영향을 미치는데 월경 시작시에 citrate 배설이 낮아지고 월경 중간기(estrogen이 높은 시기)에 citrate 배설이 높다. 뇌하수체성 성선기능 저하증의 남자에서는 testosterone 으로 치료시 citrate 배설은 감소한다. 성장호르몬 역시 citrate 배설을 도와준다.

넷째, 신세뇨관성 산증시 특히 원위세뇨관성 산증은 칼슘 결석 및 신석회화증의 원인이 되는 질환이다. 원위세뇨관에서 H^+ 배설장애로 인하여 소변pH가 높고, 전신성산증을 일으켜 골격의 칼슘이 빠져나와 알카리성 소변에 hypercalciuria와 hypocitraturia상태가 되어 인산칼슘 및 수산화칼슘이 과포화를 유발한다. 또 구연산염의 활성도를 감소시킨다. 따라서 구연산칼륨(60~80 mEq/24 hr)을 원위세뇨관성 산증 환자 치료에 사용함으로써 좋은 결과를 얻는다.

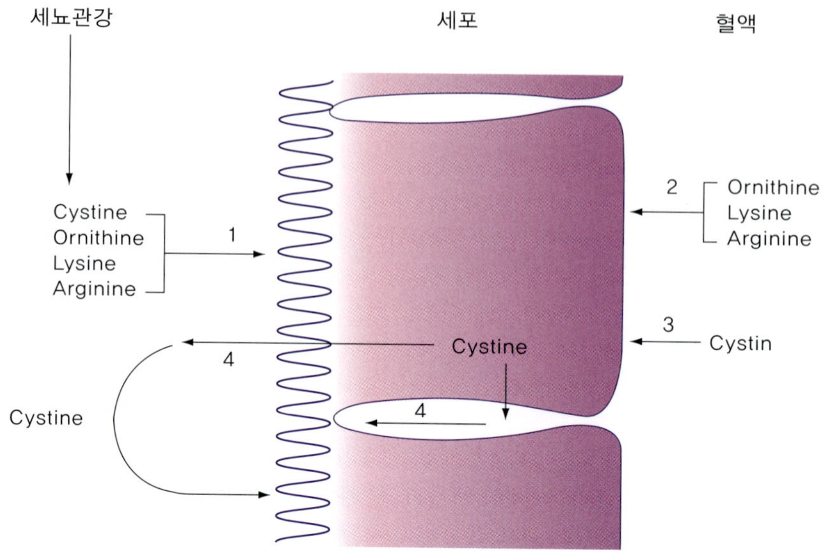

그림 17-11. 신세뇨관에서 cystine, ornithine, lysine 및 arginine의 운반체계를 나타낸 것으로 cystinuria 환자에서 brush border에서 운반결합이 있다.

다섯째, 만성설사증후군에서 hypocitraturia가 흔히 있는데, 이 hypocitraturia의 원인은 빈발하는 설사로 인한 장에서 알칼리 상실이 대사성 산증을 발생시키기 때문이다. 소변량 감소와 hyperoxaluria와 hypomagnesiuria는 지방변이 많은 환자에서 수산화칼슘 결석 형성에 위험인자가 된다.

5) 시스틴 소변증

시스틴 소변(cystinuria)는 상염색체성 열성 유전질환으로 신세뇨관 및 장관에서 2가염기성 아미노산, cystine, ornithine,lysine, arginine 의 운반에 이상이 있을 때 발생한다. 소변 내 시스틴 결석을 형성하는 것은 시스틴이 세뇨관에서 재흡수 되지 못하고 소변 내 과량 배설될 때 또 소변에서 용해도가 낮기 때문에 발생한다. 정상인에서는 1일 100 mg이하의 시스틴이 소변에서 배설되는데 동형 접합체형 시스틴소변증(homozygous cystinuria)에서는 1일 600 mg 이상 배설한다. 그림 17-11에서와 같이 시스틴과 2가염기성 아미노산의 신세뇨관에 주로 운반체계는 세뇨관강(brush-border막, site 1)에 있는데, 정상에서는 이들 아미노산이 거의 같은 양을 보안적으로 재흡수 한다. 만일 유전적으로 이 운반체계에 이상이 있어서 시스틴 재흡수가 안 되었을 때는 시스틴 소변이 발생한다. 또한 세포의 basolateral 막에서 시스틴의 특이 부위(site3)와, 다른 2가 염기 아미노산에 특이 부위(site 2)가 존재하는데 이 2,3 부위는 시스틴소변 환자에서는 영향을 받지 않는다. 그리하여 세뇨관강 내로 세포내 시스틴의 back leak 가 발생하여 시스틴 배설량이 더욱 증가하게 된다(site4).

6) Struvite 결석

요로감염과 관련된 결석으로 감염결석이라고도 하며, 지질학적 명칭으로는 struvite 결석이라고도 한다. 이 결석의 성분은 인산·마그네슘·암묘늄($MgNH_4PO_46H_2O$)으로 구성되어 있으며, 최근 결정학적 분석에 의하면 인간의 stuvite 결석은 stuvite ($MgNH_4PO_46H_2O$)와 carbonate-apatite($Ca_{10}[PO_4]6CO_3$의 혼합체로 되어 있다. 이 결석에서 발견된 칼슘은 apatite 이지 struvite 결정들을 구성하고 있는 것은 아니다. Struvite 결석이 만들어지는 것은 요소분해 세균에 감염된 것을 의미한다. 소변 pH7.0 이상으로 알칼리화 되고, 중탄산염과 암모늄 이온의 농도가 증가하여 struvite 결석 성분의 과포화상태를 일으켜 결석을 형성하게 되는 것이다. 따라서 모든 요소분해 세균은 struvite 결석을 형성할 수 있는데, 임상적으로 분리해낸 세균은 Proteus, Staphylococcus aureus, Bacteroid은 90%에서 urease를 만들어 내고, Klebsiella, Pseudomonas는 30%에서 urease 양성이다.

3. 콩팥결석의 증상

콩팥결석환자는 증상이 없는 경우가 있는데 이는 결석이 적기 때문이다. 모래 같은 응결체는 비교적 통증이 없다. 그러나 결석의 자극과 그에 따른 폐쇄로 덩어리가 야기되는 요관 경련은 심한 통증이 있다. 현미경적 혈뇨가 거의 있고, 육안적 혈뇨, 때로는 선통발작에 이어서 엉긴 덩어리가 거의 대부분 나타난다. 통증은 옆구리에서 시작하여 사타구니 쪽으로 옮겨지며 때로 남자에서는 통증이 고환에 있기도 한다. 통증은 결석이 흘러버린 후에는 없어지나 수 시간 또는 수일간 지속되기도 한다. 결석으로 발생하는 감염은 발열을 유발하며 옆구리 압통이 있고 소변을 자주 보게 된다.

4. 콩팥결석의 진단

콩팥결석의 원인적 진단을 위해서 첫째로 해야 할 일은 가능한 한 분석을 위한 결석을 확보하는 일이다. 결석의 분석은 결정학적 기술로 시행하는데, 결석의 중심부 nidus에서 말초부위까지 결석 형성의 일련의 과정을 알 수 있다. 신장결석 환자의 가족력에 결석이 있었다면, 흡수성 고칼슘소변, 시스틴소변, 원발성 고수산염 그리고 신세뇨관성 산증을 시사한다.

흡수성 고칼슘뇨의 경우는 재발성 칼슘관련 결석의 병력이 있는 남자이거나 신장결석의 가족력이 있다면 의심할 수 있다. Renal hypercalciuria는 재발성 요로감염, 특히 결석 발생이전에 감염의 병력이 있는 환자에게 있을 수 있다. 고칼슘식이는 칼슘의 장내 과량 흡수로 결석증을 악화시킬 수 있다. 통풍환자는 요산 또는 수산염칼슘의 결석을 유발 할 수 있다. 오랜 기간 설사증, 회장염 또는 장 수술의 병력이 있으면 요산 또는 수산염칼슘결석을 의심해야 한다. Acetazolamide 투여는 요산성화를 방해하여 인산칼슘결석을 만드는 원인이 된다. Vitamin D의 많은 복용과 oxalate 가 풍부한 식품(시금치, 호두, 차 잎사귀)을 먹었을 때 oxalate 배설이 증가한다. 칼슘을 함유한 결석과 struvite 결석 그리고 시스틴 결석은 방사선에 비 투과성이나 요산결석, xanthine 결석은 방사선에 투과성으로 나타난다. 비 투과성 신결석의 90%이상이 석회화 되어 있어서 2 mm 크기의 결석은 단순촬영 필름에 나타난다. 녹각결석은 시스틴 또는 struvite 결석을 암시한다. 소변배양에 Proteus, Pseudomonas, Klebsiella 또는 Staphylococcus 가 나타나고, 알카리성 소변일 때는 struvite 결석을 시사한다. 재발성 신장결석이 있을 때는 신장결석의 특수한 대사성 질환의 원인을 특히 더욱 주의 깊게 알아보아야 한다. 즉 부갑상선기능의 검사와 24시간 소변 내 칼슘, oxalate, 요산, citurate, Na, pH 그리고 총 소변량을 측정해야 한다. 이론적으로는 칼슘의 신세뇨관 재흡수 및 장에서의 흡수를 측정해야 한다. Enteric hyperoxaluria시에 소변 내 Ca치는 전형적으로100 mg/24 hr 이하이고, 소변 내 oxalate치는 80 mg/24 hr 이상이다. Hyperuricosuric Ca-oxalate 신장결석 시 소변 내 요산은 600 mg/24 hr 이상이고 소변pH는 5.5 이상이다. 요산결석 시는 소변pH 5.5 이하이고, Struvite 결석 시는 소변pH가 7.5 이상이다. 신세뇨관성 산증 (Type Ⅰ)시는 소변pH 6.9 이상이다.

5. 콩팥결석의 치료

콩팥결석의 효과적인 치료를 위해서는 정확한 진단과 결석을 만드는 인자들을 이해하는 것이 기초가 된다. 일반적으로 결석의 X-선 필름상 1.0×0.6 cm 이하에서는 자연배석이 된다. 내과적인 치료목적은 외과적인 치료 접근 방식과는 기본적으로 다르다. 외과적 치료는 기존의 결석을 제거하는 것이지만 내과적 치료의 목표는 결석 형성의 재발, 즉 결석이 커가는 것을 멈추고, 또 새로이 결석이 만들어지지 못하도록 예방하는 것인데, 그러기 위해서는 소변 중에 생화학적 및 물리화학적으로 소변결석이 형성하지 않도록 흐트러진 환경을 정상으로 회복하고 이것을 유지하는 길이다. 즉 24시간 소변 내 칼슘은 250 mg 이하, oxalate는 45 mg 이하. 요산은 700 mg 이하, 구연산은 320 mg 이상, Na^+는 200 mEq 이하, sulfate는 30 mmol 이하, phosphate는 1100 mg 이하,그리고 Mg은 60 mg이상으로 유지해야 하며, 소변pH 5.5~7.0 범위, 그리고 소변량은 2리터 이상이 되어야 한다. 이상과 같은 보존적 치료에도 신결석의 형성이 억제가 안 될 때에는 다음과 같이한다.

1) 특수 치료

첫째, 고칼슘소변의 치료는 부갑상선 기능이 항진되었을 경우에는 절제수술을 해야 한다. 내과적으로 thiazide 를 투여하여 신세뇨관에서 Ca의 재흡수를 강화시킴으로써 소변 내 Ca량을 감소시킨다. 따라서 renal hypercalciuria시 선택적 치료법이 되고 있다. 또한 absorptive hypercalciria 시에도 thiazide는 효과적인데 이는 수산염 칼슘과 인산칼슘의 소변 내 포화도를 감소시키기 때문이다. 그러나 thiazide을 장시간 사용함으로써 소변 내 구연산이 감소하고 저칼륨증이 발생할 수 있는데 이를 예방하기 위해 구연산칼륨을 겸용한다. 장 에서 흡수하지 않는 Na·cellulose phosphate를 투여하면 resin내 Na와 Ca이 교환되어 Ca이 resin에 결합하고, cellulose phosphate와 complex를 형성하여 대변으로 배설함으로써 Ca의 장내 흡수를 억제시킨다. 그러므로 식사 중에 5 g을 투여하는데, Mg과도 결합하기 때문에 Mg 결핍증이 올수 있다. 한편 장 에서 잘 흡수하는 orthophosphat는 Na 또 K 의 중성 또는 알카리에 녹기 쉬운 염으로써, 하루 1.5~2.0 g 을 복용하면 소변 내 Ca을 감소시키고 phosphate 배설을 증가 시킨다. 그리하여 수산화칼슘의 소변 내 포화도를 감소시킨다. 그리고 pyrophophate 와 citrate 와 같은 소변 내에 억제물질의 활성도를 증가시키는데, 이는 신장에서 배설이 증가하는 것을 시사하고 있다. 따라서 orthophosphate는 renal phosphate leak(Type II) 치료에 적응이 된다. 이는 혈청 $1.25(OH)_2D_3$와 칼슘 흡수를 정상으로 하는데, 심한 고칼슘혈증 및 신부전 때는 사용해서는 안 된다.

둘째, 장 내 칼슘흡수 증가는 장관 내 oxalate와 많은 양의 칼슘이 complex 를 만족할만하게 형성하지 않은데서 오는데, 만일 음식에서 칼슘을 제한하면 oxalate 장내 흡수가 증가되어서 신장배설이 증가한다. 따라서 음식의 칼슘을 제한할 때는 동시에 oxalate도 제한을 해야 한다.Oxalate는 시금치,쵸코렛, 호도나 밤에 많이 포함되어 있기 때문에 이들을 제한해야 한다. Enteric hyperoxaluria 시는 대량의 칼슘 또는 Mg 을 투여해야 한다.

셋째, hyperuricisuric calcium 결석은 요산의 전구물질 purine을 음식에서 많이 섭취하는데서 발생한다. 따라서 purine 섭취를 제한해야만 하지만 불행하게도 이런 식단에 대한 연구가 아직 없어서 부득이 allopurinol 을 하루 300 mg 을 사용함으로써 소변 내 요산을 정상치로 할 수 밖에 없다. 그리하여 수산염칼슘의 urate로 인한 결정체를 만드는 것을 억제하고 있다.

넷째, hyperuricisuric calcium 결석 치료에서 신세뇨관성 산증시 구연산 칼륨(60~120 mEq/24 hr) 투여는 citrate 배설을 증가시킨다. 이는 소변 내 ca을 감소시키고, K 결핍을 교정한다. 만성 설사증후군 시 액체 형태의 구연산칼륨을 하루 60~120 mEq를 투여하면 구연산이 신속하게 흡수한다. Thiazide 투여로 hypocitraturia가 발생했을 때는 구연산칼륨을 하루 30~40 mEq을 서서히 유리하도록 정제형태로 투여하면 저칼륨혈증 및 hypocitraturia를 교정하는데 충분하다.

다섯째, 요산결석의 치료는 구연산칼륨을 투여함으로써 소변pH를 증가시키고 요산이 더욱 잘 녹도록 소변환경을 조성한다. 실제로 하루에 구연산칼륨 30~60 mEq을 투여하면 소변 pH는 6~6.5

로 상승하고 요산 및 칼슘 결석의 형성이 예방된다. 만일 이런 알카리치료가 효과적이지 못할 때는 allopurinol 를 투여하여 요산결석형성을 감소해야 한다.

여섯째, cystinuria 의 치료는 많은 수분섭취와 알카리 치료에도 불구하고 소변에 cystine 농도가 감소하지 않으면 하루에 D-pencillamin 1~2 g 을 투여한다. 이 약은 cystine과 complex를 형성함으로써 소변 내 cystine 배설을 감소시킨다. Penicillamine 은 때로 신증후군, 피부염 및 무과립구증을 초래하는 부작용이 있어, 부작용이 없고 작용기전이 비슷한 α -mercaptopropionyl glycine(MPG)이 개발되어 사용하도 있는 실정이다.

일곱째, struvite 결석치료는 요소 분해 세균감염의 효과적인 치료를 한다면 새로이 만들어지는 결석을 예방하고 기존의 결석을 용해해 낼 수도 있을 것이다. 그러나 항생제 치료로 소변이 무균이 되었다 하더라도 재감염이 있기 때문에 struvite 결석은 수술제거를 권장하고 있다. 최근에 urease 억제제인 acetohydroxamic acid(AHA)를 사용한 결과 struvite의 소변 내 포화도를 감소시킴으로써 결석형성을 방해한다는 결과를 얻었다.

여덟째, 결석의 외과적 치료는 그 목표가 기존의 결석을 제거하는 것이다. 결석의 수술적 제거는 반드시 결석이 폐쇄, 감염 그리고 육안적 혈뇨 또는 다루기 어려운 통증이 합병되었을 때에 실시해야 한다. 결석 제거 기술로는 최근 체외 충격파(ESWL)로 수술 자국 없이 시행하는데 그 적응은 단순한 결석으로 그 직경이 1 cm 이하로써 신우에 박혀있을 때 한한 것이다. 모든 결석이 ESWL 만으로 시행해서는 안 된다. 특히 녹각결석, 하부뇨관 결석 시는 시행해서는 안 된다.

연습문제

1. 열대 기후에서 흔히 발생하는 신결석은?

1) cystine　　2) calcium oxalate　　3) 요산
4) Mg phosphate　　5) triple phosphate

해설 열대에서 사는 사람들에서 일어나는 농축된 산성소변 때문에 결석이 잘온다.

2. 다음설명은 nephrocalcinosis에 관한 설명이다. 옳은 것은?

1) 원위 신세뇨관 산증에서는 발견되지 않는다.
2) medullary sponge kidney에서는 발견되지 않는다.
3) Fanconi's 증후군에서는 발견되지 않는다.
4) 부갑상선 기능항진증에서는 발견되지 않는다.
5) 이상 다 정답이다

해설 소변 내에 Ca이증가함에도 불구하고 Fanconi's증후군에서는 발견되지 않는다.

3. 가장 흔한 신결석은?

1) Apatite　　2) Mg-ammonium phosphate
3) 요산　　4) cysteine　　5) Ca-oxalate

해설 Ca-phosphate를 포함하거나 또는 않거나 간에 Ca-oxalate를 가지고 있는 결석은 60% 이상이다.

4. 원발성 신장 고Ca소변 환자에게 치료약물은?

1) ascorbic acid　　2) hydrochlorothiazide
3) cortisone　　4) cellulose phosphate

해설 thiazide 이뇨제는 소변 내 Ca상실을 감소시키고 또 소변에 pyrophosphate 배설을 증가시킴으로써 결석형성을 감소시킨다.

5. 다음은 Ca-phosphate결석 형성을 형성하지 못하도록 하는 물질들이다. 해당되지 않은 것은?

1) 구연산 2) Mg 3) pyrophosphate
4) inhibitor polypeptides 5) 알카리 소변

해설
알카리소변은 Ca-phosphate 결석 형성을 예방하지 못한다. 소변 산성화는 결석 형성을 감소시킨다.

6. 다음은 hyperoxaluria을 초래한 경우이다 해당하지 않은 것은?

1) ethylene glycol 독성 2) 과도한 pyridoxine 섭취
3) 음식 내 oxalate섭취 증가 4) 1차성 oxaluria
5) 염증성 소장질환

해설
Pyridoxine 결핍은 hyperoxaluria 원인이 된다. Vit B_6공급으로 교정된다.

7. Mg-암모니움 phosphate 결석은 다음 중 어떤 경우에 발견 되는가?

1) 많은 Mg섭취 2) 많은 암모니움 섭취 3) 많은 phosphate 섭취
4) urea파괴 균의 감염 5) 장기간 과도한 제산재 사용

해설
Mg-NH_4-PO_4 결석은 요소파괴균 감염이 동반될 때 잘 발생한다. 때로 장기간 많은 알카리 사용은 본 결석을 유발한다.

8. 신결석을 가진 임신부에게서 다음 중 높은 비율로 나타나는 것은?

1) 임신자간전증 2) 요로감염 3) 선천성 기형
4) 신부전 5) 유산

해설
임신과 신결석은 요로감염율이 약간 증가하나 그밖에는 영향을 주지 않는다.

9. 다음은 요산결석에 대한 설명이다. 옳은 것은?

1) allopurinol 항상 적용된다.
2) 소변 pH는 결석형성에 아주중요하다.
3) 열대 기후에서는 흔하지 않다.
4) probenecid는 치료약이다.

해설

allopurinol은 만일 요산배설이 하루 1 g 이상 일때만 사용한 것이다. 요산은 산성 pH에서 urate보다 덜 용해한다. 그래서 요산결석은 urate결석보다 더 흔하다. 열대 기후에서는 탈수의 원인이 되고, 낮은 pH로 고도로 농축된 소변이되어 결석형성을 용이하게 한다. Probenecid는 uricosuric agent로 절대 사용해서는 안 된다.

10. 신결석으로서 hypercalciuria시 소변 내 Ca배설을 감소시키기 위해하는 행위이다. 해당하지 않은 것은?

1) 염분이 없는 식이
2) thiazide 이뇨제
3) Ca없는 식이
4) phosphate 없는 식이
5) phosphate 경구투여

해설

phosphate가 많은 음식은 소변 내 Ca배설을 감소 시킬 것이다.

11. 다음 중 보통 urease를 분비하지 않는 세균은?

1) staphylococcus aureus
2) proteus mirabilis
3) psuedomonas aeruginosa
4) proteus vulgaris
5) haemophilus influenza

해설

urease를 생산하는 세균은 결석 형성의 원인이 된다.

12. 다음 신결석 형태중 적당한 약물치료와 연결이 되어 있다. 잘못된 것은?

1) 요산결석-allopurinol
2) Ca-oxalate결석-thiazides
3) Cystine결석-hydroxamic acid
4) Ca-oxalate결석-allopurinol
5) 요산결석-$NaHCO_3$

해설

요산결석은 알카리화된 소변만으로도 또는알카리화한 소변 + allopurinol과 복합하여 치료하면 잘 치료 된다. cystine결석의 용해는 더어렵고, 알카리화 소변 + penicillamine과 같은 thioldisulfide exchanger의 복합치료를 한다. Ca-oxalate결석은 thiazides 투여로 hypercalciuria 감소시켜 치료한다.(thiazide는 근위세뇨관에서 Ca재흡수를 증가시킨다.) 여러 가지phosphate섭취는 소장에서 Ca을 침착시키고 흡수를 예방한다. Hydroxamic acid는 urease를 억제한다. 그래서 struvite 결석치료에 사용한다.

13. 22세 여자, 저K혈증과 신결석이 있으며, 혈청 HCO_3 15 mEq/L 이다. 다음 중 어느 병력을 가졌을까?

1) Bartter's 증후군 2) Sjögren's증후군 3) Villlous선종
4) 이뇨제 남용 5) 다발성 골수종

해설
Sjögren's 증후군은 polyclonal 고감마 글로부린혈증과 신세뇨관 산증을 동반한다. 원위 신세뇨관 산증은 결석과 저K혈증을 동반한다.

14. 오랜기간 동안 신결석을 가진 25세 남자의 소변에서 hexagonal 결정체가 발견되었다. 어떻게 해야 할까?

1) allopurinol 투여 2) 소변을 알카리화 3) 소변을 산성화
4) 음식에 oxalate 섭취감소 5) 항생제 투여

해설
아미노산cystine은 cystinuria가 있는 환자에서 hexagonal 결정체를 본다. 이런 환자에게 소변을 알카리화하는 것은 치료에 중요한데, 이런 알카리화는 아미노산의 용해도를 증가시키고, 때로 multiple 그리고 빨리 자라는 신결석을 해리시킨다.

15. 재발성 칼슘oxalate요로결석을 가진 41세 남자에서 혈청 및 소변 칼슘과 oxalate치가 정상이다. 수분을 다량 섭취하여 치료를 시도했으나 실패했다. 어떻게 해야 할까?

1) thiazide 2) D-penicillamine 3) Neutral Na-phosphate
4) allopurinol 5) Na-citrate

해설
Neutral Na-phosphate는 칼슘요로결석을 가진 환자에서 crystalization을 효과적으로 억제한다.

Chapter

18 콩팥 종양

콩팥종양은 콩팥에 발생하는 모든 덩이(mass)의 총칭으로 크게 양성과 악성으로 분류하는데 일반적으로 콩팥종양이라 함은 콩팥실질의 종양을 뜻하므로 콩팥깔대기(renal pelvis)와 콩팥잔(renal calyx)의 종양은 위요로종양(upper urinary tract tumor)에 속한다. 콩팥종양의 분류는 표 18-1과 같다.

표 18-1. 콩팥종양의 분류

양성종양 : 단순낭(simple cyst), 샘종(adenoma), 호산성과립세포종(oncocytoma), 혈관근육지방종, 섬유종

악성콩팥종(malignant renal tumor) : 콩팥세포암종(renal cell carcinoma), 콩팥모세포종(neuroblastoma; Wilm's tumor)

이차성 악성종양(전이 또는 주위장기의 직접전이) : 부신암, 후복막육종, 췌장암, 대장암, 폐암, 위암, 유방암, 림프종, Hodgkin씨 병, 백혈병, 다발성 골수종 등에서 전이

콩팥에 덩이(mass)가 있는 환자의 진단접근 방법으로 과거에는 대부분 신장의 덩이는 여러 가지 임상적 증후가 콩팥암으로 의심되었기 때문에 배설요로조영술(IVP)로 알아내었다. 그리고 수술적 개복이 때로 확진과 치료를 위해서 필요하기도 하였다.

그림 18-1에서 신장 덩이의 75%는 정확하게 확정지을 수 있지만 아직도 제일 먼저 선택해야 할 진단방법이 복부전산단층촬영술이다. 확인된 신장 덩이는 초음파를 실시하여 그 덩이가 낭성인지 또는 단단한 것인지를 파악해야 한다. 초음파 진단은 95%의 정확도가 있으므로 단순낭(신장 mass의 65%차지)이라는 초음파 기준에 부합되면 더 이상의 검사가 필요 없다. 그러나 임상적 증상이 있으면 초음파를 하지 않고, 처음에 복부전산단층촬영술을 실시하여야 한다. 초음파상 단단한 성질의 덩이(20%)는 복부전산단층촬영술 대신 콩팥동맥조영술을 해야 한다. 확진을 위해서는 침흡입성 세포진을 한다. 드문 예에서는 최종진단을 위해서 수술을 요할 때가 있다. 덩이진단을 위해서 자기공명영상 검사는 복부전산단층촬영술과 마찬가지이나 국소종양 staging에는 보다 더 좋은 검사다.

1. 콩팥종양

콩팥실질 종양은 양성 및 악성 종양의 두 가지로 대변할 수 있는데 실제로는 거의 모든 것이 악성 종양이다. 양성종양에는 선종, 섬유종, 혈관종, 지방종 등이 있는데 임상적으로는 중요하지 않다. 신실질 종양의 대부분을 차지하는 악성 종양 중에서 가장 중요한 것은 성인에게 나타나는 콩팥세포암과 유아에게 나타나는 콩팥모세포종이다.

(1) 콩팥세포암종

콩팥세포암은 신장종양의 60~70%를 차지하며, 가장 많이 경험하는 악성 종양으로서 특히 50세대 이후의 사람에게 많고, 남자 대 여자의 발생 비는 2:1이다. 좌우의 빈도는 동일하다. 이 종양은 육안적으로 황색의 종양으로, 조직학적으로는 지방 및 당질이 풍부하고 명확하고 폭넓은 원형질을 갖는 커다란 다각형의 종양세포가 혈관으로 빈틈없이 연결하면서 배열하고 있다. 그밖에 세포질에 과립이 풍부한 과립세포암 및 미분화형 세포암으로 이루어지는 미분화 세포암으로 구별되고 있다.

콩팥세포암종은 악성으로 신장실질 내 및 외부에 대한 발육은 모두 신속하다. 콩팥실질 내에서는 침윤성으로 발육하고, 종양내의 출혈 및 괴사를 일으키기 쉽다. 그리고 괴사부는 자주 석회화한다. 콩팥외부에 대해서는 그 피막을 파괴해 직접적으로 지방조직으로 파급한다. 콩팥줄기부위 임파선으로 전이하며 혈행성 전이로서는 폐장 및 골에 많다. 때때로 원발 병소 부위가 작아서 잠재성으로 경과하고, 골전이 등 전이병소의 증상으로 처음 발견되는 경우가 있다. 이것이 잠재성 콩팥세포암종이라 불리는 것이다. 콩팥세포암종의 골전이는 방사선학적으로 골파괴상을 나타내고 박동성인 것이 특징이다.

(2) 콩팥모세포종(neuroblastoma; Wilm's tumor)

콩팥모세포종은 소아에서 발생하는 가장 흔한 고형 콩팥종양이다. 배성조직으로부터 발생하는 것으로 neuroblastoma 또는 Wilms종양 이라고도 일컬어진다. 이것은 소아의 모든 악성 종양 중에서 약 20%를 차지한다. 본 종양은 성인에서는 발생하는 일이 드문데 거의 모두가 10세 미만의 소아다. 발육이 매우 빠른 악성 종양에서 수개월 동안에 전 부위를 점유하는 것이 빈번하고 또 전이를 가져오는 것도 신속해서 악성도가 높다. 조직학적으로는 암성 콩팥종양조직을 육종성 간질성 종양조직이 둘러싸고 있다. 잘 동반되는 선천성 기형은 과성장 증후군(Beckwith-Wiedemann syndrome, isolated hemihypertrophy), 홍채없음증, trisomy 18, 잠복고환증, 요도 및 열림증 등이 있다. 신경모세포종과의 감별이 중요한데 콩팥모세포종은 주로 한쪽 배에 국한되다 신경모세포종은 재 중앙을 넘어가고 석회화가 동반되며 콩팥의 위치를 크게 변형시킨다. 신경모세포종은 주로 부신이나 척추곁신경절(paraspinal ganglion)에서 발생하는 종양으로 혈중 카테콜라민 측정이 도움이 된다.

1) 콩팥세포암종의 증상

콩팥세포암종의 3대 증상은 혈뇨, 옆구리 덩이 및 옆구리 통증으로 환자의 10%에서 발견되는 소견이다. 콩팥세포암종의 60%는 육안적으로 혈뇨를 갖고 시작하는데, 그 대부분은 무증후성 혈뇨를 반복하는 경향이 있고, 5%이하에서는 진단 시 덩이가 만져진다. 고혈압, 고칼슘혈증, 비전이성 간기능이상(Stauffer 증후군), 적혈구 증가증과 같은 신생물 딸림증후군(paraneoplastic syndrome)은 전체 환자의 20%에서 보일 수 있다.초기에 흔한 증상은 빈혈, 체중감소, 전신쇠약감, 식욕부진 등이다(표 18-2). 고칼슘혈증 발생은 부갑상선호르몬 분비, 부갑상선호르몬 유사한 펩타이드 및 인터루킨-6(IL-6)의 골세포파괴 때문이다. 그리고 고혈압과 적혈구과다증동반은 에리스로포에틴(erythropoietin)의 이소성 분비 때문이다. 콩팥세포암종에서 종양부에 혈관잡음을 청취할 수 있는 것이 있다. 옆구리 통증은 종양이 콩팥밖으로 침투해서 주위의 장기 및 신경총에 미쳤을 때 발생하는 증상으로 둔통을 나타내는 것도 있으며, 신경통양을 나타내는 것도 있다. 모두 그다지 예후가 좋지 않은 것을 나타내는 증상이다. 기타 증상으로는 종양이 커져 주위조직을 압박하면 복벽의 정맥노장 및 남자에서는 정맥류를 보게 된다. 정맥류는 왼쪽에서는 신정맥에, 오른쪽에서는 신정맥의 분기부의 아래쪽에서 정맥에 들어가는 고환정맥이, 종물에 의한 압박, 또는 종양혈전에 의한 울혈 때문에 발생하는 것으로, 신장좌측에 발생해서 배위를 취해도 소실되지 않는 경우가 있다. 이는 우측 콩팥실질 종양의 특유한 소견이다. 또 주목해야 할 증상으로서 콩팥실질 종양이 상당한 빈도로 위장 증상(구역질, 구토, 식욕부진, 체중감소), 혈구침강치의 항진과 원인불명의 발열을 동반하기도 한다. 이와 같은 위장 증상이나 발열은 비교적 조기부터 출현하는 것이 많은데 주의하지 않으면 안 된다. 이와 같은 증상은 종양자체가 분비하는 독성물질이나 종양 내 출혈 및 괴사에 유래하는 헤마틴 등의 흡수에 의한다.

표 18-2. 콩팥세포암종의 초기 증상 및 증후(국소 및 전이)

전형적인 증상 및 증후(%) :

혈뇨(35), 육안적 혈뇨(24), 옆구리 통증(20), 옆구리 또는 복부덩이 촉지(4)

전신적인 증상 및 증후(%) :

적혈구 침전율의 증가(elevated erythrocyte sedimentation rate, 55.6), 고혈압(37.5), 빈혈(36.3), 체중 감소와 쇄약감(34.5), 열(17.2), 간기능 이상(14.4), 고칼슘혈증(4.9), 적혈구 과다증(3.5), 신경근육병증(3.2), 아밀로이드증(2)

2) 콩팥실질 종응의 진단

콩팥종양을 진단하는 특이한 임상병리검사는 없다. 영상진단법으로는 가슴흉부방사선촬영술, 단순배촬영술, 배초음파촬영술, 배설요로조영술, 콩팥동맥조영술, 배전산단층촬영술, 자기공명영상, 뼈스캔 등이 있다. 콩팥세포암을 위한 특별한 진단적 검사방법은 없고, 의사는 때로 원인불명

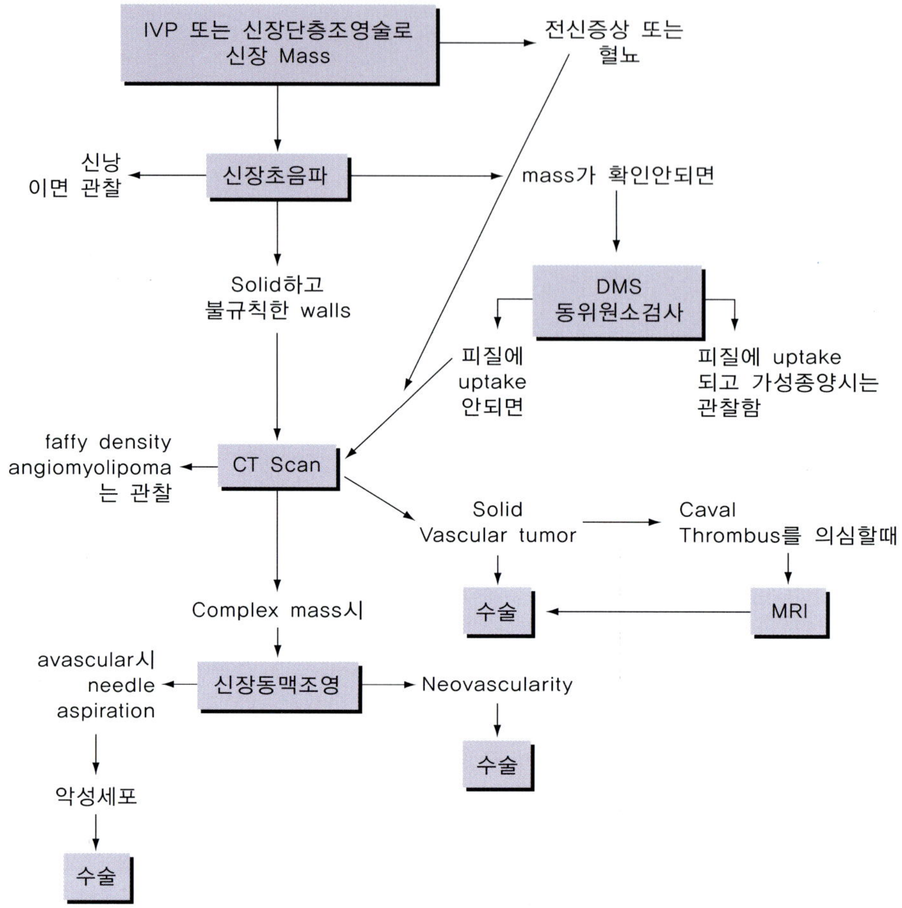

그림 18-1. 신장 mass가 있을 때 진단 및 치료를 위한 접근 방식

의 전신적인 증상을 가지고 있는 환자는 의심을 해야 한다. 그림 18-1 에서와 같이 신장 덩이를 체계적으로 검토하여 진단적 평가를 내리는 것이 중요하다. 복부전산단층촬영술에서 의심되는 덩이는 초음파로 확인해야 한다. 만일 초음파 검사에 고형(solid) 하다면 복부전산단층촬영술를 함으로써 약 95%에서 진단을 이루어 낼 수 있다. 자기공명영상은 진단 및 병기분류(staging)에 유용하다. 콩팥정맥 또는 대정맥에 혈전이 흔히 있는데 초음파나 자기공명영상으로 혈전을 알아낼 수 있다.

3) 콩팥세포암종의 치료

수술요법은 국소 콩팥세포암에서 근치적 콩팥적출술이 표준 치료이지만 진행된 콩팥세포암이나 재발 및 전이의 경우 수술요법의 역할은 제한적이고 비수술적 요법이 필요하다. 근치적 콩팥적출술은 Gerota 근막에 국한된 종양이나 횡격막 이하에 위치한 종양에 대해 가장 좋은 치료방법이다.

종양 혈전이 횡격막 이상에 있거나 림프절 침범이 있는 경우에 수술적 치료가 생존을 연장할 수 있는지는 아직 논란이 되고 있다. 콩팥세포암의 비수술적 요법들로는 방사선 치료법, 항암제, 호르몬제, 면역요법(interferon-alpha, interleukin-2), 표적요법, 저침습적치료법(신동맥 색전술, 침절제술, 냉동수술)등이 있다. 콩팥세포암에서 비수술적 요법으로 치료해야 하는 경우는 다발성 전이병소가 있는 환자, 원발 병소 또는 전이 병소를 절제한 후 재발한 환자, 외과적 절제가 불가능하거나 거부하는 환자 등이 대상이 될 수 있다.

연 습 문 제

1. 신장암(hypernephroma, renal cell carcinoma)는 신장의 어느 부위에서 뿌리를 두는가?

1) 사구체 상피세포 2) 근위 세뇨관 상피세포 3) pelvicalyceal계의 상피세포
4) 사구체 내피세포 5) juxtaglomerular apparatus

해설

신장의 선암(adenocarcinom)의 기원은 세뇨관 상피세포이다. 전자현미경상 신장선암과 근위세뇨관 상피세포는 microvilli 및 brush-border 구조, mitochondrial구조 등이 비슷하다.

2. 다음 암 가운데 특히 진통제성신증(analgesic nephropathy)을 동반하는 것은 어느 것이냐?

1) 방광암 2) 요도암 3) 신세포암 4) 신유두부암 5) Wilms 종양

해설

신유두부암은 특히 진통제 남용에 의한 것이 많다. 전형적인 환자는 매일 6개 또는 그이상의 진통제 정제를 3년 또는 그 이상 복용한 30세 이상의 여자에서 발생한다.

참고문헌

1. 강경표, 김수완, 강성귀 : 신장학(수분과 전해질 및 산-염기대사) 고려의학(개정 2판). 2008.
2. 강성귀 : 신장학(수분과 전해질 및 산-염기 대사). 청솔출판사(초판), 1985.
3. 강성귀, 강경표, 이경훈 : 한국인의 년녕군에 따른 소변삼투질 구성에 변화, 대한전해질·혈압, 5(1):9-14, 2007.
4. 강은석, 강경표, 강성귀 : 요산신장결석발생기전의최신지견. 대한내과학회지, 70(1)4-10, 2006
5. 국영종 외 21인 : 신장학. 전남대학교 출판부, 1990.
6. 대한신장학회, 등록위원회 : 우리나라 신대체 요법의 현황, 대한신장학회, 28(suppl.3)S493-518) 2009.
7. 박형천, 한상웅, 한상엽, 김범석 : 최신 투석 매뉴얼, 군자출판사, 2006.
8. Andreucci, V. E. : Pathophysiology of Acute Renal Failure. EDTA 14: 115-128, 1977.
9. Austin HA, Klippel JH, Balow JE, le Riche NG, Steinberg AD, Plotz PH, Decker JL : Therapy of lupus nephritis. Controlled trial of prednisone and cytotoxic drugs, N Engl J Med 314:614-619, 1986.
10. Balow, J. E., Moderator : Lupus Nephritis. Ann Intern Med 106:79, 1987.
11. Bartter, F.C., Pronove, P., Gill, J. R. jr : Hyperplasia of the Juxtaglomerular Complex with Hyperaldosteronism and Hypokalemic Alkalosis. A New Syndrom. Am J Med. 3811, 1962
12. Bergstorm, J. : Uremic Toxicity. EDTA, 12 : 579. 1976.
13. Berl. T., Schrier, R. W. : Renal Fuctions in Pregnancy. In : Renal and Electrolyte disorders, ed. by Schrier, R. W., Little. Brown & Boston, 1976.
14. Bricker, N.S. et al : The Renal Response to Progressive Nephron Loss. In : the Kidney. ed. by Brenner, B. M. and Rector, F. C. Jr. W. B. Saunders, Philadelphia, 1976.
15. Buekalew, V. M. Jr. : Hyponatremia : Pathogenesis and managemant. Hosp Pract. 21 : 49, 1986
16. Bullermann, B. J., Levenson, D. J., Brenner, B. M.: Renin, Angiotensin, Kinins, Prostaglandins, Leukotrienes. In : The Kidney. ed by Brenner, B. M. and Recto, F. C.Tr., W.B. Saunders, Philadelphia, 281, 1986.
17. Cameron, J. S. : The Natural History of Glomerulonephrities. In : Renal Disease, ed. by Black, D. Blackwell, London, 1972.
18. Chan TM, Li FK, Tang CS, Wong RW, Fang GX, Ji YL, Lau CS, Wong AK, Tong MK, Chan

KW, Lai KN : Efficacy of mycophenolate mofetil in patients with diffuse proliferative lupus nephritis. Hong Kong-Guangzhou Nephrology Study Group, N Eng J Med 343:1156-1162, 2000.

19. Combined Report on Regular Dialysis and Transplantation in Europe, X I X, 19. Nephol Dialysis Trans 4(Suppl 4): 5, 1989.
20. D'Amico, G., Colasanti, G., Ferrario, F. et al : Renal Involvement in Essential Mixed Cryoglobulinemia : A Peculiar Type of Immune-Mediated Renal Disease. Adv Nephrol 17 : 219.1988.
21. De Wardner H. E. : The Kidney. 3rd ed., J. & A. Churchill Ltd. London, 1967.
22. Dennis, M. W., Robinson, R.R. : Clinical Proteinuria. In Stollerman, G. H., Harrington, W. J., Lamont, J. T., et al(eds) : Advances in Internal Medicine. Chicago, Yearbook Medical Publishers. PP 243, 1996.
23. Druker, W., Parsons, F. M., Maher, J. F. : Replacement of Renal Fuction by Dialysis, 2nd ed. Boston. Martinus Publishers, 1988.
24. Epstein, F. H.: Calcium nephropathy. In : Disease of the Kidney, 2nd ed, by Strauss, M. B. and Welt L. G. Little, Brown & Co. Philadelphia, 1971.
25. Fallon, B., Williams, R. Y., : Renal Cancer Associated with Acquired cystic Aisease of The Kidney and Chronic Renal Failure. Semin Urol, 4 : 228, 1989.
26. Glassock, R. J., Bennett, C. M. : The Glomerulopathies. In : The Kidney, ed. by Brenner, B. M. and Rector, F. C., Jr., W. B. Saunders, Philadelphia, 1976.
27. Goldman Lee, Ausieiello Dennis ; Cecil Medicine 23rd edition, Saunders, 2008.
28. Gutman, R. A et al : The Immune comlpex Glomerulonephrits of Bacterial Endocarditis, Medicine, 51:1, 1972.
29. Henderson, L.W. : Hemodialysis : Rationale and Physical Priciples, In ; The Kidney, ed by Brenner, B. M. and Rector, F. C. Jr., W. B. Saunders Co. Philadelphia, 1979.
30. Heptinstall, R. H. : Pathology of the Kidney, 2nd. Little, Brown & Co. Boston, 1974 .
31. IIlei GG, Austin HA, Crane M, Collins L, Gourley MF, Yarboro CH, Vaughan EM, Kuroiwa T, Danning CL, Steiberg AD, Klippel JH, Balow JE, Boumpas DT : Combination therapy with pulse cyclophosphamide plus pulse methylprednisolone improves long-term renal outcome without adding toxicity in patients with lupus nephritis. Ann Intern Med 135:248-257, 2001.
32. Internation Committee for Nomenclature and Nasology of Renal Disease :A Handbook of kidney Nomenclature and Nasology. Little. Brown. 1975.
33. John T.Daugirdas, Peter G.Blake, Todd S.Ing : Handbook of Dialysis, Lippincott Williams

& Wilkins, 2006.

34. Katz, A. I., Davison, J. M., Hayslett, J. O. et al : Pregnancy in Women with Kidney Disease. Kidney Int. 18 : 192, 1973.
35. Kerr D.N.S.Douglas, A.P. : A sort Textbook of kidney Dasease. Pitman Medical Publishing Co., London, 1968.
36. Kiely, J. M. et al : Renal Complications of Lymphoma. Ann Intern Med., 71:1159, 1969.
37. Kincaid-Smith, P. : Analgesic Nephropathy, Ann intern Med., 68 : 949, 1968.
38. Kleeman, C. R. Batter, O. S. : Comment on Pathogenesis and Treatment. In : Disordered divalent ion metabolism in Kidney disease. Kidney. Int. 4:73, 1973.
39. Kleinknecht, D. et al : Factors Influencing Immediate Prognosis in Acuye Renal Failure. Advance in Nephorology. 1: 207-203, 1971.
40. Knowlers, H. C. : Magnitude of the Renal Failure Problem in Diabetic Patients, Kidney Int. 6-s-2, 1974.
41. Kriz, W., Bandkir, W., Buler, R. E. et al: Stanrard Nomenclature for Structures of the kidney. Kidney Int. 33:1, 1988.
42. Kurrzman, N.A., Martine Z-Maldonade, M. : Pathophysiology of the Kidney. Charles C.Thomas Publishers, Spring field, 1977.
43. Levinshy, G. N. Alexander, E. A.: Acute Renal Failure. In : the Kidney, ed. by Brown & Co. 1978.
45. Lindheimer, M.D., Katz, A. I. : Renal Fuction and Disease in Pregnancy. The Kidney 5 : 1972.
46. McKay, D. G. : Blood Coagulation and Pregnancy. In : Glomerulonephrits, ed. by Kincaid Smith, P〉, mathew, T. H. and Becker, E. L., JohWiley, New York, 1973.
47. Mclntosh, R. M. et al : Immunological Models and Mechani는 Renal Disease. In : Renal and Electrolyte Disorders, ed. by Schrier, R. W. Little, Brown & Co., Boston, 1976.
48. Mitch, W. E., Collier, V. U., Walser, M : Creatinine Metabolism in Chronic Renal Failure. Cln Sci, 58:327,1980.
49. Najarian, J. S. et al : Transplantation. Lea & Bebiger Publishers, Philadelphia, 1979.
50. National Kidney Foundation.K/DOQI clinical guidelines for chronic kidney disease: evaluation, classification and stratification. Am J Kidney Dis 39(2 Suppl I):SI-S266, 2002.
51. Nielsen, V. K. : The Peripheral Nerve Fuction in Chronic Renal Failure. In : clinical symptoms and signs. Acta sy Scand. 190 : 105, 1971.
52. Omachi, R. : The Pathogenesis and Prevention of Diabetic Nephropathy, West J Med.

145:222, 1986.

53. Pak, C. Y. C. : Reanl Stone Disease. Martinus Nijhoff publishing. Bosteon, 1987.
54. Papper S : Clinical Nephrology. 2nd ed. Little. Brown and Co., Boston, 1987.
55. Papper, S. : Classification of Renal Disease. clinicial Nephrology. 2nd ed. Little Brown & Co. 1978.
56. Pitts, R. F. : Physiology of the Kidney and body Fluids, Year Book Medical Publishers, Inc., Chicago, 1974.
57. Sandler, D. P.: Smith, J. C., Weinberg, C. R. et al : Analgesic use and Chronic Renal Disease. N Engl J Med 320 : 1238, 1989.
58. Schrier, R. W. and Cogner, J. D : Acute Renal Failure. In : Renal and Electrolyte Disorders, ed. by Schrier, R. W. Little. Brown & Co., Boston, 1976.
59. Sebastian A., Morreis, R. C. Jr : Renal tubular Acidosis, Clinical Vephrol, 7: 216, 1977.
60. Seldin, D. W. et al : Consequences of renal Failure and their Management. In : Disease of the Kidney. 2nd ed. by Strauss, M. B. and Welt, L. G. Little, Brown & Co. Boston, 1971.
61. Simpson, D. P. : control of Hydrgen in Homeostasis and Renal acidosis. Medicine, 50: 503, 1975.
62. Smith, D. R. : Tumors of the Genitorinary Tract. In : General urology, 8th ed., Lange Medical Publications, Los Altos, Calif., 1975.
63. Smith, D. R. : Urinary Stones. In : General urology, 8th ed., lange Medical Publications, Los Altos, Calif, 1975.
64. Sonsino, E. : Extracapillary proliferative Glomerulonephrits-so-called Malignant Glomerulonephrits. Advances in Nephrology 1: 121, 1972.
65. Suki, W. N. and Eknoyan, G. : Tubulo-Interstitial disease, In : The Kidney. ed. by Renner. B. M. and Brector, F. C., Jr., W. B. Saunders, Philadelphia, 1976.
66. The 13th Report of the Human Renal Transplant Registry. Transplant Prc. 9 :9, 1977.
67. Tisher, C. C, Madseu, K. M. : anatomy of the Kidney. In : The Kidney. ed. by Brenner, B. M., Rector, F. C. Jr., W.B. Saunders, Philadelphia, 1986.
68. Verroust, P. et al: Glomerular Lesions in Monoclonal Gammopathies and Mixed Essential Cryoglobulinemias IgG-IgM. advance in nephrology 1. 1969.
69. Walser, M.: Progression of chronic Renal Failure in man. Kidney Int. 37: 1195, 1990.
70. Wintwe, S. D., Pearson, J. R., Gabow, P. A. et al : The Fall of the Serum Anion-Gap. Arch Intern Med. 150 : 311. 1990.

한글 찾아보기

ㄱ

ㄴ

ㅇ

ㅈ

ㅊ

ㅋ

영문 찾아보기

A

D

E

I

J

R

S

⊙ 저자약력 ⊙

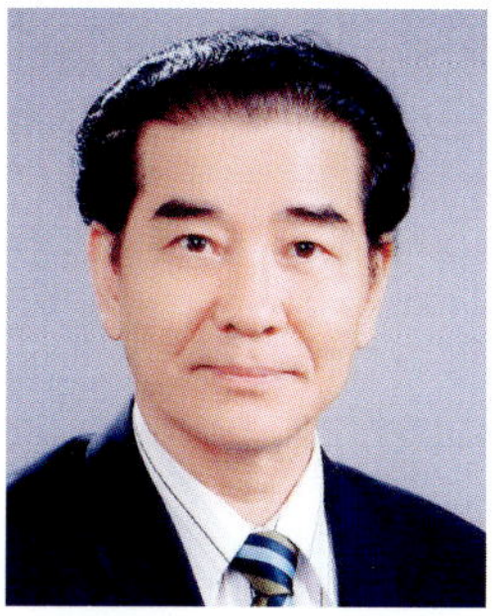

강성귀(姜聲貴)

- 전남나주 출생
- 전남대학교 의과대학 졸업
- 전남대학교 대학원 졸업(의학 석사, 박사)
- 전남대학교 의과대학 내과학교실 (인턴), 레지던트
- 전북대학교 의과대학 의과학 연구소장
- 미국 뉴욕주립대학교 Downstate Medical Center(Brooklyn) 연구원
- 전북대학교 병원 내과과장 및 주임교수
- 전북대학교 의과대학 학장
- 대한민국 의학한림원, 창립회원 및 평의원
- 전북대학교 의학전문대학원 교수(*2007~명예교수)

저서

- 신장학(청솔출판사, 초판1985년: 고려의학, 개정판 2000년: 고려의학 개정2판 2008년)
- 신장학(전남대학교 출판부, 공저 1990년)
- 환자를 위한 만성신부전의 지식(대한신장학회, 공저 1990년)
- 원색 최신 의료대백과사전(신태평양사, 공저 1991년)
- 신장학(고려의학,초판1994년 : 고려의학, 개정판 2009년)
- 수분과 전해질 및 산-염기대사(고려의학, 공저 1996년)
- 임상 신장학(광문출판사, 공저 2001년)

학회 활동

- 대한 내과학회 정회원, 기획위원 평의원 부회장
- 대한 신장학회 정회원, 상임이사 평의원 회장
- 대한 순환기학회 정회원 및 평의원
- 호남 신장학회 회장
- 대한 전해질 · 혈압 학회 초대회장
- 대한 고혈압학회 정회원 부회장
- 국제 신장학회 정회원
- 아시아 · 태평양 신장학회 정회원,이사
- 미국 신장학회 정회원

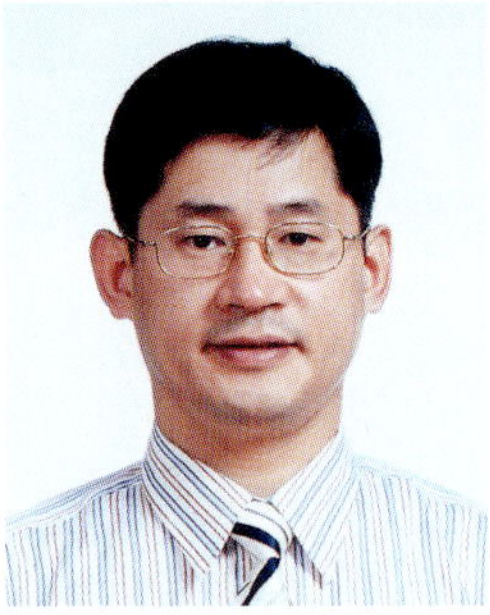

김 원(金 園)

- 전북대학교 의과대학 졸업(1989)
- 전북대학교 병원(인턴, 내과전공의, 신장전임의)
- 전북대학교 대학원졸업(석사, 박사)
- 대한내과학회 정회원
- 대한신장학회 정회원
- 대한전해질 혈압학회 정회원
- 미국신장학회 정회원
- 전북대학교 의학전문대학원 교수

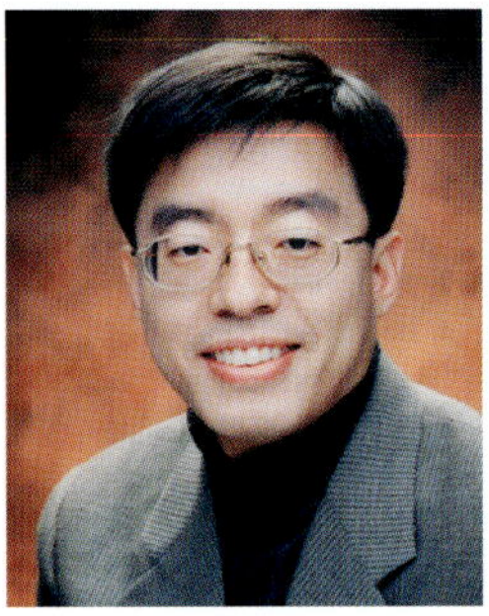

이 식(李 植)

- 전북대학교 의과대학졸업(1994)
- 전북대학교 병원(인턴, 내과전공의, 신장전임의)
- 전북대학교 대학원(석사, 박사)
- 대한내과학회 정회원
- 대한신장학회 정회원
- 대한전해질 혈압학회 정회원
- 대한이식학회 정회원
- 대한신장학회 정회원
- 미국 예일대학교 교환교수
- 전북대학교 의학전문대학원 부교수

신장학(2판)

2010년 1월 10일 2판 인 쇄
2010년 1월 15일 2판 발 행

정가 60,000원

공 저 : 강 성 귀 · 김 원 · 이 식

발 행 자 : 최 병 진

발 행 처 : 도서출판 **고 려 의 학**
(110-524) 서울시 성북구 성북동 115-24
보문빌딩 3층
Tel. 765-0333 / 0337
Fax. 743-2288

ISBN 978-89-7043-723-1

등록번호 : 제 1-519호 1978. 6. 29.